【全国名中医翁维良学术传承工作室 传承项目】

郭士魁类症伤寒论

主编 翁维良 苏庆民 李秋艳

全国百佳图书出版单位
中国中医药出版社
·北 京·

图书在版编目（CIP）数据

郭士魁类症伤寒论 / 翁维良，苏庆民，李秋艳主编 .—
北京：中国中医药出版社，2022. 9
ISBN 978-7-5132-7275-9

Ⅰ . ①郭… Ⅱ . ①翁… ②苏… ③李… Ⅲ . ①《伤寒论》—研究 Ⅳ . ① R222.29

中国版本图书馆 CIP 数据核字 (2021) 第 216470 号

中国中医药出版社出版
北京经济技术开发区科创十三街 31 号院二区 8 号楼
邮政编码　100176
传真　010-64405721
三河市同力彩印有限公司印刷
各地新华书店经销

开本 710 × 1000　1/16　印张 41　字数 594 千字
2022 年 9 月第 1 版　2022 年 9 月第 1 次印刷
书号　ISBN 978-7-5132-7275-9

定价　168.00 元
网址　www.cptcm.com

服务热线　010-64405510
购书热线　010-89535836
维权打假　010-64405753

微信服务号　zgzyycbs
微商城网址　https://kdt.im/LIdUGr
官方微博　http://e.weibo.com/cptcm
天猫旗舰店网址　https://zgzyycbs.tmall.com

如有印装质量问题请与本社出版部联系（010-64405510）

《郭士魁类症伤寒论》
编委会

主　编　翁维良　苏庆民　李秋艳

编　委　于英奇　郭明冬　李贻奎　刘梦阳

　　　　张兰凤　张菀桐　王旭杰　张铁军

郭士魁序

序言

伤寒论一书，是祖国医学文献中最主要的经典之一，数千年来祖国医学的辨证施治原则原理无不以伤寒论为依据，特别是外感六淫的热性病，自汉迄今，学者著述虽多，基本上皆与仲景学理有关，且依以指南。伤寒论是仲景理论最完整的著作，理论与实际相符合，至今仍在指导着中医实践临床之作。继承和发扬祖国医学遗产之作中学习和研究伤寒论是主要经典著作之一。我师冉雪峰翁行医数十年，全国知名，对中医学术有深刻研究，尤以仲景著作有独到之处，且办学执教多年，经验丰富，嘱我学习和研

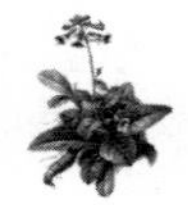

究伤寒论的方法类证，根据伤寒论各个条文中所有相同的证候辑在一起，但将条文中的同时所见证候脉象及该条原文皆附于下，将伤寒论全文辑完可一目暸然各证在全书各篇中所见数目在各篇中的意义及本证与同时相见证候脉象的相互关系与各证的治疗原则和方法，据此可以理解到仲景辨证施治的原则原理与规律，这对学习和研究祖国医学帮助很大。此编虽经我师指示进行类辑，但限于个人水平，失当之处尚复不少，尚望先辈师长和同道们指正。

郭士魁谨识

恶风寒	太阳中	九八		得病六七日，脉迟浮弱，恶风寒，手足温，医二三下之，不能食而胁下满痛，面目及身黄，颈项强，小便难者，与柴胡汤，后必下重，本渴饮水而呕者，柴胡汤不中与也，食谷者哕。
微寒	太阳上	廿二		若微寒者，桂枝去芍药加附子汤主之。
微恶寒	太阳下	一四六	发热，支节烦痛，微呕，心下支结	伤寒六七日，发热，微恶寒，支节烦痛，微呕，心下支结，外证未去者，柴胡桂枝汤主之。
微恶寒	太阳下	一四八	头汗出，手足冷，心下满，口不欲食，大便硬	伤寒五六日，头汗出，微恶寒，手足冷，心下满，口不欲食，大便硬，脉细者，此为阳微结，必有表，复有里也。脉沉，亦在里也。汗出为阳微，假令纯阴结，不得复有外证，悉入在里，此为半在里半在外也。脉虽沉紧，不得为少阴病，所以然者，阴不得有汗，今头汗出，故知非少阴也，可与小柴胡汤。设不了了者，得屎而解。
微恶寒	阳明	二三四	汗出多	阳明病，脉迟，汗出多，微恶寒者，表未解也，可发汗，宜桂枝汤。

27

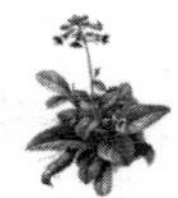

9

背微恶寒	太阳下	一六九	口燥渴，心烦	伤寒无大热，口燥渴，心烦，背微恶寒者，白虎加人参汤主之。
身大寒	太阳上	十一		病人身大热，反欲得衣者，热在皮肤，寒在骨髓也，身大寒，反不欲近衣者，寒在皮肤，热在骨髓也。
寒	太阳中	八九		病人有寒，复发汗，胃中冷，吐蚘。
寒	太阴	二七七	自利	自利不渴者，属太阴，以其藏有寒故也，当温之，宜服四逆辈。
寒	厥阴	三五二		若其人内有久寒者，宜当归四逆加吴茱萸生姜汤。
振寒	太阳中	六十		下之后，复发汗，必振寒，脉微细，所以然者，以内外俱虚故也。
寒慄而振	太阳中	八七		亡血家，不可发汗，发汗则寒慄而振。
足下恶风	太阳中	一一〇	汗从腰以下不得汗，欲小便不得，呕，欲失溲，大便鞕，头卓然而痛	太阳病二日，反躁，凡熨其背而大汗出，大热入胃，胃中水竭，躁烦，必发谵语，十余日振慄自下利者，此为欲解也，故其汗从腰以下不得汗，欲小便不得，反呕，欲失溲，足下恶风，大便鞕，小便当数，而反不数及

不多

28

郭士魁小传

郭士魁（1915—1981），北京市人，毕业于北京国医学院后又跟名医冉雪峰等学习。曾任中医研究院（现中国中医科学院）西苑医院心血管研究室主任、西苑医院副院长。精于中医内科，在防治冠心病的研究中成绩优异，被评为全国劳动模范。发展了中医活血化瘀、芳香温通的治法，创制了冠心片、宽胸丸、宽胸气雾剂等名方，曾获“全国科学大会奖”“卫生部科研成果奖”，被《人民日报》称为“为冠心病人造福”的人。郭士魁先学习中药，又学习中医，是一位精通中医和中药的专家，行医大体分为两个阶段，前半生（新中国成立前和新中国成立初期）是奠基阶段，1930 年始在“仁和堂药店”“太和堂药店”当学徒和工作。1941 年国医学院毕业后悬壶应诊。此阶段为其后半生从事专科研究打下了坚实的基础。新中国成立后，他以极大的热情投入到中医药事业中。1954 年调至卫生部筹备中医研究院的建院工作。

郭士魁先生从事冠心病的研究是 20 世纪 50 年代中期参加中医研究院工作之后，那时郭士魁先生刚过 40 岁，在跟随冉雪峰老师临证的过程中，侧重看一些心血管病，包括冠心病。在实践中，郭士魁先生深感“心绞痛”“心肌梗死”这一类病对经验丰富的老年人乃至年富力强的壮年人的生命威胁极大，死于此病者多为生产的主力、国家的栋梁，这促使郭士魁先生投身于冠心病的研究当中。

郭士魁自 1958 年开始从事心血管病的研究。从 1959 年冬开始，投身于防治冠心病的研究中，曾与中国医学科学院阜外医院、北京医学院附属医院（现北京大学第一医院）、北京中医学院（现北京中医药大学）、北京制药工业研究所、北京同仁堂药厂、中国科学院等多家单位广泛协作开展临床及基础研究。郭士魁先生曾将对冠心病的研究分为四个阶段——探索中医的认识、寻找有效方药、进行实践检验、说明疗效机制。

1962 年参与筹备成立了心血管病研究室，曾任副主任、主任。他带领全科同志，努力从事临床实践，并积极开展科研工作，团结中西医。在中医学文献中，虽然没有“冠心病”的病名，但有类似症状的记载，按照中医的看法“不通则痛，通则不痛”，心绞痛主要表现为“痛”，病因“不通”，而不通主要因为“气滞血瘀”和“胸阳不振”，故主要治则是“活血化瘀”与“芳香温通”。郭士魁先生在此两法的应用和研究上倾注了大量的心血和精力，为寻找有效方药并形成客观证据，推动了中医药对冠心病的认识。

1963 年，中国中医研究院西苑医院与中国医学科学院阜外医院协作，为郭士魁专门设立了 5 张中医病床。这对他来说是一个严峻的考验。郭士魁先生冒着一定风险管理病房，用活血化瘀为主的冠心 1 号方、冠心 2 号方等先后治疗 30 多例病人，获得了显著效果。这段协作，不仅肯定了活血化瘀法则的疗效，也初步找出了冠心 1 号、2 号等有效方药。应该说，这一协作经历让郭士魁先生在应用中医中药治疗冠心病的征途上迈出了坚实的一步。

但是科学的道路总是坎坷不平的，有些医生提出了中医“慢、繁、贵”的客观存在，面对客观现实，郭士魁先生认为，不改变“慢、繁、贵”，中医就不可能在防治冠心病的领域扎下根。于是郭士魁先生带着问题翻阅了古今大量文献，详细分析了《金匮要略》的九痛丸和乌头赤石脂丸以及《千金要方》的细辛散、五辛散。这些方共同的止痛原理就是芳香温通，这与郭士魁先生治疗胸痹心痛的指导原则完全一致。于是，郭士魁先生从大量的芳香温通方剂中选取了苏合香丸，通过对苏合香丸的每一味药物进行分析研究，查资料、品味道，去掉贵重的犀角和久服有毒的朱砂，加大荜茇用量，制成了“心痛丸”。为了进一步提高疗效，郭士魁先生与其师兄、擅长制药的专家——冉小峰合作，将心痛丸改成了心痛乳剂。一个偶然的机会，郭士魁先生从一本书上找到了治疗牙痛的验方，叫“哭来笑去散”，意思是牙痛难忍，流着眼泪进来，服了药物之后，满脸笑容走出去。这个方子药味简单，而且都是一些价钱不贵的常用药。郭士魁先生如获至宝，在这个方子的基础上稍加化裁，制成了宽胸丸、宽胸气雾剂等治疗冠心病的方剂。为解决中医药治疗冠心病“慢、繁、贵”的问题做出了有效的探索。1971 年年初，周恩来总理发出了向“三管”（气管、心血管、胃肠管）进军的号召，郭士魁先生接受了防治冠心病的任务，与各兄弟单位合作，组建了北京地区防治冠心病协作组，重点研究冠心 2 号对冠心病近期、远期疗效，以及宽胸丸（后改制成宽胸气雾剂）对心绞痛的速效作用。实践证明了冠心 2 号的疗效，现在已经批量生产，在国内销售。1980 年 2 ～ 7 月，进一步将该药与硝酸甘油片对照，证明了中医中药可以治疗冠心病，且并不比西药逊色，闯出了一条中医治疗冠心病的新路。

他从事中医药工作 50 余年，在医疗、科研、教学等方面都做出了卓越贡献。他熟读深悟中医经典，热情为人民服务，毕生积累了极为丰富的临床经验。他是一位人们爱戴的临床医学家，又是一位熟读本草、熟识中药的形态、习性、炮制、归经、功用的中药学专家。他从事心血管病研究工作 20 余年，坚持团结中西医，运用现代科学技术，继承发扬中医药宝库，20 世纪 60 年代初就研究并取得了应用活血化瘀方法治疗冠心病以及运用芳香温通药物速效缓解心绞痛的科研成果等工作成绩，在国内外产生了深远的影响。活血化瘀及芳香温通的治法应用至今，并得到了广泛的认可，更证实了它的效果和价值，且不断地深入研究开发出许多新药，拓宽了其在其他病种的应用范围。

郭士魁先生一生勤奋刻苦，以全部精力和极高的热情投入到医疗和科研工作中。他从早到晚，很少在节假日中休息，一天总是匆匆小跑，抢时间工作，几十年如一日。他一生作风正派，淳朴敦厚，平易近人，严于律己，宽以待人，任劳任怨，不计较个人名利，被评为卫生部优秀共产党员、全国劳动模范。在他的带领和号召下，全科形成一种人人向上、努力工作和学习的氛围，团结一致积极开展医疗和各项科研工作，并取得了多项科研成果。

年谱：

1923—1929　北京东郊高碑店读书（私塾）

1930—1931　北京西四牌楼仁和堂药店当学徒

1931—1938　北京东单太和堂药店当学徒与工作

1939—1941　北京国医学院学习

1941—1942　北京国药同业公会中药讲习班进修

1942—1949　北京东单栖凤楼中医诊所工作

1949—1950　北京东单太和堂药店行医

1950—1951　北京中医进修学校进修

1951.5—1951.10　北京海淀中医联合诊所副所长

1951.10—1954.10　北京中医进修学校工作

1954—1962　中国中医研究院内外科研究所工作

1962—1981　西苑医院工作，历任心血管研究室副主任、主任，副院长

1959　提出活血化瘀治疗冠心病，开始研制冠心 2 号

1963　与阜外医院协作，进行活血化瘀治疗冠心病的临床观察研究

1971　组建北京地区防治冠心病协作组，重点研究冠心 2 号对冠心病近期、远期疗效，以及宽胸丸（后改制成宽胸气雾剂）对心绞痛的速效作用

1972　提出活血化瘀途径可以软化斑块（即胆固醇沉着）的假说

1978—1979　宽胸气雾剂临床研究证明有效

陈　序

《伤寒论》是我国中医药学术领域公认的一部传世经典，为从事中医药事业者所必读之重要经典著作。该书系东汉（公元3世纪初）张机（仲景）所著，全书十卷、二十二篇、三百九十八法，除重复外，共载方112首；所论述之临床认知的证、法及所载医方，十分实用，被誉为群方之祖。

今翁维良、苏庆民、李秋艳教授联合主编的《郭士魁类症伤寒论》一书，行将出版面世，邀我为此书作序，谨就继承出版《伤寒论》学术思想特色与医疗经验，结合郭老学术思想与临床学术经验，略谈感受，以表达我对郭老的高尚医德与精深学术造诣的敬仰与思念之情。

郭老毕生勤于临床实践，曾被评为全国劳动模范，是我们大家至为敬佩的中医界与中西医结合界模范临床实践家。他经方、古方、时方因病因证灵活应用，对于经典名方，更是胸有定数，出口成方，能在这些经方应用与探微中，引发新义，以治疗当代难治疾病。体验了“古方可以治今病”理论与临床实际。

20世纪50年代初，我初到中国中医研究院，系统聆听了福州同乡前清太子太傅陈宝琛重孙陈慎吾教授系统讲述《伤寒论》，当年郭老也参加听讲。当年我与郭老受领导派遣，同拜冉雪峰老中医为师，受益良多。当年郭老四十多岁，已从医多年，对我辅导指导甚多。郭老临床习用经方与时方，没有成见。对《伤寒论》医方常联系临床实际，出口成方，十分得心应手。在心血管病临床方面，桂枝汤、炙甘草汤、芍药甘草汤、苓桂术甘汤、麻杏甘石汤、麻黄附子细辛汤、葛根芩连汤、柴胡加龙骨牡蛎汤、四逆加人参汤、真武汤、桔梗汤、四逆散等，都是极为常用。当然，作为临床家、中药药物学家，知识面之广，实属业界中之佼佼者。

我与郭老自20世纪50年代开始，先后与阜外医院展开了长达20多年的协作，郭老不辞劳苦，每周在阜外医院查房会诊，与黄宛、陈在嘉教授等专家结下深厚友谊。郭老的人品与专业水平为大家钦佩，成为公认的实实在在的劳动模范。

承“全国名中医翁维良学术传承工作室”翁维良、苏庆民、李秋艳主任之邀，为怀念郭老并向郭老的优秀人品及精湛学术水平学习，乐为本书做序。

中国科学院院士、国医大师 陈可冀

2020年端午节于北京世纪城

王　序

郭士魁先生是近现代国医国药宗师，著名中医药学家，中医临床家、教育家。早年习药，精通饮片炮制与中药调剂，入读北京国医学院，毕业后业医于京城，又随名师冉雪峰先生深造，熟谙国学原理并指导临证，积淀宏富治验。先生诊务广涉中医内科病证而以冠心病的防治为终生主要研究方向，以活血化瘀、芳香温通治法名启世事就正于医界，创制了冠心片、宽胸丸与气雾剂等名方名药，获取共识疗效嘉惠医林而成就卓越。回首1977年春夏之交参加中华中医药学会复原后的第一次学术会议，我与先生同居一室，晨起陪同先生宾馆园内散步，入暮灯下促膝相谈，先生力主中医西医合作，互补互动，可谓当今“中西医并重”国策之先声，届时对我一生为学业医执教产生重要影响。先生将与阜外、北大医院中西医联合查房的经历与治验铭记胸中而后临证验之。先生授世事相处以讲仁德尚和合顺自然儒道互补之哲思，还介绍道地药材饮片炮制以及药店药局“闸柜”人才培养的要求，诸如此类知识，对于治学执教、医院管理均有重要意义。

喜闻翁维良学长传承工作室编著《郭士魁类症伤寒论》一书，启示“读经典、做临床、参明师”重在培养医师与医学生的悟性。其创新主要在类症组合与类方分析的整合研究，是临床医学有思想的学术研究，为诊疗目标朝向共识疗效，能体现临床原创优势的著作。书以症状学类分，依仲师《伤寒论》原文，又摘选名家注释理法方药的哲思与经验，采纳分析与归纳相融合的方法学，集翁学长及传承工作室同门学者，上溯名师郭士魁先生尊经原理指南联系脉症系统的证候规律，是三代学者的合著，体现了天人合德、和而不同的深邃的哲理，也是中正和合、守正创新的思维模式。中华民族优秀的科技文明，四诊法、本草学、方剂学是对人类的发明创造，它不仅是过去的，应当是承接过去、今天、未来的全流程。《郭士魁类症伤寒论》一书囊括古今多学者，从多视域做全面多元化系统反思研究，具有现实的价值。

张仲景著有《伤寒论》，其“观其脉症，知犯何逆，随证治之”是辨证论治的总则。“阴阳大论”九篇收载于《素问》书中，是历史范畴时空运气医学的根基。以象为主体，本体观象议病辨证，以气阴阳五行为关联本体，象、数、易、气、神一体，天人合一、物我合一、知行合一的道通于一，道生智，玄生神。举凡阴与阳，动与静，邪与正，黑与白，显与隐，顺与逆皆对立又关联，同步消长，正负相抵，动态流转而辩证统一是大成智慧。玄者幽远博大，神不可测其状恍惚是通天的大脑，大科学大数据高概念时代，已经开始发掘暗知识暗物质。联系己亥年的新冠肺炎是近二三百年未遇的寒燥疫转寒湿疫，重症喘憋气短而后呼吸窘迫，苔白腻如积粉，尸检肺水肿胸腔黏性积液为痰饮，复读《伤寒论》《伤寒例》《伤寒翼》《通俗伤寒论》，轻者予麻杏石甘汤，重者按少阴病治当麻黄附子细辛汤，目前新冠肺炎疫情尚在全球流行，尚需在阴霾未散时警惕复燃。“时令不正，疫戾妄行”，这是给人类再度提出的警告。

翁维良学长，数十年从事中西医结合治疗内科心血管疾病，曾领衔冠心病活血化瘀法治疗的研究方向，获得国家科技进步奖一等奖。21世纪以来，先生对中医药临床研究数据监查技术规范起草并实施多项科研计划项目课题的监查管理付出重大的推动作用，可谓辛勤劳作，居功至伟！先生主持的传承工作室在培育高层级中医、中西医结合人才方面成就显著，符合高概念大数据新纪元的时代需求，将国学原理与循证医学技术方法整合，重视临床医学感性、理性、悟性结合，重在培育求知欲与想象力，发挥了中医临床家、教育家的示范作用。草拟诗一首与翁学长团队学人共勉：

学儒仁德美，无朴悟道难。

禅修性清净，前薪续后薪。

贤哲指引路，师承亲炙荃。

唯愿尚和合，守正谱新篇。

书稿即将付梓，邀我作序实在是对我的信任与鼓励，虽在病中不敢懈怠，谨志数语乐观厥成。

友人王永炎自署

庚子仲秋时年八十二翁

前 言

冉雪峰曾任中医研究院学术委员会副主任委员，行医数十年，研究《伤寒论》有独到之处，是研究《伤寒论》的大家。郭士魁是冉雪峰的徒弟，冉老希望郭士魁学习和研究《伤寒论》。郭老根据冉老的意见和自己的体会来构思撰写“类症伤寒论”。郭老原计划先将《伤寒论》各条文中所有相同的证候辑在一起，证候、脉象及该条文原文附于下，由此各种症在全书各篇中的意义、本症及相兼证候等相互关系、各症的治疗原则和方法，可达一目了然的效果。据此可更易理解仲景辨证施治的原则与规律，方便学习和临床应用。

郭老以一己之力开始这部著作的撰写，把所有的类症条文汇集在一起。我们开始也不太了解郭老对《伤寒论》做了那么多的工作。郭老在重病期间对我讲:“冉老是《伤寒论》大家，跟着冉老学习《伤寒论》的体会是:《伤寒论》是临床医生的基本功，学习《伤寒论》，尤其是初学者如何学，如何做鉴别诊断，如何用好《伤寒论》的方，是学习《伤寒论》的关键。这本《类症伤寒论》还有注解部分的内容没有完成。由于身体原因，没有时间和精力不能继续做注解。你要继续把这项工作做完，既是完成我的心愿，也是完成冉老的遗愿。”郭老还特别交代，不要直接出版，要增加注解部分的内容，方便读者学习，也更有意义，做好了以后再出版。郭老在去世前把手稿交给我。

郭老对这项工作的要求很高，工作难度也很大，所以从郭老交给我书稿至今已有30多年的时间才得以出版，从冉老交代郭老写作至今更有50多年的时间。

由于工作量大，我的学生苏庆民教授、李秋艳教授等参与了此项工作，他们的学生和中医科学院的相关专业研究生等都参与到本书的编写过程中。本书是郭老之后四代人，再加上冉雪峰老，可以说由五代人共同参加完成。大家都觉得这项工作很重要，工作起来都非常努力，想把这本书写好。由于是初次做这项工作，没有太多的经验，难免存在不恰当之处。希望本次能够起到抛砖引玉的作用。请大家多提宝贵意见和建议，我们在以后的修订工作中进一步完善。在适逢新冠肺炎重大疫情的影响下，中国中医药出版社仍然对本书的出版给予大力的帮助和支持。在这里向各位参与本书工作的和提供帮助的老师和同学们表示感谢。向冉雪峰和郭士魁两位前辈致敬。

翁维良

二〇二〇年九月二十一日

目　录

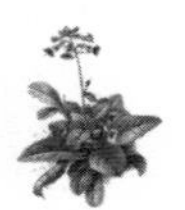

1 头项强痛类症

类症：头项强痛，头痛，头卓然而痛，头重，头眩，眩，冒，郁冒，眩冒，项背强几几，颈项强，额上陷脉急紧。

1.1 头项强痛

头项强痛：头痛而颈部僵硬。

主症	篇次	目次	兼症	原文
头项强痛	太阳病篇（上）	1	脉浮，恶寒	太阳之为病，脉浮，头项强痛而恶寒
头项强痛	太阳病篇（上）	28	翕翕发热，无汗，心下满微痛，小便不利	服桂枝汤，或下之，仍头项强痛，翕翕发热，无汗，心下满微痛，小便不利者，桂枝去桂加茯苓白术汤主之
头项强痛	太阳病篇（下）	142	眩冒，时如结胸，心下痞硬	太阳与少阳并病，头项强痛，或眩冒，时如结胸，心下痞硬者，当刺大椎第一间、肺俞、肝俞，慎不可发汗。发汗则谵语，脉弦，五日谵语不止，当刺期门

【类症要点】

太阳之为病，脉浮，头项强痛而恶寒。（1）

本条所述之头项强痛是太阳病的基本表现之一，为太阳受邪，营卫不和所致。陈修园认为：“《内经》云：太阳之脉连风府。上头项，挟脊，抵腰，至足，循身之背，故其为病头项强痛。”柯韵伯认为：“头项主一身之表，太

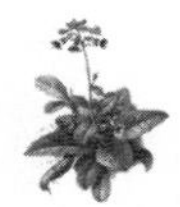

阳经络营于头，会于项，故头连项而强痛，与阳明头额痛，少阳头角痛者少间矣。”

服桂枝汤，或下之，仍头项强痛，翕翕发热，无汗，心下满微痛，小便不利者，桂枝去桂加茯苓白术汤主之。(28)

本条所述之头项强痛为太阳病汗不得法或误下、表邪未解导致，属桂枝去桂加茯苓白术汤证。成无己认为：“头项强痛，翕翕发热，无汗，虽经汗下，为邪气仍在表也。”徐灵胎认为：“头痛发热，桂枝证仍在也，以其无汗，则不宜更用桂枝。心下满则用白术，小便不利，则用茯苓，此证乃亡津液而有停饮者也。”

太阳与少阳并病，头项强痛，或眩冒，时如结胸，心下痞硬者，当刺大椎第一间、肺俞、肝俞，慎不可发汗。发汗则谵语，脉弦，五日谵语不止，当刺期门。(142)

本条主要论述太阳少阳并病，所述之头项强痛属太阳证之表现。成无己认为：“太阳之脉，络头下项，头项强痛者，太阳表病也。”陈修园认为：“太阳与少阳并病，二阳之经脉交会于头项，受邪则头项强痛。”

【小结】

类症“头项强痛”是太阳病提纲症之一，即太阳病的标志性症状。故28条虽经发汗后出现诸多其他或然症，但因仍有“头项强痛”，即可确定仍存在太阳表证，仍以桂枝汤加减治疗。142条太阳与少阳并病，“头项强痛”也是作为有太阳病存在的标志而与少阳病并病。

1.2 头痛

头痛：头颅上半部，包括眉弓、耳轮上缘和枕外隆突连线以上部位的疼痛。

主症	篇次	目次	兼症	原文
头痛	太阳病篇（上）	8		太阳病，头痛至七日以上自愈者，以行其经尽故也。若欲作再经者，针足阳明，使经不传则愈

续表

主症	篇次	目次	兼症	原文
头痛	太阳病篇（上）	13	发热，汗出，恶风	太阳病，头痛，发热，汗出，恶风，桂枝汤主之
头痛	太阳病篇（中）	35	发热，身疼腰痛，骨节疼痛，恶风无汗，喘	太阳病，头痛发热，身疼腰痛，骨节疼痛，恶风无汗而喘者，麻黄汤主之
头痛	太阳病篇（中）	56	热，不大便（小便清）	伤寒不大便六七日，头痛有热者，与承气汤。其小便清者，知不在里，仍在表也，当须发汗。若头痛者必衄，宜桂枝汤
头痛	太阳病篇（中）	92	发热，身体疼痛	病发热头痛，脉反沉，若不差，身体疼痛，当救其里。四逆汤方
头痛	太阳病篇（下）	134	发热，微盗汗出，恶寒	太阳病，脉浮而动数，浮则为风，数则为热，动则为痛，数则为虚，头痛发热，微盗汗出，而反恶寒者，表未解也。医反下之，动数变迟，膈内拒痛，胃中空虚，客气动膈，短气躁烦，心中懊侬，阳气内陷，心下因硬，则为结胸，大陷胸汤主之。若不结胸，但头汗出，余处无汗，剂颈而还，小便不利，身必发黄
头痛	太阳病篇（下）	140		太阳病，下之，其脉促，不结胸者，此为欲解也。脉浮者，必结胸。脉紧者，必咽痛。脉弦者，必两胁拘急。脉细数者，头痛未止。脉沉紧者，必欲呕。脉沉滑者，协热利。脉浮滑者，必下血
头痛	太阳病篇（下）	152	漐漐汗出，心下痞硬满，引胁下痛，干呕短气	太阳中风，下利呕逆，表解者，乃可攻之。其人漐漐汗出，发作有时，头痛，心下痞硬满，引胁下痛，干呕短气，汗出不恶寒者，此表解里未和也，十枣汤主之
头痛	阳明病篇	197	无汗，不呕，不咳，手足不厥	阳明病，反无汗，而小便利，二三日呕而咳，手足厥者，必苦头痛。若不咳不呕，手足不厥者，头不痛
头痛	少阳病篇	265	发热	伤寒，脉弦细，头痛发热者，属少阳。少阳不可发汗，发汗则谵语，此属胃。胃和则愈，胃不和，烦而悸
头痛	厥阴病篇	378	干呕，吐涎沫	干呕吐涎沫，头痛者，吴茱萸汤主之

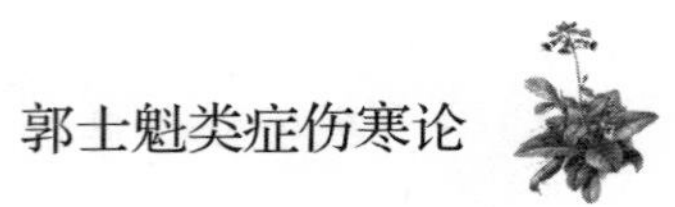

续表

主症	篇次	目次	兼症	原文
头痛	霍乱病篇	383	发热，身疼，恶寒，吐利	问曰：病发热头痛，身疼恶寒吐利者，此属何病？答曰：此名霍乱。霍乱自吐下，又利止，复更发热也
头痛	霍乱病篇	386	发热，身疼痛，欲饮水	霍乱，头痛发热，身疼痛，热多欲饮水者，五苓散主之；寒多不用水者，理中丸主之

【类症要点】

太阳病，头痛至七日以上自愈者，以行其经尽故也。若欲作再经者，针足阳明，使经不传则愈。(8)

本条主要论述太阳病自愈机转及预防再经的方法，所述之头痛属太阳病之表现。柯韵伯认为："曰头痛者，是未离太阳可知……岐伯曰：'太阳病衰，头痛少愈。'"

太阳病，头痛，发热，汗出，恶风，桂枝汤主之。(13)

桂枝汤所治之头痛是太阳中风证，营卫不和的表现。周扬俊认为："太阳膀胱之经行于背，由风池风府而系于头，故必头痛。"尤在泾认为："太阳受邪，无论中风伤寒，俱有头痛，俱有发热，但伤于寒则表实无汗，伤于风则表疏自汗。"柯韵伯认为："四症中头痛是太阳本证，头痛发热恶风与麻黄证同，本方重在汗出，汗不出者，便非桂枝证。"

太阳病，头痛发热，身疼腰痛，骨节疼痛，恶风无汗而喘者，麻黄汤主之。(35)

本条所述之头痛为太阳病伤寒，寒束肌表所致。尤在泾认为："足之太阳，其脉上际颠顶，而下连腰足，而寒之为气，足以外闭卫阳，而内郁营血，故其为病，有头痛发热，身疼腰痛，骨节疼痛，恶风无汗而喘之证。"

伤寒不大便六七日，头痛有热者，与承气汤。其小便清者，知不在里，仍在表也，当须发汗。若头痛者必衄，宜桂枝汤。(56)

本条所述之头痛是由阳明燥热内结，浊邪熏蒸清阳所致，后一头痛为邪郁肌表所致。柯韵伯认为："此辨太阳阳明之法也，太阳主表，头痛为主，阳明主里，不大便为主。然阳明亦有头痛者，浊气上冲也，太阳亦有不大便者，阳气太重也。"张路玉认为："六七日不大便，明系里热，况有热以证之，更无可疑，故虽头痛，必是阳明热蒸，可与承气汤；然但言可与，不明言大小，其旨原不在下，不过借此以证明里热耳。"

病发热头痛，脉反沉，若不差，身体疼痛，当救其里。四逆汤方。(92)

本条所述之头痛是由表证未解所致，但施以主治肾阳虚衰，阴寒内盛证之四逆汤，盖因表证未罢，里证已重，急当救里。成无已认为："发热头痛，表病也，脉反沉者，里脉也。经曰：'表有病者，脉当浮大，今脉反沉迟，故知愈也。'见表病而得里脉，则当差，若不差，为内虚寒甚也，与四逆汤救其里。"程郊倩认为："病发热头痛，太阳表证也，脉反沉，阴经里脉也。"

太阳病，脉浮而动数，浮则为风，数则为热，动则为痛，数则为虚，头痛发热，微盗汗出，而反恶寒者，表未解也。医反下之，动数变迟，膈内拒痛，胃中空虚，客气动膈，短气躁烦，心中懊侬，阳气内陷，心下因硬，则为结胸，大陷胸汤主之。若不结胸，但头汗出，余处无汗，剂颈而还，小便不利，身必发黄。(134)

本条所述之头痛是由表邪未解所致，本条主要论述表证误下，致成结胸或发黄的病理机转，及结胸证的治法。头痛并非本条文重点，诸医家未对本条文之头痛过多阐述。

太阳病，下之，其脉促，不结胸者，此为欲解也。脉浮者，必结胸。脉紧者，必咽痛。脉弦者，必两胁拘急。脉细数者，头痛未止。脉沉紧者，必欲呕。脉沉滑者，协热利。脉浮滑者，必下血。(140)

本条所述之头痛是由太阳病误下变证，邪气上郁头窍所致。张隐庵认为："脉细数者头痛未止，以里虚风胜之脉，而见厥阴头痛之证。"尤在泾认为：

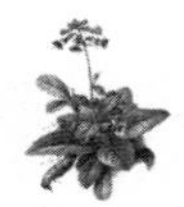

“脉细为气少，数为阳脉，气不足而阳有余，乃邪盛于上也，故头痛未止。”

太阳中风，下利呕逆，表解者，乃可攻之。其人漐漐汗出，发作有时，头痛，心下痞硬满，引胁下痛，干呕短气，汗出不恶寒者，此表解里未和也，十枣汤主之。（152）

十枣汤所治之头痛是由饮停胸胁，水气上蒙清窍所致，属里证而非表证。柯韵伯认为：“头痛是表证，然既不恶寒，又不发热，但心下痞硬而满，胁下牵引而痛，是心下水气泛溢，上攻于脑而头痛也。与‘伤寒不大便六七日而头痛，与承气汤’同。”成无已认为：“其人漐漐汗出，发作有时，不恶寒者，表已解也；头痛，心下痞硬满引胁下痛，干呕短气者，邪热内郁而有伏饮，是里未和也，与十枣汤下热逐饮。”

阳明病，反无汗，而小便利，二三日呕而咳，手足厥者，必苦头痛。若不咳不呕，手足不厥者，头不痛。（197）

本条所述之头痛是由阳明中寒，寒气郁滞所致。柯韵伯认为：“小便利，则里无瘀热可知。二三日无身热汗出恶热之表，而即见呕咳之里，似乎热发于阴；更手足厥冷，又似病在三阴矣；苦头痛，又似太阳之经证。然头痛必因咳呕厥逆，则头痛不属太阳；咳呕厥逆，则必苦头痛，是厥逆不属三阴，断乎为阳明半表半里之虚证也。”

伤寒，脉弦细，头痛发热者，属少阳。少阳不可发汗，发汗则谵语，此属胃。胃和则愈，胃不和，烦而悸。（265）

本条所述之头痛为热郁少阳所致。成无已认为：“经曰：三部俱弦者，少阳受病。脉细者，邪渐传里，虽头痛发热为表未解，以邪客少阳，为半在表，半在里，则不可发汗。”尤在泾认为：“经曰：少阳之至，其脉弦。故头痛发热者，三阳表证所同，而脉弦细，则少阳所独也。”

干呕吐涎沫，头痛者，吴茱萸汤主之。（378）

本条所述之头痛为厥阴病、浊阴上逆所致。柯韵伯认为：“头痛者，阳气不足，阴寒得以乘之也。”汪苓友认为：“头痛为肝脏虚，厥阴大寒之气上攻，故头额与颠顶作痛，以厥阴之脉连目系，上出额，与督脉会于巅故也。与吴茱萸汤以温里散寒，补虚下逆气。”程扶生认为：“言呕而头痛者，宜温其上也。无水谷之外邪，故不吐而干呕，阴邪上逆，故吐涎沫，厥阴与督脉会于巅，故头痛。”

问曰：病发热头痛，身疼恶寒吐利者，此属何病？答曰：此名霍乱。霍乱自吐下，又利止，复更发热也。（383）

霍乱以吐利为主症，但常兼见表证，头痛为其常见表证的表现之一。尤在泾认为：“霍乱之病，本自外来，以其人中气不足，邪得乘虚入里，伤于脾胃而作吐利，所以有发热、头痛、身疼、恶寒之证。”

霍乱，头痛发热，身疼痛，热多欲饮水者，五苓散主之；寒多不用水者，理中丸主之。（386）

本条所述头痛为霍乱头痛，有五苓散证与理中丸证之别。尤在泾认为：“霍乱该吐下而言，头痛发热，身疼痛，则霍乱之表证也。”张隐庵认为：“此言霍乱伤寒虽有寒热之殊，皆当治其脾土之义。霍乱者，呕吐而利也。头痛、发热、身疼痛者，霍乱而兼伤寒也。”

【小结】

“头痛”的条文涉及太阳、阳明、少阳、厥阴和霍乱。既有表也有里，有虚又有实，太阳病多见。

太阳病头痛，发展趋势多有两种，一是正盛邪却时太阳病自愈；二是邪盛不能自愈，传于阳明经。误下则可发生自愈、结胸、发黄等多种变证。常见于桂枝汤证和麻黄汤证等太阳病本证；还常见于诸多变证，有阳明中寒，饮邪上干，有心下水气泛滥上攻于脑，有表邪内陷，有太阳表证尚在，里虚寒已盛，还有表证未解，在里湿热已盛等。

阳明病头痛，常兼不大便、发热、小便黄赤。

少阳病头痛，常兼脉弦细。

厥阴病头痛，常有干呕、吐涎沫。

霍乱病头痛，有五苓散证和理中丸证。

1.3 头卓然而痛

头卓然而痛：卓，突然，汉·王充《论衡·命禄》曰：“逢时遇会，卓然卒至。”头部突然疼痛。

主症	篇次	目次	兼症	原文
头卓然而痛	太阳病篇（中）	110	欲小便不得，反呕，欲失溲，足下恶风，大便硬，小便反不数	太阳病二日，反躁，凡熨其背，而大汗出，大热入胃，胃中水竭，躁烦，必发谵语。十余日振栗自下利者，此为欲解也。故其汗从腰以下不得汗，欲小便不得，反呕，欲失溲，足下恶风，大便硬，小便当数，而反不数，及不多，大便已，头卓然而痛，其人足心必热，谷气下流故也

【类症要点】

太阳病二日，反躁，凡熨其背，而大汗出，大热入胃，胃中水竭，躁烦，必发谵语。十余日振栗自下利者，此为欲解也。故其汗从腰以下不得汗，欲小便不得，反呕，欲失溲，足下恶风，大便硬，小便当数，而反不数，及不多，大便已，头卓然而痛，其人足心必热，谷气下流故也。(110)

本条所述之头卓然而痛是太阳病误火之变证。本条主要论述太阳病兼里热，误火后的两种变证及自愈机转。成无己认为：“便已头卓然而痛者，先大便硬则阳气不得下通，既得大便，则阳气降下，头中阳虚，故卓然而痛。谷气者，阳气也，先阳气不通于下之时，足下恶风，今阳气得下，故足心热也。”黄坤载认为：“及振栗下利，大便已行，则谷气宣畅四达，头痛而火从上散，足热而阳从下达，胃中燥热，解散无余，缘谷气以便通而下流故也。便通而头痛者，如炉底壅塞，火焰不升，一通则火即上炎也。”关于本条所述之头卓然而痛，两位医家的阐述截然不同，成氏认为大便下后，阳气随之而下，头中阳虚，黄氏则认为便通后“火即上炎”。

1.4 头重

头重：头部自觉沉重。

主症	篇次	目次	兼症	原文
头重	阴阳易差后劳复病篇	392	身体重，少气，少腹里急，或引阴中拘挛，热上冲胸，眼中生花，膝胫拘急	伤寒，阴阳易之为病，其人身体重，少气，少腹里急，或引阴中拘挛，热上冲胸，头重不欲举，眼中生花，膝胫拘急者，烧裈散主之

【类症要点】

伤寒，阴阳易之为病，其人身体重，少气，少腹里急，或引阴中拘挛，热上冲胸，头重不欲举，眼中生花，膝胫拘急者，烧裈散主之。(392)

本条所述之头重是由伤寒后阴阳易所致。成无已认为：“大病新差，血气未复，余热未尽，强合阴阳得病者，名曰易……其人病身体重，少气者，损动真气也；少腹里急，引阴中拘挛，膝胫拘急，阴气极也；热上冲胸，头重不欲举，眼中生花者，感动之毒，所易之气，熏蒸于上也，与烧裈散以导阴气。”

1.5 头眩

头眩：即头目眩晕，是目眩和头晕的总称，以眼花、视物不清和昏暗发黑为眩，以视物旋转，或如天旋地转不能站立为晕，因两者常同时并见，故称眩晕。

主症	篇次	目次	兼症	原文
头眩	太阳病篇（中）	67	心下逆满，气上冲胸，脉沉紧，发汗则动经，身为振振摇	伤寒，若吐、若下后，心下逆满，气上冲胸，起则头眩，脉沉紧，发汗则动经，身为振振摇者，茯苓桂枝白术甘草汤主之

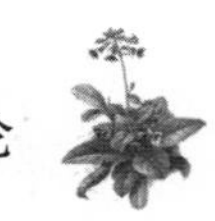

续表

主症	篇次	目次	兼症	原文
头眩	太阳病篇（中）	82	发热，心下悸，身瞤动，振振欲擗地	太阳病，发汗，汗出不解，其人仍发热，心下悸，头眩，身瞤动，振振欲擗地者，真武汤主之
头眩	阳明病篇	195	脉迟，食难用饱，饱则微烦，必小便难，腹满，脉迟	阳明病，脉迟，食难用饱，饱则微烦，头眩，必小便难，此欲作谷瘅。虽下之，腹满如故，所以然者，脉迟故也
头眩	阳明病篇	198	不恶寒，故能食而咳，其人必咽痛。若不咳者，咽不痛	阳明病，但头眩，不恶寒，故能食而咳，其人必咽痛。若不咳者，咽不痛
头眩	少阴病篇	297	下利止，时时自冒	少阴病，下利止而头眩，时时自冒者，死

【类症要点】

伤寒，若吐、若下后，心下逆满，气上冲胸，起则头眩，脉沉紧，发汗则动经，身为振振摇者，茯苓桂枝白术甘草汤主之。(67)

本条头眩为太阳病误用吐、下，水气上泛所致，属茯苓桂枝白术甘草汤证之一。成无已认为："吐下后，里虚，气上逆者，心下逆满，气上冲胸，表虚阳不足，起则头眩；脉浮紧，为邪在表，当发汗；脉沉紧，为邪在里，则不可发汗。"尤在泾认为："此伤寒邪解而饮发之证，饮停于中则满，逆于上则气冲而头眩，入于经则身振振而动摇。"喻嘉言认为："心下逆满，气上冲胸，寒邪搏饮，塞涌于膈，所以起则头眩。"

太阳病，发汗，汗出不解，其人仍发热，心下悸，头眩，身瞤动，振振欲擗地者，真武汤主之。(82)

本条头眩为太阳病误用汗法，阳虚水泛所致，属真武汤证之一。成无已认为："发汗不解仍发热，邪气未解也；心下悸，头眩，身瞤动，振振欲擗地者，汗出亡阳也。"章虚谷认为："禁汗条内，有太阳伤寒证具，而云尺脉迟者，不可发汗，以营气不足，血少故也。然尺属肾，即是肾虚，若发其汗，汗出亡阳，邪仍不解而发热，以元气不胜发汗，遂现心悸、头眩、身瞤动、振振欲擗地等证，皆肾中阴阳之气失守外越，而身心莫能主持也。”

阳明病，脉迟，食难用饱，饱则微烦，头眩，必小便难，此欲作谷瘅。虽下之，腹满如故，所以然者，脉迟故也。(195)

本条所述之头眩是阳明病变证表现之一。尤在泾认为：“气弱不行，则谷化不速，谷化不速，则谷气郁而生热，其热上冲，则作头眩。”方中行认为：“迟为寒，不化谷，故食难用饱；谷不化则与热搏，湿郁而蒸，气逆而不下行，故微烦、头眩、小便难也。”

阳明病，但头眩，不恶寒，故能食而咳，其人必咽痛。若不咳者，咽不痛。(198)

本条所述之头眩为阳明中风所致。程郊倩认为：“阳明以下行为顺，逆而上行，故中寒则有头痛证，中风则有头眩证。”成无己认为：“阳明病，身不重痛，但头眩而不恶寒者，阳明中风而风气内攻也。”章虚谷认为：“阳明中风，故能食；风邪上冒而头眩，其邪化热，则不恶寒。”

少阴病，下利止而头眩，时时自冒者，死。(297)

本条所述之头眩是由少阴病阴竭阳脱所致。尤在泾认为：“下利止，非利自愈也，脏阴尽也。眩，目黑而转也，冒，昏冒也，阴气既尽，孤阳无附，而浮乱于上，故头眩时时自冒也。”章虚谷认为：“下利止者，非气固也，是气竭也。阳既下陷，如残灯余焰上腾，则头眩，时时自冒而死。自冒者，倏忽瞑眩之状，虚阳上脱也。”

【小结】

类症“头眩”涉及太阳病、阳明病和少阴病。

太阳病误治伤阳，可导致脾虚饮停而气上冲的茯苓桂枝白术甘草汤证“头眩”和阳虚水泛的真武汤证“头眩”。

阳明病“头眩”可见于阳明中风，风热上扰而“头眩”；也可见于阳明中虚湿郁，清阳不升而“头眩”。

少阴病“头眩”则为虚阳上脱所致。

1.6 眩

眩：眼花，看不清。《说文解字》曰："目无常主也。"

主症	篇次	目次	兼症	原文
眩	太阳病篇（下）	171	心下硬，颈项强	太阳少阳并病，心下硬，颈项强而眩者，当刺大椎、肺俞、肝俞，慎勿下之

【类症要点】

太阳少阳并病，心下硬，颈项强而眩者，当刺大椎、肺俞、肝俞，慎勿下之。(171)

本条所述之眩属太阳少阳并病表现之一。成无己认为："心下痞硬而眩者，少阳也，颈项强者，太阳也，刺大椎、肺俞以泻太阳之邪，以太阳脉下项侠脊故耳。"章虚谷认为："邪先由太阳延及少阳者，亦有柴胡桂枝汤等法可用，此邪由两经各中，其心下硬而目眩，在少阳之里，已近于肝，颈项强又在太阳之表，故难用药，而以刺法为善也。"

1.7 冒

冒：《说文解字》曰："蒙而前也。从冃从目。"即目无所见。

主症	篇次	目次	兼症	原文
冒	太阳病篇（中）	93	汗出	太阳病，先下而不愈，因复发汗，以此表里俱虚，其人因致冒，冒家汗出自愈。所以然者，汗出表和故也。里未和，然后复下之
冒	少阴病篇	297	下利止而头眩	少阴病，下利止而头眩，时时自冒者，死

【类症要点】

太阳病，先下而不愈，因复发汗，以此表里俱虚，其人因致冒，冒家汗出自愈。所以然者，汗出表和故也。里未和，然后复下

之。(93)

本条所述之冒是由太阳病先下后汗，表里俱虚，正虚邪郁，表和自愈的表现特征。成无己认为：“冒者，郁也，下之则里虚而亡血；汗之则表虚而亡阳，表里俱虚，寒气怫郁，其人因致冒。”

少阴病，下利止而头眩，时时自冒者，死。(297)

本条所述之冒是由少阴病阴竭阳脱所致。尤在泾认为：“下利止，非利自愈也，脏阴尽也。眩，目黑而转也，冒，昏冒也，阴气既尽，孤阳无附，而浮乱于上，故头眩时时自冒也。”章虚谷认为：“下利止者，非气固也，是气竭也。阳既下陷，如残灯余焰上腾，则头眩，时时自冒而死。自冒者，倏忽瞑眩之状，虚阳上脱也。”

【小结】

太阳病“冒”，兼汗出，是由于误用汗下法导致表里俱虚致冒，如有汗出，冒可自愈。兼有下利止，时时自冒，是由于阴竭于下而利自止，阳脱于上而自冒是阴竭阳脱的重症，可导致死亡。

1.8 郁冒

郁冒：郁，《吕氏春秋》注：“不通也。”即不通导致目无所见及神志不清。

主症	篇次	目次	兼症	原文
郁冒	厥阴病篇	366	下利，脉沉而迟，面少赤，身有微热，下利清谷，汗出，微厥，面戴阳	下利，脉沉而迟，其人面少赤，身有微热，下利清谷者，必郁冒汗出而解，病人必微厥。所以然者，其面戴阳，下虚故也

【类症要点】

下利，脉沉而迟，其人面少赤，身有微热，下利清谷者，必郁冒汗出而解，病人必微厥。所以然者，其面戴阳，下虚故也。(366)

本条所述之郁冒是由下利戴阳轻证，兼微邪郁表，正气蓄积力量与邪剧争所致。成无己认为：“下利清谷，脉沉而迟，里有寒也。面少赤，身有微热，

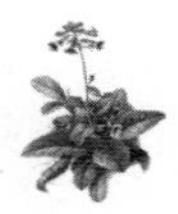

表未解也。病人微厥，《针经》曰‘下虚则厥’，表邪欲解，临汗之时，以里先虚，必郁冒，然后汗出而解也。”汪苓友认为：“此条言下利，又宜汗解之证。下利脉沉而迟，里寒也，所下者清谷，里寒甚也。面少赤，身微热，下焦虚寒，无根失守之火，浮于上，越于表也。以少赤、微热之故，其人阳气虽虚，犹能与阴寒相争，必作郁冒汗出而解。”

1.9 眩冒

眩冒：眼花，看不清或目无所见。

主症	篇次	目次	兼症	原文
眩冒	太阳病篇（下）	142	头项强痛，时如结胸，心下痞硬	太阳与少阳并病，头项强痛，或眩冒，时如结胸，心下痞硬者，当刺大椎第一间、肺俞、肝俞，慎不可发汗，发汗则谵语、脉弦。五日谵语不止，当刺期门
眩冒	太阳病篇（下）	160	虚烦，脉甚微。心下痞硬，胁下痛，气上冲咽喉，经脉动惕	伤寒吐下后，发汗，虚烦，脉甚微。八九日心下痞硬，胁下痛，气上冲咽喉，眩冒，经脉动惕者，久而成痿

【类症要点】

太阳与少阳并病，头项强痛，或眩冒，时如结胸，心下痞硬者，当刺大椎第一间、肺俞、肝俞，慎不可发汗，发汗则谵语、脉弦。五日谵语不止，当刺期门。（142）

本条所述之眩冒属太阳少阳并病，气郁所致。成无己认为：“太阳之脉，络头下项。头项强痛者，太阳表病也。少阳之脉循胸络胁，如结胸心下痞硬者，少阳里病也。太阳少阳相并为病，不纯在表，故头项不但强痛，而或眩冒；亦未全入里，故时如结胸，心下痞硬，此邪在半表半里之间也。”柯韵伯认为：“脉弦属少阳，头项强痛属太阳，眩冒、结胸、心下痞，则两阳皆有之证。”

伤寒吐下后，发汗，虚烦，脉甚微。八九日心下痞硬，胁下痛，

气上冲咽喉，眩冒，经脉动惕者，久而成痿。(160)

本条所述之眩冒是由太阳伤寒经吐下及汗法后阳虚，清阳不升所致。尤在泾认为："吐下复汗，津液叠伤，邪气陷入，则为虚烦，虚烦者，正不足而邪扰之，为烦心不宁也。至八九日，正气复，邪气退则愈，乃反心下痞硬，胁下痛，气上冲咽喉，眩冒者，邪气抟饮，内聚而上逆也。"

1.10　项背强几几

项背强几几：指颈项、背部僵硬不舒，或俯仰不能自如、拘急不适的感觉。

主症	篇次	目次	兼症	原文
项背强几几	太阳病篇（上）	14	汗出恶风	太阳病，项背强几几，反汗出恶风者，桂枝加葛根汤主之
项背强几几	太阳病篇（中）	31	无汗，恶风	太阳病，项背强几几，无汗，恶风，葛根汤主之

【类症要点】

太阳病，项背强几几，反汗出恶风者，桂枝加葛根汤主之。(14)

本条所述项背强几几为太阳病表现之一，属桂枝加葛根汤证。张令韶认为："此病太阳之经输也，太阳之经输在背，经云：邪入于输腰脊乃强。项背强者，邪入于输而经气不舒也。几几者，短羽之鸟欲飞不能之状，乃形容强急之形，欲伸而不能伸，有如几几然也。"汪苓友认为："太阳病，项背强矣，复几几然颈不得舒，颈之经属阳明，项背与颈几几然，其状当无汗矣。今反汗出恶风，仲景法太阳病汗出恶风者，桂枝汤主之，今因其几几然，故加葛根于桂枝汤中，以兼祛阳明经之风也。"

太阳病，项背强几几，无汗，恶风，葛根汤主之。(31)

本条所述之项背强几几是由太阳病风寒郁表，经气不舒所致。成无已认为："太阳病，项背强几几，汗出恶风者，中风表虚也；项背强几几，无汗恶风者，中风表实也。表虚宜解肌，表实宜发汗，是以葛根汤发之也。”“其无汗者，当用麻黄，今自汗出，恐不加麻黄，但加葛根也。”

【小结】

类症“项背强几几”属太阳病邪郁肌表特异性症状，可见于太阳表虚证，也见于太阳表实证。太阳表虚证治以桂枝加葛根汤，太阳表实证治以葛根汤。

1.11 颈项强

颈项强：颈项部僵硬。

主症	篇次	目次	兼症	原文
颈项强	太阳病篇（中）	98	脉迟浮弱，恶风寒，手足温。不能食，而胁下满痛，面目及身黄，小便难	得病六七日，脉迟浮弱，恶风寒，手足温。医二三下之，不能食，而胁下满痛，面目及身黄，颈项强，小便难者，与柴胡汤，后必下重。本渴饮水而呕者，柴胡汤不中与也，食谷者哕
颈项强	太阳病篇（中）	99	身热，恶风，胁下满，手足温而渴	伤寒四五日，身热，恶风，颈项强，胁下满，手足温而渴者，小柴胡汤主之
颈项强	太阳病篇（下）	171	心下硬，眩	太阳少阳并病，心下硬，颈项强而眩者，当刺大椎、肺俞、肝俞，慎勿下之

【类症要点】

得病六七日，脉迟浮弱，恶风寒，手足温。医二三下之，不能食，而胁下满痛，面目及身黄，颈项强，小便难者，与柴胡汤，后必下重。本渴饮水而呕者，柴胡汤不中与也，食谷者哕。(98)

本条所述之颈项强是由太阳病兼里虚误下后所致。成无己认为：“颈项强者，表仍未解也，小便难者，内亡津液，虽本柴胡汤证，然以里虚，下焦气涩而小便难，若与柴胡汤又走津液，后必下重也。”方中行认为：“六七日经尽之时也，脉迟浮弱，风寒入里而表未除，所以犹恶风寒也……颈项强，太阳阳明之证犹在也。”

伤寒四五日，身热，恶风，颈项强，胁下满，手足温而渴者，小柴胡汤主之。(99)

本条所述之颈项强为三阳合病所致，属小柴胡汤证。沈目南认为：“此三阳皆病，惟治少阳也。太阳未罢而兼阳明，故见身热恶风，然颈项强，胁下满，则少阳已具，当从三阳合病施治。”方中行认为：“身热恶风，太阳表也，颈项强，有阳明也，胁下满，少阳也，然则三阳俱见病矣，手足温而渴者，邪凑半表半里而里证见也。”

太阳少阳并病，心下硬，颈项强而眩者，当刺大椎、肺俞、肝俞，慎勿下之。(171)

本条所述之颈项强为太阳表邪未解所致。成无已认为：“心下痞硬而眩者，少阳也，颈项强者，太阳也，刺大椎、肺俞以泻太阳之邪，以太阳脉下项侠脊故耳。”章虚谷认为：“邪先由太阳延及少阳者，亦有柴胡桂枝汤等法可用，此邪由两经各中，其心下硬而目眩，在少阳之里，已近于肝，颈项强又在太阳之表，故难用药，而以刺法为善也。”

【小结】

类症“颈项强”为太阳病兼见症，常见于太阳病兼阳明病或太阳病兼少阳病等，即表邪未解而邪已入里或已入半表半里。临床上要注意识别，兼而治之。

1.12 额上陷脉急紧

额上陷脉急紧：陷脉，指筋骨肌肉凹陷处的经脉或腧穴。额上陷脉急紧，即额上两侧之经脉搏动急剧劲紧，为亡阴之象。

主症	篇次	目次	兼症	原文
额上陷脉急紧	太阳病篇（中）	86	直视不能眴，不得眠	衄家，不可发汗，汗出必额上陷脉急紧，直视不能眴，不得眠

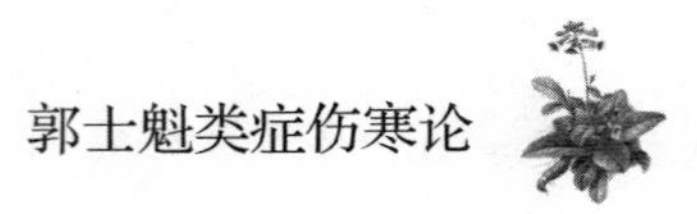

【类症要点】

衄家，不可发汗，汗出必额上陷脉急紧，直视不能眴，不得眠。(86)

本条所述之额上陷脉急紧是由衄家误用汗法所致。尤在泾认为："额上陷脉紧急者，额上两旁之动脉，陷伏不起，或紧急不柔也。《灵枢》云：'两跗之上，脉陷竖者，足阳明。'陷谓陷伏，竖即紧急，与此正相发明。"

（秦文钰，苏庆民）

2 恶寒类症

类症恶寒，恶风，恶风寒，微寒，微恶寒，背微恶寒，身大寒，寒，振寒，寒栗而振，足下恶风，肤冷。

2.1 恶寒

恶寒：指患者自觉怕冷，多加衣被，或近火取暖，仍感寒冷不能缓解者，称为恶寒。

主症	篇次	目次	兼症	原文
恶寒	太阳病篇（上）	1	脉浮，头项强痛	太阳之为病，脉浮，头项强痛而恶寒
恶寒	太阳病篇（上）	3	或已发热，或未发热，体痛，呕逆，脉阴阳俱紧	太阳病，或已发热，或未发热，必恶寒，体痛，呕逆，脉阴阳俱紧者，名曰伤寒
恶寒	太阳病篇（上）	7	发热或不发热	病有发热恶寒者，发于阳也；无热恶寒者，发于阴也。发于阳，七日愈，发于阴，六日愈。以阳数七、阴数六故也
恶寒	太阳病篇（上）	12	发热，汗出，淅淅恶风，翕翕发热，鼻鸣干呕	太阳中风，阳浮而阴弱。阳浮者，热自发；阴弱者，汗自出。啬啬恶寒，淅淅恶风，翕翕发热，鼻鸣干呕者，桂枝汤主之
恶寒	太阳病篇（上）	23	如疟状，发热恶寒，热多寒少，不呕，清便欲自可，一日二三度发。面色反有热色，身必痒	太阳病，得之八九日，如疟状，发热恶寒，热多寒少，其人不呕，清便欲自可，一日二三度发。脉微缓者，为欲愈也。脉微而恶寒者，此阴阳俱虚，不可更发汗、更下、更吐也。面色反有热色者，未欲解也，以其不能得小汗出，身必痒，宜桂枝麻黄各半汤

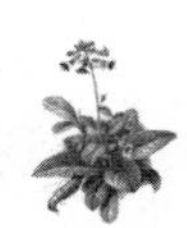

续表

主症	篇次	目次	兼症	原文
恶寒	太阳病篇（上）	27	发热，热多寒少，脉微弱	太阳病，发热恶寒，热多寒少，脉微弱者，此无阳也，不可发汗。宜桂枝二越婢一汤
恶寒	太阳病篇（中）	38	脉浮紧，发热，身疼痛，不汗出而烦躁	太阳中风，脉浮紧，发热恶寒，身疼痛，不汗出而烦躁者，大青龙汤主之。若脉微弱，汗出恶风者，不可服之。服之则厥逆，筋惕肉瞤，此为逆也
恶寒	太阳病篇（中）	68		发汗，病不解，反恶寒者，虚故也，芍药甘草附子汤主之
恶寒	太阳病篇（中）	70		发汗后，恶寒者，虚故也；不恶寒，但热者，实也，当和胃气，与调胃承气汤
恶寒	太阳病篇（中）	109	发热，大渴欲饮水，腹满，自汗出，小便利	伤寒发热，啬啬恶寒，大渴欲饮水，其腹必满，自汗出，小便利，其病欲解，此肝乘肺也，名曰横，刺期门
恶寒	太阳病篇（中）	120	自汗出，发热，关上脉细数，腹中饥，口不能食；不喜糜粥，欲食冷食，朝食暮吐	太阳病，当恶寒发热，今自汗出，反不恶寒发热，关上脉细数者，以医吐之过也。一二日吐之者，腹中饥，口不能食，三四日吐之者，不喜糜粥，欲食冷食，朝食暮吐，以医吐之所致也，此为小逆
恶寒	太阳病篇（下）	134	头痛发热，微盗汗出。膈内拒痛，胃中空虚，客气动膈，短气躁烦，心中懊侬，阳气内陷，心下因硬；但头汗出，余处无汗，剂颈而还，小便不利，身必发黄	太阳病，脉浮而动数，浮则为风，数则为热，动则为痛，数则为虚，头痛发热，微盗汗出，而反恶寒者，表未解也。医反下之，动数变迟，膈内拒痛，胃中空虚，客气动膈，短气躁烦，心中懊侬，阳气内陷，心下因硬，则为结胸，大陷胸汤主之。若不结胸，但头汗出，余处无汗，剂颈而还，小便不利，身必发黄
恶寒	太阳病篇（下）	143	热除而脉迟身凉，胸胁下满，如结胸状，谵语	妇人中风，发热恶寒，经水适来，得之七八日，热除而脉迟身凉，胸胁下满，如结胸状，谵语者，此为热入血室也，当刺期门，随其实而取之
恶寒	太阳病篇（下）	153	心下痞。胸烦，面色青黄，肤瞤；色微黄，手足温	太阳病，医发汗，遂发热恶寒，因复下之，心下痞，表里俱虚，阴阳气并竭，无阳则阴独，复加烧针，因胸烦，面色青黄，肤瞤者，难治；今色微黄，手足温者易愈

续表

主症	篇次	目次	兼症	原文
恶寒	太阳病篇（下）	155	心下痞，汗出	心下痞，而复恶寒汗出者，附子泻心汤主之
恶寒	太阳病篇（下）	164	心下痞	伤寒大下后，复发汗，心下痞，恶寒者，表未解也。不可攻痞，当先解表，表解乃可攻痞。解表宜桂枝汤，攻痞宜大黄黄连泻心汤
恶寒	阳明病篇	183		问曰：病有得之一日，不发热而恶寒者，何也？答曰：虽得之一日，恶寒将自罢，即自汗出而恶热也
恶寒	阳明病篇	184		问曰：恶寒何故自罢？答曰：阳明居中，主土也，万物所归，无所复传，始虽恶寒，二日自止，此为阳明病也
恶寒	阳明病篇	189	口苦咽干，腹满微喘，发热，脉浮而紧；腹满、小便难	阳明中风，口苦咽干，腹满微喘，发热恶寒，脉浮而紧，若下之，则腹满、小便难也
恶寒	阳明病篇	208	汗多，微发热	阳明病，脉迟，虽汗出不恶寒者，其身必重，短气腹满而喘，有潮热者，此外欲解，可攻里也。手足濈然汗出者，此大便已硬也，大承气汤主之；若汗多，微发热恶寒者，外未解也。其热不潮，未可与承气汤；若腹大满不通者，可与小承气汤，微和胃气，勿令至大泄下
恶寒	阳明病篇	234	脉迟，汗出多	阳明病，脉迟，汗出多，微恶寒者，表未解也，可发汗，宜桂枝汤
恶寒	阳明病篇	244	寸缓、关浮、尺弱，发热汗出，不呕，但心下痞	太阳病，寸缓、关浮、尺弱，其人发热汗出，复恶寒，不呕，但心下痞者，此以医下之也。如其不下者，病人不恶寒而渴者，此转属阳明也。小便数者，大便必硬，不更衣十日，无所苦也。渴欲饮水，少少与之，但以法救之。渴者，宜五苓散
恶寒	少阴病篇	288	利自止，蜷卧，手足温	少阴病，下利，若利自止，恶寒而蜷卧，手足温者，可治
恶寒	少阴病篇	289	蜷，时自烦，欲去衣被	少阴病，恶寒而蜷，时自烦，欲去衣被者，可治
恶寒	少阴病篇	295	身蜷而利，手足逆冷	少阴病，恶寒身蜷而利，手足逆冷者，不治

续表

主症	篇次	目次	兼症	原文
恶寒	少阴病篇	298	四逆，身蜷，脉不至，不烦而躁	少阴病，四逆恶寒而身蜷，脉不至，不烦而躁者，死
恶寒	少阴病篇	304	口中和	少阴病，得之一二日，口中和，其背恶寒者，当灸之，附子汤主之
恶寒	厥阴病篇	353	大汗出，热不去，内拘急，四肢疼，下利厥逆	大汗出，热不去，内拘急，四肢疼，又下利厥逆而恶寒者，四逆汤主之
恶寒	霍乱病篇	383	发热，头痛，身疼，吐利	问曰：病发热，头痛，身疼，恶寒，吐利者，此属何病？答曰：此名霍乱。霍乱自吐下，又利止，复更发热也
恶寒	霍乱病篇	385	脉微，而复利，利止	恶寒，脉微而复利，利止，亡血也，四逆加人参汤主之
恶寒	霍乱病篇	388	吐利，汗出，发热，四肢拘急，手足厥冷	吐利，汗出，发热恶寒，四肢拘急，手足厥冷者，四逆汤主之

【类症要点】

太阳之为病，脉浮，头项强痛而恶寒。（1）

本条所述之恶寒是太阳病的基本症状之一，乃风寒郁表所致。《医宗金鉴》认为："脉浮，表病脉也，头项强痛，恶寒，表病证也。恶寒者，因风寒所伤，故恶之也。"程郊倩认为："恶寒者，太阳为邪所袭，郁而不宣故也。"

太阳病，或已发热，或未发热，必恶寒，体痛，呕逆，脉阴阳俱紧者，名曰伤寒。（3）

本条所述之恶寒属太阳伤寒主症。陈修园认为："以伤寒必恶寒，无风时亦觉其寒，非若恶风者，有风时始觉其寒也。"柯韵伯认为："恶寒本太阳本证，而此复言者，别于中风之恶寒也。中风因见风而兼恶寒，伤寒则无风而更恶寒矣。"

病有发热恶寒者，发于阳也；无热恶寒者，发于阴也。发于阳，七日愈，发于阴，六日愈。以阳数七、阴数六故也。（7）

恶寒既见于外感也见于内伤，既有阳性病也有阴性病。本条根据恶寒是否伴有发热来判断疾病的阴阳属性和愈期预测。张隐庵认为：此言太阳少阴之标阳标阴为病也。以寒邪而病太阳之标阳，故发热恶寒而发于太阳也；以寒邪而病少阴之标阴，故无热恶寒而发于少阴也。《医宗金鉴》认为："病谓中风、伤寒也。有初病即发热而恶寒者，是谓中风之病，发于卫阳者也。有初病不发热而恶寒者，是谓伤寒之病，发于荣阴者也。发于阳者七日愈，发于阴者六日愈，以阳合七数，阴合六数也。"

太阳中风，阳浮而阴弱。阳浮者，热自发；阴弱者，汗自出。啬啬恶寒，淅淅恶风，翕翕发热，鼻鸣干呕者，桂枝汤主之。（12）

本条之恶寒是由太阳中风，营卫不和所致，为桂枝汤证。成无己认为："阳以候卫，阴以候营。阳脉浮者，卫中风也；阴脉弱者，营气弱也。风并于卫，则卫实而营虚，故发热汗自出也。经曰：太阳病，发热汗出者，此为营弱卫强者是也。啬啬者，不足也，恶寒之貌也。淅淅者，洒淅也，恶风之貌也。卫虚则恶风，营虚则恶寒，营弱卫强，恶寒复恶风者，以自汗出，则皮肤缓，腠理疏，是亦恶风也。"吕震名认为："卫强故阳脉浮，营弱故阴脉弱……啬啬恶寒，内气虚也；淅淅恶风，外体疏也；恶寒未有不恶风，恶风未有不恶寒，二者相因，所以经文互言之。"

太阳病，得之八九日，如疟状，发热恶寒，热多寒少，其人不呕，清便欲自可，一日二三度发。脉微缓者，为欲愈也。脉微而恶寒者，此阴阳俱虚，不可更发汗、更下、更吐也。面色反有热色者，未欲解也，以其不能得小汗出，身必痒，宜桂枝麻黄各半汤。（23）

本条之恶寒是由太阳病微邪郁表，阴阳俱虚所致，为桂枝麻黄各半汤证。成无己认为："发热恶寒，而热多寒少，为阳气进，而邪气少也……脉微而恶寒者，表里俱虚也。阳，表也；阴，里也。脉微为里虚，恶寒为表虚，以表里俱虚，故不可更发汗、更下、更吐也。阴阳俱虚，则面色青白，反有热色者，表未解也。"尤在泾认为："病在太阳，至八九日之久，而不传他经，其表邪本微可知。不呕，清便欲自可，则里未受邪可知。病如疟疾，非真是疟，亦非传

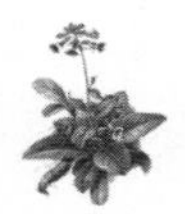

少阳也，乃正气内胜，数与邪争故也。至热多寒少，一日二三度发，则邪气不胜而将退舍矣。更审其脉而参验之：若得脉微，则欲愈之象也；若脉微而恶寒者，此阴阳俱虚，当与温养，如新加汤之类，而发汗吐下均在所禁矣。”

太阳病，发热恶寒，热多寒少，脉微弱者，此无阳也，不可发汗。宜桂枝二越婢一汤。(27)

本条所述恶寒为太阳病表证，为桂枝二越婢一汤证。

太阳中风，脉浮紧，发热恶寒，身疼痛，不汗出而烦躁者，大青龙汤主之。若脉微弱，汗出恶风者，不可服之。服之则厥逆，筋惕肉瞤，此为逆也。(38)

本条所述恶寒为太阳病表实证，属大青龙汤证。陈修园认为：“恶寒为太阳本病，是标与本俱病也。”

发汗，病不解，反恶寒者，虚故也，芍药甘草附子汤主之。(68)

芍药甘草附子汤所治之恶寒是由汗后营卫两虚所致。成无己认为：“今发汗，病且不解，又反恶寒者，营卫俱虚也。汗出营虚，恶寒则卫虚，与芍药甘草附子汤以补营卫。”方有执认为：“未汗而恶寒，邪盛而表实，仇锥之恶也，已汗而恶寒，邪退而表虚，怯儒之恶也。盖汗出之后，大邪退散，荣气衰微，卫气疏慢，病虽为尽解，不他变而但恶寒，故曰虚。”

发汗后，恶寒者，虚故也；不恶寒，但热者，实也，当和胃气，与调胃承气汤。(70)

本条所述恶寒为太阳病表证发汗后的变证，可与68条互参。尤在泾认为：“汗出而恶寒者，阳不足而为虚也，芍药甘草附子汤治之是已。汗出而不恶寒但热者，邪入里而成实也。然不可以峻攻，但与调胃承气汤，和其胃气而已。”《医宗金鉴》认为：“伤寒发汗，汗出病解，必不恶寒，亦不恶热，始可为愈。若发汗后恶寒者，是阳虚也，宜用芍药甘草附子汤主之。今发汗后不恶寒，但恶热，则是胃实也，故与调胃承气汤泻热以和胃也。”

伤寒发热，啬啬恶寒，大渴欲饮水，其腹必满，自汗出，小便

利，其病欲解，此肝乘肺也，名曰横，刺期门。（109）

本条所述之恶寒是太阳病的变证，属太阳病欲解的一种特殊表现。成无己认为："伤寒发热，啬啬恶寒，肺病也。"黄坤载认为："肺统卫气而性收敛，肝司营血而性疏泄，发热恶寒，大渴腹满，是金气敛闭，而木不能泄也。汗出便利，是木气发泄，而金不能收也。"尤在泾认为："发热恶寒，表有邪也，其病不当有渴，而反大渴，则非内热，乃肝邪乘肺，气郁而燥也，以里无热，不能消水，故腹满。"

太阳病，当恶寒发热，今自汗出，反不恶寒发热，关上脉细数者，以医吐之过也。一二日吐之者，腹中饥，口不能食，三四日吐之者，不喜糜粥，欲食冷食，朝食暮吐，以医吐之所致也，此为小逆。（120）

本条依据太阳病恶寒的有无判断其误治转归。张令韶认为："太阳病，当恶寒发热，今自汗出，而反不恶寒发热，关上脉细数者，此非本病，乃医吐之过也。自汗出者，吐伤中气，而脾津外泄也。"钱天来认为："病在太阳，自当恶寒发热，今自汗出而不恶寒，已属阳明。然阳明当身热汗出，不恶寒而反恶热。今不发热及关上脉见细数，则又非阳明之脉证矣。其所以脉证不相符合者，以医误吐而致变也。夫太阳表证，当以汗解，自非邪在胸中，岂宜用吐。若妄用吐法，必伤胃气，然因吐得汗，有发散之义寓焉，故不恶寒发热也。"

太阳病，脉浮而动数，浮则为风，数则为热，动则为痛，数则为虚，头痛发热，微盗汗出，而反恶寒者，表未解也。医反下之，动数变迟，膈内拒痛，胃中空虚，客气动膈，短气躁烦，心中懊侬，阳气内陷，心下因硬，则为结胸，大陷胸汤主之。若不结胸，但头汗出，余处无汗，剂颈而还，小便不利，身必发黄。（134）

本条依据太阳病有无恶寒判断其表证是否已解。

妇人中风，发热恶寒，经水适来，得之七八日，热除而脉迟身凉，胸胁下满，如结胸状，谵语者，此为热入血室也，当刺期门，随其实而取之。（143）

本条所述之恶寒属妇人中风症。程郊倩认为："妇人中风，发热恶寒，自是表证，无关于里，乃经水适来，且七八日之久，于是血室空虚，阳热之表邪乘虚而内据之。"汪苓友认为："发热恶寒者，表未解也。本系妇人中风，风热甚，迫血妄行，故经水适来，正当七八日，为邪将传里之时，邪气乘虚而入于血室。"

太阳病，医发汗，遂发热恶寒，因复下之，心下痞，表里俱虚，阴阳气并竭，无阳则阴独，复加烧针，因胸烦，面色青黄，肤瞤者，难治；今色微黄，手足温者易愈。(153)

本条所论恶寒属太阳病汗不得法出现的变证。成无己认为："太阳病，因发汗，遂发热恶寒者，外虚阳气，邪复不除也，因复下之，又虚其里，表中虚，邪内陷，传于心下为痞。"张隐庵认为："此言太阳表气虚微，下之成痞，不可更伤其血脉也。太阳病，医发汗，遂发热恶寒者，太阳表虚之证也。因复下之，则正气益虚，故心下痞。"

心下痞，而复恶寒汗出者，附子泻心汤主之。(155)

本条之恶寒是由阳虚所致。成无己认为："心下痞者，虚热内伏也；恶寒汗出者，阳气外虚也。与泻心汤攻痞，加附子以固阳。"章虚谷认为："上条恶寒无汗，为表邪未解，此恶寒而又汗出，是表阳虚而腠理不固也，表虚而内痞，若攻其痞，则表里之阳皆脱也。"

伤寒大下后，复发汗，心下痞，恶寒者，表未解也。不可攻痞，当先解表，表解乃可攻痞。解表宜桂枝汤，攻痞宜大黄黄连泻心汤。(164)

本条所述之恶寒属表证未罢。钱天来认为："心下已痞，而仍恶寒者，犹有表邪未解也，前条同是痞证而恶寒，以附子泻心者，因恶寒汗出，所以知其为阳虚之恶寒也。此则恶寒而不汗出，是以知其为表未解也。"尤在泾认为："大下复汗，正虚邪入，心下则痞，当与泻心汤如上法矣。若其人恶寒者，邪虽入里，而表犹未罢，则不可径攻其痞，当先以桂枝汤解其表，而后以大黄黄连泻心汤攻其痞。不然，恐痞虽解而表邪复入里为患也，况痞亦未必能解耶。"

问曰：病有得之一日，不发热而恶寒者，何也？答曰：虽得之一日，恶寒将自罢，即自汗出而恶热也。（183）

本条之恶寒为阳明病初起，表证未罢。成无己认为："邪客在阳明，当发热而不恶寒。今得之一日，犹不发热而恶寒者，即邪未全入腑，尚带表邪；若表邪全入，则更无恶寒，必自汗出而恶热也。"黄坤载认为："得阳明病之一日，太阳表证未罢，则犹见恶寒，以胃热未盛故也。迟则胃热隆盛，孔窍蒸泄，恶寒将自罢，即自汗出而恶热也。"

问曰：恶寒何故自罢？答曰：阳明居中，主土也，万物所归，无所复传，始虽恶寒，二日自止，此为阳明病也。（184）

本条论阳明病恶寒自罢的机转，承 183 条，恶寒之义同 183 条。柯韵伯认为："太阳病八九日，尚有恶寒证，若少阳寒热往来，三阴恶寒转甚，非发汗、温中，何能自罢？惟阳明恶寒，未经表散，即能自止，与他经不同。始虽恶寒二句，语意在阳明居中句上。夫知阳明之恶寒易止，便知阳明为病之本矣。胃为戊土，位处中州。表里寒热之邪，无所不归，无所不化，皆从燥化而为实，实则无所复传，此胃家实所以为阳明之病根也。"

阳明中风，口苦咽干，腹满微喘，发热恶寒，脉浮而紧，若下之，则腹满、小便难也。（189）

本条恶寒为阳明中风表证，提示阳明病恶寒禁用下法。陈修园认为："阳明不特与太阴表里，而且与太阳少阳相合。阳明中风，不涉于本气之燥化，而涉于少阳之热化，故口苦咽干。复涉于太阴之湿化，故腹满微喘。又涉于太阳之寒化，故发热恶寒。"陆渊雷认为："口苦咽干，据少阳篇提纲，当为少阳证。腹满微喘，为阳明证。发热恶寒，脉浮而紧，为太阳证。然则是三阳合病而太阳证重者。"

阳明病，脉迟，虽汗出不恶寒者，其身必重，短气腹满而喘，有潮热者，此外欲解，可攻里也。手足濈然汗出者，此大便已硬也，大承气汤主之；若汗多，微发热恶寒者，外未解也。其热不潮，未可与承气汤；若腹大满不通者，可与小承气汤，微和胃气，勿令至

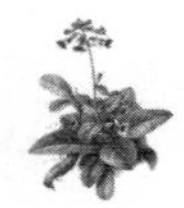

大泄下。(208)

本条论表里证的辨别与大、小承气汤的运用，其中所述之恶寒是表证尚未解除。尤在泾认为："伤寒以身热恶寒为在表，身热不恶寒为在里，而阳明病无表证者，可下；有表证者，则不可下。此汗出不恶寒，身重短气，腹满而喘，潮热，皆里证也……若汗多，微发热，恶寒，则表犹未解，其热不潮，则里亦未实，岂可漫与大承气遗其表而攻其里哉。"成无己认为："阳明病脉迟，若汗出多，微发热恶寒者，表未解也；若脉迟，虽汗出而不恶寒者，表证罢也。"

阳明病，脉迟，汗出多，微恶寒者，表未解也，可发汗，宜桂枝汤。(234)

本条论述阳明病兼太阳表虚的证治，其中所述之恶寒是表证尚未解除。张隐庵认为："阳明病脉迟者，营卫气血本于阳明所生，故病则脉迟也。汗出多者，气机在表，开发毛窍，内干肌腠，而津液外泄也。微恶寒者，表邪未尽，故曰表未解也。宜桂枝汤解肌以达表。"

太阳病，寸缓、关浮、尺弱，其人发热汗出，复恶寒，不呕，但心下痞者，此以医下之也。如其不下者，病人不恶寒而渴者，此转属阳明也。小便数者，大便必硬，不更衣十日，无所苦也。渴欲饮水，少少与之，但以法救之。渴者，宜五苓散。(244)

本条论述太阳中风误下致痞及病传阳明的辨证，其中所述之恶寒属太阳中风之症。成无己认为："太阳病，脉阳浮阴弱，为邪在表。今寸缓关浮尺弱，邪气渐传里，则发热汗出。复恶寒者，表未解也。传经之邪入里，里不和者必呕。此不呕，但心下痞者，医下之早，邪气留于心下也。如其不下者，必渐不恶寒而渴，太阳之邪转属阳明也。"

少阴病，下利，若利自止，恶寒而蜷卧，手足温者，可治。(288)

本条论述少阴虚寒证，其中所述之恶寒是由阴盛阳虚所致，并以手足温者判断其病情轻重。成无己认为："少阴病下利，恶寒蜷卧，寒极而阴胜也。利自止，手足温者，里和阳气得复，故为可治。”张隐庵认为：“此病少阴而得火土之生长者，为可治也。下利者，病少阴阴寒在下，若利自止，下焦之火气自生矣。恶寒而蜷卧者，病少阴阴寒在外。手足温者，中焦之土气自和矣。火土相生，故为可治。”

少阴病，恶寒而蜷，时自烦，欲去衣被者，可治。（289）

本条论述少阴病，阳气来复，烦热欲去衣被者可治，其中所述之恶寒是少阴本证。《医宗金鉴》认为：“少阴病，恶寒而蜷，阴寒证也，若时自烦，欲去衣被者，此阳回阴退之征，故曰可治。”程扶生认为：“言下利恶寒，以烦热为可治也，恶寒而蜷，阴邪甚也，时自烦，欲去衣被，阳犹内争也，此与亡阳躁乱之证不同，故为可治，谓可用温治也。”

少阴病，恶寒身蜷而利，手足逆冷者，不治。（295）

本条所述之恶寒属于少阴病纯阴无阳的不治证。关于本条所述之恶寒，医家论述较少，其中钱天来认为：“前恶寒而蜷，因有烦而欲去衣被之证，为阳气犹在，故为可治。又下利自止，恶寒而蜷，以手足温者，亦为阳气未败，而亦曰可治。此条恶寒身蜷而利，且手足逆冷，则四肢之阳气已败，故不温，又无烦与欲去衣被之阳气尚存，况下利又不能止，是为阳气已竭，故为不治。虽有附子汤及四逆、白通汤等法，恐亦不能挽回既绝之阳矣。”

少阴病，四逆恶寒而身蜷，脉不至，不烦而躁者，死。（298）

本条所述之恶寒属少阴病阳绝神亡的死候。陈修园认为：“少阴病，阳气不行于四肢，故四逆，阳气不布于周身，故恶寒而身蜷，阳气不通于经脉，故脉不至，且不见心烦，而惟见躁扰者，纯阴无阳之中忽呈阴证似阳，为火将绝而暴张之状，主死。”黄坤载认为：“四逆恶寒而身蜷，阴盛极矣，脉又不至，则阳已绝，如是则不烦而躁者亦死。”

少阴病，得之一二日，口中和，其背恶寒者，当灸之，附子汤主之。（304）

本条所述恶寒属少阴病附子汤证的表现特点。成无己认为：“少阴客热，则口燥舌干而渴。口中和者，不苦不燥，是无热也。背为阳，背恶寒者，阳气弱，

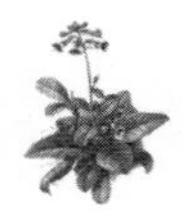

阴气胜也。经曰，无热恶寒者，发于阴也。灸之，助阳消阴，与附子汤，温经散寒。”《医宗金鉴》认为：“背恶寒为阴阳俱有之证，如阳明病无大热，口燥渴，心烦，背微恶寒者，乃白虎加人参汤证也。今少阴病但欲寐，得之二三日，口中不燥而和，其背恶寒者，乃少阴阳虚之背恶寒，非阳明热蒸之背恶寒也，故当灸之，更主以附子汤，以助阳消阴也。口燥口和，诚二者之确征矣。”

大汗出，热不去，内拘急，四肢疼，又下利厥逆而恶寒者，四逆汤主之。（353）

四逆汤所治之恶寒是由阳虚寒盛所致。方中行认为：“大汗出，阳虚而表不固也；热不去，言邪不除也；内拘急四肢疼者，亡津液而骨属不利也；下利厥逆而恶寒者，亡阳而阴寒内甚也。四逆汤温以散寒，回阳而敛液者也。”柯韵伯认为：“治之失宜，虽大汗出而热不去，恶寒不止，表未除也；内拘急而下利，里寒已发；四肢疼而厥冷，表寒又见矣，可知表热里寒者，即表寒亡阳者矣。”

问曰：病发热，头痛，身疼，恶寒，吐利者，此属何病？答曰：此名霍乱。霍乱自吐下，又利止，复更发热也。（383）

本条所述之恶寒属霍乱之症，本条文主要论述霍乱另一证型为吐泻兼表，或里和而表复病。《医宗金鉴》曰：“头痛、身疼、发热、恶寒，在表之风寒暑热为病也；呕吐泻利，在里之饮食生冷为病也，具此证者，名曰霍乱。若自呕吐已，又泻利止，仍有头痛身疼恶寒，更复发热，是里解而表不解也。”方有执认为：“发热，头痛，身疼，恶寒，外感也；吐利，内伤也。上以病名求病证，此以病证实病名，反复详明之意。”

恶寒，脉微而复利，利止，亡血也，四逆加人参汤主之。（385）

本条所述之恶寒乃为霍乱阳虚阴盛所致。关于本条所述之恶寒，医家论述较少，其中成无已认为：“恶寒脉微而利者，阳虚阴胜也，利止则津液内竭，故云亡血。”

吐利，汗出，发热恶寒，四肢拘急，手足厥冷者，四逆汤主之。（388）

本条所述之恶寒是由霍乱所致。钱天来认为：“汗出发热恶寒，似桂枝证，然霍乱则与中风迥异，盖中风之初，有表证而尚无里证，但治其表可也。”成无已认为：“上吐下利，里虚；汗出发热恶寒，表未解也；四肢拘急，手足厥冷，阳虚阴胜也，与四逆汤助阳退阴。”

【小结】

“恶寒”是《伤寒论》判断阳气虚实的重要指征，太阳病、阳明病、少阴病、厥阴病等。表、里、虚、实均有。其中以太阳病中最复杂多见。

太阳病“恶寒”类症为正邪交争所致，是太阳病提纲症之一，可见于太阳中风、太阳伤寒、表寒内有郁热、表邪入里、误汗所伤、阳虚感寒、阳气内虚、表里俱虚等。

阳明病“恶寒”，可见阳气被郁、阳明中风兼表、阳明里实表未解等。

少阴病“恶寒”，可见阳气衰竭、阴盛阳微、阳虚而寒湿凝滞等。

厥阴病“恶寒”，可见厥热交替、寒盛而阳越、真寒假热等。

其他如少阳病的“恶寒”常与发热交替出现，太阴病的中阳虚而“恶寒”等，有的条文中虽无“恶寒”字样，也要注意识别。

2.2　恶风

恶风：遇风觉冷，避风则缓解之症。

主症	篇次	目次	兼症	原文
恶风	太阳病篇（上）	2	发热，汗出，恶风，脉缓	太阳病，发热，汗出，恶风，脉缓者，名为中风
恶风	太阳病篇（上）	12	发热，汗出，啬啬恶寒，淅淅恶风，翕翕发热，鼻鸣干呕	太阳中风，阳浮而阴弱，阳浮者，热自发；阴弱者，汗自出。啬啬恶寒，淅淅恶风，翕翕发热，鼻鸣干呕者，桂枝汤主之
恶风	太阳病篇（上）	13	头痛发热，汗出	太阳病，头痛发热，汗出恶风，桂枝汤主之
恶风	太阳病篇（上）	14	项背强几几，汗出	太阳病，项背强几几，反汗出恶风者，桂枝加葛根汤主之

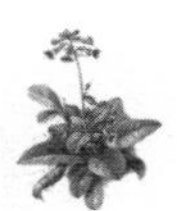

续表

主症	篇次	目次	兼症	原文
恶风	太阳病篇（上）	20	发汗，遂漏不止，小便难，四肢微急，难以屈伸	太阳病，发汗，遂漏不止，其人恶风，小便难，四肢微急，难以屈伸者，桂枝加附子汤主之
恶风	太阳病篇（中）	31	项背强几几，无汗	太阳病，项背强几几，无汗，恶风，葛根汤主之
恶风	太阳病篇（中）	35	头痛发热，身疼腰痛，骨节疼痛，无汗而喘	太阳病，头痛发热，身疼腰痛，骨节疼痛，恶风无汗而喘者，麻黄汤主之
恶风	太阳病篇（中）	38	脉浮紧，发热恶寒，身疼痛，不汗出而烦躁	太阳中风，脉浮紧，发热恶寒，身疼痛，不汗出而烦躁者，大青龙汤主之。若脉微弱，汗出恶风者，不可服之。服之则厥逆，筋惕肉瞤，此为逆也
恶风	太阳病篇（中）	99	身热，颈项强，胁下满，手足温而渴	伤寒四五日，身热，恶风，颈项强，胁下满，手足温而渴者，小柴胡汤主之
恶风	太阳病篇（下）	168	表里俱热，大渴，舌上干燥而烦，欲饮水数升	伤寒若吐若下后，七八日不解，热结在里，表里俱热，时时恶风，大渴，舌上干燥而烦，欲饮水数升者，白虎加人参汤主之
恶风	太阳病篇（下）	175	骨节烦疼，掣痛不得屈伸，近之则痛剧，汗出短气，小便不利，或身微肿	风湿相搏，骨节烦疼，掣痛不得屈伸，近之则痛剧，汗出短气，小便不利，恶风不欲去衣，或身微肿者，甘草附子汤主之

【类症要点】

太阳病，发热，汗出，恶风，脉缓者，名为中风。(2)

本条所述之恶风是太阳中风证的主症之一，乃风邪伤卫所致。成无已认为："风，阳也；寒，阴也。风则伤卫，发热汗出恶风者，卫中风。营病发热无汗，不恶风而恶寒，卫病则发热汗出，不恶寒而恶风，以卫为阳，卫外者也，病则不能卫固其外而皮腠疏，故汗出而恶风也。”程郊倩认为：“以伤寒亦发热，而汗却不出，兹可以发热汗自出者，别其证为中风之证……缘风则伤卫，以卫阳虚而皮毛失护，故发热汗出恶风也，受风性之游飏，而卫气失其慓悍，故脉缓也。”

太阳中风，阳浮而阴弱，阳浮者，热自发；阴弱者，汗自出。啬啬恶寒，淅淅恶风，翕翕发热，鼻鸣干呕者，桂枝汤主之。（12）

本条之恶风是由太阳中风，营卫不和所致。吕震名认为：“卫强故阳脉浮，营弱故阴脉弱……啬啬恶寒，内气虚也；淅淅恶风，外体疏也；恶寒未有不恶风，恶风未有不恶寒，二者相因，所以经文互言之。”尤在泾认为：“太阳中风者，阳受风气而未及乎阴也，故其脉阳浮而阴弱，阳浮者，不待闭郁而热自发，阴弱者，不必攻发而汗自出。所以然者？风为阳邪而上行，卫为阳气而主外，以阳从阳，其气必浮，故热自发；阳得风而自强，阴无邪而反弱，以弱从强，其气必馁，故汗自出。啬啬恶寒，淅淅恶风者，肌腠疏缓，卫气不谐，虽无寒若不能御，虽无风而常觉洒淅也。”

太阳病，头痛发热，汗出恶风，桂枝汤主之。（13）

本条之恶风是太阳中风证，营卫不和的表现。尤在泾认为：“太阳受邪，无论中风伤寒，俱有头痛，俱有发热，但伤于寒则表实无汗，伤于风则表疏自汗；是头痛发热者，伤寒所同，而汗出恶风者，中风所独也。中风必以风剂治之，云桂枝汤主之者，见非他药所得而更者耳。”柯韵伯认为：“此条是桂枝本证，辨证为主，合此病即用此汤，不必问其为伤寒中风杂病也……四症中头痛是太阳本证，头痛发热恶风与麻黄证同，本方重在汗出，汗不出者，便非桂枝证。”

太阳病，项背强几几，反汗出恶风者，桂枝加葛根汤主之。（14）

本条所述之恶风是太阳中风表邪郁闭的表现。张令韶认为：“邪在于经输，则经输实而皮毛虚，故反汗出而恶风也。宜桂枝汤以解肌，加葛根以宣经络之气。”《医宗金鉴》认为：“太阳病，项背强几几，无汗恶风者，实邪也。今反汗出恶风者，虚邪也，宜桂枝加葛根汤，解太阳之风，发阳明之汗也。”

太阳病，发汗，遂漏不止，其人恶风，小便难，四肢微急，难

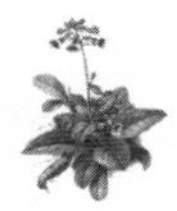

以屈伸者，桂枝加附子汤主之。（20）

桂枝加附子汤所治之恶风是由太阳病发汗太过，表证不解，兼阳虚汗漏所致。成无已认为："太阳病因发汗，遂汗漏不止，而恶风者，为阳气不足。因发汗，阳气益虚，而皮腠不固也……小便难者，汗出亡津液，阳气虚弱，不能施化……四肢微急，难以屈伸者，亡阳而脱液也……与桂枝加附子汤，以温经复阳。"张令韶认为："此言太阳汗后亡阳之证也。夫汗有阳明水谷之汗，有太阳津液之汗，太阳病，发汗，遂漏不止者，太阳之阳气外虚，津液漏泄而不固也。表虚则恶风，津液不藏不能施化，故小便难。"

太阳病，项背强几几，无汗，恶风，葛根汤主之。（31）

本条所述之恶风是太阳伤寒证，表邪郁闭所致。

太阳病，头痛发热，身疼腰痛，骨节疼痛，恶风无汗而喘者，麻黄汤主之。（35）

本条之恶风为太阳病麻黄汤证之特点。柯韵伯认为："太阳主一身之表，风寒外束，阳气不伸，故一身尽疼……从风寒得，故恶风……太阳为开，立麻黄汤以开之，诸证悉除矣。"成无已认为："此太阳伤寒也，寒则伤荣，头痛、身疼、腰痛，以至牵连骨节疼痛者，太阳经，营血不利也。

太阳中风，脉浮紧，发热恶寒，身疼痛，不汗出而烦躁者，大青龙汤主之。若脉微弱，汗出恶风者，不可服之。服之则厥逆，筋惕肉瞤，此为逆也。（38）

本条所述之恶风属表里俱虚之表现，禁用大青龙汤。程郊倩认为："然此非为烦躁设，为不汗出之烦躁设，若脉微弱，汗出恶风者，虽有烦躁证，乃少阴亡阳之象，全非汗不出而郁蒸者比。误服之，遂有厥逆筋惕肉瞤之变，故复立真武一汤救之，特为大青龙汤对峙见。"尤在泾认为："此治中风而表实之法，表实之人，不易得邪，设得之者不能泻卫气，而反以实阳气，阳气既实，表不得通，闭热于经，则脉紧身痛，不汗出而烦躁也。是当以麻黄、桂、姜之属，以发汗而泻表实，加石膏以除里热而止烦躁，非桂枝汤所得而治者矣……若脉微弱，汗出恶风，则表虚不实，设与大青龙汤发越阳气，必致厥逆筋惕肉瞤，甚则汗多而阳亡矣，故曰此为逆。逆者虚以实治，于理不顺，所以谓之逆也。”

伤寒四五日，身热，恶风，颈项强，胁下满，手足温而渴者，小柴胡汤主之。(99)

本条所述之恶风为太阳病向里传变，病在半表半里。沈目南认为：“此三阳皆病，惟治少阳也。太阳未罢而兼阳明，故见身热恶风，然颈项强，胁下满，则少阳已具，当从三阳合病施治。”方中行认为：“身热恶风，太阳表也，颈项强，有阳明也，胁下满，少阳也，然则三阳俱见病矣，手足温而渴者，邪凑半表半里而里证见也。”

伤寒若吐若下后，七八日不解，热结在里，表里俱热，时时恶风，大渴，舌上干燥而烦，欲饮水数升者，白虎加人参汤主之。(168)

白虎加人参汤所治之恶风是由伤寒吐下后热结在里，热盛津伤，肌表开泄所致。柯韵伯认为：“伤寒七八日，尚不解者，当汗不汗，反行吐下，是治之逆也。吐则津液亡于上，下则津液亡于下，表虽不解，热已结于里矣。太阳主表，阳明主里，表里俱热，是两阳并病也。恶风为太阳表证未罢，然时时恶风，则有时不恶，表将解矣，与背微恶寒同。”汪苓友认为：“此条伤寒病，虽自太阳经传来，要之既吐且下，而其邪不解，至七八日之时，寒郁为热，已入阳明之腑，而热邪更甚矣。里者，腑也。表者，经也。热结在里者，谓腑热甚于经也。表里俱热者，表热，则阳明经肌肉间热。时时恶风者，仍热极汗多，不能收摄，腠理疏，以故时时恶风也。里热，则胃腑中燥热，以故大渴，舌干燥而烦，欲饮水数升。此因吐下之后，胃气虚，内亡津液，以故燥渴甚极也。与白虎加人参汤，扶正气以分解内外之邪热。”

风湿相搏，骨节烦疼，掣痛不得屈伸，近之则痛剧，汗出短气，小便不利，恶风不欲去衣，或身微肿者，甘草附子汤主之。(175)

本条所述之恶风是由风邪在表、卫阳虚不固所致。成无已认为：“风则伤卫，湿流关节，风湿相搏，两邪乱经，故骨节疼烦掣痛，不得屈伸，近之则痛剧也。风胜则卫气不固，汗出短气，恶风不欲去衣，为风在表；湿胜则水气不行，小便不利，或身微肿，为湿外搏也，与甘草附子汤散湿固卫气。”黄坤

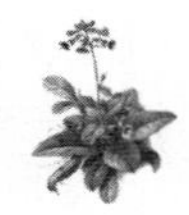

载认为："湿流关节，烦疼掣痛不得屈伸，近之则痛剧。气道郁阻，皮毛蒸泄，则汗出气短。阳郁不达而生表寒，则恶风不欲去衣。湿气痹塞，经络不通，则身微肿，甘草附子汤温脾胃而通经络，则风湿泄矣。"

【小结】

类症"恶风"为太阳病常见症状，该类症均列于太阳病篇，有以下几种情况：

一是太阳中风表虚证，如桂枝汤证，兼见发热汗出等，桂枝加葛根汤证兼见汗出、项背强几几等，桂枝加附子汤证兼汗遂漏不止等。

二是同"恶寒"义，如葛根汤证兼见无汗、项背强几几等，麻黄汤证兼见无汗、身痛等，小柴胡汤证兼见胁下满等。

三是表里俱虚证。兼见脉微弱，烦躁汗出，不能用大青龙汤；白虎加人参汤证则热盛伤气伤津，腠理疏，兼见大渴、舌上燥而烦等；甘草附子汤则风湿盛而阳气微，虚实夹杂。

2.3 恶风寒

恶风寒：指怕冷及怕冷风的感觉。

主症	篇次	目次	兼症	原文
恶风寒	太阳病篇（中）	98	脉迟浮弱，恶风寒，手足温	得病六七日，脉迟浮弱，恶风寒，手足温。医二三下之，不能食，而胁下满痛，面目及身黄，颈项强，小便难者，与柴胡汤，后必下重。本渴饮水而呕者，柴胡汤不中与也，食谷者哕

【类症要点】

得病六七日，脉迟浮弱，恶风寒，手足温。医二三下之，不能食，而胁下满痛，面目及身黄，颈项强，小便难者，与柴胡汤，后必下重。本渴饮水而呕者，柴胡汤不中与也，食谷者哕。(98)

本条所述之恶风寒为营卫不和所致。方中行认为："六七日经尽之时也，脉迟浮弱，风寒入里而表未除，所以犹恶风寒也。”成无已认为：“得病六七日，脉迟浮弱，恶风寒，手足温，则邪气在半表半里，未为实，反二三下之，虚其胃气，损其津液，邪蕴于里，故不能食而胁下满痛；胃虚为热蒸之，熏发于外，面目及身悉黄也。”

2.4 微寒

微寒：恶寒轻微。原文为“若微寒者，桂枝去芍药加附子汤主之”。《金匮玉函经》成无已本，“微”字后有“恶”字。

主症	篇次	目次	兼症	原文
微寒	太阳病篇（上）	22		若微寒者，桂枝去芍药加附子汤主之

【类症要点】

若微寒者，桂枝去芍药加附子汤主之。（22）

本条所述之微寒是由太阳病表阳虚所致。成无已认为：“阳气已虚，若更加之微寒，则必当温剂以散之，故加附子。”沈明宗认为：“此误下脉促，辨阳气虚实也，下则扰乱阴阳之气，则脉促……若脉促胸满而微恶寒，乃虚而局促，阳气欲脱，又非阳实之比，所以去芍药，方中加附子，固护真阳。”

2.5 微恶寒

微恶寒：恶寒轻者。

主症	篇次	目次	兼症	原文
微恶寒	太阳病篇（上）	29	脉浮，自汗出，小便数，心烦，微恶寒，脚挛急。厥，咽中干，烦躁，吐逆；胃气不和，谵语	伤寒脉浮，自汗出，小便数，心烦，微恶寒，脚挛急，反与桂枝，欲攻其表，此误也。得之便厥，咽中干，烦躁，吐逆者，作甘草干姜汤与之，以复其阳。若厥愈足温者，更作芍药甘草汤与之，其脚即伸。若胃气不和，谵语者，少与调胃承气汤。若重发汗，复加烧针者，四逆汤主之

续表

主症	篇次	目次	兼症	原文
微恶寒	太阳病篇（下）	146	发热，支节烦疼，微呕，心下支结，外证未去	伤寒六七日，发热微恶寒，支节烦疼，微呕，心下支结，外证未去者，柴胡桂枝汤主之
微恶寒	太阳病篇（下）	148	头汗出，微恶寒，手足冷，心下满，口不欲食，大便硬，脉细	伤寒五六日，头汗出，微恶寒，手足冷，心下满，口不欲食，大便硬，脉细者，此为阳微结，必有表，复有里也。脉沉，亦在里也，汗出为阳微，假令纯阴结，不得复有外证，悉入在里，此为半在里半在外也。脉虽沉紧，不得为少阴病，所以然者，阴不得有汗，今头汗出，故知非少阴也，可与小柴胡汤。设不了了者，得屎而解
微恶寒	阳明病篇	234	脉迟，汗出多	阳明病，脉迟，汗出多，微恶寒者，表未解也，可发汗，宜桂枝汤

【类症要点】

伤寒脉浮，自汗出，小便数，心烦，微恶寒，脚挛急，反与桂枝，欲攻其表，此误也。得之便厥，咽中干，烦躁，吐逆者，作甘草干姜汤与之，以复其阳。若厥愈足温者，更作芍药甘草汤与之，其脚即伸。若胃气不和，谵语者，少与调胃承气汤。若重发汗，复加烧针者，四逆汤主之。(29)

本条所述之微恶寒是由表阳虚、腠理不固所致。成无已认为："脉浮，自汗出，小便数而恶寒者，阳气不足也。"赵嗣真认为："脉浮，虚也；汗自出微恶寒者，阳虚无以卫外也……此初得病便自表里俱虚，外无阳证，邪不在表，故不得与桂枝同法。"程郊倩认为："伤寒脉浮，自汗出，小便数，阳虚可知，纵有心烦之假热，而有微恶寒脚挛急之真寒以证之，即此时而温经散寒，当不嫌其暴也。"

伤寒六七日，发热微恶寒，支节烦疼，微呕，心下支结，外证未去者，柴胡桂枝汤主之。(146)

本条所述之微恶寒是由于太阳表证未罢。程扶生认为："此邪入少阳，而太阳证未去者也。发热微恶寒，支节烦疼，太阳证也；乃恶寒而微，但支节烦痛而不头项强痛，则太阳证亦稍减矣……若此者，惟当以柴胡汤和解少阳，而加以桂枝汤发散太阳，此不易定法也。"黄坤载认为："此发热恶寒，肢节烦痛者，以太阳之外证未去，而相火旺于半表，故恶寒不甚……而微见恶寒，则太阳之外证未去也，宜柴胡合桂枝，双解太少之经邪也。"

伤寒五六日，头汗出，微恶寒，手足冷，心下满，口不欲食，大便硬，脉细者，此为阳微结，必有表，复有里也。脉沉，亦在里也，汗出为阳微，假令纯阴结，不得复有外证，悉入在里，此为半在里半在外也。脉虽沉紧，不得为少阴病，所以然者，阴不得有汗，今头汗出，故知非少阴也，可与小柴胡汤。设不了了者，得屎而解。(148)

本条所述之微恶寒，是阳郁于里不得外达。成无已认为："伤寒五六日，邪当传里之时，头汗出，微恶寒者，表仍未解也。"沈目南认为："此风寒微结三阳，专治少阳为枢也。头汗出，少阳也。微恶寒，手足冷，心下满，少阳也。口不欲食，大便硬，少阳而兼阳明之里。脉细者，邪正两衰，乃微邪搏结于三阳经络，故为阳微结。但恶寒，手足冷为表，心下满，口不欲食，大便硬，脉沉紧为里，所谓有表复有里也。"

阳明病，脉迟，汗出多，微恶寒者，表未解也，可发汗，宜桂枝汤。(234)

本条所述之微恶寒为表邪内转阳明、表证未解之症，属桂枝汤证。汪苓友认为："此条言阳明病，非胃家实之证，乃太阳病初传阳明，经中有风邪也。脉迟者，太阳中风缓脉之所变，传之阳明，邪将入里，故脉变迟。汗出多者，阳明热而肌腠疏也。微恶寒者，太阳在表之风邪未尽也。治宜桂枝汤以解肌发汗。以其病从太阳经来，故仍从太阳经例治之。"张隐庵认为："阳明病脉迟者，营卫气血本于阳明所生，故病则脉迟也。汗出多者，气机在表，开发毛窍，内干肌腠，而津液外泄也。微恶寒者，表邪未尽，故曰表未解也。宜桂枝

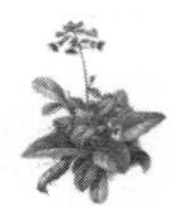

汤解肌以达表。”

【小结】

类症“微恶寒”在《伤寒论》中主要见于两种情况：一是表未解，不论是阳明病或是少阳病，如存在表未解，就当解表；二是表阳虚，表阳虚当温阳，若同时伴有严重津伤，则慎用解表。

2.6 背微恶寒

背微恶寒：背部恶寒轻者。

主症	篇次	目次	兼症	原文
背微恶寒	太阳病篇（下）	169	伤寒无大热，口燥渴，心烦	伤寒无大热，口燥渴，心烦，背微恶寒者，白虎加人参汤主之

【类症要点】

伤寒无大热，口燥渴，心烦，背微恶寒者，白虎加人参汤主之。（169）

白虎加人参汤所治之背微恶寒是由阳明里热太盛，津气两伤，肌表开泄所致。成无己认为：“无大热者，为身无大热也，口燥渴心烦者，当作阳明病，然以背微恶寒，为表未全罢，所以属太阳也。背为阳，背恶寒，口中和者，少阴病也，当与附子汤；今口而渴，背虽恶寒，此里也，则恶寒亦不至甚，故云微恶寒，与白虎汤解表散热，加人参止渴生津。”

2.7 身大寒

身大寒：恶寒程度重者。

主症	篇次	目次	兼症	原文
身大寒	太阳病篇（上）	11	不欲近衣	病人身大热，反欲得衣者，热在皮肤，寒在骨髓也；身大寒，反不欲近衣者，寒在皮肤，热在骨髓也

【类症要点】

病人身大热，反欲得衣者，热在皮肤，寒在骨髓也；身大寒，反不欲近衣者，寒在皮肤，热在骨髓也。(11)

本条所述之身大寒是病人自感体表之寒、里大热之假象。成无已认为："皮肤言浅，骨髓言深；皮肤言外，骨髓言内。身热欲得衣者，表热里寒也；身寒不欲衣者，表寒里热也。"程郊倩认为："寒热之在皮肤者，属标属假，寒热之在骨髓者，属本属真。

2.8 寒

寒：有寒邪、内寒、冷、怕冷、寒法等多种含义。

主症	篇次	目次	兼症	原文
寒	太阳病篇（中）	41	咳而微喘，发热不渴	伤寒心下有水气，咳而微喘，发热不渴。服汤已，渴者，此寒去欲解也。小青龙汤主之
寒	太阳病篇（中）	89	发汗，胃中冷，吐蛔	病人有寒，复发汗，胃中冷，必吐蛔
寒	太阳病篇（中）	117	核起而赤，发奔豚，气从少腹上冲心	烧针令其汗，针处被寒，核起而赤者，必发奔豚，气从少腹上冲心者，灸其核上各一壮，与桂枝加桂汤，更加桂二两也
寒	太阳病篇（下）	139	不能卧，但欲起，心下结，脉微弱。利止，结胸；未止，协热利	太阳病，二三日，不能卧，但欲起，心下必结，脉微弱者，此本有寒分也。反下之，若利止，必作结胸；未止者，四日复下之；此作协热利也
寒	太阳病篇（下）	141	烦，肉上粟起，意欲饮水，反不渴	病在阳，应以汗解之，反以冷水潠之，若灌之，其热被劫不得去，弥更益烦，肉上粟起，意欲饮水，反不渴者，服文蛤散。若不差者，与五苓散。寒实结胸，无热证者，与三物小陷胸汤。白散亦可服
寒	太阳病篇（下）	166	头不痛，项不强，寸脉微浮，胸中痞硬，气上冲咽喉，不得息	病如桂枝证，头不痛，项不强，寸脉微浮，胸中痞硬，气上冲咽喉，不得息者，此为胸有寒也。当吐之，宜瓜蒂散

续表

主症	篇次	目次	兼症	原文
寒	太阳病篇（下）	176	脉浮滑	伤寒脉浮滑，此以表有热、里有寒，白虎汤主之
寒	阳明病篇	190		阳明病，若能食，名中风，不能食，名中寒
寒	阳明病篇	191	不能食，小便不利，手足濈然汗出，此欲作固瘕，大便初硬后溏	阳明病，若中寒者，不能食，小便不利，手足濈然汗出，此欲作固瘕，必大便初硬后溏。所以然者，以胃中冷，水谷不别故也
寒	阳明病篇	225	脉浮而迟，下利清谷	脉浮而迟，表热里寒，下利清谷者，四逆汤主之
寒	阳明病篇	259	身目为黄	伤寒发汗已，身目为黄，所以然者，以寒湿在里，不解故也。以为不可下也，于寒湿中求之
寒	太阴病篇	277	自利不渴	自利不渴者，属太阴，以其脏有寒故也。当温之，宜服四逆辈
寒	少阴病篇	282	欲吐不吐，心烦，但欲寐，五六日自利而渴，小便色白	少阴病，欲吐不吐，心烦，但欲寐，五六日自利而渴者，属少阴也，虚故引水自救。若小便色白者，少阴病形悉具。小便白者，以下焦虚有寒，不能制水，故令色白也
寒	少阴病篇	305	身体痛，骨节痛，脉沉	少阴病，身体痛，手足寒，骨节痛，脉沉者，附子汤主之
寒	少阴病篇	317	下利清谷，里寒外热，手足厥逆，脉微欲绝，身反不恶寒，面色赤，或腹痛，或干呕，或咽痛，或利止，脉不出	少阴病，下利清谷，里寒外热，手足厥逆，脉微欲绝，身反不恶寒，其人面色赤，或腹痛，或干呕，或咽痛，或利止，脉不出者，通脉四逆汤主之
寒	少阴病篇	324	饮食入口则吐，心中温温欲吐，复不能吐。脉弦迟；膈上有寒饮，干呕	少阴病，饮食入口则吐，心中温温欲吐，复不能吐。始得之，手足寒，脉弦迟者，此胸中实，不可下也，当吐之。若膈上有寒饮，干呕者，不可吐也，当温之，宜四逆汤
寒	厥阴病篇	333	脉迟，腹中冷	伤寒，脉迟六七日，而反与黄芩汤彻其热。脉迟为寒，今与黄芩汤，复除其热，腹中应冷，当不能食，今反能食，此名除中，必死

续表

主症	篇次	目次	兼症	原文
寒	厥阴病篇	338	脉微而厥，至七八日肤冷，其人躁，无暂安时，静而复时烦；吐蛔，烦，须臾复止，得食而呕，又烦，常自吐蛔	伤寒，脉微而厥，至七八日肤冷，其人躁，无暂安时者，此为脏厥，非蛔厥也。蛔厥者，其人当吐蛔。今病者静，而复时烦者，此为脏寒。蛔上入其膈，故烦，须臾复止，得食而呕，又烦者，蛔闻食臭出，其人常自吐蛔。蛔厥者，乌梅丸主之。又主久利
寒	厥阴病篇	339	热少厥微，默默不欲食，烦躁，小便利，色白，欲得食；厥而呕，胸胁烦满，其后便血	伤寒热少微厥，指头寒，默默不欲食，烦躁。数日，小便利，色白者，此热除也，欲得食，其病为愈。若厥而呕，胸胁烦满者，其后必便血
寒	厥阴病篇	342		伤寒，厥四日，热反三日，复厥五日，其病为进。寒多热少，阳气退，故为进也
寒	厥阴病篇	351	脉细欲绝	手足厥寒，脉细欲绝者，当归四逆汤主之
寒	厥阴病篇	352		若其人内有久寒者，宜当归四逆加吴茱萸生姜汤
寒	厥阴病篇	359	食入口即吐	伤寒，本自寒下，医复吐下之，寒格，更逆吐下，若食入口即吐，干姜黄芩黄连人参汤主之
寒	厥阴病篇	370	下利清谷，汗出而厥	下利清谷，里寒外热，汗出而厥者，通脉四逆汤主之
寒	霍乱病篇	386	头痛发热，身疼痛。热多，欲饮水者；寒多，不用水	霍乱，头痛发热，身疼痛。热多，欲饮水者，五苓散主之；寒多，不用水者，理中丸主之
寒	霍乱病篇	389	既吐且利，小便复利，大汗出，下利清谷，内寒外热，脉微欲绝	既吐且利，小便复利，而大汗出，下利清谷，内寒外热，脉微欲绝者，四逆汤主之
寒	阴阳易差后劳复病篇	396		大病差后，喜唾，久不了了，胸上有寒，当以丸药温之，宜理中丸

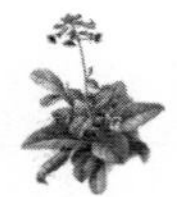

【类症要点】

伤寒心下有水气，咳而微喘，发热不渴。服汤已，渴者，此寒去欲解也。小青龙汤主之。(41)

本条所述之寒是指寒邪。柯韵伯认为:“水气在下则咳，为必然之症，喘为或然之症，亦如柴胡汤症，但见一症便是，不必悉具。咳与喘皆水气射肺所致，水气上升，是以不渴，服汤已而反渴，水气内散，寒邪亦外散也。此条正欲明服汤后渴者是解候，恐人服止渴药，反滋水气，故先提不渴二字作眼，后提出渴者以明之。服汤即小青龙汤，若寒既欲解，而更服之，不惟不能止渴，且重亡津液，转属阳明而成胃家实矣。”

病人有寒，复发汗，胃中冷，必吐蛔。(89)

本条所述之寒是指平素阳气不足，中焦虚寒。张令韶认为:“病人有寒者，中气素寒者也。汗乃中焦之汁，发汗更虚其中焦之阳气，而胃中虚冷，蛔者化生之虫，阴类也，胃无阳热之化，则阴寒固结而阴类顿生，故必吐蛔也。”张隐庵认为:“夫阴阳气血，皆生于胃腑水谷，病人有寒，胃气虚矣，若复发汗，更虚其中焦之气，则胃中冷，必吐蛔。夫蛔乃阴类，不得阳热之气，则顷刻顿生而外出矣。”

烧针令其汗，针处被寒，核起而赤者，必发奔豚，气从少腹上冲心者，灸其核上各一壮，与桂枝加桂汤，更加桂二两也。(117)

本条所述之寒是外邪。汪苓友认为:“此太阳病未发热之时，误用烧针开发腠理，以引寒气入脏，故与中寒同治。”章虚谷认为:“针处被寒，闭其经穴而核起，太阳之邪不得外泄，内遏肾脏水寒之气，必致上冲于心，如豚之奔突，以太阳经脉络肾，寒邪由表犯里也。”成无己认为:“烧针发汗，则损阴血，而惊动心气。针处被寒，气聚而成核。心气因惊而虚，肾气乘寒气而动，发为奔豚。”黄坤载认为:“汗后阳虚脾陷，木气不舒，一被外寒闭其针孔，风木郁动，必发奔豚，若气从少腹上冲心胸，必是奔豚发作，宜先灸核上各一壮，散其外寒，即以桂枝加桂汤更加桂枝以疏风木而降奔豚也。”

太阳病，二三日，不能卧，但欲起，心下必结，脉微弱者，此

本有寒分也。反下之，若利止，必作结胸；未止者，四日复下之；此作协热利也。（139）

本条所述之寒是指寒饮。汪苓友认为："若利止作结胸，仲景自有陷胸汤主之；其脉微弱者，本有寒分。《补亡论》常器之云："可增损理中丸，以其人平素有寒痰故也。殊不知有寒痰而复结邪热，理中丸尤为未妥。复下之作协热利，常氏又云，宜白头翁汤。"

病在阳，应以汗解之，反以冷水潠之，若灌之，其热被劫不得去，弥更益烦，肉上粟起，意欲饮水，反不渴者，服文蛤散。若不差者，与五苓散。寒实结胸，无热证者，与三物小陷胸汤。白散亦可服。（141）

本条所述之寒是指水寒之邪。方有执认为："寒以饮言，饮本寒也，又得水寒，两寒搏结而实于胸中，故谓无热证也。"郑重光认为："水寒结实在胸，则心阳被据，自非细故，用三物白散下寒而破结，皆不得已之兵也。"

病如桂枝证，头不痛，项不强，寸脉微浮，胸中痞硬，气上冲咽喉，不得息者，此为胸有寒也。当吐之，宜瓜蒂散。（166）

本条的"寒"字作"邪"字解，即胸中有邪气阻滞的意思，凡痰涎宿食等，都属于邪的范围。尤在泾认为："此痰饮类伤寒证，寒为寒饮，非寒邪也。《活人》云，饮之为病，能令人憎寒发热，状类伤寒，但头不痛，项不强为异，正此之谓。脉浮者，病在膈间，而非客邪，故不盛而微也。胸有寒饮，足以阻清阳而碍肺气，故胸中痞硬，气上冲咽喉，不得息也。经曰，其高者因而越之。《千金》云，气浮上部，顿塞心胸，胸中满者，吐之则愈，瓜蒂散能吐胸中与邪相结之饮也。"汪苓友认为："伤寒一病，吐法不可不讲。"

伤寒脉浮滑，此以表有热、里有寒，白虎汤主之。（176）

本条所述之寒有争议，有认为"里有寒"，当作"里有热"，即"表里俱热"之意。成无己认为："浮为在表，滑为在里。表有热，外有热也。里有寒，有邪气传里也。以邪未入腑，故止言寒，如瓜蒂散证云：胸上有寒者是矣。与白虎汤以解内外之邪。"《医宗金鉴》记载："王三阳云：经文'寒'字，当

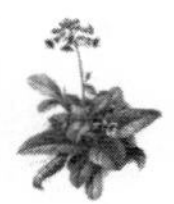

‘邪’字解，亦热也。其说甚是。若是‘寒’字，非白虎汤证矣。当改之。注：此言伤寒太阳证罢，邪传阳明，表里俱热，而未成实之病也。脉浮滑者，浮为表有热之脉，阳明表有热，当发热汗出。滑为里有热之脉，阳明里有热，当烦渴引饮。故曰：表有热，里有热也。此为阳明表里俱热之证，白虎乃解阳明表里俱热之药，故主之也。不加人参者，以其未经汗吐下，不虚故也。”

阳明病，若能食，名中风，不能食，名中寒。（190）

本条所述为中寒证。成无已认为：“阳明病，以饮食别受风寒者，以胃为水谷之海，风为阳邪，阳杀谷，故中风者能食；寒为阴邪，阴邪不杀谷，故伤寒者不能食。”

阳明病，若中寒者，不能食，小便不利，手足濈然汗出，此欲作固瘕，必大便初硬后溏。所以然者，以胃中冷，水谷不别故也。（191）

本条论述辨阳明中寒欲作固瘕证，其中平素胃阳不足，复感寒邪，或中焦阳虚，寒从内生，皆是阳明中寒证。成无已认为：“阳明中寒，不能食者，寒不杀谷也；小便不利者，津液不化也。”钱天来认为：“若中寒不能食者，言阳明若为寒邪所中而不能食者，即前不能食者为中寒之义也。小便不利者，寒邪在里，三焦之气化不行也。濈然汗出，邪入阳明之本证也。”

脉浮而迟，表热里寒，下利清谷者，四逆汤主之。（225）

本条所述之寒是指阳虚里寒。钱天来认为：“此与少阴、厥阴里寒外热同义。若风脉浮而表热，则浮脉必数。今表虽热而脉迟，则知阴寒在里，阴盛格阳于外而表热也。虚阳在外，故脉浮，阴寒在里，故脉迟，所以下利清谷。此为真寒假热，故以四逆汤祛除寒气，恢复真阳也。”张隐庵认为：“此论阳明之有虚寒也。脉浮而迟，浮为表虚，迟为里寒，乃下焦生气不上合于阳明，故表有阳明之热，里有少阴之寒，生气不升，故下利清谷，宜四逆汤启少阴之生阳，助阳明之土气。”

伤寒发汗已，身目为黄，所以然者，以寒湿在里，不解故也。以为不可下也，于寒湿中求之。（259）

本条论述辨寒湿发黄的证治及禁忌。柯韵伯认为：“发黄有因瘀热者，亦有因寒邪者，有因于燥令者，亦有因于湿化者。则寒湿在里与瘀热在里不同，是非汗、下、清三法所可治矣。伤寒故宜发汗，发之而身目反黄者，非热不得越，是发汗不如法，热解而寒湿不解也。太阴之上，湿气主之，则身自黄而面不黄，以此知系在太阴，而非阳明病矣。当温中散寒而除湿，于真武、五苓辈求之。”

自利不渴者，属太阴，以其脏有寒故也。当温之，宜服四逆辈。(277)

本条所述之寒是指虚寒。尤在泾认为：“自利不渴者，太阴本自有寒，而阴邪又中之也，曰属太阴，其脏有寒，明非阳经下利及传经热病之比，法当温脏祛寒，如四逆汤之类，不可更以苦寒坚之清之，如黄芩汤之例也。”成无己认为：“自利而渴者，属少阴，为寒在下焦，自利不渴者，属太阴，为寒在中焦，与四逆等汤以温其脏。”

少阴病，欲吐不吐，心烦，但欲寐，五六日自利而渴者，属少阴也，虚故引水自救。若小便色白者，少阴病形悉具。小便白者，以下焦虚有寒，不能制水，故令色白也。(282)

本条之寒属少阴虚寒。程扶生认为：“此明欲吐不吐，心烦欲寐，自利而渴为少阴证，又当以小便之色辨其寒热也。少阴之脉，循肺出络心，注胸中，肾邪上逆，故常欲吐而又无物可吐，不似太阴之腹满而痛吐也，至五六日，邪传少阴之时，自利而渴，正是少阴病形。肾主二阴，下焦虚故不能禁便，津液少故引水自救。若自利而不渴，属太阴也。然当以小便之色，辨其寒热。盖欲吐心烦，自利而渴，有似传经热邪，若小便黄赤，即是热证，今小便色白，是下焦虚寒，不能克制寒水之气，故令溺白，当有温法，而不当寒下也。”

少阴病，身体痛，手足寒，骨节痛，脉沉者，附子汤主之。(305)

本条之寒是由少阴阳虚，不能温煦所致。钱天来认为：“身体骨节痛，乃太阳寒伤营之表证也。然在太阳，则脉紧而无手足寒之证，故有麻黄汤发汗之治；

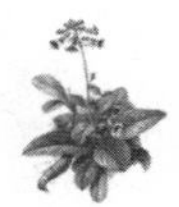

此以脉沉而手足寒，则知寒邪过盛，阳气不流，营阴滞涩，故身体骨节皆痛耳。且四肢为诸阳之本，阳虚不能充实于四肢，所以手足寒，此皆沉脉之见证也，故谓之少阴病，而以附子汤主之，以温补其虚寒也。”高学山认为：“身体骨节紧痛，手足寒冷，皆寒邪凝结，而无阳气以御之之应，脉又沉而在里，则纯是一片阴寒，故用附子汤以温之。”可见，关于本条所述之手足寒，钱氏认为是因“阳虚不能充实于四肢”，高氏认为是因“寒邪凝结，而无阳气以御之”。

少阴病，下利清谷，里寒外热，手足厥逆，脉微欲绝，身反不恶寒，其人面色赤，或腹痛，或干呕，或咽痛，或利止，脉不出者，通脉四逆汤主之。（317）

本条论述阴盛格阳于外的证治。关于本条所述之寒，成无已认为：“下利清谷，手足厥逆，脉微欲绝，为里寒”。张隐庵认为：“此言通脉四逆汤治下利清谷，脉微欲绝也。下利清谷，少阴阴寒之证，里寒外热，内真寒而外假热也。”

少阴病，饮食入口则吐，心中温温欲吐，复不能吐。始得之，手足寒，脉弦迟者，此胸中实，不可下也，当吐之。若膈上有寒饮，干呕者，不可吐也，当温之，宜四逆汤。（324）

本条四逆汤所治之手足寒是由胸中阳气被寒邪所阻，不得布于四末所致。黄坤载认为：“入口即吐者，新入之饮食。心中温温欲吐，复不能吐者，旧日之痰涎。此先有痰涎在胸，故食入即吐，而宿痰胶滞，故不能吐。温温者，痰阻清道，君火郁遏，浊气翻腾之象也。手足寒者，阳郁不能四达也，阳衰湿旺，是以脉迟，土湿木郁，是以脉弦，此胸中邪实，不可下也，腐败壅塞，法当吐之。”尤在泾认为：“若始得之，手足寒，脉弦迟者，胸中邪实而阳气不布也，则其病不在下而在上，其治法不可下而可吐，所谓因其高者而越之也。”

伤寒，脉迟六七日，而反与黄芩汤彻其热。脉迟为寒，今与黄芩汤，复除其热，腹中应冷，当不能食，今反能食，此名除中，必死。（333）

本条论述寒证误用寒药，致成除中证，其中所述之寒是指里寒。成无已认为：“伤寒脉迟六七日，为寒气已深，反与黄芩汤寒药，两寒相搏，腹中当冷，冷不消谷，则不能食；反能食者，除中也。四时皆以胃气为本，胃气已绝，故云必死。”陆渊雷认为：“此条主旨，谓胃气虚寒之极，而反能食者，为除中死证，此固事之所有，理之当然也。脉迟与黄芩汤，不过言胃虚寒之原因，胃虚寒之原因甚多，不必拘矣。”

伤寒，脉微而厥，至七八日肤冷，其人躁，无暂安时者，此为脏厥，非蛔厥也。蛔厥者，其人当吐蛔。今病者静，而复时烦者，此为脏寒。蛔上入其膈，故烦，须臾复止，得食而呕，又烦者，蛔闻食臭出，其人常自吐蛔。蛔厥者，乌梅丸主之。又主久利。（338）

本条论述脏厥与蛔厥的辨证以及蛔厥的治法，其中所述之寒是虚寒。魏念庭认为：“二证虽厥同，而烦躁不同，肾寒之脏厥，躁无暂安时，胃寒蛔厥，烦而有静时也。以此可辨其寒在肾在胃，而分证以治之也。仲师又为申明蛔厥吐蛔之理，亦属之脏寒，此脏字即指胃，《内经》十二脏，并腑以言脏也，况胃寒未有不脾寒者，见蛔上入于膈，烦有起止，得食而呕，而烦，而吐，皆脏寒而蛔不安伏之故也。”成无己认为：“脏厥者，死，阳气绝也。蛔厥虽厥而烦，吐蛔已则静，不若脏厥而躁无暂安时也。病人脏寒胃虚，蛔动上膈，闻食臭出，因而吐蛔，与乌梅丸温脏安蛔。”

伤寒热少微厥，指头寒，默默不欲食，烦躁。数日，小便利，色白者，此热除也，欲得食，其病为愈。若厥而呕，胸胁烦满者，其后必便血。（339）

本条所述之寒为厥阴病之轻证、厥微热少的表现。成无己认为：“指头寒者，是厥微热少也；默默不欲食，烦躁者，邪热初传里也。数日之后，小便色白，里热去，欲得食，为胃气已和，其病为愈。”

伤寒，厥四日，热反三日，复厥五日，其病为进。寒多热少，阳气退，故为进也。（342）

本条所述之寒为厥阴病厥多于热、寒多热少病进之症。尤在泾认为：“厥已而热者，阳气复而阴邪退也。乃热未已而复厥，而厥又多于热之日，则其病为进，所以然者，寒多热少，阳气不振，则阴邪复胜也。要之，热已而厥者，传

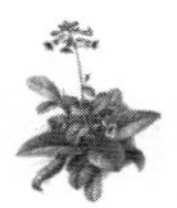

经之证，虑其阳邪递深也。厥已而热者，直中之证，虑其阳气不振也。故传经之厥热，以邪气之出入言，直中之厥热，以阴阳之胜复言，病证则同，而其故有不同如此，学者能辨乎此，则庶几矣。”沈目南认为：“盖厥阴胜而厥四日，土弱不胜，热反三日，木再乘土，复厥五日，乃胃阳气衰，故为病进。然厥阴邪盛为多，胃阳气衰为少，是以木土互言，为寒多热少，即胃气退而肝邪进，所谓阳气退而为进，非虚寒之谓也。”可见，关于本条所述之寒多热少，尤氏认为是因“阳气不振，则阴邪复胜也”，沈氏认为是因“胃气退而肝邪进”。

手足厥寒，脉细欲绝者，当归四逆汤主之。（351）

当归四逆汤所治之手足厥寒是由血虚寒凝，四肢失于温养所致。成无己认为：“手足厥寒者，阳气外虚，不温四末；脉细欲绝者，阴血内弱，脉行不利。与当归四逆汤，助阳生阴也。”钱天来认为：“四肢为诸阳之本，邪入阴经，致手足厥而寒冷，则真阳衰弱可知，其脉微细欲绝者，《素问·脉要精微论》云：脉者，血之府也。盖气非血不附，血非气不行，阳气既已虚衰，阴血自不能充实，当以四逆汤温复其真阳，而加当归以荣养其阴血，故以当归四逆汤主之。”

若其人内有久寒者，宜当归四逆加吴茱萸生姜汤。（352）

本条接上条继论寒之所变，所述之寒为厥阴病之寒凝四肢之症，复兼中焦有久寒或寒饮宿疾，以当归四逆加吴茱萸生姜汤治之，属上条的进一步论述。方有执认为：“久寒，谓宿昔素常脏腑有沉寒也。吴茱萸温脏以散寒也；生姜者，佐枣以和阴阳也。”钱天来认为：“此承上文，言手足厥寒，脉细欲绝，固当以当归四逆治之矣。若其人平素内有久寒者，而又为客寒所中，其痼阴冱寒，难于解散，故更加吴茱萸之性燥苦热，及生姜之辛热以泄之，而又以清酒扶助其阳气，流通其血脉也。”

伤寒，本自寒下，医复吐下之，寒格，更逆吐下，若食入口即吐，干姜黄芩黄连人参汤主之。（359）

本条所述之寒为厥阴病之伤寒误治之症，“寒格”是指寒热相格，属干姜黄芩黄连人参汤证。程扶生认为：“言邪热入里，体虚之人不宜妄用吐下也。

本自寒下，是其人素胃寒下利也。所以病伤寒，即不可妄行吐下，与病人旧微溏，不可服栀子同意也。本自寒下，而复用吐下，则寒气格拒，病邪逆而吐下更甚，或食入口即吐也。故用干姜、人参以温补其胃，用芩、连之苦以下气逆，亦从治法也。”陆渊雷认为：“此条寒下字，寒格更逆字，皆不可解，必有讹夺。惟食入口即吐一句，为本方之证候。凡朝食暮吐者，责其胃寒，食入即吐者，责其胃热。胃热故用芩、连。本方证胃虽热而肠则寒，故芩、连与干姜并用，以其上热下寒，故入之厥阴篇。”

下利清谷，里寒外热，汗出而厥者，通脉四逆汤主之。（370）

通脉四逆汤方主治真寒假热，阳气外亡。成无己认为：“下利清谷为里寒，身热不解为外热。汗出阳通行于外，则未当厥，其汗出而厥者，阳气大虚也，与通脉四逆汤以固阳气。”方有执认为：“下利，故曰里寒，阴不守也。外热，故汗出，阳不固也。通脉四逆救表里，通血气，而复阴阳者也。”

霍乱，头痛发热，身疼痛。热多，欲饮水者，五苓散主之；寒多，不用水者，理中丸主之。（386）

本条论述辨霍乱病有表里寒热不同的证治，其中所述之理中汤证之寒是指中焦虚寒。尤在泾认为：“霍乱该吐下而言，头痛发热，身疼痛，则霍乱之表证也，而有热多寒多之分，以中焦为阴阳之交，故或从阳而多热，或从阴而多寒也。热多则渴欲饮水，故与五苓散，去水而泻热，寒多则不能胜水而不欲饮，故与理中丸，燠土以胜水。”沈明宗认为：“此言霍乱，须分寒热而治也。头痛发热身疼痛者，风寒伤于表也。外风而夹内热饮食，以吐利必欲引水，当以五苓散两解表里，使表邪从汗出，里邪即从小便而去；不欲饮水者，寒多无热，胃阳气虚，当以理中丸温中散寒为主。此以表里寒热治病也。”

既吐且利，小便复利，而大汗出，下利清谷，内寒外热，脉微欲绝者，四逆汤主之。（389）

本条四逆汤主治阴寒内盛，虚阳外越。成无己认为：“吐利亡津液，则小便当少，小便复利而大汗出，津液不禁，阳气大虚也。脉微为亡阳。若无外热，但内寒下利清谷，为纯阴；此以外热为阳未绝，犹可以四逆汤救之。”钱

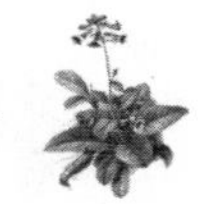

天来认为："吐利则寒邪在里，小便复利，无热可知。而大汗出者，真阳虚衰而卫气不密，阳虚汗出也。下利清水完谷，胃寒不能杀谷也。内寒外热，非表邪发热，乃寒盛于内，格阳于外也。阴寒太甚，阳气衰微，故脉微欲绝也。急当挽救真阳，故以四逆汤主之。"

大病差后，喜唾，久不了了，胸上有寒，当以丸药温之，宜理中丸。（396）

本条所述之寒是里虚寒饮，"胸上有寒"是辨证眼目，说明此为寒饮聚于胸膈。周扬俊认为："寒在胃上，何宜理中乎，不知痰积膈上者，总因胃虚不能健运也。设复以逐饮破滞之药与之，痰即出矣，独不虞今日之痰虽去，而明日之痰复积乎？惟温补其胃，自使阳气得以展布，而积者去，去者不复积已。"尤在泾认为："大病差后，胃阴虚者，津液不生，则口干欲饮；胃阳弱者，津液不摄，则口不渴而喜唾，至久之而尚不了了，则必以补益其虚，以温益其阳矣。曰胃上有寒者，非必有客气也，虚则自生寒耳。理中丸补虚温中之良剂，不用汤者，不欲以水资吐也。"

【小结】

类症"寒"涉及太阳病、阳明病、少阴病、厥阴病、霍乱病等。

"寒"为多义词，可指外寒、内寒、实寒、虚寒、邪气、邪热等，临床需注意辨别。

"寒"在太阳病主要指外寒，寒气上冲，发为奔豚；寒易生水饮，是为寒饮，可发为寒实结胸，也可为外寒里饮之小青龙汤证。

"寒"在阳明病有阳明中寒之里虚寒证，治宜四逆辈。

"寒"在太阴病可见太阴虚寒，则呕、利、不渴等；也可见太阴湿寒而发黄等。

"寒"在少阴病可以表现为阳虚不温，也可以表现为阳虚寒盛，或阳虚寒饮，也可以表现为阴寒盛极格阳于外而"内寒外热"等。

"寒"在厥阴病当为虚寒，或虚而寒凝为主。

霍乱病之"寒"为虚寒。

2.9 振寒

振寒：振，抖动；挥动；摇动。振寒即怕冷而颤抖，或寒战。

主症	篇次	目次	兼症	原文
振寒	太阳病篇（中）	60	脉微细	下之后，复发汗，必振寒，脉微细。所以然者，以内外俱虚故也

【类症要点】

下之后，复发汗，必振寒，脉微细。所以然者，以内外俱虚故也。(60)

本条论述下后复汗，导致表里阴阳俱虚的变证，其中阳虚肌表失于温煦而致振寒。柯韵伯认为：“内阳虚，故脉微细，外阳虚，振栗恶寒，即干姜附子证。”唐容川认为：“振寒二字，振是振战，凡老人手多战动，皆是血不养筋之故。此因下后伤阴血，血不养筋，则筋强急，若不恶寒，则无所触发，筋虽强急，亦不振动。兹因复发其汗，伤其阳气，气虚生寒，是以发寒而振。”

2.10 寒栗而振

寒栗而振：寒栗，因寒冷而肌肤起粟粒状。寒栗而振指恶寒之较甚者，身形呈颤栗状。

主症	篇次	目次	兼症	原文
寒栗而振	太阳病篇（中）	87		亡血家，不可发汗，发汗则寒栗而振

【类症要点】

亡血家，不可发汗，发汗则寒栗而振。(87)

本条论述经常失血的病人，禁用汗法，若误用汗法，则阴血更伤则无以营养筋脉，阳气更伤则无以卫外为固，因而发生寒栗振战。程郊倩认为：“亡血家为阴虚，阴虚阳已无依，更发汗以夺其液，阳从外脱，则寒栗而振，是为阴阳两竭，凡遇可汗之证，便不可不顾虑，夫阴经之荣血有如此者。”唐容川认为：“此节亡血家，即是阴筋失养，复发汗以亡其阳，则寒气发动，筋脉不能自持，故寒栗而振，其义正与前同。”

2.11 足下恶风

足下恶风：足下，指脚底板。足下恶风指脚底板自觉怕风。

主症	篇次	目次	兼症	原文
足下恶风	太阳病篇（中）	110	其汗从腰以下不得汗，欲小便不得，反呕，欲失溲，足下恶风，大便硬，小便不数。及不多，大便已，头卓然而痛，足心必热	太阳病，二日反躁，凡熨其背，而大汗出，大热入胃，胃中水竭，躁烦，必发谵语。十余日振栗自下利者，此为欲解也。故其汗从腰以下不得汗，欲小便不得，反呕，欲失溲，足下恶风，大便硬，小便当数，而反不数，及不多，大便已，头卓然而痛，其人足心必热，谷气下流故也

【类症要点】

太阳病，二日反躁，凡熨其背，而大汗出，大热入胃，胃中水竭，躁烦，必发谵语。十余日振栗自下利者，此为欲解也。故其汗从腰以下不得汗，欲小便不得，反呕，欲失溲，足下恶风，大便硬，小便当数，而反不数，及不多，大便已，头卓然而痛，其人足心必热，谷气下流故也。(110)

本条论述太阳病兼里热，误火后的两种变证及自愈机转，其中所述之足下恶风是由误火后火邪内壅，阳气不下达所致。成无己认为：“太阳病二日，则邪在表，不当发躁，而反躁者，热气行于里也……欲失溲、足下恶风者，气不得通于下而虚也。”黄坤载认为：“太阳病，皮毛被感，表郁为热；内尚无热，俟其表热传胃，日久失清，乃见烦躁，今二日之内，方入阳明，不应躁而反躁，其胃阳素盛可知，乃不用清凉，反熨其背而大汗出，火炎就燥，邪热入胃，胃中水竭，乃生烦躁，燥热蒸心，必发谵语……水枯则大便干硬，便干肠结，胃热不得下达，故气逆作呕，火热上逆，故足下逆冷而恶风寒。”

2.12 肤冷

肤冷：自觉皮肤寒冷。

主症	篇次	目次	兼证	原文
肤冷	厥阴病篇	338	脉微而厥，其人躁，无暂安时，静而复时烦；吐蛔，烦，须臾复止，得食而呕，又烦，常自吐蛔	伤寒，脉微而厥，至七八日肤冷，其人躁，无暂安时者，此为脏厥，非蛔厥也。蛔厥者，其人当吐蛔。今病者静，而复时烦者，此为脏寒。蛔上入其膈，故烦，须臾复止，得食而呕，又烦者，蛔闻食臭出，其人常自吐蛔。蛔厥者，乌梅丸主之。又主久利

【类症要点】

伤寒，脉微而厥，至七八日肤冷，其人躁，无暂安时者，此为脏厥，非蛔厥也。蛔厥者，其人当吐蛔。今病者静，而复时烦者，此为脏寒。蛔上入其膈，故烦，须臾复止，得食而呕，又烦者，蛔闻食臭出，其人常自吐蛔。蛔厥者。乌梅丸主之。又主久利。(338)

本条论述脏厥与蛔厥的辨证以及蛔厥的治法，其中所述之肤冷是由真阳极虚，脏气垂绝所致。柯韵伯认为：“伤寒脉微厥冷烦躁者，在六七日，急灸厥阴以救之，此至七八日而肤冷，不烦而躁，是纯阴无阳，因脏寒而厥，不治之证矣。然蛔厥之证，亦有脉微肤冷者，是内热而外寒，勿遽认为脏厥而不治也。”章虚谷认为：“脏厥者，邪已入脏，故肤冷，其元阳将亡，心神散乱，故躁无暂安时，危笃之死证也。”

（秦文钰，苏庆民）

3 发热类症

类症：发热，微发热，微热，身灼热，身大热，一身手足尽热，热，身热，热甚，有热，翕翕如有热状，外有热，热上冲胸，里有热，恶热，潮热，日晡所发热，日晡所发潮热，蒸蒸发热，往来寒热，寒热发作有时，似疟。

3.1 发热

发热：感觉身体温度高。

主症	篇次	目次	兼症	原文
发热	太阳病篇（上）	2	汗出，恶风，脉缓	太阳病，发热，汗出，恶风，脉缓者，名为中风
发热	太阳病篇（上）	3	必恶寒，体痛，呕逆，脉阴阳俱紧	太阳病，或已发热，或未发热，必恶寒，体痛，呕逆，脉阴阳俱紧者，名曰伤寒
发热	太阳病篇（上）	6	渴，不恶寒	太阳病，发热而渴，不恶寒者为温病。若发汗已，身灼热者，名风温。风温为病，脉阴阳俱浮，自汗出，身重，多眠睡，鼻息必鼾，语言难出。若被下者，小便不利，直视，失溲。若被火者，微发黄色，剧则如惊痫，时瘛疭。若火熏之，一逆尚引日，再逆促命期
发热	太阳病篇（上）	7	恶寒	病有发热恶寒者，发于阳也；无热恶寒者，发于阴也。发于阳，七日愈，发于阴，六日愈。以阳数七、阴数六故也

续表

主症	篇次	目次	兼症	原文
发热	太阳病篇（上）	12	啬啬恶寒，淅淅恶风，翕翕发热，鼻鸣干呕	太阳中风，阳浮而阴弱。阳浮者，热自发；阴弱者，汗自出。啬啬恶寒，淅淅恶风，翕翕发热，鼻鸣干呕者，桂枝汤主之
发热	太阳病篇（上）	13	头痛，汗出恶风	太阳病，头痛发热，汗出恶风，桂枝汤主之
发热	太阳病篇（上）	23	面色反有热色者，未欲解也，以其不能得小汗出，身必痒	太阳病，得之八九日，如疟状，发热恶寒，热多寒少，其人不呕，清便欲自可，一日二三度发。脉微缓者，为欲愈也。脉微而恶寒者，此阴阳俱虚，不可更发汗、更下、更吐也。面色反有热色者，未欲解也，以其不能得小汗出，身必痒，宜桂枝麻黄各半汤
发热	太阳病篇（上）	27	恶寒，热多寒少，脉微弱	太阳病，发热恶寒，热多寒少，脉微弱者，此无阳也，不可发汗。宜桂枝二越婢一汤
发热	太阳病篇（上）	28	头项强痛，翕翕发热，无汗，心下满微痛，小便不利	服桂枝汤，或下之，仍头项强痛，翕翕发热，无汗，心下满微痛，小便不利者，桂枝去桂加茯苓白术汤主之
发热	太阳病篇（中）	35	头痛，身疼腰痛，骨节疼痛，恶风无汗而喘	太阳病，头痛发热，身疼腰痛，骨节疼痛，恶风无汗而喘者，麻黄汤主之
发热	太阳病篇（中）	38	脉浮紧，恶寒，身疼痛，不汗出而烦躁	太阳中风，脉浮紧，发热恶寒，身疼痛，不汗出而烦躁者，大青龙汤主之。若脉微弱，汗出恶风者，不可服之。服之则厥逆，筋惕肉瞤，此为逆也
发热	太阳病篇（中）	40	心下有水气，干呕而咳，或渴，或利，或噎，或小便不利，少腹满，或喘	伤寒表不解，心下有水气，干呕发热而咳，或渴，或利，或噎，或小便不利，少腹满，或喘者，小青龙汤主之
发热	太阳病篇（中）	41	心下有水气，咳而微喘，不渴	伤寒心下有水气，咳而微喘，发热不渴。服汤已，渴者，此寒去欲解也。小青龙汤主之

续表

主症	篇次	目次	兼症	原文
发热	太阳病篇（中）	46	脉浮紧，无汗，身疼痛	太阳病，脉浮紧，无汗，发热，身疼痛，八九日不解，表症仍在，此当发其汗。服药已微除，其人发烦目瞑，剧者必衄，衄乃解。所以然者，阳气重故也。麻黄汤主之
发热	太阳病篇（中）	47	脉浮紧，身无汗，自衄	太阳病，脉浮紧，发热，身无汗，自衄者愈
发热	太阳病篇（中）	54	病人脏无他病，时发热自汗出而不愈者，此卫气不和	病人脏无他病，时发热自汗出而不愈者，此卫气不和也。先其时发汗则愈，宜桂枝汤
发热	太阳病篇（中）	74	六七日不解而烦，有表里症，渴欲饮水，水入则吐	中风发热，六七日不解而烦，有表里症，渴欲饮水，水入则吐者，名曰水逆，五苓散主之
发热	太阳病篇（中）	82	心下悸，头眩，身瞤动，振振欲擗地	太阳病发汗，汗出不解，其人仍发热，心下悸，头眩，身瞤动，振振欲擗地者，真武汤主之
发热	太阳病篇（中）	92	头痛，脉反沉，身体疼痛	病发热头痛，脉反沉，若不差，身体疼痛，当救其里，四逆汤方
发热	太阳病篇（中）	95	汗出	太阳病，发热汗出者，此为荣弱卫强，故使汗出，欲救邪风者，宜桂枝汤
发热	太阳病篇（中）	109	啬啬恶寒，大渴欲饮水，其腹必满，自汗出，小便利	伤寒发热，啬啬恶寒，大渴欲饮水，其腹必满，自汗出，小便利，其病欲解，此肝乘肺也，名曰横，刺期门
发热	太阳病篇（下）	143	恶寒，经水适来，得之七八日，热除而脉迟身凉，胸胁下满，如结胸状，谵语	妇人中风，发热恶寒，经水适来，得之七八日，热除而脉迟身凉，胸胁下满，如结胸状，谵语者，此为热入血室也，当刺期门，随其实而取之
发热	太阳病篇（下）	145	经水适来，昼日明了，暮则谵语，如见鬼状	妇人伤寒，发热，经水适来，昼日明了，暮则谵语，如见鬼状者，此为热入血室，无犯胃气及上二焦，必自愈
发热	太阳病篇（下）	146	发热微恶寒，支节烦疼，微呕，心下支结	伤寒六七日，发热微恶寒，支节烦疼，微呕，心下支结，外证未去者，柴胡桂枝汤主之

续表

主症	篇次	目次	兼症	原文
发热	太阳病篇（下）	149	呕	伤寒五六日，呕而发热者，柴胡汤症具，而以他药下之，柴胡症仍在者，复与柴胡汤。此虽已下之，不为逆，必蒸蒸而振，却发热汗出而解。若心下满而硬痛者，此为结胸也，大陷胸汤主之。但满而不痛者，此为痞，柴胡不中与之，宜半夏泻心汤
发热	太阳病篇（下）	165	汗出不解，心中痞硬，呕吐而下利	伤寒发热，汗出不解，心中痞硬，呕吐而下利者，大柴胡汤主之
发热	太阳病篇（下）	170	渴欲饮水	伤寒，脉浮，发热无汗，其表不解，不可与白虎汤。渴欲饮水，无表症者，白虎加人参汤主之
发热	阳明病篇	185	无汗，呕不能食，而反汗出濈濈然	本太阳，初得病时，发其汗，汗先出不彻，因转属阳明也。伤寒发热无汗，呕不能食，而反汗出濈濈然者，是转属阳明也
发热	阳明病篇	189	口苦咽干，腹满微喘，恶寒，脉浮而紧	阳明中风，口苦咽干，腹满微喘，发热恶寒，脉浮而紧，若下之，则腹满小便难也
发热	阳明病篇	206	面合赤色，色黄，小便不利	阳明病，面合赤色，不可攻之，必发热。色黄者，小便不利也
发热	阳明病篇	209	潮热，大便微硬	阳明病，潮热，大便微硬者，可与大承气汤，不硬者不可与之。若不大便六七日，恐有燥屎。欲知之法，少与小承气汤，汤入腹中，转失气者，此有燥屎也，乃可攻之。若不转失气者，此但初头硬，后必溏，不可攻之，攻之，必胀满不能食也。欲饮水者，与水则哕。其后发热者，必大便复硬而少也，以小承气汤和之。不转失气者，慎不可攻也
发热	阳明病篇	212	独语如见鬼状。若剧者，发则不识人，循衣摸床，惕而不安，微喘直视	伤寒若吐若下后不解，不大便五六日，上至十余日，日晡所发潮热，不恶寒，独语如见鬼状。若剧者，发则不识人，循衣摸床，惕而不安，微喘直视，脉弦者生，涩者死。微者，但发热谵语者，大承气汤主之。若一服利，则止后服

续表

主症	篇次	目次	兼症	原文
发热	阳明病篇	221	咽燥口苦，腹满而喘，汗出，身重	阳明病，脉浮而紧，咽燥口苦，腹满而喘，发热汗出，不恶寒反恶热，身重。若发汗则躁，心愦愦，反谵语。若加温针，必怵惕烦躁不得眠；若下之，则胃中空虚，客气动膈，心中懊侬，舌上胎者，栀子豉汤主之
发热	阳明病篇	223	脉浮，渴欲饮水，小便不利	若脉浮发热，渴欲饮水，小便不利者，猪苓汤主之
发热	阳明病篇	244	心下痞	太阳病，寸缓、关浮、尺弱，其人发热汗出，复恶寒，不呕，但心下痞者，此以医下之也。如其不下者，病人不恶寒而渴者，此转属阳明也。小便数者，大便必硬，不更衣十日，无所苦也。渴欲饮水，少少与之，但以法救之。渴者，宜五苓散
发热	阳明病篇	253	阳明病，汗多	阳明病，发热汗多者，急下之，宜大承气汤
发热	阳明病篇	257	脉数，消谷喜饥，至六七日不大便	病人无表里症，发热七八日，虽脉浮数者，可下之。假令已下，脉数不解，合热则消谷喜饥，至六七日不大便者，有瘀血，宜抵当汤
发热	阳明病篇	261	身黄	伤寒身黄发热，栀子柏皮汤主之
发热	少阳病篇	265	脉弦细，头痛	伤寒，脉弦细，头痛发热者，属少阳。少阳不可发汗，发汗则谵语，此属胃。胃和则愈，胃不和，烦而悸
发热	少阴病篇	292	少阴病，吐，利，手足不逆冷	少阴病，吐，利，手足不逆冷，反发热者，不死。脉不至者，灸少阴七壮
发热	少阴病篇	301	少阴病，脉沉	少阴病，始得之，反发热，脉沉者，麻黄细辛附子汤主之
发热	厥阴病篇	331	伤寒先厥，后发热而利	伤寒，先厥后发热而利者，必自止；见厥复利
发热	厥阴病篇	334	汗出，咽中痛者，其喉为痹	伤寒先厥后发热，下利必自止，而反汗出，咽中痛者，其喉为痹。发热无汗，而利必自止；若不止，必便脓血。便脓血者，其喉不痹

续表

主症	篇次	目次	兼症	原文
发热	厥阴病篇	335	厥	伤寒一二日至四五日，厥者必发热。前热者，后必厥。厥深者，热亦深，厥微者，热亦微。厥应下之，而反发汗者，必口伤烂赤
发热	厥阴病篇	341	厥少热多	伤寒发热四日，厥反三日，复热四日，厥少热多者，其病当愈。四日至七日，热不除者，必便脓血
发热	厥阴病篇	344	伤寒，下利，厥逆，躁不得卧者	伤寒，发热，下利，厥逆，躁不得卧者，死
发热	厥阴病篇	345	下利至甚，厥不止	伤寒发热，下利至甚，厥不止者死
发热	厥阴病篇	348	厥，七日下利	发热而厥，七日下利者，为难治
发热	厥阴病篇	379	呕	呕而发热者，小柴胡汤主之
发热	霍乱病篇	383	头痛，身疼，恶寒，吐利	问曰：病发热，头痛，身疼，恶寒，吐利者，此属何病？答曰：此名霍乱。霍乱自吐下，又利止，复更发热也
发热	霍乱病篇	386	霍乱，头痛，身疼痛，热多欲饮水	霍乱，头痛发热，身疼痛，热多欲饮水者，五苓散主之；寒多，不用水者，理中丸主之
发热	霍乱病篇	388	吐利汗出，恶寒，四肢拘急，手足厥冷	吐利汗出，发热恶寒，四肢拘急，手足厥冷者，四逆汤主之
发热	阴阳易差后劳复病篇	394	脉浮	伤寒差以后，更发热，小柴胡汤主之。脉浮者，以汗解之；脉沉实者，以下解之

【类症要点】

太阳病，发热，汗出，恶风，脉缓者，名为中风。(2)

本条所述之发热为太阳中风，营卫不和所致。钱天来认为：“发热者，风邪客于卫而郁蒸也。”

太阳病，或已发热，或未发热，必恶寒，体痛，呕逆，脉阴阳俱紧者，名曰伤寒。(3)

本条所述之发热为太阳风寒，卫阳郁闭所致。方中行认为：“已发热者，

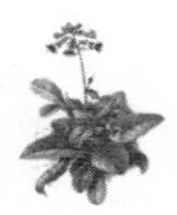

时之所至，郁争而蒸也；未发热者，始初之时，郁而未争也。”尤在泾认为：“盖风为阳邪，寒为阴邪，阳气疾，阴气徐，故中风身热，而伤寒不即然也。”现代医家认为，已乃巳之误，巳至未时乃太阳病主时，发热当其时也。

太阳病，发热而渴，不恶寒者为温病。若发汗已，身灼热者，名风温。风温为病，脉阴阳俱浮，自汗出，身重，多眠睡，鼻息必鼾，语言难出。若被下者，小便不利，直视，失溲。若被火者，微发黄色，剧则如惊痫，时瘛疭。若火熏之，一逆尚引日，再逆促命期。(6)

本条所述之发热为外感风温之邪，热郁滞肌表所致。太阳温病的证候特点是“发热而渴，不恶寒”，标志着津伤热盛，因称之为温病。成无己认为：“发热而渴，不恶寒者，阳明也。此太阳受邪，知为温病，非伤寒也。积温成热，所以发热而渴，不恶寒也。”尤在泾认为：“温病阳为邪引。”

病有发热恶寒者，发于阳也；无热恶寒者，发于阴也。发于阳，七日愈，发于阴，六日愈。以阳数七、阴数六故也。(7)

本条所述之发热为病发于阳、发于阴之鉴别之症。尤在泾认为：“发于阳者，病在阳之经也，以寒加阳，阳气被郁，故发热而恶寒。”张隐庵认为：“以寒邪而病太阳之标阳，故发热恶寒而发于太阳也。”

太阳中风，阳浮而阴弱。阳浮者，热自发；阴弱者，汗自出。啬啬恶寒，淅淅恶风，翕翕发热，鼻鸣干呕者，桂枝汤主之。(12)

太阳病，头痛发热，汗出恶风者，桂枝汤主之。(13)

桂枝汤所治之发热乃为太阳中风，营卫不和所致。成无己认为：“风并于卫，则卫实而荣虚，故发热。”尤在泾认为：“风为阳邪而上行，卫为阳气而主外，以阳从阳，其气必浮，故热自发。”

太阳病，得之八九日，如疟状，发热恶寒，热多寒少，其人不呕，清便欲自可，一日二三度发。脉微缓者，为欲愈也。脉微而恶寒者，此阴阳俱虚，不可更发汗、更下、更吐也。面色反有热色者，未欲解也，以其不能得小汗出，身必痒，宜桂枝麻黄各半汤。(23)

桂枝麻黄各半汤所治之发热为微邪郁表所致。成无已认为："今虽发热恶寒，而热多寒少，为阳气进而邪气少也。"尤在泾认为："至热多寒少，一日二三度发，则邪气不胜而将退矣。"

太阳病，发热恶寒，热多寒少，脉微弱者，此无阳也，不可发汗。宜桂枝二越婢一汤。（27）

桂枝二越婢一汤所治之发热可认为是表邪郁久化热所致。徐灵胎认为："热在气分。"《医宗金鉴》认为："此为荣卫兼病，风邪多而寒邪少也。"

服桂枝汤，或下之，仍头项强痛，翕翕发热，无汗，心下满微痛，小便不利者，桂枝去桂加茯苓白术汤主之。（28）

桂枝去桂加茯苓白术汤所治之发热为邪郁肌表所致。徐灵胎认为："头痛发热，桂枝证仍在也。"尤在泾认为："邪在表也。"

太阳病，头痛发热，身疼腰痛，骨节疼痛，恶风无汗而喘者，麻黄汤主之。（35）

太阳病，脉浮紧，无汗，发热，身疼痛，八九日不解，表症仍在，此当发其汗。服药已微除，其人发烦目瞑，剧者必衄，衄乃解。所以然者，阳气重故也。麻黄汤主之。（46）

本条所述之发热为太阳病风寒郁闭所致。尤在泾认为："寒之为气，足以外闭卫阳，而内郁营血。"柯韵伯认为："太阳主一身之表，风寒外束……阳气不伸，风寒客于人，则皮毛闭。"

太阳中风，脉浮紧，发热恶寒，身疼痛，不汗出而烦躁者，大青龙汤主之。若脉微弱，汗出恶风者，不可服之。服之则厥逆，筋惕肉瞤，此为逆也。（38）

大青龙汤所治之发热为肌腠郁闭较甚，而里有郁热所致。程郊倩认为："阴寒在表，郁主阳热之气在经而生烦热。"尤在泾认为："阳气既实，表不得通，闭热于经。"

伤寒表不解，心下有水气，干呕发热而咳，或渴，或利，或噎，或小便不利，少腹满，或喘者，小青龙汤主之。（40）

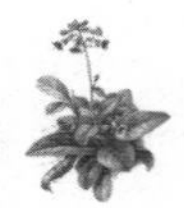

伤寒心下有水气，咳而微喘，发热不渴。服汤已，渴者，此寒去欲解也。小青龙汤主之。（41）

小青龙汤所治之发热乃为风寒束表，卫阳被遏所致。柯韵伯认为："发热是表未解。"成无己认为："表症症未罢也。"

太阳病，脉浮紧，发热，身无汗，自衄者愈。（47）

本条所述之发热为太阳病风寒束表、卫阳郁闭。

病人脏无他病，时发热自汗出而不愈者，此卫气不和也。先其时发汗则愈，宜桂枝汤。（54）

本条所述之发热为太阳病营卫不和所致。

中风发热，六七日不解而烦，有表里症，渴欲饮水，水入则吐者，名曰水逆，五苓散主之。（74）

五苓散所治之发热为外有风寒，内有水饮所致。黄元御认为："是有表症。"

太阳病发汗，汗出不解，其人仍发热，心下悸，头眩，身瞤动，振振欲擗地者，真武汤主之。（82）

本条所述之发热为太阳病变证，发热为素有阳气内虚、发汗不当致虚阳外浮所致，属真武汤证。成无己认为："发汗不解，仍发热，邪气未解也。"徐灵胎认为："其人让发热，表邪仍在。"钱天来认为："仍发热者，非仍前表邪发热，乃汗后亡阳，虚阳浮散在外也。"

病发热头痛，脉反沉，若不差，身体疼痛，当救其里，四逆汤方。（92）

本条所述之发热可认为是虚阳外越所致。成无己认为："发热头痛，表病也。"柯韵伯认为："热虽发于表，为虚阳。"

太阳病，发热汗出者，此为荣弱卫强，故使汗出，欲救邪风者，宜桂枝汤。（95）

本条参阅第 13 条。

伤寒发热，啬啬恶寒，大渴欲饮水，其腹必满，自汗出，小便利，其病欲解，此肝乘肺也，名曰横，刺期门。（109）

本条所述之发热为太阳寒邪表证所致。

妇人中风，发热恶寒，经水适来，得之七八日，热除而脉迟身凉，胸胁下满，如结胸状，谵语者，此为热入血室也，当刺期门，随其实而取之。（143）

妇人伤寒，发热，经水适来，昼日明了，暮则谵语，如见鬼状者，此为热入血室，无犯胃气及上二焦，必自愈。（145）

此两条所述之发热为太阳中风，营卫不和所致。程郊倩认为："发热恶寒，自是表症。"成无己认为："中风发热恶寒，表病也。"

伤寒六七日，发热微恶寒，支节烦疼，微呕，心下支结，外证未去者，柴胡桂枝汤主之。（146）

柴胡桂枝汤所治之发热乃为太阳表证未解，邪郁在表所致。柯韵伯认为："反见发热恶寒，此表症而兼心下支结之里症，表里未解也。"汪苓友认为："夫寒热而曰微……此可征太阳之表邪已轻。"

伤寒五六日，呕而发热者，柴胡汤症具，而以他药下之，柴胡症仍在者，复与柴胡汤。此虽已下之，不为逆，必蒸蒸而振，却发热汗出而解。若心下满而硬痛者，此为结胸也，大陷胸汤主之。但满而不痛者，此为痞，柴胡不中与之，宜半夏泻心汤。（149）

本条所述之发热可认为是邪在少阳，枢机不利所致。成无己认为："邪在半表半里之症也。"

伤寒发热，汗出不解，心中痞硬，呕吐而下利者，大柴胡汤主之。（165）

大柴胡汤所治之发热为邪热内传于里所致。柯韵伯认为："汗出不解，蒸蒸发热者，是调胃承气汤症。"

伤寒，脉浮，发热无汗，其表不解，不可与白虎汤。渴欲饮水，无表症者，白虎加人参汤主之。（170）

本条所述之发热为太阳表证未解，邪郁在表所致。成无己认为："伤寒脉浮，发热无汗，其表不解。"柯韵伯认为："脉浮发热无汗，麻黄症尚在，即是

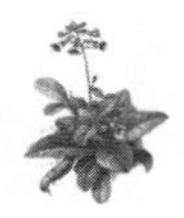

表不解。”

本太阳，初得病时，发其汗，汗先出不彻，因转属阳明也。伤寒发热无汗，呕不能食，而反汗出濈濈然者，是转属阳明也。（185）

本条所述之发热为太阳表症未解，邪郁肌表所致也。成无己认为：“伤寒发热无汗，呕不能食者，太阳受病也。”

阳明中风，口苦咽干，腹满微喘，发热恶寒，脉浮而紧，若下之，则腹满小便难也。（189）

本条所述之发热为阳明病中风症，为热邪在表所致。成无己认为：“表仍未解也。”

阳明病，面合赤色，不可攻之，必发热。色黄者，小便不利也。（206）

本条所述之发热乃为邪热怫郁于表，误用下法后导致怫郁之热与在里之湿相合所致。成无己认为：“经中之热，乘虚入胃，必发热色黄，小便不利。”张隐庵认为：“阳热之邪不能外解，必发热。”

阳明病，潮热，大便微硬者，可与大承气汤，不硬者不可与之。若不大便六七日，恐有燥屎。欲知之法，少与小承气汤，汤入腹中，转失气者，此有燥屎也，乃可攻之。若不转失气者，此但初头硬，后必溏，不可攻之，攻之，必胀满不能食也。欲饮水者，与水则哕。其后发热者，必大便复硬而少也，以小承气汤和之。不转失气者，慎不可攻也。（209）

本条所述之发热为攻下后又见发热，乃是余邪复聚，再次成实所致。成无己认为：“热气乘虚，复还聚于胃中，胃燥得热。”

伤寒若吐若下后不解，不大便五六日，上至十余日，日晡所发潮热，不恶寒，独语如见鬼状。若剧者，发则不识人，循衣摸床，惕而不安，微喘直视，脉弦者生，涩者死。微者，但发热谵语者，大承气汤主之。若一服利，则止后服。（212）

大承气汤所治之发热为腑实炽盛，燥屎内结所致。“邪热微而未至于剧”。

阳明病，脉浮而紧，咽燥口苦，腹满而喘，发热汗出，不恶寒反恶热，身重。若发汗则躁，心愦愦，反谵语。若加温针，必怵惕烦躁不得眠；若下之，则胃中空虚，客气动膈，心中懊侬，舌上胎者，栀子豉汤主之。（221）

本条所述之发热乃为阳明气分热盛邪实，热盛于外所致。成无已认为："发热不恶寒反恶热，邪在里。"黄元御认为："胃热外发矣。"

若脉浮发热，渴欲饮水，小便不利者，猪苓汤主之。（223）

猪苓汤所治之发热为表邪传里化热，水热互结所致。成无已认为："脉浮发热者，上焦热也。"

太阳病，寸缓、关浮、尺弱，其人发热汗出，复恶寒，不呕，但心下痞者，此以医下之也。如其不下者，病人不恶寒而渴者，此转属阳明也。小便数者，大便必硬，不更衣十日，无所苦也。渴欲饮水，少少与之，但以法救之。渴者，宜五苓散。（244）

本条所述之发热为太阳表邪未解所致。成无已认为："表未解也。"

阳明病，发热汗多者，急下之，宜大承气汤。（253）

大承气汤参阅第212条。

病人无表里症，发热七八日，虽脉浮数者，可下之。假令已下，脉数不解，合热则消谷喜饥，至六七日不大便者，有瘀血，宜抵当汤。（257）

抵当汤所治之发热为热与瘀血相合，血热熏蒸所致。尤在泾认为："热盛于内，而气蒸于外也。"徐灵胎认为："热竟属里实矣。"

伤寒身黄发热，栀子柏皮汤主之。（261）

栀子柏皮汤所治之发热为湿热郁蒸所致。成无已认为："此以发热，为热未实，与栀子柏皮汤解散之。"黄元御认为："瘀热在表，则身黄而发热。"

伤寒，脉弦细，头痛发热者，属少阳。少阳不可发汗，发汗则谵语，此属胃。胃和则愈，胃不和，烦而悸。（265）

本条所述之发热为邪入半表半里所致。成无已认为："表未解也。"

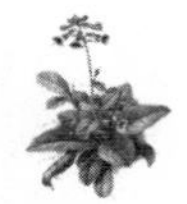

少阴病，吐，利，手足不逆冷，反发热者，不死。脉不至者，灸少阴七壮。(292)

本条所述之发热为少阴病、阳气来复的表现。程郊倩认为："手足不逆冷之发热，为卫阳外持。"

少阴病，始得之，反发热，脉沉者，麻黄细辛附子汤主之。(301)

麻黄细辛附子汤所治之发热为少阴病兼外邪郁表所致。成无已认为："反发热，邪在表也。"尤在泾认为："少阴与太阳为表里，其气相通故也。少阴适得本无热，而外连太阳则反发热。"唐容川认为："少阴之表，即是太阳，若始得病，邪从表入，合于太阳经，而恶寒发热。"

伤寒，先厥后发热而利者，必自止；见厥复利。(331)

本条所述之发热为厥阴病、阳气来复的表现。黄元御认为："阳进阴复。"

伤寒先厥后发热，下利必自止，而反汗出，咽中痛者，其喉为痹。发热无汗，而利必自止；若不止，必便脓血。便脓血者，其喉不痹。(334)

本条所述之发热为阳气来复所致。成无已认为："寒极变热，后发热。""发热无汗，热气下行也。"尤在泾认为："厥已而热，下利自止者，阴邪转而之阳也。""发热无汗者，邪气郁而在阳也。"

伤寒一二日至四五日，厥者必发热。前热者，后必厥。厥深者，热亦深，厥微者，热亦微。厥应下之，而反发汗者，必口伤烂赤。(335)

本条所述之发热为厥阴病、阴阳气不相顺接、阳气外郁所致。成无已认为："前厥后发热者，寒极生热也；前热后厥者，阳气内陷也。"柯韵伯认为："必发热者，寒极生热也。"

伤寒发热四日，厥反三日，复热四日，厥少热多者，其病当愈。四日至七日，热不除者，必便脓血。(341)

本条所述之发热为寒热交织之象，以此判断阳气盛衰。尤在泾认为："热已而厥者，邪气自表而之里也。乃厥未已，而热之日又多于厥之日，则邪复转而之表矣。”

伤寒，发热，下利，厥逆，躁不得卧者，死。(344)

本条所述之发热乃为虚阳浮越所致。喻嘉言认为:“发热为阳气外散之候。”尤在泾认为:“邪气从外之内，而盛于内也。”

伤寒发热，下利至甚，厥不止者死。(345)

本条所述之发热乃为阴盛格阳的假热证。成无己认为:“伤寒发热，为邪气独甚。”钱天来认为:“阴气盛极于里，逼阳外出，乃虚阳浮越于外之热。”

发热而厥，七日下利者，为难治。(348)

本条所述之发热为阴寒内盛，阳气外浮所致。

呕而发热者，小柴胡汤主之。(379)

本条发热为厥阴病阳气郁结，病势向上向外的表现。

问曰：病发热，头痛，身疼，恶寒，吐利者，此属何病？答曰：此名霍乱。霍乱自吐下，又利止，复更发热也。(383)

本条所述之发热为霍乱病、复感外邪所致。尤在泾认为:“邪气复，还之表，而为发热。”方中行认为:“发热，头痛，身疼，恶寒，外感也。”

霍乱，头痛发热，身疼痛，热多欲饮水者，五苓散主之；寒多，不用水者，理中丸主之。(386)

本条所述之发热为霍乱兼表邪所致也。尤在泾认为:“头痛发热，身疼痛，则霍乱之表症也。”张隐庵认为:“头痛，发热，身疼痛，霍乱而兼伤寒也。”

吐利汗出，发热恶寒，四肢拘急，手足厥冷者，四逆汤主之。(388)

本条发热为霍乱阳气虚极，虚阳浮越所致。尤在泾认为:“此阳虚霍乱之候。”

伤寒差以后，更发热，小柴胡汤主之。脉浮者，以汗解之；脉沉实者，以下解之。(394)

本条所述之伤寒为瘥后更发热，为邪郁半表半里所致。尤在泾认为:“伤寒差已后，更发热者，不因作劳，亦非过食，而未尽之热，自从内而达于外

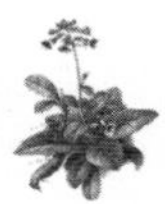

也。”徐灵胎认为：“乃正气不充，余邪未尽，留在半表半里之间。”钱天来认为：“若复外邪而发热，亦属病后新虚。”

【小结】

“发热”涉及的条文共52条，既有表有里，有虚有实，还包括误治。涵盖了所有六经病及霍乱病。其中以太阳病为最常见。

太阳病的“发热”可见于太阳中风、太阳中寒、邪郁在表、邪犯肌表、阴盛格阳、虚阳浮越、瘥后发热、阳气来复、霍乱表证等。

从治疗上看，“发热”涉及方证较多，有桂枝汤证、麻黄汤证、桂枝麻黄各半汤证、桂枝二越婢一汤证、桂枝去桂加茯苓白术汤证、大青龙汤证、小青龙汤证、五苓散证、猪苓汤证、真武汤证、柴胡桂枝汤证、小柴胡汤证、大柴胡汤证、大承气汤证、抵当汤证、白虎汤证、白虎加人参汤证、麻黄附子细辛汤证、四逆汤证等。

另外，《伤寒论》不少条文中无“发热”二字，但确有“发热”之征，如麻杏石甘汤证、越婢汤证、桂枝加人参汤证、葛根黄芩黄连汤证等，临床中也要注意辨别。

3.2 微发热

微发热：自感身体微微发热。

主证	篇次	目次	兼症	原文
微发热	阳明病篇	208	汗多恶寒者，外未解也	阳明病，脉迟，虽汗出不恶寒者，其身必重，短气腹满而喘，有潮热者，此外欲解，可攻里也。手足濈然汗出者，此大便已硬也，大承气汤主之。若汗多，微发热恶寒者，外未解也。其热不潮，未可与承气汤。若腹大满不通者，可与小承气汤，微和胃气，勿令至大泄下

【类症要点】

阳明病，脉迟，虽汗出不恶寒者，其身必重，短气腹满而喘，有潮热者，此外欲解，可攻里也。手足濈然汗出者，此大便已硬也，

大承气汤主之。若汗多，微发热恶寒者，外未解也。其热不潮，未可与承气汤。若腹大满不通者，可与小承气汤，微和胃气，勿令至大泄下。(208)

本条所述“微发热”乃外邪犯表所致。成无己认为：“若汗出多，微发热恶寒，表未解也。”尤在泾认为：“若汗多，微发热恶寒，则表犹未解。”正如条文所言“若汗多，微发热恶寒者，外未解也”。

3.3 微热

微热：感觉身体微微有热。

主症	篇次	目次	兼症	原文
微热	太阳病篇（中）	71	脉浮，小便不利，微热消渴	太阳病，发汗后，大汗出，胃中干，烦躁不得眠，欲得饮水者，少少与饮之，令胃气和则愈。若脉浮，小便不利，微热消渴者，五苓散主之
微热	太阳病篇（中）	96	往来寒热，胸胁苦满，默默不欲饮食，心烦，喜呕，或胸中烦而不呕，或渴，或腹中痛，或胁下痞硬，或心下悸、小便不利，或不渴，身有微热，或咳	伤寒五六日，中风，往来寒热，胸胁苦满，默默不欲饮食，心烦，喜呕，或胸中烦而不呕，或渴，或腹中痛，或胁下痞硬，或心下悸、小便不利，或不渴，身有微热，或咳者，小柴胡汤主之
微热	阳明病篇	242	小便不利，大便乍难乍易，喘冒不能卧者	病人小便不利，大便乍难乍易，时有微热，喘冒不能卧者，有燥屎也，宜大承气汤
微热	阳明病篇	252	目中不了了，睛不和，无表里症，大便难	伤寒六七日，目中不了了，睛不和，无表里症，大便难，身微热者，此为实也。急下之，宜大承气汤
微热	厥阴病篇	360	下利，渴，脉弱者	下利，有微热而渴，脉弱者，今自愈
微热	厥阴病篇	361	下利，脉数，汗出	下利，脉数，有微热汗出，今自愈。设复紧，为未解
微热	厥阴病篇	366	下利，脉沉而迟，其人面少赤，下利清谷	下利，脉沉而迟，其人面少赤，身有微热，下利清谷者，必郁冒，汗出而解，病人必微厥。所以然者，其面戴阳，下虚故也
微热	厥阴病篇	377	呕而脉弱，小便复利，	呕而脉弱，小便复利，身有微热，见厥者难治，四逆汤主之

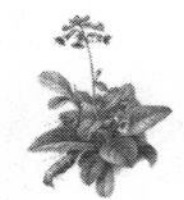

【类症要点】

太阳病，发汗后，大汗出，胃中干，烦躁不得眠，欲得饮水者，少少与饮之，令胃气和则愈。若脉浮，小便不利，微热消渴者，五苓散主之。（71）

五苓散所治之微热为太阳余邪未解。柯韵伯认为："若微热犹在，表未尽除也。"曹颖甫认为："大汗之后，浮阳张发于外。"

伤寒五六日，中风，往来寒热，胸胁苦满，默默不欲饮食，心烦，喜呕，或胸中烦而不呕，或渴，或腹中痛，或胁下痞硬，或心下悸、小便不利，或不渴，身有微热，或咳者，小柴胡汤主之。（96）

本条之微热为太阳病阳气郁结所致，为小柴胡汤七个或然症之一。柯韵伯认为："微热为在表。"曹颖甫认为："内有湿，而表阳不达也。"

病人小便不利，大便乍难乍易，时有微热，喘冒不能卧者，有燥屎也，宜大承气汤。（242）

本条所述之微热为阳明病实热内结所致。张隐庵认为："时有微热，遂阳明气旺之时，而微发其热也。"吕志杰认为："时有微热，潮热之互辞，惟较轻耳。"

伤寒六七日，目中不了了，睛不和，无表里症，大便难，身微热者，此为实也。急下之，宜大承气汤。（252）

大承气汤所治之身微热为阳明病实热内结所致，熏蒸肌肤所致。成无己认为："身大热者，表热也，身微热者，里热也。"

下利，有微热而渴，脉弱者，今自愈。（360）

下利，脉数，有微热汗出，今自愈。设复紧，为未解。（361）

此二条之"微热"乃厥阴病，阳气渐复之象。

下利，脉沉而迟，其人面少赤，身有微热，下利清谷者，必郁冒，汗出而解，病人必微厥。所以然者，其面戴阳，下虚故也。（366）

本条所述之微热为厥阴病阴盛格阳、阳浮于外所致。成无已认为："表未解也。"钱天来认为："身有微热则稍有表邪。"张路玉认为："阴寒格阳于外则身微热。"

呕而脉弱，小便复利，身有微热，见厥者难治，四逆汤主之。(377)

四逆汤所治之身微热为阴寒内盛、虚阳浮越肌表所致。尤在泾认为："阳气之外越矣。"汪苓友认为："阴寒之邪，迫微阳而脱。"

【小结】

《伤寒论》中类症"微热"涉及的条文共8条。其义有四：一是有表邪的表现；二是阳明内结发热，为里热外现；三是阳气渐复的表现；四是阴盛格阳，虚阳浮越。表里虚实均有，要注意鉴别。

表邪"微热"可见于五苓散证和小柴胡汤证。

阳明病"微热"可见于大承气汤证。

少阴病"微热"可见于阴盛格阳，虚阳浮越的戴阳证等。

3.4 身灼热

身灼热：自感身体发热如灼。

主证	篇次	目次	兼症	原文
身灼热	太阳病篇（上）	6	脉阴阳俱浮，自汗出，身重，多眠睡，鼻息必鼾，语言难出	太阳病，发热而渴，不恶寒者为温病。若发汗已，身灼热者，名风温。风温为病，脉阴阳俱浮，自汗出，身重，多眠睡，鼻息必鼾，语言难出。若被下者，小便不利，直视失溲。若被火者，微发黄色，剧则如惊痫，时瘛疭。若火熏之，一逆尚引日，再逆促命期

【类症要点】

太阳病，发热而渴，不恶寒者为温病。若发汗已，身灼热者，名风温。风温为病，脉阴阳俱浮，自汗出，身重，多眠睡，鼻息必鼾，语言难出。若被下者，小便不利，直视失溲。若被火者，微

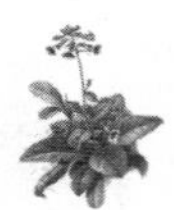

发黄色，剧则如惊痫，时瘛疭。若火熏之，一逆尚引日，再逆促命期。（6）

本条所述之身灼热乃外感风温误治，助热伤津，热势更盛所致。身灼热为身热如火烧灼之意。尤在泾认为："风温，温与风得，汗之则风去而温甚，故身灼热也。"章虚谷认为："今热邪更从少阴而发，既经外发，当清其热，乃误发其汗，反伤津气，助其邪势，故身灼热。"

3.5 身大热

身大热：感觉身体温度高，较重者。

主症	篇次	目次	兼症	原文
身大热	太阳病篇（上）	11	反欲得近衣	病人身大热，反欲得衣者，热在皮肤，寒在骨髓也；身大寒，反不欲近衣者，寒在皮肤，热在骨髓也

【类症要点】

病人身大热，反欲得衣者，热在皮肤，寒在骨髓也；身大寒，反不欲近衣者，寒在皮肤，热在骨髓也。（11）

本条所述之身大热为里寒格阳于外之症。成无已认为："身热欲得衣者，表热里寒也。"

3.6 一身手足尽热

一身手足尽热：全身和四肢都感到发热。

主症	篇次	目次	兼症	原文
一身手足尽热	少阴病篇	293		少阴病，八九日，一身手足尽热者，以热在膀胱，必便血也

【类症要点】

少阴病，八九日，一身手足尽热者，以热在膀胱，必便血也。

（293）

本条所述之一身手足尽热为少阴病热盛阴伤所致。成无已认为：“寒邪变热，复传太阳，太阳为诸阳之气，热在太阳，故一身手足尽热。”柯韵伯认为：“太阳主一身之表，为诸阳之气，手足者诸阳之本，故一身手足尽热。”

3.7 热

热：温度高（跟“冷”相对）。

主症	篇次	目次	兼症	原文
热	太阳病篇（中）	63	汗出而喘	发汗后，不可更行桂枝汤，汗出而喘，身无大热者，麻黄杏仁甘草石膏汤主之
热	太阳病篇（中）	70		发汗后，恶寒者虚故也，不恶寒，但热者，实也，当和胃气。与调胃承气汤
热	太阳病篇（中）	106	其人如狂，少腹急结	太阳病不解，热结膀胱，其人如狂，血自下，下者愈，其外不解者，尚未可攻，当先解其外，外解已，但少腹急结者，乃可攻之，宜桃核承气汤
热	太阳病篇（中）	110	胃中水竭，躁烦，必发谵语	太阳病二日，反躁，凡熨其背而大汗出。大热入胃，胃中水竭，躁烦，必发谵语，十余日，振栗自下利者，此为欲解也。故其汗从腰以下不得汗，欲小便不得，反呕，欲失溲，足下恶风，大便硬，小便当数，而反不数及不多。大便已，头卓然而痛，其人足心必热，谷气下流故也
热	太阳病篇（中）	124	发狂，少腹当硬满，小便自利	太阳病六七日，表症仍在，脉微而沉，反不结胸，其人发狂者，以热在下焦，少腹当硬满，小便自利者，下血乃愈。所以然者，以太阳随经，瘀热在里故也，抵当汤主之

续表

主症	篇次	目次	兼症	原文
热	太阳病篇（下）	141	弥更益烦，肉上粟起，意欲饮水，反不渴者	病在阳，应以汗解之，反以水潠之，若灌之，其热被劫不得去，弥更益烦，肉上粟起，意欲饮水，反不渴者，服文蛤散；若不差者，与五苓散。寒实结胸，无热证者，与三物小陷胸汤。白散亦可服
热	太阳病篇（下）	168	时时恶风，大渴，舌上干燥而烦，欲饮水数升者	伤寒，若吐，若下后，七八日不解，热结在里，表里俱热，时时恶风，大渴，舌上干燥而烦，欲饮水数升者，白虎加人参汤主之
热	阳明病篇	262	身必黄	伤寒瘀热在里，身必黄，麻黄连翘赤小豆汤主之
热	厥阴病篇	326	消渴，气上撞心，心中疼热，饥而不欲食，食则吐蛔，下之利不止	厥阴之为病，消渴，气上撞心，心中疼热，饥而不欲食，食则吐蛔，下之利不止
热	厥阴病篇	353	内拘急，四肢疼，又下利厥逆而恶寒者	大汗出，热不去，内拘急，四肢疼，又下利厥逆而恶寒者，四逆汤主之
热	厥阴病篇	370	下利清谷，里寒外热，汗出而厥者	下利清谷，里寒外热，汗出而厥者，通脉四逆汤主之
热	霍乱病篇	389	既吐且利，小便复利而大汗出，下利清谷，脉微欲绝者	既吐且利，小便复利而大汗出，下利清谷，内寒外热，脉微欲绝者，四逆汤主之

【类症要点】

发汗后，不可更行桂枝汤，汗出而喘，身无大热者，麻黄杏仁甘草石膏汤主之。(63)

麻杏石甘汤所治之热为邪热入肺所致。方中行认为：“无大热者，郁伏而不显见也。”尤在泾认为：“无大热者，其邪不在肌腠，而入肺中，缘邪气外闭之时，肺中已自蕴热。”

发汗后，恶寒者虚故也，不恶寒，但热者，实也，当和胃气。与调胃承气汤。（70）

本条所述之热为太阳病发汗后邪热入里所致。柯韵伯认为："汗后邪气盛则胃实。"黄元御认为："津伤阳实故也。"

太阳病不解，热结膀胱，其人如狂，血自下，下者愈，其外不解者，尚未可攻，当先解其外，外解已，但少腹急结者，乃可攻之，宜桃核承气汤。（106）

桃核承气汤所治之热为太阳病不解邪热入里而热结膀胱之热。成无已认为："太阳经邪热不解，随经入腑，为热结膀胱……血为热搏，蓄积于下，而少腹急结。"《黄帝内经》言："其人如狂者，以热在下焦。"汪苓友认为："按热结膀胱，膀胱乃小腹中之物，膀胱热结，其气蒸于少腹，则血不流利，故作急结之形，为下焦蓄血之症谛也。"

太阳病二日，反躁，凡熨其背而大汗出。大热入胃，胃中水竭，躁烦，必发谵语，十余日，振栗自下利者，此为欲解也。故其汗从腰以下不得汗，欲小便不得，反呕，欲失溲，足下恶风，大便硬，小便当数，而反不数及不多。大便已，头卓然而痛，其人足心必热，谷气下流故也。（110）

本条所述之热为热邪也。成无已认为："熨其背而发汗，大汗出，则胃中干燥，火热入胃，胃中燥烦。"程郊倩认为："熨其背以取汗，助阳夺阴，阴液外亡，遂大汗出，邪未外解，而火热已入胃矣，汗既外越，火复内攻，胃汁尽夺，是为胃中水竭，水竭则必躁烦，躁烦则必谵语，皆火热入胃，火无水制之故也。"

太阳病六七日，表症仍在，脉微而沉，反不结胸，其人发狂者，以热在下焦，少腹当硬满，小便自利者，下血乃愈。所以然者，以太阳随经，瘀热在里故也，抵当汤主之。（124）

本条所论之热为热邪。《黄帝内经》言："热结膀胱，其人如狂。"成无已认为："此发狂，则热又深也。"程郊倩认为："少腹为膀胱所注之地，少腹硬满，故知其热在下焦也。"

病在阳，应以汗解之，反以水潠之，若灌之，其热被劫不得去，弥更益烦，肉上粟起，意欲饮水，反不渴者，服文蛤散；若不差者，与五苓散。寒实结胸，无热证者，与三物小陷胸汤。白散亦可服。（141）

本条所论之热为太阳病表热之邪。汪苓友认为："表热被水止劫则不得去。"尤在泾认为："其热得寒被劫而不得竟去，于是热伏水内而弥更益烦。"

伤寒，若吐，若下后，七八日不解，热结在里，表里俱热，时时恶风，大渴，舌上干燥而烦，欲饮水数升者，白虎加人参汤主之。（168）

本条所论之热为太阳病误治导致热邪入里之病象。柯韵伯认为："吐则津液亡于上，下则津液亡于下，表虽不解，热已入于里矣，太阳主表，阳明主里，表里俱热，是两阳并病也。"

伤寒瘀热在里，身必黄，麻黄连翘赤小豆汤主之。（262）

本条所述之热为热邪湿阻。喻嘉言认为："伤寒之邪，得湿而不行，所以热瘀身中而发黄。"

厥阴之为病，消渴，气上撞心，心中疼热，饥而不欲食，食则吐蛔，下之利不止。（326）

本条所述之热为厥阴病之症状特征之一，为郁热表现。成无己认为："木生于火，肝气通于心，厥阴客热，气上撞心，心中疼热。"柯韵伯认为："厥阴主热，厥阴病则气上逆，故心疼热而消渴。"

大汗出，热不去，内拘急，四肢疼，又下利厥逆而恶寒者，四逆汤主之。（353）

本条所述之热为厥阴病之阴盛格阳之虚热。方中行认为："大汗出，阳虚而表不固也，热不去，言邪不除也。"柯韵伯认为："大汗出而热不去，恶寒不止，表未除也。"汪苓友认为："今者中寒为真寒病，大汗出，热不去，此真阳欲脱而热，非邪郁于表而发热也。"

下利清谷，里寒外热，汗出而厥者，通脉四逆汤主之。（370）

通脉四逆汤所治之热为真寒假热，阳气外亡所致。汪苓友认为："外热为身微热，兼之汗出，此真阳之气外走而欲脱液。"吴谦认为："下利清谷，里寒也，身有微热，外热也。"

既吐且利，小便复利而大汗出，下利清谷，内寒外热，脉微欲绝者，四逆汤主之。(389)

四逆汤所治之热为霍乱阴盛格阳所致之假热。成无己认为："若无外热，但内寒下利清谷，为纯阴；此以外热为阳未绝。"柯韵伯认为："身热未去，手足不厥，则卫外之阳，诸阳之本犹在。"

【小结】

类症"热"在《伤寒论》中内涵特殊，需注意辨别，包括实热、虚热、表热、里热、真热以及假热，需鉴别区分。

太阳病之"热"可见于邪热入肺的麻杏石甘汤证；邪热结于膀胱的桃核承气汤证；邪热于瘀血互结的抵当汤证；邪热瘀里的麻黄连翘赤小豆汤证。

阳明病"热"可见于邪热内结的白虎加人参汤证。

少阴病"热"多为真寒假热，霍乱阴盛格阳也会出现真寒假热，真寒假热的识别非常重要，不可误治！

厥阴病"热"有郁热也有虚热。

3.8 身热

身热：感觉身体有热。

主症	篇次	目次	兼症	原文
身热	太阳病篇（中）	78	心中结痛	伤寒五六日，大下之后，身热不去，心中结痛者，未欲解也，栀子豉汤主之
	太阳病篇（中）	80	微烦	伤寒，医以丸药大下之，身热不去，微烦者，栀子干姜汤主之
身热	阳明病篇	182	汗自出，不恶寒，反恶热	问曰：阳明病外证云何？答曰：身热，汗自出，不恶寒，反恶热也

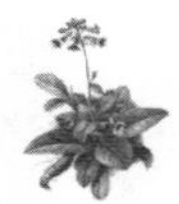

【类症要点】

伤寒五六日，大下之后，身热不去，心中结痛者，未欲解也，栀子豉汤主之。(78)

栀子豉汤所治之身热为太阳病热郁胸膈，熏蒸体表所致。张隐庵认为："大下之则虚其中而热留于内，是以心中结痛而身热不去。"程郊倩认为："此则身热不去，则所结者，客热烦蒸所致，而势之散漫者尚连及表。"柯韵伯认为："病发于阳而反下之，外热未除。"

伤寒，医以丸药大下之，身热不去，微烦者，栀子干姜汤主之。(80)

栀子干姜汤所治之身热为太阳病伤寒误下，热邪未解所致。汪苓友认为："邪热不除，所以身热不去。"成无己认为："邪气乘虚而留于胸中而未入深者，故身热不去而微烦。"

问曰：阳明病外证云何？答曰：身热，汗自出，不恶寒，反恶热也。(182)

本条所述之身热为阳明内热炽盛，熏蒸体内所致。阳明为水谷之海，多气多血，热盛于内，熏蒸肌肤内外，故见身热，汗自出，不恶寒，反恶热。

3.9 热甚

热甚：身体发热较重。

主症	篇次	目次	兼症	原文
热甚	太阳病篇（中）	115	脉浮	脉浮热甚，而反灸之，此为实。实以虚治，因火而动，必咽燥吐血

【类症要点】

脉浮热甚，而反灸之，此为实。实以虚治，因火而动，必咽燥吐血。(115)

本条所述之热甚为太阳病郁热在表。成无己认为："脉浮热甚为表实。"曹颖甫认为："脉浮固属太阴，热甚则将传阳明，本属实热。"

3.10 有热

有热：同热。

主症	篇次	目次	兼症	原文
有热	太阳病篇（中）	56	头痛；或小便清	伤寒不大便六七日，头痛有热者，与承气汤；其小便清者，知不在里，仍在表也，当须发汗；若头痛者必衄。宜桂枝汤
有热	太阳病篇（中）	105	谵语，小便利	伤寒十三日，过经谵语者，以有热也，当以汤下之。若小便利者，大便当硬，而反下利，脉调和者，知医以丸药下之，非其治也。若自下利者，脉当微厥，今反和者，此为内实也，调胃承气汤主之
有热	太阳病篇（中）	126	少腹满，小便利	伤寒有热，少腹满，应小便不利，今反利者，为有血也，当下之，不可余药，宜抵当丸
有热	太阳病篇（下）	173	腹中痛，呕吐	伤寒，胸中有热，胃中有邪气，腹中痛，欲呕吐者，黄连汤主之
有热	太阳病篇（下）	176	脉浮滑，里有寒	伤寒脉浮滑，此以表有热、里有寒，白虎汤主之
有热	阳明病篇	192	小便不利，骨节疼	阳明病，初欲食，小便反不利，大便自调，其人骨节疼，翕翕如有热状，奄然发狂，濈然汗出而解者，此水不胜谷气，与汗共并，脉紧则愈
有热	阳明病篇	228	手足温，心中懊憹，饥不能食，但头汗出	阳明病，下之，其外有热，手足温，不结胸，心中懊憹，饥不能食，但头汗出者，栀子豉汤主之

【类症要点】

伤寒不大便六七日，头痛有热者，与承气汤。其小便清者，知不在里，仍在表也，当须发汗；若头痛者必衄。宜桂枝汤。(56)

本条所述有热乃太阳伤寒，热入阳明，燥热内结所致。程郊倩认为："热之有无，何从辨之，以小便辨之而已，有热者，小便必赤，热已入里，头痛只属热壅，可以攻里……其小便清者，无热可知，热未入里，不大便只属风秘，

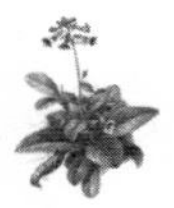

仍须发汗。”成无已认为：“不大便六七日，头痛有热者，故宜当下，若小便清者，知里无热，则不可下。”

伤寒十三日，过经谵语者，以有热也，当以汤下之。若小便利者，大便当硬，而反下利，脉调和者，知医以丸药下之，非其治也。若自下利者，脉当微厥，今反和者，此为内实也，调胃承气汤主之。（105）

本条所述之有热乃太阳病迁延日久，热邪入里，胃中燥热内盛所致。程郊倩认为：“谵语为胃实，不应下利，下利为虚，脉不应调和，今皆互而有之，知未下利之先，胃有其湿热也。”张隐庵认为：“伤寒十三日不解，过阳明经而谵语者，以内有热也，当以汤药下之。”

伤寒有热，少腹满，应小便不利，今反利者，为有血也，当下之，不可余药，宜抵当丸。（126）

抵当丸所治之有热乃热结于里。姚球认为：“少腹，膀胱之区，肝之部分也。有热而少腹满，有邪结少腹也。”成无已认为：“伤寒有热，少腹满，是蓄血于下焦。若热蓄津液不通，则小便不利。其热不蓄，津液行，小便自利者，乃为蓄血。”

伤寒，胸中有热，胃中有邪气，腹中痛，欲呕吐者，黄连汤主之。（173）

黄连汤所治的“有热”乃太阳伤寒热邪入里，结于胸中所致。柯韵伯认为：“此热不发于表而在胸中，是未伤寒前所蓄之热也。邪气者即寒气。夫阳受气于胸中，胸中有热，上行头面，故寒邪从胁入胃。”《医宗金鉴》中记载：“伤寒未解，欲呕吐者，胸中有热邪上逆也；腹中痛者，胃中有寒邪内攻也。”

伤寒脉浮滑，此以表有热、里有寒，白虎汤主之。（176）

太阳伤寒，脉浮主表热，滑主里热，为表里俱热，白虎汤主之。后世注家对“此以表有热、里有寒”一句说法不一。成无已认为：“浮为在表，滑为在里，表有热，外有热也，里有寒，有邪气传里也。”程郊倩认为：“读《厥阴篇》脉滑而厥者，里有热也，白虎汤主之。则知此处‘表里’二字为错简，云里有热，渴燥饮水可知。”

阳明病，初欲食，小便反不利，大便自调，其人骨节疼，翕翕如有热状，奄然发狂，濈然汗出而解者，此水不胜谷气，与汗共并，脉紧则愈。（192）

本条所述之有热，乃谷气欲发，而水热郁滞，不能输布所致。黄元御认为："谷气胜则汗出，水气胜则汗不出，乃翕翕如有热状，忽然发狂，濈然汗出而解者，此谷气欲发，水气郁热而不能发，是以躁乱发狂。"冉雪峰认为："骨节痛，是邪不聚胃，散于肢节；如有热状，是邪不聚胃，散于肌肉，亦与阳明以有利条件。"

阳明病，下之，其外有热，手足温，不结胸，心中懊憹，饥不能食，但头汗出者，栀子豉汤主之。（228）

本条所述之有热乃阳明病用下法后，热邪未尽，郁蒸于外，或阳明病下之过早，表热未尽，热入胸膈所致。柯韵伯认为："外有热，是身热未除，手足温，尚未濈然汗出，此犹未下前症，见不当早下也。"魏念庭认为："表邪未全入里，乃即以为胃实而遂下之，则其外仍有热，究不能随下药而荡涤也。于是虽热而不潮，手足虽温，至无濈然之汗出，则是在表者仍在表，而下之徒伤其里耳。"

【小结】

类症"有热"涉及的条文共7条，其特点是多见于太阳病、阳明病，主要指有邪热、实热，而无虚热。条文证治主要为承气汤证、白虎汤证、栀子豉汤证、抵当丸证、黄连汤证。

3.11 翕翕如有热状

翕翕如有热状：《内外伤辨惑论·辨寒热》曰："翕翕发热……发于皮毛之上，如羽毛之拂，明其热在表也。"方有执注："翕翕发热，乃形容热候之轻微。"

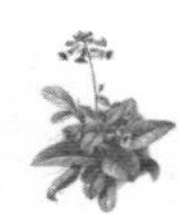

主症	篇次	目次	兼症	原文
翕翕如有热状	阳明病篇	192	小便不利，骨节疼，翕翕如有热状，奄然发狂，濈然汗出	阳明病，初欲食，小便反不利，大便自调，其人骨节疼，翕翕如有热状，奄然发狂，濈然汗出而解者，此水不胜谷气，与汗共并，脉紧则愈

【类症要点】

阳明病，初欲食，小便反不利，大便自调，其人骨节疼，翕翕如有热状，奄然发狂，濈然汗出而解者，此水不胜谷气，与汗共并，脉紧则愈。(192)

本条所述之翕翕如有热状为阳明病谷气欲发，而水热郁滞，气化不能输布，热如拂郁在表之状。成无己认为："热甚于表者，翕翕发热；热甚于里者，蒸蒸发热。此热气散漫，不专著于表里，故翕翕如有热状。"喻嘉言认为："翕翕如有热状，热胜也。"钱天来认为："翕翕如有热状，寒气衰而阳欲复也。"

3.12　外有热

外有热：外，与"内""里"相对，表层。外有热，指体表发热。

主症	篇次	目次	兼症	原文
外有热	阳明病篇	228	手足温，不结胸，心中懊憹，饥不能食，但头汗出	阳明病下之，其外有热，手足温，不结胸，心中懊憹，饥不能食，但头汗出者，栀子豉汤主之

【类症要点】

阳明病下之，其外有热，手足温，不结胸，心中懊憹，饥不能食，但头汗出者，栀子豉汤主之。(228)

本条所述外有热为阳明病下法后，热邪未尽，郁蒸于外；或阳明病下之过早，表热未尽，热入胸膈所致。章虚谷认为："尚有无形热邪散漫，故外有热。"柯韵伯认为："外有热，是身热未除，手足温……此犹未下前症。"可见，此之外有热可认为是外邪在表也。

3.13 热上冲胸

热上冲胸：体内有热感向上到胸部。

主症	篇次	目次	兼症	原文
热上冲胸	阴阳易差后劳复病篇	392	身体重，少气，少腹里急，或引阴中拘挛，热上冲胸，头重不欲举，眼中生花，膝胫拘急	伤寒阴阳易之为病，其人身体重，少气，少腹里急，或引阴中拘挛，热上冲胸，头重不欲举，眼中生花，膝胫拘急者，烧裈散主之

【类症要点】

伤寒阴阳易之为病，其人身体重，少气，少腹里急，或引阴中拘挛，热上冲胸，头重不欲举，眼中生花，膝胫拘急者，烧裈散主之。(392)

本条所述之热上冲胸为虚热上逆。成无己认为："感动之毒，所易之气，熏蒸于上也。"柯韵伯认为："阴虚而淫邪凑之，故少气而热上冲胸。"黄元御认为："下寒则阳气升格。"

3.14 里有热

里有热：里，与"外"相对，体内。里有热，指体内发热。

主症	篇次	目次	兼症	原文
里有热	厥阴病篇	350		伤寒脉滑而厥者，里有热，白虎汤主之

【类症要点】

伤寒脉滑而厥者，里有热，白虎汤主之。(350)

白虎汤所治之里有热，乃厥阴病热邪郁结在里。尤在泾认为："伤寒脉微而厥者，阴邪所中，寒在里也；脉滑而厥者，阳邪所伤，热在里也。阳热在里，阴气被格，阳反在内，阴反在外，设身热不除，则其厥不已，故主白虎汤，以清里而除热也。此阳明热极发厥之症，误编入厥阴者也。”张锡纯认为：“脉浮滑是表里皆有热也。此节之白虎汤症，脉滑而厥，是里有热表有寒也，此所谓热深厥深也。”

3.15 恶热

恶热：怕热。

主症	篇次	目次	兼症	原文
恶热	阳明病篇	182	汗自出	问曰：阳明病外证云何？答曰：身热，汗自出，不恶寒，反恶热也
恶热	阳明病篇	183	恶寒，汗出	问曰：病有得之一日，不发热而恶寒者，何也？答曰：虽得之一日，恶寒将自罢，即自汗出而恶热也
恶热	阳明病篇	221	脉浮而紧，咽燥，口苦，腹满而喘，汗出烦躁	阳明病，脉浮而紧，咽燥口苦，腹满而喘，发热汗出，不恶寒反恶热，身重。若发汗则躁，心愦愦，反谵语。若加温针，必怵惕烦躁不得眠；若下之，则胃中空虚，客气动膈，心中懊憹，舌上胎者，栀子豉汤主之

【类症要点】

问曰：阳明病外证云何？答曰：身热，汗自出，不恶寒，反恶热也。(182)

本条所述之恶热乃阳明病里热太甚而蒸腾于外所致。阳明病在外感病的过程中，多表现为阳气偏亢、邪热极盛的证候。阳明病不恶寒而反恶热，这是阳明病发热的特点。《医宗金鉴》中记载：“今汗自出，是从中风传来，故与中风之外症同，而身热、不恶寒反恶热，则知为阳明外症，故不与中风外症同也。然阳明之热，发于肌肉，必蒸蒸而热，又不似太阳之阵阵发热，可知矣。”郑钦安认为：“太阳症，发热恶寒，惟阳明病发热不恶寒，以此别之。”

问曰：病有得之一日，不发热而恶寒者，何也？答曰：虽得之一日，恶寒将自罢，即自汗出而恶热也。(183)

本条所述之恶热乃阳明病里热郁蒸所致。尤在泾认为：“经邪未变，故恶寒，入腑则变热而不寒。经邪不能聚，故传入腑，则聚而不传，曰万物所归者，谓邪气离经入腑，聚而不行，如万物之归于土也。是以恶寒为伤寒在表之的症，恶热为阳明入腑之的症。以上医家均认为恶热乃邪入阳明也。

阳明病，脉浮而紧，咽燥口苦，腹满而喘，发热汗出，不恶寒反恶热，身重。若发汗则躁，心愦愦，反谵语。若加温针，必怵惕烦躁不得眠；若下之，则胃中空虚，客气动膈，心中懊侬，舌上胎者，栀子豉汤主之。（221）

本条所述之恶热乃阳明气分热盛于外所致。尤在泾认为："咽燥口苦，腹满而喘，发热汗出，不恶寒，反恶热，身重，阳明入里之症然也。"成无己认为："脉浮发热，为邪在表；咽燥口苦，为热在经；脉紧腹满而喘，汗出不恶寒，反恶热，身重，为邪在里。"

【小结】

类症"恶热"所涉及的《伤寒论》条文共3条。均为阳明病里热熏蒸所致，为阳明病的常见症状。

3.16 潮热

潮热：发热如潮，但不限于日晡所。

主症	篇次	目次	兼症	原文
潮热	太阳病篇（中）	104	胸胁满而呕，微利	伤寒十三日不解，胸胁满而呕，日晡所发潮热，已而微利。此本柴胡症，下之以不得利；今反利者，知医以丸药下之，此非其治也。潮热者，实也。先宜服小柴胡汤以解外，后以柴胡加芒硝汤主之
潮热	太阳病篇（下）	137	不大便，舌燥而渴，心下至少腹硬满而痛	太阳病，重发汗而复下之，不大便五六日，舌上燥而渴，日晡所小有潮热，从心下至少腹硬满而痛不可近者，大陷胸汤主之
潮热	阳明病篇	201	脉浮而紧	阳明病，脉浮而紧者，必潮热，发作有时；但浮者，必盗汗出

续表

主症	篇次	目次	兼症	原文
潮热	阳明病篇	208	汗出不恶寒，身重，短气，腹满而喘	阳明病，脉迟，虽汗出不恶寒者，其身必重，短气，腹满而喘，有潮热者，此外欲解，可攻里也。手足濈然汗出者，此大便已硬也，大承气汤主之；若汗多，微发热恶寒者，外未解也；其热不潮，未可与承气汤；若腹大满不通者，可与小承气汤，微和胃气，勿令至大泄下
潮热	阳明病篇	209	大便微硬	阳明病，潮热、大便微硬者，可与大承气汤；不硬者，不可与之。若不大便六七日，恐有燥屎，欲知之法，少与小承气汤，汤入腹中，转失气者，此有燥屎也，乃可攻之；若不转失气者，此但初头硬，后必溏，不可攻之，攻之必胀满不能食也。欲饮水者，与水则哕。其后发热者，必大便复硬而少也，以小承气汤和之。不转失气者，慎不可攻也
潮热	阳明病篇	215	谵语，不能食，燥屎	阳明病，谵语，有潮热，反不能食者，胃中必有燥屎五六枚也。若能食者，但硬耳，宜大承气汤下之
潮热	阳明病篇	220	手足汗出，大便难，谵语	二阳并病，太阳症罢，但发潮热，手足漐漐汗出、大便难而谵语者，下之则愈，宜大承气汤
潮热	阳明病篇	229	大便溏，小便自可，胸胁满	阳明病，发潮热、大便溏、小便自可、胸胁满不去者，与小柴胡汤
潮热	阳明病篇	231	脉弦浮大，短气，胁下及心痛，鼻干，一身及目悉黄，小便难	阳明中风，脉弦浮大而短气，腹都满，胁下及心痛，久按之气不通，鼻干不得汗，嗜卧，一身及目悉黄，小便难，有潮热，时时哕，耳前后肿，刺之小差，外不解。病过十日，脉续浮者，与小柴胡汤

【类症要点】

伤寒十三日不解，胸胁满而呕，日晡所发潮热，已而微利。此本柴胡症，下之以不得利；今反利者，知医以丸药下之，此非其治也。潮热者，实也。先宜服小柴胡汤以解外，后以柴胡加芒硝汤主之。(104)

本条所述之潮热，乃太阳伤寒缠绵不解，热入少阳所致。成无已认为："医反以丸药下之，虚其肠胃，邪热乘虚入腑，日晡所发潮热，热已而利也。"

程郊倩认为："潮热者实也，恐人疑攻后之下利为虚，故复指潮热以证之。此实得之攻后，究竟非胃实，不过邪热搏结而成。"

太阳病，重发汗而复下之，不大便五六日，舌上燥而渴，日晡所小有潮热，从心下至少腹硬满而痛不可近者，大陷胸汤主之。(137)

本条所述之潮热乃太阳病误治，导致热邪入里，热结于里所致。尤在泾认为："不大便五六日，舌上燥而渴，日晡所小有潮热，皆阳明胃热之征也。"喻嘉言认为："不大便，燥渴，日晡潮热，少腹硬满，症与阳明颇同，但小有潮热，则不以阳明大热，从心下至少腹手不可近，则阳明又不似此大痛，因是辨其为太阳结胸，兼阳明内实也。"尤在泾认为此潮热乃阳明胃热之征，喻嘉言认为是太阳结胸兼阳明内实。

阳明病，脉浮而紧者，必潮热，发作有时；但浮者，必盗汗出。(201)

本条所述的潮热为阳明病实热内盛所致。尤在泾认为："里实则潮热，发作有时也。若脉但浮而不紧者，为里未实而经有热，经热则盗汗出。"柯韵伯认为："此则潮热有时，是恶寒将自罢，将发潮热时之脉也，此紧反入里之谓，不可拘紧则为寒之说矣。"

阳明病，脉迟，虽汗出不恶寒者，其身必重，短气，腹满而喘，有潮热者，此外欲解，可攻里也。手足濈然汗出者，此大便已硬也，大承气汤主之；若汗多，微发热恶寒者，外未解也；其热不潮，未可与承气汤；若腹大满不通者，可与小承气汤，微和胃气，勿令至大泄下。(208)

阳明病，潮热、大便微硬者，可与大承气汤；不硬者，不可与之。若不大便六七日，恐有燥屎，欲知之法，少与小承气汤，汤入腹中，转失气者，此有燥屎也，乃可攻之；若不转失气者，此但初头硬，后必溏，不可攻之，攻之必胀满不能食也。欲饮水者，与水则哕。其后发热者，必大便复硬而少也，以小承气汤和之。不转失

气者，慎不可攻也。(209)

阳明病，谵语，有潮热，反不能食者，胃中必有燥屎五六枚也。若能食者，但硬耳，宜大承气汤下之。(215)

二阳并病，太阳症罢，但发潮热，手足漐漐汗出、大便难而谵语者，下之则愈，宜大承气汤。(220)

上述四条所述之潮热，均为阳明病实热瘀结，燥屎内成所致。陈修园认为："阳明病，若谵语有潮热，反不能食者，胃满也，胃满则胃中必有燥屎五六枚也；若谵语潮热而能食者，肠满也，肠满则胃无燥屎，故但大便硬耳，俱宜大承气汤。"故此条之潮热为热入阳明也。

阳明病，发潮热、大便溏、小便自可、胸胁满不去者，与小柴胡汤。(229)

阳明中风，脉弦浮大而短气，腹都满，胁下及心痛，久按之气不通，鼻干不得汗，嗜卧，一身及目悉黄，小便难，有潮热，时时哕，耳前后肿，刺之小差，外不解。病过十日，脉续浮者，与小柴胡汤。(231)

两条所述之"潮热"为少阳阳明同病，为阳明郁热伴少阳枢机不利所致。成无己认为："阳明病潮热，为胃实，大便硬而小便数。今大便溏，小便自可，则胃热未实而水谷不别也。大便溏者，应气降而胸胁满去，今反不去者，邪气犹在半表半里之间，与小柴胡汤以去表里之邪。"方中行认为："潮热，少阳阳明之涉疑也。大便溏，小便自可，胃不实也。胸胁满不去，则潮热仍属少阳，明矣，故须仍用小柴胡。"

【小结】

类症"潮热"为阳明内热常日晡所发，多治以承气汤类。如内热影响少阳枢机而大便未实，则柴胡剂治之。

3.17　日晡所发热

日晡所发热：日晡，申时，15点至17点。日晡所发热，指此段时间的发热。

主症	篇次	目次	兼症	原文
日晡所发热	阳明病篇	240	烦热，如疟状	病人烦热，汗出则解，又如疟状，日晡所发热者，属阳明也。脉实者，宜下之；脉浮虚者，宜发汗。下之与大承气汤，发汗宜桂枝汤

【类症要点】

病人烦热，汗出则解，又如疟状，日晡所发热者，属阳明也。脉实者，宜下之；脉浮虚者，宜发汗。下之与大承气汤，发汗宜桂枝汤。(240)

大承气汤所治之日晡所发热为阳明病，热邪内结所致。喻嘉言认为："病人得汗后，烦热解，太阳经之邪将尽未尽，其人复如疟状，日晡时发热，则邪入阳明审矣。盖日晡者，申酉时，乃阳明之王时也；发热即潮热，乃阳明之本候也。"尤在泾认为："如疟者，寒热往来如疟之状，是为在表，表则日晡所不当发热，而反发热者，知里亦成实也，是为表里错杂之候，故必审其脉之浮沉，定其邪之所在，而后从而治之。"

3.18　日晡所发潮热

日晡所发潮热：同日晡所发热。

主症	篇次	目次	兼症	原文
日晡所发潮热	太阳病篇（中）	104	胸胁满而呕，已而微利	伤寒十三日不解，胸胁满而呕，日晡所发潮热，已而微利，此本柴胡症，下之以不得利，今反利者，知医以丸药下之，此非其治也。潮热者，实也。先宜服小柴胡汤以解外，后以柴胡加芒硝汤主之

【类症要点】

伤寒十三日不解，胸胁满而呕，日晡所发潮热，已而微利，此本柴胡症，下之以不得利，今反利者，知医以丸药下之，此非其治

也。潮热者，实也。先宜服小柴胡汤以解外，后以柴胡加芒硝汤主之。(104)

柴胡加芒硝汤所治之日晡所发潮热为太阳伤寒缠绵不解，热入少阳阳明所致。成无己认为："邪热乘虚入腑，日晡所发潮热。"喻嘉言认为："发潮热，里可攻也。"

3.19 蒸蒸发热

蒸蒸发热：蒸蒸，上升貌。兴盛貌。蒸蒸发热，指内热较盛，持续地向上向外蒸发。

主症	篇次	目次	兼症	原文
蒸蒸发热	阳明病篇	248		太阳病三日，发汗不解，蒸蒸发热者，属胃也。调胃承气汤主之

【类症要点】

太阳病三日，发汗不解，蒸蒸发热者，属胃也。调胃承气汤主之。(248)

调胃承气汤所治之蒸蒸发热为太阳病热邪转输阳明，阳明胃热炽盛所致。方中行认为："蒸蒸，热气上行貌，言热自内腾达于外，犹蒸炊然，故曰属胃也。"成无己认为："蒸蒸者，如热熏蒸，言甚热也……蒸蒸发热，胃热为甚，与调胃承气汤下胃热。"

3.20 往来寒热

往来寒热：恶寒与发热交替发作之证。

主症	篇次	目次	兼症	原文
往来寒热	少阳病篇	266	胁下硬满，干呕不能食	本太阳病不解，转入少阳者，胁下硬满，干呕不能食，往来寒热。尚未吐下，脉沉紧者，与小柴胡汤

【类症要点】

本太阳病不解，转入少阳者，胁下硬满，干呕不能食，往来寒热。尚未吐下，脉沉紧者，与小柴胡汤。(266)

小柴胡汤所治之往来寒热为邪入少阳，枢机不利所致。成无己认为："往来寒热，邪在半表半里之间。"尤在泾认为："往来寒热者，太阳不解，而传入少阳也。"张隐庵认为："往来寒热者，开合之机不利也。"

3.21　寒热发作有时

寒热发作有时：寒热非定时发作，时有时无。

主症	篇次	目次	兼症	原文
寒热发作有时	太阳病篇（下）	144	经水适断	妇人中风，七八日续得寒热，发作有时，经水适断者，此为热入血室。其血必结，故使如疟状，发作有时，小柴胡汤主之

【类症要点】

妇人中风，七八日续得寒热，发作有时，经水适断者，此为热入血室。其血必结，故使如疟状，发作有时，小柴胡汤主之。(144)

小柴胡汤所治之寒热交作有时为妇人太阳中风热入血室所致。成无己认为："血分与邪分争，致寒热如疟而发作有时。"柯韵伯认为："中风至七八日，寒热已过，复得寒热发作有时，与前之往来寒热无定期者不侔，此不在气分而在血分矣。"

3.22　似疟

似疟：疟，指疟疾，是经按蚊叮咬或输入带疟原虫者的血液而感染疟原虫所引起的虫媒传染病。可表现为周期性规律发作，全身发冷、发热、多汗。似疟，指发病表现与疟疾相似。

主症	篇次	目次	兼症	原文
似疟	太阳病篇（上）	25	大汗出，脉洪大	服桂枝汤，大汗出，脉洪大者，与桂枝汤，如前法，若形似疟，一日再发者，汗出必解，宜桂枝二麻黄一汤

【类症要点】

服桂枝汤，大汗出，脉洪大者，与桂枝汤，如前法，若形似疟，一日再发者，汗出必解，宜桂枝二麻黄一汤。(25)

桂枝二麻黄一汤所治之形似疟为太阳病服桂枝汤后汗出但表邪未解所致。柯韵伯：“邪气稽留于皮毛肌肉之间……再解其肌，微开其表，审发汗于不发之中，此又用桂枝后更用麻黄法也。”尤在泾：“若其人病形如疟，而一日再发，则正气内胜，邪气欲退之征，设得汗出，其邪必从表解，然非重剂所可发者，桂枝二麻黄一汤以助正而兼散邪，而又约小其制，乃太阳发汗之轻剂也。”

（郑月平，党迎迎，苏庆民）

4 汗出类症

类症：汗出，汗出多，汗，汗多，多汗，大汗出，大汗，汗遂漏不止，但头汗出，但头微汗出，额上生汗，额上微汗出，微盗汗出，盗汗出，漐漐汗出，手足漐漐汗出，濈然微汗出，汗出濈濈然，濈然汗出，手足濈然汗出。

4.1 汗出

汗出：汗液从皮肤而出。

主症	篇次	目次	兼症	原文
汗出	太阳病篇（上）	2	发热，恶风，脉缓	太阳病，发热汗出，恶风，脉缓者，名为中风
汗出	太阳病篇（上）	6	发热而渴，不恶寒者为温病。 发汗已，身灼热，名风温，脉阴阳俱浮，自汗出，身重，多眠睡，鼻息必鼾，语言难出。若被下者，小便不利，直视失溲；若被火者，微发黄色，剧则如惊痫，时瘛疭	太阳病，发热而渴，不恶寒者为温病。若发汗已，身灼热者，名风温。风温为病，脉阴阳俱浮，自汗出，身重，多眠睡，鼻息必鼾，语言难出。若被下者，小便不利，直视失溲；若被火者，微发黄色，剧则如惊痫，时瘛疭；若火熏之，一逆尚引日，再逆促命期
汗出	太阳病篇（上）	12	啬啬恶寒，淅淅恶风，翕翕发热，鼻鸣干呕	太阳中风，阳浮而阴弱。阳浮者，热自发；阴弱者，汗自出。啬啬恶寒，淅淅恶风，翕翕发热，鼻鸣干呕者，桂枝汤主之
汗出	太阳病篇（上）	13	头痛发热，恶风	太阳病，头痛发热，汗出恶风，桂枝汤主之

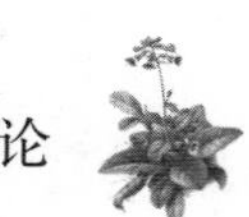

续表

主症	篇次	目次	兼症	原文
汗出	太阳病篇（上）	14	项背强几几，恶风	太阳病，项背强几几，反汗出恶风者，桂枝加葛根汤主之
汗出	太阳病篇（上）	29	脉浮，自汗出，小便数，心烦，微恶寒，脚挛急。 厥，咽中干，烦躁吐逆；厥愈足温；胃气不和，谵语	伤寒，脉浮，自汗出，小便数，心烦，微恶寒，脚挛急。反与桂枝欲攻其表，此误也。得之便厥，咽中干，烦躁吐逆者，作甘草干姜汤与之，以复其阳。若厥愈足温者，更作芍药甘草汤与之，其脚即伸；若胃气不和，谵语者，少与调胃承气汤，若重发汗，复加烧针者，四逆汤主之
汗出	太阳病篇（上）	30	厥逆，咽中干，两胫拘急而谵语。夜半手足当温，两脚当伸。寸口脉浮而大。厥逆，咽中干，烦躁，阳明内结，谵语烦乱；夜半阳气还，两足当热，胫尚微拘急	问曰：证象阳旦，按法治之而增剧，厥逆，咽中干，两胫拘急而谵语。师曰：言夜半手足当温，两脚当伸。后如师言。何以知此？答曰：寸口脉浮而大，浮为风，大为虚，风则生微热，虚则两胫挛，病形象桂枝，因加附子参其间，增桂令汗出，附子温经，亡阳故也。厥逆，咽中干，烦躁，阳明内结，谵语烦乱，更饮甘草干姜汤。夜半阳气还，两足当热，胫尚微拘急，重与芍药甘草汤，尔乃胫伸。以承气汤微溏，则止其谵语，故知病可愈
汗出	太阳病篇（中）	34	利不止，脉促，喘	太阳病，桂枝证，医反下之，利遂不止。脉促者，表未解也，喘而汗出者，葛根黄芩黄连汤主之
汗出	太阳病篇（中）	48	不恶寒，面色缘缘正赤者，躁烦，不知痛处，乍在腹中，乍在四肢，按之不可得，短气但坐，脉涩	二阳并病，太阳初得病时，发其汗，汗先出不彻，因转属阳明，续自微汗出，不恶寒。若太阳病证不罢者，不可下，下之为逆，如此可小发汗。设面色缘缘正赤者，阳气怫郁在表，当解之熏之。若发汗不彻，不足言，阳气怫郁不得越，当汗不汗，其人躁烦，不知痛处，乍在腹中，乍在四肢，按之不可得，其人短气但坐，以汗出不彻故也，更发汗则愈。何以知汗出不彻？以脉涩故知也
汗出	太阳病篇（中）	49	脉浮数，身重，心悸，尺中脉微	脉浮数者，法当汗出而愈，若下之，身重心悸者，不可发汗，当自汗出乃解。所以然者，尺中脉微，此里虚，须表里实，津液自和，便自汗出愈

续表

主症	篇次	目次	兼症	原文
汗出	太阳病篇（中）	53		病常自汗出者，此为荣气和。荣气和者，外不谐，以卫气不共荣气谐和故尔。以荣行脉中，卫行脉外，复发其汗，荣卫和则愈
汗出	太阳病篇（中）	54	发热	病人脏无他病，时发热、自汗出而不愈者，此卫气不和也，先其时发汗则愈，宜桂枝汤
汗出	太阳病篇（中）	63	喘，无大热	发汗后，不可更行桂枝汤。汗出而喘，无大热者，可与麻黄杏仁甘草石膏汤
汗出	太阳病篇（中）	73	渴；不渴	伤寒，汗出而渴者，五苓散主之。不渴者，茯苓甘草汤主之
汗出	太阳病篇（中）	82	发热，心下悸，头眩，身瞤动，振振欲擗地	太阳病发汗，汗出不解，其人仍发热，心下悸，头眩，身瞤动，振振欲擗地者，真武汤主之
汗出	太阳病篇（中）	84	便血	淋家，不可发汗，汗出必便血
汗出	太阳病篇（中）	86	额上陷脉急紧，直视不能眴，不得眠	衄家，不可发汗，汗出，必额上陷脉急紧，直视不能眴，不得眠
汗出	太阳病篇（中）	93	冒	太阳病，先下而不愈，因复发汗，以此表里俱虚，其人因致冒，冒家汗出自愈。所以然者，汗出表和故也，里未和，然后复下之
汗出	太阳病篇（中）	94	振栗，阳脉微；阴脉微	太阳病未解，脉阴阳俱停，必先振栗汗出而解。但阳脉微者，先汗出而解；但阴脉微者，下之而解。若欲下之，宜调胃承气汤
汗出	太阳病篇（中）	95	发热	太阳病，发热汗出者，此为荣弱卫强，故使汗出，欲救邪风者，宜桂枝汤
汗出	太阳病篇（中）	101	蒸蒸而振，发热	伤寒中风，有柴胡证，但见一证便是，不必悉具。凡柴胡汤病证而下之，若柴胡证不罢者，复与柴胡汤，必蒸蒸而振，却复发热汗出而解
汗出	太阳病篇（中）	109	发热，啬啬恶寒，大渴欲饮水，腹必满，小便利	伤寒发热，啬啬恶寒，大渴欲饮水，其腹必满，自汗出，小便利，其病欲解，此肝乘肺也，名曰横，刺期门

续表

主症	篇次	目次	兼症	原文
汗出	太阳病篇（中）	113	脉不弦紧而弱，渴，谵语，发热脉浮	形作伤寒，其脉不弦紧而弱，弱者必渴，被火必谵语，弱者发热脉浮，解之，当汗出愈
汗出	太阳病篇（中）	116	微数之脉，先烦，脉浮	微数之脉，慎不可灸。因火为邪，则为烦逆，追虚逐实，血散脉中，火气虽微，内攻有力，焦骨伤筋，血难复也。脉浮，宜以汗解，用火灸之，邪无从出，因火而盛，病从腰以下，必重而痹，名火逆也。欲自解者，必当先烦，烦乃有汗而解，何以知之？脉浮，故知汗出解
汗出	太阳病篇（中）	120	不恶寒发热，关上脉细数，腹中饥，口不能食；不喜糜粥，欲食冷食，朝食暮吐	太阳病，当恶寒发热，今自汗出，反不恶寒发热，关上脉细数者，以医吐之过也。一二日吐之者，腹中饥，口不能食，三四日吐之者，不喜糜粥，欲食冷食，朝食暮吐，以医吐之所致也，此为小逆
汗出	太阳病篇（下）	148	微恶寒，手足冷，心下满，口不欲食，大便硬，脉细；脉沉；沉紧	伤寒五六日，头汗出，微恶寒，手足冷，心下满，口不欲食，大便硬，脉细者，此为阳微结，必有表，复有里也。脉沉，亦在里也。汗出，为阳微。假令纯阴结，不得复有外证，悉入在里，此为半在里半在外也。脉虽沉紧，不得为少阴病。所以然者，阴不得有汗，今头汗出，故知非少阴也。可与小柴胡汤。设不了了者，得屎而解
汗出	太阳病篇（下）	149	呕而发热。蒸蒸而振，发热。心下满而硬痛者；满而不痛	伤寒五六日，呕而发热者，柴胡汤证具。而以他药下之，柴胡证仍在者，复与柴胡汤。此虽已下之，不为逆，必蒸蒸而振，却发热汗出而解。若心下满而硬痛者，此为结胸也，大陷胸汤主之；但满而不痛者，此为痞，柴胡不中与之，宜半夏泻心汤
汗出	太阳病篇（下）	155	心下痞，恶寒	心下痞，而复恶寒汗出者，附子泻心汤主之
汗出	太阳病篇（下）	157	胃中不和，心下痞硬，干噫食臭，胁下有水气，腹中雷鸣，下利	伤寒汗出，解之后，胃中不和，心下痞硬，干噫食臭，胁下有水气，腹中雷鸣，下利者，生姜泻心汤主之

续表

主症	篇次	目次	兼症	原文
汗出	太阳病篇（下）	162	喘，无大热	下后，不可更行桂枝汤；若汗出而喘，无大热者，可与麻黄杏子甘草石膏汤
汗出	太阳病篇（下）	165	发热，心中痞硬，呕吐而下利	伤寒发热，汗出不解，心中痞硬，呕吐而下利者，大柴胡汤主之
汗出	太阳病篇（下）	175	骨节疼烦，掣痛不得屈伸，近之则痛剧，短气，小便不利，恶风不欲去衣，或身微肿	风湿相搏，骨节疼烦，掣痛不得屈伸，近之则痛剧，汗出短气，小便不利，恶风不欲去衣，或身微肿者，甘草附子汤主之
汗出	阳明病篇	183	恶热	问曰：病有得之一日，不发热而恶寒者，何也？答曰：虽得之一日，恶寒将自罢，即自汗出而恶热也
汗出	阳明病篇	203	微烦不了了，大便硬。小便数少，不久必大便	阳明病，本自汗出，医更重发汗，病已差，尚微烦不了了者，此必大便硬故也。以亡津液，胃中干燥，故令大便硬。当问其小便日几行，若本小便日三四行，今日再行，故知大便不久出，今为小便数少，以津液当还入胃中，故知不久必大便也
汗出	阳明病篇	217	谵语	汗出谵语者，以有燥屎在胃中，此为风也。须下者，过经乃可下之。下之若早，语言必乱，以表虚里实故也。下之愈，宜大承气汤
汗出	阳明病篇	219	腹满身重，难于转侧，口不仁面垢，谵语遗尿。谵语；额上生汗，手足逆冷	三阳合病，腹满身重，难于转侧，口不仁面垢，谵语遗尿。发汗则谵语，下之则额上生汗，手足逆冷。若自汗出者，白虎汤主之
汗出	阳明病篇	221	脉浮而紧，咽燥口苦，腹满而喘，发热，不恶寒，反恶热，身重。躁，心愦愦反谵语；怵惕，烦躁不得眠；胃中空虚，客气动膈，心中懊侬，舌上胎	阳明病，脉浮而紧，咽燥口苦，腹满而喘，发热汗出，不恶寒，反恶热，身重。若发汗则躁，心愦愦反谵语，若加温针，必怵惕，烦躁不得眠，若下之，则胃中空虚，客气动膈，心中懊侬。舌上胎者。栀子豉汤主之
汗出	阳明病篇	233	小便自利	阳明病，自汗出，若发汗，小便自利者，此为津液内竭，虽硬不可攻之，当须自欲大便，宜蜜煎导而通之。若土瓜根及大猪胆汁，皆可为导

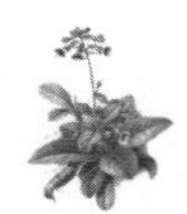

续表

主症	篇次	目次	兼症	原文
汗出	阳明病篇	240	烦热，汗出则解，如疟状，日晡所发热。脉实；脉浮虚	病人烦热，汗出则解，又如疟状，日晡所发热者，属阳明也。脉实者，宜下之；脉浮虚者，宜发汗。下之，与大承气汤，发汗，宜桂枝汤
汗出	阳明病篇	244	寸缓关浮尺弱，发热，复恶寒，不呕，心下痞。不恶寒而渴；小便数者，大便必硬，不更衣十日。渴欲饮水	太阳病，寸缓关浮尺弱，其人发热汗出，复恶寒，不呕，但心下痞者，此以医下之也。如其不下者，病人不恶寒而渴者，此转属阳明也。小便数者，大便必硬，不更衣十日，无所苦也。渴欲饮水，少少与之，但以法救之；渴者，宜五苓散
汗出	少阴病篇	283	脉阴阳俱紧	病人脉阴阳俱紧，反汗出者，亡阳也，此属少阴，法当咽痛而复吐利
汗出	少阴病篇	300	脉微细沉，但欲卧，不烦，自欲吐。自利，复烦躁不得卧寐者	少阴病，脉微细沉，但欲卧，汗出不烦，自欲吐。至五六日，自利，复烦躁不得卧寐者，死
汗出	少阴病篇	325	下利，脉微涩，呕，数更衣，反少	少阴病，下利，脉微涩，呕而汗出，必数更衣，反少者，当温其上，灸之
汗出	厥阴病篇	334	先厥后发热，下利自止，咽中痛者，喉痹。发热无汗，利自止；不止，便脓血，喉不痹	伤寒先厥后发热，下利必自止，而反汗出，咽中痛者，其喉为痹。发热无汗，而利必自止，若不止，必便脓血，便脓血者，其喉不痹
汗出	厥阴病篇	346	发热而利	伤寒六七日不利，便发热而利，其人汗出不止者，死，有阴无阳故也
汗出	厥阴病篇	361	下利，脉数，微热；复紧	下利，脉数，有微热汗出，今自愈；设复紧，为未解
汗出	厥阴病篇	364	下利清谷，胀满	下利清谷，不可攻表，汗出必胀满
汗出	厥阴病篇	366	下利，脉沉而迟，面少赤，身有微热，微厥，面戴阳	下利，脉沉而迟，其人面少赤，身有微热，下利清谷者，必郁冒汗出而解，病人必微厥。所以然者，其面戴阳，下虚故也
汗出	厥阴病篇	370	下利清谷，里寒外热，厥	下利清谷，里寒外热，汗出而厥者，通脉四逆汤主之
汗出	霍乱病篇	388	吐利，发热恶寒，四肢拘急，手足厥冷	吐利汗出，发热恶寒，四肢拘急，手足厥冷者，四逆汤主之
汗出	霍乱病篇	390	厥，四肢拘急不解，脉微欲绝	吐已下断，汗出而厥，四肢拘急不解，脉微欲绝者，通脉四逆加猪胆汤主之

【类症要点】

太阳病，发热汗出，恶风，脉缓者，名为中风。(2)

本条所述之汗出是风邪伤卫所致。成无已认为:“卫病则发热汗出，不恶寒而恶风，以卫为阳，卫外者也，病则不能卫固其外而皮腠疏，故汗出而恶风也。”程郊倩认为:“以伤寒亦发热，而汗却不出，兹可以发热汗自出者，别其证为中风之证……缘风则伤卫，以卫阳虚而皮毛失护，故发热汗出恶风也，受风性之游飏，而卫气失其慓悍，故脉缓也。”

太阳病，发热而渴，不恶寒者为温病。若发汗已，身灼热者，名风温。风温为病，脉阴阳俱浮，自汗出，身重，多眠睡，鼻息必鼾，语言难出。若被下者，小便不利，直视失溲；若被火者，微发黄色，剧则如惊痫，时瘛疭；若火熏之，一逆尚引日，再逆促命期。(6)

本条所述之汗出是由太阳温病，风温热迫津液外泄所致。成无已认为:“风伤于上，而阳受风气，风与温相合则伤卫，脉阴阳俱浮，自汗出者，卫受邪也。”方中行认为:“自汗出，亦卫受伤也。”尤在泾认为:“风泄津液，而温伤肺气，故自汗出，身重，不同伤寒之无汗而体痛也。”

太阳中风，阳浮而阴弱。阳浮者，热自发；阴弱者，汗自出。啬啬恶寒，淅淅恶风，翕翕发热，鼻鸣干呕者，桂枝汤主之。(12)

桂枝汤所治之汗出是由太阳中风营卫不和，卫阳浮而不固，营阴弱而不守所致。成无已认为:“风并于卫，则卫实而营虚，故发热汗自出也。”尤在泾认为:“阳得风而自强，阴无邪而反弱，以弱从强，其气必馁，故汗自出。”

太阳病，头痛发热，汗出恶风，桂枝汤主之。(13)

本条所述之汗出是太阳中风而营卫不和的表现。尤在泾认为:“太阳受邪，无论中风伤寒，俱有头痛，俱有发热，但伤于寒则表实无汗，伤于风则表疏自汗；是头痛发热者，伤寒所同，而汗出恶风者，中风所独也。”周扬俊认为:“风既伤卫，则卫疏，故必汗出，发热恶风，则风伤卫之证已全具矣。”

太阳病，项背强几几，反汗出恶风者，桂枝加葛根汤主之。

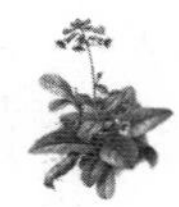

（14）

桂枝加葛根汤主治太阳中风而营卫不和的表现。汪苓友认为：“今反汗出恶风，仲景法太阳病汗出恶风者，桂枝汤主之，今因其几几然，故加葛根于桂枝汤中，以兼祛阳明经之风也。”张令韶认为：“邪在于经输，则经输实而皮毛虚，故反汗出而恶风也。宜桂枝汤以解肌，加葛根以宣经络之气。”

伤寒，脉浮，自汗出，小便数，心烦，微恶寒，脚挛急。反与桂枝欲攻其表，此误也。得之便厥，咽中干，烦躁吐逆者，作甘草干姜汤与之，以复其阳。若厥愈足温者，更作芍药甘草汤与之，其脚即伸；若胃气不和，谵语者，少与调胃承气汤，若重发汗，复加烧针者，四逆汤主之。（29）

本条论述太阳伤寒阴阳两虚证，误用桂枝汤而致病变加重的救治方法，以及可能发生的其他两种变证和治法，其中所述之汗出是由表阳虚、腠理不固所致，成无己认为：“脉浮，自汗出，小便数而恶寒者，阳气不足也。”程郊倩认为：“伤寒脉浮，自汗出，小便数，阳虚可知，纵有心烦之假热，而有微恶寒脚挛急之真寒以证之，即此时而温经散寒，当不嫌其暴也。”

问曰：证象阳旦，按法治之而增剧，厥逆，咽中干，两胫拘急而谵语。师曰：言夜半手足当温，两脚当伸。后如师言。何以知此？答曰：寸口脉浮而大，浮为风，大为虚，风则生微热，虚则两胫挛，病形象桂枝，因加附子参其间，增桂令汗出，附子温经，亡阳故也。厥逆，咽中干，烦躁，阳明内结，谵语烦乱，更饮甘草干姜汤。夜半阳气还，两足当热，胫尚微拘急，重与芍药甘草汤，尔乃胫伸。以承气汤微溏，则止其谵语，故知病可愈。（30）

本条所述之汗出是由阳虚阴亏而反用桂枝汤加桂枝所致。本条以问答方式研讨上条证治的机制，可与上条内容互参。

太阳病，桂枝证，医反下之，利遂不止。脉促者，表未解也，喘而汗出者，葛根黄芩黄连汤主之。（34）

葛根芩连汤所治之汗出是由太阳病误下，里热熏蒸所致。柯韵伯认为：

"桂枝证，脉本弱，误下后而反促者，阳气重故也，邪束于表，阳扰于内，故喘而汗出。"汪苓友认为："喘而汗出者，亦阳明胃腑，里热气逆所致，此非太阳风甚气壅之喘，亦非桂枝汤证之汗出也。故与葛根黄连黄芩汤，以解阳明表邪，清胃腑里热。"

二阳并病，太阳初得病时，发其汗，汗先出不彻，因转属阳明，续自微汗出，不恶寒。若太阳病证不罢者，不可下，下之为逆，如此可小发汗。设面色缘缘正赤者，阳气怫郁在表，当解之熏之。若发汗不彻，不足言，阳气怫郁不得越，当汗不汗，其人躁烦，不知痛处，乍在腹中，乍在四肢，按之不可得，其人短气但坐，以汗出不彻故也，更发汗则愈。何以知汗出不彻？以脉涩故知也。(48)

本条所述之汗出是由二阳并病，太阳初得病时，发汗不彻，病邪转属阳明，热邪内盛所致。成无己认为："太阳病未解，转并入阳阴，而太阳证未罢者，名曰并病。续自微汗出，不恶寒者，为太阳证罢，阳明证具也，法当下之。"汪苓友认为："风寒之邪，始入一经，复传一经，两经相并而同病者，谓之并病。今者太阳与阳明并病，太阳经初得病之时，发其汗，汗先出不彻，不彻者，不透也。惟不彻，因转属阳明而成并病，续自微汗出，不恶寒。"

脉浮数者，法当汗出而愈，若下之，身重心悸者，不可发汗，当自汗出乃解。所以然者，尺中脉微，此里虚，须表里实，津液自和，便自汗出愈。(49)

本条所述之汗出是表里自和的表现。程郊倩认为："经曰：'诸脉浮数，当发热而洒淅恶寒。'言邪气在表也，法当汗出而解无疑矣。"尤在泾认为："脉浮数者，其病在表，法当汗出而愈，所谓脉浮数者可发汗，宜麻黄汤是也。若下之，邪入里而身重，气内虚而心悸者，表虽不解，不可以药发汗，当俟其汗自出而邪乃解。所以然者，尺中脉微，为里虚不足，若更发汗，则并虚其表，里无护卫，而散亡随之矣；故必候其表里气复，津液通和，而后汗出而愈，岂可以药强迫之哉！"

病常自汗出者，此为荣气和。荣气和者，外不谐，以卫气不共

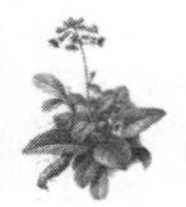

荣气谐和故尔。以荣行脉中，卫行脉外，复发其汗，荣卫和则愈。(53)

本条所述之汗出是由营卫不和所致。徐灵胎认为："自汗与发汗迥别，自汗乃荣卫相离，发汗使荣卫相合。自汗伤正，发汗驱邪。复发者，因其自汗而更发之，则荣卫和而自汗反止矣。"柯韵伯认为："此无热而常自汗者，其营气本足，因阳气不固，不能卫外，故汗自出……和者，平也，谐者，合也。不和见卫强，不谐见营弱，弱则不能合，强则不能密，皆令自汗。"

病人脏无他病，时发热、自汗出而不愈者，此卫气不和也，先其时发汗则愈，宜桂枝汤。(54)

本条所述之汗出是由卫气不和所致。成无己认为："脏无他病，里和也，卫气不和，表病也，《外台》云：'里和表病，汗之则愈。'所谓先其时者，先其发热汗出之时，发汗则愈。"尤在泾认为："脏无他病，里无病也；时发热自汗，则有时不发热无汗可知，而不愈者，是其病不在里而在表，不在营而在卫矣。"

发汗后，不可更行桂枝汤。汗出而喘，无大热者，可与麻黄杏仁甘草石膏汤。(63)

麻黄杏仁甘草石膏汤所治之汗出是由发汗后邪热壅肺所致。《医宗金鉴》中认为："其所以汗出而喘，既无大热，又不恶寒，是邪独在太阴肺经，故不可更行桂枝汤。"尤在泾认为："发汗后，汗出而喘无大热者，其邪不在肌腠，而入肺中，缘邪气外闭之时，肺中已自蕴热，发汗之后，其邪不从汗而出之表者，必从内而并于肺耳。"

伤寒，汗出而渴者，五苓散主之。不渴者，茯苓甘草汤主之。(73)

本条论述之汗出为太阳病气化不利所致。《医宗金鉴》中认为："伤寒发汗后，脉浮数，汗出烦渴小便不利者，五苓散主之，今惟曰汗出者，省文也，渴而不烦，是饮盛于热，故亦以五苓散主之，利水以化津也。若不烦且不渴者，是里无热也，惟脉浮数汗出，小便不利，是营卫不和也，故主以茯苓甘草汤和表以利水也。”程郊倩认为：“观厥阴条，厥而心下悸者，用茯苓甘草汤治水，则知此条之渴与不渴，有阳水阴水之别。有水而渴，汗属阳气升腾；有水不渴而汗，属阴液失统。”

太阳病发汗，汗出不解，其人仍发热，心下悸，头眩，身瞤动，振振欲擗地者，真武汤主之。(82)

真武汤所致之汗出是由过汗伤阳所致。尤在泾认为：“发汗过多，不能解太阳之邪，而反动少阴之气，于是身仍发热，而悸眩瞤动等证作矣。”成无己认为：“发汗不解仍发热，邪气未解也；心下悸，头眩，身瞤动，振振欲擗地者，汗出亡阳也。”

淋家，不可发汗，汗出必便血。(84)

本条所述之汗出是由淋家误用汗法所致。《医宗金鉴》中认为：“淋家者，湿热蓄于膀胱，水道涩痛之病也。若发其汗，湿随汗去，热必独流，水腑告匮，迫其本经之血从小便而出矣。”尤在泾认为：“巢氏云，淋者，肾虚而膀胱热也。更发其汗，损伤脏阴，益增腑热，则必便血，如强发少阴汗而动其血之例也。”

衄家，不可发汗，汗出，必额上陷脉急紧，直视不能眴，不得眠。(86)

本条所述之汗出是由衄家误用汗法所致。喻嘉言认为：“目得血而能视，汗为血液，衄血之人，清阳之气素伤，更发其汗，则额上必陷，乃上焦枯竭之应也。”张令韶认为：“三阳之脉俱起于额鼻，衄家则三阳之经血俱虚，夺血者无汗，故不可发汗，汗出则重亡其阴矣。”

太阳病，先下而不愈，因复发汗，以此表里俱虚，其人因致冒，冒家汗出自愈。所以然者，汗出表和故也，里未和，然后复下之。(93)

本条论述为太阳病误用汗下而致表里俱虚。成无己认为：“冒者，郁也，下之则里虚而亡血，汗之则表虚而亡阳，表里俱虚，寒气怫郁，其人因致冒。《金匮要略》曰：‘亡血复汗，寒多，故令郁冒。’汗之则怫郁之邪得解，则冒

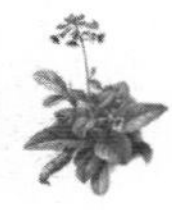

愈。”柯韵伯认为：“冒者，如有物蒙蔽之状，是欲汗之兆也。因妄下后阳气怫郁在表，汗不得遽出耳，待汗出冒自解。”

太阳病未解，脉阴阳俱停，必先振栗汗出而解。但阳脉微者，先汗出而解；但阴脉微者，下之而解。若欲下之，宜调胃承气汤。(94)

本条所述之汗出为表里自和的表现。成无己认为“阴阳脉俱停，无偏胜者，阴阳气和也。经曰：‘寸口、关上、尺中三处，大小、浮沉、迟数同等，此脉阴阳为和平，虽剧当愈。’今脉阴阳既和，必先振栗，汗出而解。但阳脉微者，阳不足而阴有余也。经曰：‘阳虚阴盛，汗之则愈。’”黄坤载认为：“太阳表证未解，脉忽尺寸俱停止而不动，此心气虚不能外发，营卫郁闭之故也。顷之必先振栗战摇而后汗出而解，其未停止之先，尺寸之脉必有大小不均，若但寸脉微弱者，是阳郁于下，必阳气升发，汗出而后解，此先振栗而后汗出者也。”

太阳病，发热汗出者，此为荣弱卫强，故使汗出，欲救邪风者，宜桂枝汤。(95)

本条文中桂枝汤所治之汗出是由荣弱卫强所致。程郊倩认为：“夫汗者营所主，固之者卫，今卫受风邪，则营为卫所并而营弱矣，正气夺则虚，故云弱也。卫受风邪，肌表不能固密，此亦卫之弱处，何以为强，邪气盛则实，故云强也。营虚而卫受邪，故津液失其所主与所护，徒随邪风外行而溢之为汗。”《医宗金鉴》中认为：“经曰：‘邪气盛则实，精气夺则虚。’卫为风入则发热，邪气因之而实，故为卫强，是卫中之邪气强也；荣受邪蒸则汗出，精气因之而虚，故为荣弱，是荣中之阴气弱也，所以使发热汗出也。”

伤寒中风，有柴胡证，但见一证便是，不必悉具。凡柴胡汤病证而下之，若柴胡证不罢者，复与柴胡汤，必蒸蒸而振，却复发热汗出而解。(101)

本条所述之汗出为阳气外达，驱邪外出所致。黄坤载认为：“柴胡证本不宜下而误下之，柴胡证罢，此为坏病；若其证不罢，复与柴胡汤，必蒸蒸而振栗，却发热汗出而解。阳气欲发，为阴邪所束，郁勃鼓动，故振栗战摇，顷之透发肌表，则汗而解矣。”程郊倩认为：“若柴胡证不罢者，则里气尚能拒表，枢机未经解纽，复与小柴胡汤，使邪气得还于表，而阳神内复，自当蒸蒸而振，振后却发热汗出解。解证如此者，以下后阳虚之故，不虚则无此矣。”

伤寒发热，啬啬恶寒，大渴欲饮水，其腹必满，自汗出，小便利，其病欲解，此肝乘肺也，名曰横，刺期门。（109）

本条所述之汗出，是肝乘肺，肺卫自和，病证欲解之征象。成无己认为：“伤寒欲饮水者愈；若不愈，而腹满者，此肝行乘肺，水不得行也。经曰：木行乘金，名横，刺期门以泻肝之盛气，肝肺气平，水散而津液得通，外作自汗出，内为小便利而解也。”章虚谷认为：“大渴腹满自汗，皆阳明证，然阳明则不恶寒而反恶热，以其渴为内热盛也。今啬啬恶寒而自汗出者，风邪原在表分；其渴欲饮水而腹满者，肝邪挟相火以犯肺也。既自汗而小便利，其营卫三焦之气已通，而病欲解也。”

形作伤寒，其脉不弦紧而弱，弱者必渴，被火必谵语，弱者发热脉浮，解之，当汗出愈。（113）

本条论述形作伤寒当以汗法解之。成无己认为：“经曰‘诸弱发热’，则脉弱为里热，故云‘弱者必渴’。若被火气，两热相合，传于胃中，胃中躁烦，必发谵语。脉弱发热者，得脉浮为邪气还表，当汗出而解矣。”钱天来认为：“若前所谓其脉不弦紧而弱者，身发热而又见浮脉，乃弱脉变为浮脉，为邪气还表而复归于太阳也，宜用解散之法，当汗出而愈矣。”

微数之脉，慎不可灸。因火为邪，则为烦逆，追虚逐实，血散脉中，火气虽微，内攻有力，焦骨伤筋，血难复也。脉浮，宜以汗解，用火灸之，邪无从出，因火而盛，病从腰以下，必重而痹，名火逆也。欲自解者，必当先烦，烦乃有汗而解，何以知之？脉浮，故知汗出解。（116）

本条所述之汗出为阳复病解之象。成无己认为：“烦，热也，邪气还表，则为烦热汗出而解。以脉浮故为邪还表也。”柯韵伯认为：“欲自解，便寓不可

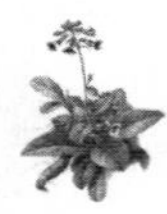

妄治意。诸经皆有烦，而太阳更甚，故有发烦、反烦、更烦、复烦、内烦等证。盖烦为阳邪内扰，汗为阳气外发，浮为阳盛之脉，脉浮则阳自内发，故可必其先烦，见其烦必当待其有汗，勿遽妄投汤剂也。汗出则阳胜，而寒邪自解矣。若烦而不得汗，或汗而不解，则审脉定证，麻黄、桂枝、青龙，随所施而恰当矣。”

太阳病，当恶寒发热，今自汗出，反不恶寒发热，关上脉细数者，以医吐之过也。一二日吐之者，腹中饥，口不能食，三四日吐之者，不喜糜粥，欲食冷食，朝食暮吐，以医吐之所致也，此为小逆。(120)

本条所述之汗出是由太阳病误用吐法所致。章虚谷认为:“自汗出而不恶寒发热者，表邪去，营卫和也。”张令韶认为:“太阳病，当恶寒发热，今自汗出，而反不恶寒发热，关上脉细数者，此非本病，乃医吐之过也。自汗出者，吐伤中气，而脾津外泄也。”

伤寒五六日，头汗出，微恶寒，手足冷，心下满，口不欲食，大便硬，脉细者，此为阳微结，必有表，复有里也。脉沉，亦在里也。汗出，为阳微。假令纯阴结，不得复有外证，悉入在里，此为半在里半在外也。脉虽沉紧，不得为少阴病。所以然者，阴不得有汗，今头汗出，故知非少阴也。可与小柴胡汤。设不了了者，得屎而解。(148)

本条所述之汗出是阳微结之征象。柯韵伯认为:“三阴脉不至头，其汗在身；三阳脉盛于头，阳结在汗在头也。邪在阳明，阳盛故能食，此谓纯阳结；邪在少阳，阳微故不欲食，此谓阳微结，宜属小柴胡矣。然欲与柴胡汤，必究其病在半表。而微恶寒，亦可属少阴；但头汗，始可属之少阳，欲反复讲明头汗之义，可与小柴胡而勿疑也。”成无己认为:“伤寒五六日，邪当传里之时，头汗出，微恶寒冷者，表仍未解也；手足冷，心下满，口不欲食，大便硬，脉细者，邪结于里也；大便硬为阳结，此邪热虽传于里，然以外带表邪，则热结犹浅，故曰阳微结。”

伤寒五六日，呕而发热者，柴胡汤证具。而以他药下之，柴胡证仍在者，复与柴胡汤。此虽已下之，不为逆，必蒸蒸而振，却发热汗出而解。若心下满而硬痛者，此为结胸也，大陷胸汤主之；但满而不痛者，此为痞，柴胡不中与之，宜半夏泻心汤。(149)

本条所述之汗出是伤寒误下后柴胡证仍在，复与柴胡汤后病解之汗出。尤在泾认为:“柴胡汤证具者，少阳呕而发热，及脉弦口苦等证具在也。是宜和解，而反下之，于法为逆，若柴胡证仍在者，复与柴胡汤和之即愈，此虽已下之，不为逆也。蒸蒸而振者，气内作而与邪争胜，则发热汗出而邪解也。”沈目南认为:“此少阳风寒误下，亦成结胸、痞硬也。伤寒五六日，而无身疼腰痛恶寒之太阳，自汗恶热鼻干之阳明，见呕而发热。然发热属少阳之表，呕属少阳之里，为柴胡汤证具。而不与柴胡汤，反以他药下之，并无结胸下利之变，谓柴胡证仍在，虽然误下而不为逆，仍当复与柴胡汤，必蒸蒸而振，发热汗出而解矣。”

心下痞，而复恶寒汗出者，附子泻心汤主之。(155)

本条所述汗出为热痞兼表阳虚所致。成无己认为:“心下痞者，虚热内伏也；恶寒汗出者，阳气外虚也。与泻心汤攻痞，加附子以固阳。”章虚谷认为:“上条恶寒无汗，为表邪未解，此恶寒而又汗出，是表阳虚而腠理不固也，表虚而内痞，若攻其痞，则表里之阳皆脱也。”

伤寒汗出，解之后，胃中不和，心下痞硬，干噫食臭，胁下有水气，腹中雷鸣，下利者，生姜泻心汤主之。(157)

本条文主要论述生姜泻心汤主治胃虚水饮食滞不化致痞，其中所述之汗出是表解之征象。汪苓友认为:“寒伤于表，表病以汗出而得解者，胃中以汗出而欠和，夫胃为津液之主，汗后则津液亡故也。”陈修园认为:“伤寒汗出，外邪已解之后，惟是胃中不和，不和则气滞内结，故为心下痞硬，不和则气逆而上冲，故为干噫。”

下后，不可更行桂枝汤；若汗出而喘，无大热者，可与麻黄杏子甘草石膏汤。(162)

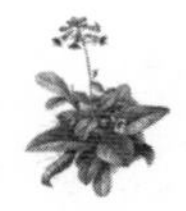

本条所述之汗出是由下后邪热壅肺，肺失宣肃所致。黄坤载认为："下后表寒未解，郁其肺气，肺郁生热，蒸发皮毛而不能透泄，故汗出而喘，表寒里热，宜麻杏甘石汤双解之可也。"尤在泾认为："发汗后，汗出而喘无大热者，其邪不在肌腠，而入肺中，缘邪气外闭之时，肺中已自蕴热，发汗之后，其邪不从汗而出之表者，必从内而并于肺耳。"

伤寒发热，汗出不解，心中痞硬，呕吐而下利者，大柴胡汤主之。（165）

大柴胡汤所治之汗出是由太阳病邪入里所致。成无己认为："伤寒发热，寒已成热也。汗出不解，表和而里病也。吐利心腹濡软为里虚，呕吐而下利，心下痞硬者，是里实也，与大柴胡汤以下里热。"《医宗金鉴》中认为："下利之'下'字，当是'不'字，若是'下'字，岂有上吐下利，而以大柴胡汤下之之理乎？伤寒发热，汗出不解，表尚未已也。心中痞硬，大便不利，里病又急矣。呕吐，少阳、阳明兼有之证也。少阳、阳明两急，心中热结成痞，以大柴胡汤，外解少阳发热未尽之表，内攻阳明成实痞硬之里也。"

风湿相搏，骨节疼烦，掣痛不得屈伸，近之则痛剧，汗出短气，小便不利，恶风不欲去衣，或身微肿者，甘草附子汤主之。（175）

本条所述之汗出是由卫阳虚不固所致。成无己认为："风则伤卫，湿流关节，风湿相搏，两邪乱经，故骨节疼烦掣痛，不得屈伸，近之则痛剧也。风胜则卫气不固，汗出短气，恶风不欲去衣，为风在表；湿胜则水气不行，小便不利，或身微肿，为湿外搏也，与甘草附子汤散湿固卫气。"尤在泾认为："盖风湿在表，本当从汗而解，而汗出表虚者，不宜重发其汗，恶风不欲去衣，卫阳虚弱之征，故以桂枝附子助阳气，白术甘草崇土气。云得微汗则解者，非正发汗也，阳胜而阴自解耳。"

问曰：病有得之一日，不发热而恶寒者，何也？答曰：虽得之一日，恶寒将自罢，即自汗出而恶热也。（183）

本条所述之汗出为阳明病初起，里热渐盛所致。成无己认为："邪客在阳明，当发热而不恶寒。今得之一日，犹不发热而恶寒者，即邪未全入腑，尚带表邪；若表邪全入，则更无恶寒，必自汗出而恶热也。”方中行认为：“不发热而恶寒，起自伤寒也；恶寒将自罢，邪过表也；即自汗出，邪热郁于阳明之肌肉，腠理反开，津液反得外泄也；恶热，里热甚也。此以太阳伤寒传入阳明之外证言。”

阳明病，本自汗出，医更重发汗，病已差，尚微烦不了了者，此必大便硬故也。以亡津液，胃中干燥，故令大便硬。当问其小便日几行，若本小便日三四行，今日再行，故知大便不久出，今为小便数少，以津液当还入胃中，故知不久必大便也。(203)

本条所述之汗出属阳明里热所致。程郊倩认为：“汗与小便，皆胃汁所酿，盛于外者，必竭于中。凡阳明病必多汗，及小便利必大便硬者，值此重发阳明汗，必并病之阳明也。”方中行认为：“盖水谷入胃，其清者为津液，粗者为渣滓，津液之渗而外出者则为汗，潴而下行者为小便，故汗与小便出多，皆能令人亡津液，所以渣滓之为大便者，干燥结硬而难出也。”

汗出谵语者，以有燥屎在胃中，此为风也。须下者，过经乃可下之。下之若早，语言必乱，以表虚里实故也。下之愈，宜大承气汤。(217)

本条所述之汗出为阳明病兼里实表虚之象。成无己认为：“胃中有燥屎则谵语，以汗出为表未罢，故云风也。”尤在泾认为：“汗出谵语，谓风未去表，而胃已成实也。故曰有燥屎在胃中，又曰此为风也。须下之，过经乃可下之，见胃实须下，而风未去表，则必过经而后可下。不然，表间邪气又将入里，胃益增热，而语言错乱矣。表虚里实，即表和里病之意，言邪气入而并于里也。”

三阳合病，腹满身重，难于转侧，口不仁面垢，谵语遗尿。发汗则谵语，下之则额上生汗，手足逆冷。若自汗出者，白虎汤主之。(219)

本条所述之汗出属阳明病气分热盛。成无己认为：“三阳合病，为表里有邪……其自汗出者，三阳经热甚也，《内经》曰：‘热则腠理开，荣卫通，汗大泄。’与白虎汤以解内外之热。”柯韵伯认为：“虽三阳合病，而阳明证多，则

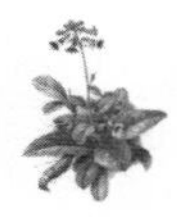

当独取阳明矣……此自汗出，为内热甚者言耳，接遗尿句来。若自汗而无大烦大渴证，无洪大、浮滑脉，当从虚治，不得妄用白虎。若额上汗出，手足冷者，见烦渴、谵语等证与洪滑之脉，亦可用白虎汤。”

阳明病，脉浮而紧，咽燥口苦，腹满而喘，发热汗出，不恶寒，反恶热，身重。若发汗则躁，心愦愦反谵语，若加温针，必怵惕，烦躁不得眠，若下之，则胃中空虚，客气动膈，心中懊侬，舌上胎者，栀子豉汤主之。（221）

本条所述之汗出是阳明外证，由燥热逼迫津液外泄所致。成无己认为：“脉浮发热，为邪在表；咽燥口苦，为热在经；脉紧腹满而喘，汗出不恶寒，反恶热，身重，为邪在里。此表里俱有邪，犹当和解之。”柯韵伯认为：“此既见胃实之证，下之亦不为过，但胃中以下而空虚，喘满汗出，恶热身重等证或罢，而邪之客上焦者，必不因下除，故动于膈而心中懊侬不安也。”

阳明病，自汗出，若发汗，小便自利者，此为津液内竭，虽硬不可攻之，当须自欲大便，宜蜜煎导而通之。若土瓜根及大猪胆汁，皆可为导。（233）

本条文主要论述肠中津亏便秘，可用外导法，其中所述之汗出属阳明病。《医宗金鉴》认为：“阳明病，自汗出，或发汗，小便自利者，此为津液内竭，虽大便硬，而无满痛之苦，不可攻之。”汪苓友认为：“阳明病自汗出者，不可发汗，若发其汗，兼之小便自利者，此为津液内竭，内指肠胃而言。汗泄于外，溺去于下，皆内耗其津液，故云竭也。”

病人烦热，汗出则解，又如疟状，日晡所发热者，属阳明也。脉实者，宜下之；脉浮虚者，宜发汗。下之，与大承气汤，发汗，宜桂枝汤。（240）

本条所述之汗出为阳复病解之象。尤在泾认为：“烦热，热而烦也，是为在里。里则虽汗出不当解，而反解者，知表犹有邪也。”喻嘉言认为：“病人得汗后，烦热解，太阳经之邪将尽未尽，其人复如疟状，日晡时发热，则邪入阳明审矣。盖日晡者，申酉时，乃阳明之王时也；发热即潮热，乃阳明之本候也。”

太阳病，寸缓关浮尺弱，其人发热汗出，复恶寒，不呕，但心下痞者，此以医下之也。如其不下者，病人不恶寒而渴者，此转属阳明也。小便数者，大便必硬，不更衣十日，无所苦也。渴欲饮水，少少与之，但以法救之；渴者，宜五苓散。(244)

本条所述之汗出为太阳病误下导致的阳虚之象。成无己认为："太阳病，脉阳浮阴弱，为邪在表。今寸缓关浮尺弱，邪气渐传里，则发热汗出。"

病人脉阴阳俱紧，反汗出者，亡阳也，此属少阴，法当咽痛而复吐利。(283)

本条所述之汗出属于少阴病阳气外亡所致。周禹载认为："脉至阴阳俱紧，阴寒极矣。寒邪入里，岂能有汗，乃反汗出者，则是真阳素亏，无阳以固其外，遂致腠理疏泄，不发热而汗自出也。"朱肱认为："伤寒脉阴阳俱紧，反汗出者，亡阳也，此属少阴，法当咽痛而复吐利。此候汗下熏熨俱不可。汗出者，藁本粉傅之。"

少阴病，脉微细沉，但欲卧，汗出不烦，自欲吐。至五六日，自利，复烦躁不得卧寐者，死。(300)

本条所述之汗出属于少阴病阳气虚衰之象。喻嘉言认为："脉微细沉，但欲卧，少阴之本证也。汗出不烦，则阳证悉罢，而当顾虑其阴矣。乃于中兼带欲吐一证，欲吐明系阴邪上逆，正当急温之时，失此不图，至五六日自利有加，复烦躁不得卧寐，非外邪至此转增，正少阴肾中真阳扰乱，顷刻奔散，即温之亦无及，故主死也。"程郊倩认为："少阴病，脉必沉而微细，论中首揭此，盖已示人以可温之脉矣；少阴病，但欲卧，论中首揭此，又已示人以可温之证矣；汗出在阳经不可温，而在少阴宜急温，论中盖已示人以亡阳之故矣。"

少阴病，下利，脉微涩，呕而汗出，必数更衣，反少者，当温其上，灸之。(325)

本条所述之汗出是由少阴阴阳俱虚所致。方中行认为："汗出，阳虚不能

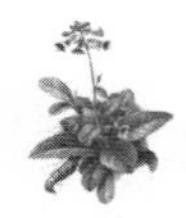

外固，阴弱不能内守也。”程郊倩认为：“少阴病下利，阳微可知，乃其脉微而且涩，则不但阳微，而阴且竭矣。阳微，故阴邪逆上而呕，阴竭，故汗出而勤努责，一法之中，既欲助阳，兼欲护阴，则四逆、附子辈俱难用矣。”

伤寒先厥后发热，下利必自止，而反汗出，咽中痛者，其喉为痹。发热无汗，而利必自止，若不止，必便脓血，便脓血者，其喉不痹。（334）

本条所述之汗出是由厥阳病因阳复太过所致。成无己认为：“伤寒先厥而利，阴寒气胜也。寒极变热，后发热，下利必自止，而反汗出，咽中痛，其喉为痹者，热气上行也。”尤在泾认为：“厥已而热，下利自止者，阴邪转而之阳也。设得汗出，其邪必解，而咽中痛者，未尽之热，厥而上行也，故其喉为痹。”

伤寒六七日不利，便发热而利，其人汗出不止者，死，有阴无阳故也。（346）

本条所述之汗出属有阴无阳、阳气外绝之象。成无己认为：“伤寒至七日，为邪正相争之时，正胜则生，邪胜则死。始不下利，而暴忽发热下利，汗出不止者，邪气胜正，阳气脱也，故死。”尤在泾认为：“乃伤寒六七日，本不下利，而忽热与利俱见，此非阳复而热也，阴内盛而阳外亡也。若其人汗出不止，则不特不能内守，亦并无为外护矣，是谓有阴无阳，其死必矣。”

下利，脉数，有微热汗出，今自愈；设复紧，为未解。（361）

本条所述之汗出是厥阴病阳复将愈之象。成无己认为：“下利，阴病也；脉数，阳脉也。阴病见阳脉者生。微热汗出，阳气得通也，利必自愈。”钱天来认为：“此条又言下利，微热而脉数，若汗出者，亦可自愈。脉数则太过之热邪内郁，故必清脓血；汗出则热气外泄，故脓血可免，而亦令自愈也。”

下利清谷，不可攻表，汗出必胀满。（364）

本条所述之汗出是指虚寒下利，误汗所致。程郊倩认为：“下利清谷，此为里虚。反攻其表，则汗出而阳从外泄，浊阴得以内填，胀满所由来也。”钱天来认为：“此有里无表之下利也。下利清水完谷，则寒邪已甚，而无身体疼痛之表证，则知寒邪在里而不在表矣，故不可攻表。若不知而妄发其汗，汗出则阳气随汗而泄，胃阳大损而里寒更甚，故必胀满也。”

下利，脉沉而迟，其人面少赤，身有微热，下利清谷者，必郁冒汗出而解，病人必微厥。所以然者，其面戴阳，下虚故也。(366)

本条所述之汗出是由下利戴阳轻证，兼微邪郁表，正邪剧争，正胜邪却所致。成无己认为：“下利清谷，脉沉而迟，里有寒也。面少赤，身有微热，表未解也。病人微厥，《针经》曰‘下虚则厥’，表邪欲解，临汗之时，以里先虚，必郁冒，然后汗出而解也。”程扶生认为：“下利清谷，其脉沉迟，里有寒也。面少赤，身有微热，则仍兼表邪，故必从汗解。但面赤为戴阳之证，阳欲从上露，其下必虚，其手足必微厥，则一汗之中，大伏危机，又非可以鲁莽发散也。”

下利清谷，里寒外热，汗出而厥者，通脉四逆汤主之。(370)

通脉四逆汤所治之汗出为厥阴病真寒假热，阳气外亡所致。《医宗金鉴》中认为：“下利清谷，里寒也，身有微热，外热也，上条有无汗怫郁面赤之表，尚可期其冒汗而解，此条汗出而厥，则已露亡阳之变矣，故主以通脉四逆汤，救阳以胜阴也。”汪苓友认为：“下利清谷，为里寒也。外热为身微热，兼之汗出，此真阳之气外走而欲脱也。前条（366条）汗出为欲解，此条汗出而反厥，成注云，阳气大虚也，与通脉四逆汤，以温经固表，通内外阳气。”

吐利汗出，发热恶寒，四肢拘急，手足厥冷者，四逆汤主之。(388)

本条论述霍乱表里同病，阳虚严重的，应以四逆汤先温其里，而其中所述之汗出是由阳虚所致。钱天来认为：“汗出发热恶寒，似桂枝证，然霍乱则与中风迥异，盖中风之初，有表证而尚无里证，但治其表可也。”成无己认为：“上吐下利，里虚；汗出发热恶寒，表未解也；四肢拘急，手足厥冷，阳虚阴胜也，与四逆汤助阳退阴。”

吐已下断，汗出而厥，四肢拘急不解，脉微欲绝者，通脉四逆加猪胆汤主之。(390)

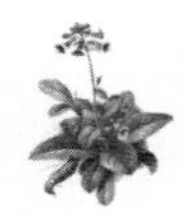

通脉四逆加猪胆汤所治之汗出是由霍乱阳亡阴竭所致。尤在泾认为:“吐下已止,阳气当复,阴邪当解。乃汗出而厥,四肢拘急,而又脉微欲绝,则阴无退散之期,阳有散亡之象,于法为较危矣。”

【小结】

《说文解字》:“汗,人液也。”汗是体力活动时皮肤腺体通过毛孔排出的一种含盐的体液,出汗是人体的一种正常的生理现象,而在人体患病时,发汗则是病理现象。在特殊情况下,出汗还可能是致病原因。

使人体发汗是中医治疗疾病的一种常用方法,汗法适当则疾病痊愈或好转,汗法后适当“汗出”为病情向好的表现之一,如101、149条的战汗病解,113条的“汗出愈”等;汗法不当可导致伤津伤阳等多种疾病的发生,故“淋家”“衄家”及阳虚液亏者均不宜过汗。

类症“汗出”的条文涉及太阳、阳明、少阴、厥阴和霍乱病篇。

太阳经病“汗出”,多见于太阳中风证,乃风寒外袭,营卫不和所致的不正常汗出,为桂枝汤证的特征性症状之一;有自汗出而脏无他病者为单纯卫气不和,异病同治,也用桂枝汤;温邪外袭也可导致“汗出”,如风温,不在《伤寒论》讨论范围,但临床上要注意与太阳中风证进行鉴别。“汗出”在《伤寒论》中有时提示存在表邪,治疗时要加以考虑,如第148条的“头汗出”等。

太阳病变证“汗出”多为病情传变、误治等所致,有过汗伤阳所致表阳虚,阳虚卫外不固“汗出”的真武汤证,有太阳病误下所致的葛根黄芩黄连汤证,汗而不解病邪入肺的麻黄杏仁甘草石膏汤,汗而不解传入少阳阳明的大柴胡汤证,表阳虚内热痞的附子泻心汤证等。

阳明病“汗出”,为热结阳明,里蒸津外泄所致。白虎汤证、承气汤证、栀子豉汤证均可见到。

少阴病“汗出”,是由阴阳俱虚所致,作汗无源,表现为汗出稀少,抚之微微发凉;甚至亡阳而“汗出”欲脱,多为冷汗,治以四逆辈回阳固脱。

厥阴病“汗出”,为阳复太过所致,阳气来复则微有热象而汗出,然而体质整体仍属虚弱,表现为汗出少而温润。

霍乱病多表里同病，吐泻交作而阴阳亡失，其“汗出”多为虚汗，治以四逆辈回阳固脱。

4.2　汗出多

汗出多：汗出量多。

主症	篇次	目次	兼症	原文
汗出多	阳明病篇	224	渴	阳明病，汗出多而渴者，不可与猪苓汤。以汗多胃中燥，猪苓汤复利其小便故也
汗出多	阳明病篇	234	脉迟，微恶寒	阳明病，脉迟，汗出多，微恶寒者，表未解也，可发汗，宜桂枝汤
汗出多	阳明病篇	245	脉阳微，大便硬	脉阳微而汗出少者，为自和也，汗出多者，为太过。阳脉实因发其汗，出多者，亦为太过。太过者，为阳绝于里，亡津液，大便因硬也

【类症要点】

阳明病，汗出多而渴者，不可与猪苓汤。以汗多胃中燥，猪苓汤复利其小便故也。（224）

本条所述之汗出多是由阳明病燥热亢盛，热迫津液外泄所致，禁用猪苓汤。喻嘉言认为：“然汗出多而渴者不可服，盖阳明胃经主津液者也，津液充则不渴，津液少则渴矣。故热邪传入阳明，必先耗其津液，加以汗多而夺之于外，复利其小便而夺之于下，则津液有立亡而已，故示戒也。”汪苓友认为：“汗出既多，则胃中水液外输，随饮随燥，津液少，以故作渴，便用猪苓汤以利小便，是重亡其津液，故示诫也。”

阳明病，脉迟，汗出多，微恶寒者，表未解也，可发汗，宜桂枝汤。（234）

本条所述之汗出多为阳明病表阳虚而不固所致。汪苓友认为：“此条言阳明病，非胃家实之证，乃太阳病初传阳明，经中有风邪也……汗出多者，阳明热而肌腠疏也。”

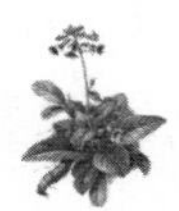

脉阳微而汗出少者，为自和也，汗出多者，为太过。阳脉实因发其汗，出多者，亦为太过。太过者，为阳绝于里，亡津液，大便因硬也。(245)

本条所述之汗出多是由津液外亡、阳绝于里所致。尤在泾认为："脉阳微者，诸阳脉微，即正之虚也。故汗出少者，邪适去而正不伤，为自和；汗出多者，邪虽却而正亦衰，为太过也。阳脉实者，邪之实也，然发其汗出多者，亦为太过，为其津亡于外，而阳绝于里也。夫阳为津液之源，津液为阳之根，汗出过多，津液竭矣，阳气虽存，根本则离，故曰阳绝，阳绝津亡，大便焉得不硬耶！"方中行认为："轻高而上前者为阳，微以中风之缓言，中风本自汗，故言出少为自和。和对太过言，谓未至太过耳，非直谓平和……实以伤寒之紧言，伤寒本无汗，故曰因发其汗，发而出之过多，则与自出过多者同，故曰亦为太过……阳绝即亡阳，盖汗者血之液，血为阴，阴主静，本不自出，盖所以出者，阳气之动鼓之也，故汗多则阳绝，岂惟阳绝，亡津液即亡阴也，读者最宜究识。"

4.3 汗

汗：①指从皮肤排泄出的液体；②汗法，通过发汗的方法治疗疾病。

主症	篇次	目次	兼症	原文
汗	太阳病篇（上）	16	脉浮紧，发热	太阳病三日，已发汗，若吐、若下、若温针，仍不解者，此为坏病，桂枝不中与之也。观其脉证，知犯何逆，随证治之。桂枝本为解肌，若其人脉浮紧，发热汗不出者，不可与之也。常须识此，勿令误也
汗	太阳病篇（中）	42	脉浮弱	太阳病，外证未解，脉浮弱者，当以汗解，宜桂枝汤
汗	太阳病篇（中）	50	脉浮紧，身疼痛。尺中迟，血少	脉浮紧者，法当身疼痛，宜以汗解之。假令尺中迟者，不可发汗。何以知然？以荣气不足，血少故也

续表

主症	篇次	目次	兼症	原文
汗	太阳病篇（中）	88	恍惚心乱，小便已阴疼	汗家重发汗，必恍惚心乱，小便已阴疼，与禹余粮丸
汗	太阳病篇（中）	90		本发汗而复下之，此为逆也，若先发汗，治不为逆。本先下之而反汗之，为逆；若先下之，治不为逆
汗	太阳病篇（中）	114	躁	太阳病，以火熏之，不得汗，其人必躁。到经不解，必清血，名为火邪
汗	太阳病篇（中）	117	核起而赤，发奔豚，气从少腹上冲心者	烧针令其汗，针处被寒，核起而赤者，必发奔豚，气从少腹上冲心者，灸其核上各一壮，与桂枝加桂汤，更加桂二两也
汗	太阳病篇（下）	141	烦，肉上粟起，意欲饮水，反不渴	病在阳，应以汗解之，反以冷水潠之，若灌之，其热被劫，不得去，弥更益烦，肉上粟起，意欲饮水，反不渴者，服文蛤散；若不差者，与五苓散。寒实结胸，无热证者，与三物小陷胸汤，白散亦可服
汗	阳明病篇	182	身热，不恶寒反恶热也	问曰：阳明病外证云何？答曰：身热，汗自出，不恶寒反恶热也
汗	阳明病篇	218	脉沉而喘满。大便难，谵语	伤寒四五日，脉沉而喘满，沉为在里。而反发其汗，津液越出，大便为难。表虚里实，久则谵语
汗	阳明病篇	231	脉弦浮大，短气，腹都满，胁下及心痛，久按之气不通，鼻干，嗜卧，一身及目悉黄，小便难，有潮热，时时哕，耳前后肿。脉续浮	阳明中风，脉弦浮大，而短气，腹都满，胁下及心痛，久按之气不通，鼻干，不得汗，嗜卧，一身及目悉黄，小便难，有潮热，时时哕，耳前后肿。刺之小差，外不解。病过十日，脉续浮者，与小柴胡汤
汗	少阳病篇	268	脉浮大，上关上，但欲眠睡	三阳合病，脉浮大，上关上，但欲眠睡，目合则汗
汗	少阴病篇	284	咳而下利，谵语，小便难	少阴病，咳而下利，谵语者，被火气劫故也；小便必难，以强责少阴汗也
汗	厥阴病篇	380		伤寒大吐大下之，极虚，复极汗者，其人外气怫郁，复与之水，以发其汗，因得哕。所以然者，胃中寒冷故也
汗	阴阳易差后劳复病篇	394	脉浮；脉沉实	伤寒差以后，更发热，小柴胡汤主之。脉浮者，以汗解之；脉沉实者，以下解之

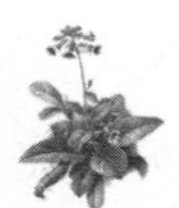

【类症要点】

太阳病三日，已发汗，若吐、若下、若温针，仍不解者，此为坏病，桂枝不中与之也。观其脉证，知犯何逆，随证治之。桂枝本为解肌，若其人脉浮紧，发热汗不出者，不可与之也。常须识此，勿令误也。（16）

本条所述之汗，前一个“汗”指汗法，后一个“汗”指病象，为阳热内郁所致。王肯堂认为：“逆者，谓不当汗而汗，不当下而下，或汗下过甚，皆不顺于理，故云逆也。”张令韶认为：“太阳病三日，已发汗，则肌表之邪当解；若吐，则中膈之邪当解；若下，则肠胃之邪当解；若温针，则经脉之邪当解。仍不解者，此因误施汗吐下温针之法，而为医所坏之病也。坏病不关肌腠，故桂枝不中与也。观其脉证，知犯何逆，或为发汗所逆，或为吐下所逆，或为温针所逆，随其所逆之证而治之可也。”

太阳病，外证未解，脉浮弱者，当以汗解，宜桂枝汤。（42）

本条论述太阳病表证未解当以汗法解之。《医宗金鉴》认为：“太阳病，外证未解，谓太阳病表证未解也。若脉浮紧，是为伤寒外证未解，今脉浮弱，是为中风外证未解也，故当以桂枝汤汗解之。”钱天来认为：“凡言外证未解而脉浮弱者，无论为日多少，未经传变者，其病犹在太阳，不可误以麻黄发汗，及犯下早之戒，仍当用解肌之法，以桂枝汤解之，此所以叮咛之意也。”

脉浮紧者，法当身疼痛，宜以汗解之。假令尺中迟者，不可发汗。何以知然？以荣气不足，血少故也。（50）

本条所述之汗是指汗法，伤寒表实证应以汗法解之，而营虚血少，不可发汗。柯韵伯认为：“脉浮紧者，以脉法论当身疼痛，宜发其汗；然寸脉虽浮紧，而尺中迟，则不得据此法矣。尺主血，血少则营气不足，虽发汗决不能作汗，正气反虚，不特身疼不除，而亡血亡津液之变起矣。”成无己认为：“《针经》曰‘夺血者无汗’，尺脉迟者，为荣血不足，故不可发汗。”

汗家重发汗，必恍惚心乱，小便已阴疼，与禹余粮丸。（88）

本条所述之汗是指汗法，平素多汗之人，应慎用汗法。程郊倩认为：“心主血，汗者心之液，平素多汗之家，心血虚少可知。重发其汗，遂至心失所主，神恍惚而多忡憧之象，此之谓乱。”陈修园认为：“平素患汗病之人，名曰汗家。心主血，汗为心液，患此病之人，其心虚血少可知，若重发其汗，则心主之神气无所依，必恍惚心乱，且心主之神气虚，不能下交于肾，而肾气亦孤，故小便已而前阴溺管之中亦疼，与禹余粮丸。”

本发汗而复下之，此为逆也，若先发汗，治不为逆。本先下之而反汗之，为逆；若先下之，治不为逆。(90)

本条所述之汗是指汗法，此条主要论述汗下先后的运用原则。黄坤载认为：“风寒外闭，宜辛温发散而不宜下，燥热内结，宜苦寒攻下而不宜汗。若表邪未解，里邪复盛，则宜先汗而后下；若里邪急迫，表邪轻微，则宜先下而后汗，错则成逆矣。若治法得宜，先后不失，不为逆也。”程郊倩认为：“究竟治逆之法，非能于法外议法也，只此表里之间，汗下酌其所宜，而不失先后之序，则凡彼之所为逆治者，即我用之以治逆者矣……世多依违两可之医，胸无断决，托言曰慎。观仲景之标篇俱着辨字，不辨而慎，何必汗下始杀人；能辨而断，何必汗下不救人也。”

太阳病，以火熏之，不得汗，其人必躁。到经不解，必清血，名为火邪。(114)

烧针令其汗，针处被寒，核起而赤者，必发奔豚，气从少腹上冲心者，灸其核上各一壮，与桂枝加桂汤，更加桂二两也。(117)

114条所述之汗为无汗，乃阴液不足；117条所述之汗为汗法之义。黄坤载认为：“汗后阳虚脾陷，木气不舒。”成无己认为：“烧针发汗，则损阴血，而惊动心气。”

病在阳，应以汗解之，反以冷水潠之，若灌之，其热被劫，不得去，弥更益烦，肉上粟起，意欲饮水，反不渴者，服文蛤散；若不差者，与五苓散。寒实结胸，无热证者，与三物小陷胸汤，白散亦可服。(141)

本条所述之汗为汗法，即太阳表证应以汗法解之。汪苓友认为：“病在阳者，为邪热在表也，法当以汗解之。”尤在泾认为：“病在阳者，邪在表也，当以药取汗。”

问曰：阳明病外证云何？答曰：身热，汗自出，不恶寒反恶热也。（182）

本条所述之汗是阳明病的外证，由里热内盛所致。章虚谷认为：“邪在太阳表分，阳气被遏，故必恶寒，其风伤卫则自汗，寒伤营则无汗。若阳明阳盛之经，故邪离太阳而入阳明，即化为热，而不恶寒反恶热也；热蒸水谷之气外泄则自汗出，乃为阳明之证，与太阳之风伤卫而自汗有恶寒者不同也。”方中行认为：“身热汗自出，起自中风也；不恶寒，反恶热，邪过营卫入里而里热甚也，此以太阳中风传入阳明之外证言。”

伤寒四五日，脉沉而喘满，沉为在里。而反发其汗，津液越出，大便为难。表虚里实，久则谵语。（218）

本条所述之汗是指阳明里证误用汗法。张路玉认为：“伤寒四五日，正热邪传里之时，况见脉沉喘满，里证已具，而反汗之，必致燥结谵语矣。盖燥结谵语，颇似大承气证，此以过汗伤津，而不致大实满痛，只宜小承气为允当耳。”柯韵伯认为：“喘而胸满者，为麻黄证，然必脉浮者，病在表，可发汗。今脉沉为在里，则喘满属于里矣，反攻其表则表虚，故津液大泄；喘而满者，满而实矣，因转属阳明，此谵语所由来也，宜少与调胃。”

阳明中风，脉弦浮大，而短气，腹都满，胁下及心痛，久按之气不通，鼻干，不得汗，嗜卧，一身及目悉黄，小便难，有潮热，时时哕，耳前后肿。刺之小差，外不解。病过十日，脉续浮者，与小柴胡汤。（231）

三阳合病，脉浮大，上关上，但欲眠睡，目合则汗。（268）

231条所述之汗为无汗，乃以汗出与否判断阳明病中风转输少阳之象。268条所述之汗出，为三阳合病之征象。成无己认为：“胆热则睡，少阴病但欲眠睡，目合则无汗，以阴不得有汗；但欲眠睡，目合则汗，知三阳合病，胆有热也。”张隐庵认为：“脉浮大者，太阳之脉浮，阳明之脉大，上关上者，二阳之气从少阳之枢转而出入也。三阳之气主外，病则反从外而内，是以但欲眠睡；夫阳加于阴谓之汗，目合则阳气归阴，阳盛阴虚，是以目合则汗，而为三阳合病之证也。”

少阴病，咳而下利，谵语者，被火气劫故也；小便必难，以强责少阴汗也。(284)

本条所述之汗为汗法，是误用火法，强发少阴之汗。柯韵伯认为:“上咳下利，津液丧亡而谵语，非转属阳明。肾主五液，入心为汗。少阴受病，液不上升，所以阴不得有汗也，少阴发热，不得已用麻黄发汗，即用附子以固里，岂可以火气劫之，而强发汗也。”尤在泾认为:“少阴之邪上逆而咳，下注而利矣。而又复谵语，此非少阴本病，乃被火气劫夺津液所致……少阴不当发汗，而强以火劫之，不特竭其肾阴，亦并耗其胃液，胃干则谵语，肾燥则小便难也。”

伤寒大吐大下之，极虚，复极汗者，其人外气怫郁，复与之水，以发其汗，因得哕。所以然者，胃中寒冷故也。(380)

本条所述之汗为汗法，胃中寒冷误用汗法而致哕。程郊倩认为:“哕之一证，则亦有虚有实。虚自胃冷得之，缘大吐大下后，阴虚而阳无所附，因见面赤，以不能得汗而外气怫郁也。医以面赤为热气怫郁，复与水而发汗，令大出，殊不知阳从外泄而 胃虚，水从内搏而寒格，胃气虚竭矣，安得不哕。点出胃中寒冷字，是为吴茱萸汤之治也。”尤在泾认为:“伤寒大吐大下之，既损其上，复伤其下，为极虚矣。纵有外气怫郁不解，亦必先固其里，而后疏其表。乃复饮水以发其汗，遂极汗出，胃气重虚，水冷复加，冷虚相搏，则必作哕。哕，呃逆也。此阳病误治而变为寒冷者，非厥阴本病也。”

伤寒差以后，更发热，小柴胡汤主之。脉浮者，以汗解之；脉沉实者，以下解之。(394)

本条所述之汗是指伤寒病解后再次发热且脉浮者应以汗法解之。钱天来认为:“若脉浮则邪盛于表，必有可汗之表证，仍当以汗解之；但病后新虚，不宜用麻黄过汗，使伤卫亡阳。”尤在泾认为:“伤寒差已后，更发热者，不因作劳，亦未过食，而未尽之热，自从内而达于外也，故与小柴胡汤因其势而解之……脉浮者，邪气连表，汗之使之外解；脉沉者，邪气居里，下之使从里解，亦因其势而利导之耳。”

【小结】

类症“汗”在《伤寒论》中所涉及的15条中，主要有两方面的意思：一是指汗法，即通过使肌体发汗而治疗疾病的方法，汗法是治疗太阳表证的重要方法，但没有表证则要慎用汗法；平素多汗之人、营虚血少之人也要慎用汗法。二是指出汗，有生理性出汗和病理性出汗之分，这里主要指病理性出汗，如阳明病常见热盛而汗出，还有表虚自汗出，临床上还有本章节未提到的阴阳亡失汗出等。

4.4 汗多

汗多：同汗出多。

主症	篇目	目次	兼症	原文
汗多	阳明病篇	208	微发热恶寒者，外未解也，其热不潮	阳明病，脉迟，虽汗出，不恶寒者，其身必重，短气，腹满而喘；有潮热者，此外欲解，可攻里也。手足濈然汗出者，此大便已硬也，大承气汤主之。若汗多，微发热恶寒者，外未解也，其热不潮，未可与承气汤，若腹大满不通者，可与小承气汤，微和胃气，勿令至大泄下
汗多	阳明病篇	224	胃中燥	阳明病，汗出多而渴者，不可与猪苓汤。以汗多胃中燥，猪苓汤复利其小便故也
汗多	阳明病篇	253	发热	阳明病，发热汗多者，急下之，宜大承气汤

【类症要点】

阳明病，脉迟，虽汗出，不恶寒者，其身必重，短气，腹满而喘；有潮热者，此外欲解，可攻里也。手足濈然汗出者，此大便已硬也，大承气汤主之。若汗多，微发热恶寒者，外未解也，其热不潮，未可与承气汤，若腹大满不通者，可与小承气汤，微和胃气，勿令至大泄下。(208)

本条所述之汗多，是由热蒸津液外泄兼腠理空虚所致。本证是由伤寒之邪内传阳明之腑，入里化热，或温病邪入胃肠，热盛灼津所致。汗出多，微发热恶寒，为表证未罢，其热不潮，为里实尚轻，所以说不可与承气汤。因症状属于或现证，历代医家论述不多，以其结论为外未解也，可得此为阳明表证。

阳明病，汗出多而渴者，不可与猪苓汤。以汗多胃中燥，猪苓汤复利其小便故也。（224）

本条所述之汗多，是由津液外泄所致。成无己认为汗多为津液外泄，胃中干燥，故不可与猪苓汤利小便也。喻嘉言认为盖邪入阳明，必先耗其津液，加以汗多而夺之于外，复利其小便而夺之于下，则津液有立亡而已，故示戒也。

阳明病，发热汗多者，急下之，宜大承气汤。（253）

本条所述之汗多，是由阳明里热蒸津液外泄所致，属危重症。成无己认为“邪热入腑，外发热汗多者，热迫津液将竭，急与大承气汤以下其腑热。”沈目南认为：“此热蒸津液外泄也。阳明里实，以潮热微汗为证，兹见发热汗多，乃里热炽盛之极，蒸腾胃中津液尽越于外，务必亟夺其邪而救津液。”可见，成氏与沈氏均认为“阳明里热”是导致汗多的主要原因。

【小结】

类症“汗多”在《伤寒论》中共见3条，均列于阳明病篇。皆因热盛所致，热盛汗多伤津耗气，易导致坏证，甚至出现危候，故均要及时治疗。

4.5 多汗

多汗：同汗出多。

主症	篇次	目次	兼症	原文
多汗	阳明病篇	196	身如虫行皮中状者	阳明病，法多汗，反无汗，其身如虫行皮中状者，此以久虚故也
多汗	阳明病篇	213	津液外出，胃中燥，大便必硬，硬则谵语	阳明病，其人多汗，以津液外出，胃中燥，大便必硬，硬则谵语，小承气汤主之。若一服谵语止者，更莫复服

【类症要点】

阳明病，法多汗，反无汗，其身如虫行皮中状者，此以久虚故也。(196)

本条所述之多汗应为阳明病里热内盛之象。

阳明病，其人多汗，以津液外出，胃中燥，大便必硬，硬则谵语，小承气汤主之。若一服谵语止者，更莫复服。(213)

本条所述之多汗，是由阳明病热蒸津液外泄所致。周禹载认为，若其人卫气早虚，则汗出较多，胃中之津液大出，更不问小肠之水道复利。柯韵伯认为，阳明主津液所生病，故阳明病多汗。

4.6 大汗出

大汗出：汗出量多、速度快。

主症	篇次	目次	兼症	原文
大汗出	太阳病篇（上）	25	脉洪大	服桂枝汤，大汗出，脉洪大者，与桂枝汤，如前法，若形似疟，一日再发者，汗出必解，宜桂枝二麻黄一汤
大汗出	太阳病篇（上）	26	大烦渴不解，脉洪大者	服桂枝汤，大汗出后，大烦渴不解，脉洪大者，白虎加人参汤主之
大汗出	太阳病篇（中）	71	胃中干，烦躁不得眠	太阳病，发汗后，大汗出，胃中干，烦躁不得眠，欲得饮水者，少少与饮之，令胃气和则愈。若脉浮，小便不利，微热消渴者，五苓散主之
大汗出	太阳病篇（中）	110	必发谵语	太阳病二日，反躁，凡熨其背而大汗出，大热入胃，胃中水竭，躁烦，必发谵语；十余日，振栗，自下利者，此为欲解也。故其汗从腰以下不得汗，欲小便不得，反呕欲失溲，足下恶风，大便硬，小便当数而反不数及不多；大便已，头卓然而痛，其人足心必热，谷气下流故也
大汗出	厥阴病篇	353	热不去，内拘急，四肢疼，又下利厥逆而恶寒	大汗出，热不去，内拘急，四肢疼，又下利厥逆而恶寒者，四逆汤主之

续表

主症	篇次	目次	兼症	原文
大汗出	霍乱病篇	389	下利清谷，内寒外热，脉微欲绝	既吐且利，小便复利而大汗出，下利清谷，内寒外热，脉微欲绝者，四逆汤主之

【类症要点】

服桂枝汤，大汗出，脉洪大者，与桂枝汤，如前法，若形似疟，一日再发者，汗出必解，宜桂枝二麻黄一汤。（25）

本条之大汗出是由邪正相争所致。柯韵伯认为："然服桂枝后大汗，仍可用之更汗，非若麻黄之不可复用也……是法也，可以发汗，汗生于谷也。即可以止汗，精胜而邪却也。"尤在泾认为："若脉洪大则邪犹甚，故宜更与桂枝汤取汗，如前法者，如啜热稀粥，温覆取汗之法也。若其人病形如疟，而一日再发，则正气内胜，邪气欲退之征，设得汗出，其邪必从表解，然非重剂所可发者，桂枝二麻黄一汤以助正而兼散邪，而又约小其制，乃太阳发汗之轻剂也。"

服桂枝汤，大汗出后，大烦渴不解，脉洪大者，白虎加人参汤主之。（26）

本条之大汗出是由热盛迫津所致。钱天来提出本症属于阳明病的范畴，认为"今大烦渴，而脉见洪大，则邪不在太阳，而已传入阳明矣"。

太阳病，发汗后，大汗出，胃中干，烦躁不得眠，欲得饮水者，少少与饮之，令胃气和则愈。若脉浮，小便不利，微热消渴者，五苓散主之。（71）

本条之大汗出是由辛温发散所致。太阳病是由于外感风寒所致，本应采用辛温发散之麻黄汤治疗。然而麻黄汤性猛，辛温之力强，发汗易导致汗出太过，以至胃中津液受损，出现烦躁不得眠、欲得饮水等症。《医宗金鉴》认为："太阳病，发汗后，或大汗出，皆令人津液内竭，胃中干。"徐灵胎认为："胃中干而欲饮，此无水也，与水则愈；小便不利而欲饮，此蓄水也，利水则愈。"

太阳病二日，反躁，凡熨其背而大汗出，大热入胃，胃中水竭，

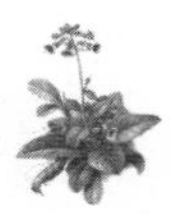

躁烦，必发谵语；十余日，振栗，自下利者，此为欲解也。故其汗从腰以下不得汗，欲小便不得，反呕欲失溲，足下恶风，大便硬，小便当数而反不数及不多；大便已，头卓然而痛，其人足心必热，谷气下流故也。(110)

本条之大汗出是由太阳病热盛迫津所致。程郊倩认为：“凡熨其背以取汗，助阳夺阴，阴液外亡，遂大汗出。”黄坤载认为“凡熨其背而大汗出”属于“火炎就燥，邪热入胃”。

大汗出，热不去，内拘急，四肢疼，又下利厥逆而恶寒者，四逆汤主之。(353)

本条之大汗出是由厥阴病虚阳外越所致。寒盛至极，格阳于外则出现大汗出，热不去。而汗出过多，气随津泄，加重阳气的耗散。正如尤在泾所说“大汗出，热不去者，邪气不从汗解，而阳气反从汗亡也。阳气外亡，则寒冷内生，内冷则脉拘急而不舒也。四肢者，诸阳之本，阳虚不足，不能实气于四肢，则为之疼痛也”。汪苓友认为：“中寒为真寒病，大汗出，热不去，此真阳欲脱而热，非邪郁于表而发热也。”

既吐且利，小便复利而大汗出，下利清谷，内寒外热，脉微欲绝者，四逆汤主之。(389)

本条之大汗出是由霍乱病虚阳外越所致。霍乱属于急性传染病，治疗时易传变出现危及真阴真阳的情况。成无已认为：“吐利亡津液，则小便当少，小便复利而大汗出，津液不禁，阳气大虚也。”《医宗金鉴》论述“霍乱之为病，既吐且利，津液内亡，小便当少，而无汗。今小便复利，而大汗，下利清谷，脉微欲绝者，是外之阳虚不能固护，内之阴寒独盛于中，内真寒而外假热也。”

【小结】

《伤寒论》类症“大汗出”所涉及的条文共6条。主要有三种情况：一是以汗法发汗而使“大汗出”，如71条之“大汗出”；二是热盛迫津而使“大汗出”，如白虎加人参汤证；三是虚阳外越而使“大汗出”，如四逆汤证。

4.7 大汗

大汗：汗出量多且速度快。

主症	篇次	目次	兼症	原文
大汗	厥阴病篇	354	若大下利而厥冷	大汗，若大下利而厥冷者，四逆汤主之

【类症要点】

大汗，若大下利而厥冷者，四逆汤主之。（354）

本条之汗出是由厥阴病阳虚寒厥所致。喻嘉言认为："然既云大汗大下，则阴津亦亡，但此际不得不以救阳为急，俟阳回乃可徐救其阴也。"陈亮斯认为："汗而云大，则阳气亡于表，下利云大，则阳气亡于里矣。"

4.8 汗遂漏不止

汗遂漏不止：汗出后持续不断。

主症	篇次	目次	兼症	原文
遂漏不止	太阳病篇（上）	20	其人恶风，小便难，四肢微急，难以屈伸	太阳病，发汗，遂漏不止，其人恶风，小便难，四肢微急，难以屈伸者，桂枝加附子汤主之

【类症要点】

太阳病，发汗，遂漏不止，其人恶风，小便难，四肢微急，难以屈伸者，桂枝加附子汤主之。（20）

本条之遂漏不止是由阳虚不固所致。正如陈修园所云"固阳即所以止汗，止汗即所以救液"。药后阳气得复，一则汗漏止，津不外泄，去除了阴耗之因；二则阳生阴长，气化功能恢复，自可化气生津，故主以桂枝加附子汤。而尤在泾认为："发汗伤阳，外风复袭，汗遂漏不止，《活人》所谓漏风是也。"陈修园单纯强调阳虚不固所致遂漏不止，而尤在泾认为其病因还包括风邪疏泄，属于复合病机。

4.9 但头汗出

但头汗出：只有头部出汗。

主症	篇次	目次	兼症	原文
但头汗出	太阳病篇（中）	111	剂颈而还，腹满微喘，口干咽烂，或不大便。久则谵语，甚者至哕，手足躁扰，捻衣摸床，小便利者，其人可治	太阳病中风，以火劫发汗，邪风被火热，血气流溢，失其常度。两阳相熏灼，其身发黄，阳盛则欲衄，阴虚小便难，阴阳俱虚竭，身体则枯燥。但头汗出，剂颈而还，腹满微喘，口干咽烂，或不大便。久则谵语，甚者至哕，手足躁扰，捻衣摸床，小便利者，其人可治
但头汗出	太阳病篇（下）	134	余处无汗，剂颈而还，小便不利，身发黄	太阳病，脉浮而动数，浮则为风，数则为热，动则为痛，数则为虚。头痛发热，微盗汗出，而反恶寒者，表未解也。医反下之，动数变迟，膈内拒痛，胃中空虚，客气动膈，短气躁烦，心中懊憹，阳气内陷，心下因硬，则为结胸，大陷胸汤主之。若不结胸，但头汗出，余处无汗，剂颈而还，小便不利，身必发黄
但头汗出	太阳病篇（下）	147	往来寒热，心烦者	伤寒五六日，已发汗而复下之，胸胁满微结，小便不利，渴而不呕，但头汗出，往来寒热，心烦者，此为未解也，柴胡桂枝干姜汤主之
但头汗出	阳明病篇	216	下血谵语者	阳明病，下血谵语者，此为热入血室，但头汗出者，刺期门，随其实而泻之，濈然汗出则愈
但头汗出	阳明病篇	228	其外有热，手足温，不结胸，心中懊憹，饥不能食	阳明病下之，其外有热，手足温，不结胸，心中懊憹，饥不能食，但头汗出者，栀子豉汤主之
		236		阳明病，发热汗出者，此为热越，不能发黄也；但头汗出，身无汗，剂颈而还，小便不利，渴引水浆者，此为瘀热在里，身必发黄，茵陈蒿汤主之

【类症要点】

太阳病中风，以火劫发汗，邪风被火热，血气流溢，失其常度。两阳相熏灼，其身发黄，阳盛则欲衄，阴虚小便难，阴阳俱虚竭，身体则枯燥。但头汗出，剂颈而还，腹满微喘，口干咽烂，或不大便。久则谵语，甚者至哕，手足躁扰，捻衣摸床，小便利者，其人可治。（111）

本条之但头汗出是由火劫发汗所致。邪风与火热之气相合，外蒸肌肤，内煎脏腑，最终导致邪热炽盛，阴阳俱虚，故而出现喘哕躁扰、循衣摸床、二便不利等险症。由于火性上炎，熏蒸头面而导致头部汗出。张令韶提出："但头汗出，剂颈而还者，火热上攻，而津液不能周遍也。夫身体既枯燥，安能有汗，所以剂颈而还。"程应旄认为："风热炎上，搏阳而阻于阴，则头汗出，剂颈而还。"

太阳病，脉浮而动数，浮则为风，数则为热，动则为痛，数则为虚。头痛发热，微盗汗出，而反恶寒者，表未解也。医反下之，动数变迟，膈内拒痛，胃中空虚，客气动膈，短气躁烦，心中懊憹，阳气内陷，心下因硬，则为结胸，大陷胸汤主之。若不结胸，但头汗出，余处无汗，剂颈而还，小便不利，身必发黄。（134）

本条之但头汗出是由太阳病误治后郁热在里所致。太阳表证未解，不可下之，若误下，则阳邪内陷，变证迭出。若邪热与胸中素饮相结，则为结胸证；倘若患者内无水饮，邪热未与有形之邪相结，在汗不得大出、小便复又不利的情况下邪热无从外出，势必郁结而发黄。正如成无已所言"若但头汗出，身无汗，剂颈而还，小便不利者，热不得越，必发黄也"。方有执认为："但头汗出者，头乃诸阳之本，阳健其用，故汗出也。余处无汗者，阴脉上不过颈，阳不下通，阴不任事，故汗不出也。"

伤寒五六日，已发汗而复下之，胸胁满微结，小便不利，渴而不呕，但头汗出，往来寒热，心烦者，此为未解也，柴胡桂枝干姜汤主之。（147）

本条之但头汗出是由太阳病误治后邪入半表半里，郁热在里所致。成无己认为“邪气犹在半表半里之间，为未解也”，丹波元简认为本条存在少阳饮结，而“但头汗出，亦邪气上缠之候”。

阳明病，下血谵语者，此为热入血室，但头汗出者，刺期门，随其实而泻之，濈然汗出则愈。（216）

本条之但头汗出是阳明病热入血室，邪热郁滞于血分所致。邪热迫血妄行，故下血，邪热与瘀血相结，血热上扰心神，故发谵语，血热熏蒸于上，故头汗出。正如汪苓友所说：“血室有亏，而邪热得以乘之，故成热入血室之证。”

阳明病下之，其外有热，手足温，不结胸，心中懊憹，饥不能食，但头汗出者，栀子豉汤主之。（228）

本条之但头汗出是阳明病下之后，郁热胸膈所致。阳明病若腑实未成而早用下法，虽病邪可因攻下而去，但余热尚存，可使邪热郁留胸膈而成栀子豉汤证。热郁于胸膈之间不得外散，故不见全身汗出，而表现为但头汗出。正如魏念庭所说“但头汗出，其阳明蒸蒸之热，为阴寒之药所郁，俱凝塞于胸膈之上”，强调其郁遏的特点。柯韵伯认为“但头汗出而不发黄者，心火上炎而皮肤无水气也，此指下后变证”，并非从郁遏角度论述，而是将之与下后变症相联系。

阳明病，发热汗出者，此为热越，不能发黄也；但头汗出，身无汗，剂颈而还，小便不利，渴引水浆者，此为瘀热在里，身必发黄，茵陈蒿汤主之。（236）

本条之但头汗出是由阳明病郁热上越所致。阳明病发热汗出，为内热蒸腾，热邪向外发越，故不能发黄。若发热仅伴头汗出，而颈部以下周身无汗，又见小便不利，是热为湿郁不能宣泄外达而蕴结于里，湿热熏蒸，故见头汗出。正如章虚谷所言“若三焦气闭，经络不通，而身无汗，小便不利，则湿热瘀滞，随胃气上蒸而头汗出，其经气不通，故颈以下无汗”。程郊倩认为：“头汗出，身无汗，剂颈而还，足征阳热之气郁结于内而不得越。”

【小结】

类症“但头汗出”在《伤寒论》中共有6条，审其机理，总由邪热上蒸，发越于头部所致。其特点各证有所不同，柴胡桂枝干姜汤证表现为有规律的间断汗出，栀子豉汤证表现为持续的汗出，茵陈蒿汤证表现为汗出连绵不断。

4.10 但头微汗出

但头微汗出：仅头部出汗且量少。

主症	篇次	目次	兼症	原文
但头微汗出	太阳病篇（下）	136	但结胸，无大热者	伤寒十余日，热结在里，复往来寒热者，与大柴胡汤；但结胸，无大热者，此为水结在胸胁也，但头微汗出者，大陷胸汤主之

【类症要点】

伤寒十余日，热结在里，复往来寒热者，与大柴胡汤；但结胸，无大热者，此为水结在胸胁也，但头微汗出者，大陷胸汤主之。（136）

本条所述之但头微汗出是由太阳病水热互结郁热上蒸所致。伤寒经过十余日而不愈，表邪化热入里有两种变化：其一为大柴胡汤证，其二为大陷胸汤证。前者为“热结在里”，属少阳阳明；而大陷胸汤证为“水结在胸胁”，属水热互结。成无己论述：“若但头微汗出，余处无汗，是水饮不得外泄，停蓄而不行也。”柯韵伯认为：“但头微汗者，热气上蒸也。”

4.11 额上生汗

额上生汗：额头出汗。

主症	篇次	目次	兼症	原文
额上生汗	阳明病篇	219	腹满身重，口不仁面垢，谵语遗尿，汗出，手足逆冷	三阳合病，腹满身重，难于转侧，口不仁面垢，谵语遗尿。发汗则谵语，下之则额上生汗，手足逆冷。若自汗出者，白虎汤主之

【类症要点】

三阳合病，腹满身重，难于转侧，口不仁面垢，谵语遗尿。发汗则谵语，下之则额上生汗，手足逆冷。若自汗出者，白虎汤主之。(219)

此条所述之额上生汗，为三阳合病误下而虚阳浮越导致。柯韵伯曰："此本阳明病而略兼太少也……若妄汗则津液而谵语。误下则亡阳而额汗出手足厥也。此自汗出为内热甚者言耳，按遗尿句来。"尤在泾曰："发热汗多者，热盛于内，而津迫于外也。"

4.12　额上微汗出

额上微汗出：额头少量汗出。

主症	篇次	目次	兼症	原文
额上微汗出	阳明病篇	200	小便不利，发黄	阳明病，被火，额上微汗出，而小便不利者，必发黄

【类症要点】

阳明病，被火，额上微汗出，而小便不利者，必发黄。(200)

此条所述之额上微汗出，为阳明病误用火法，湿热郁蒸所致。尤在泾认为："邪入阳明，寒已变热，若更被火，则邪不得去，而热反内增矣。且无汗则热不得越，小便不利则热不下泄，蕴蓄不解，集于心下而聚于脾间，必恶热为懊侬不安，脾以湿应，与热相合，势必蒸郁为黄矣。额上虽微汗，被火气劫，从炎上而化也，岂能解其火邪哉？"柯韵伯认为："额为心部，额上微汗，心液竭矣。"解释别具一格，为预后诊断开辟新的方法。

4.13　微盗汗出

微盗汗出：盗汗程度较轻。

主症	篇次	目次	兼症	原文
微盗汗出	太阳病篇（下）	134	脉由动数变迟，头痛、发热、恶寒、膈内痛，短气躁烦，心中懊侬、心下硬满	太阳病，脉浮而动数，浮则为风、数则为热、动则为痛、数则为虚；头痛、发热、微盗汗出，而反恶寒者，表未解也。医反下之，动数变迟，膈内拒痛，胃中空虚，客气动膈，短气躁烦，心中懊侬，阳气内陷，心下因硬，则为结胸，大陷胸汤主之。若不结胸，但头汗出，余处无汗，剂颈而还，小便不利，身必发黄

【类症要点】

太阳病，脉浮而动数，浮则为风、数则为热、动则为痛、数则为虚；头痛、发热、微盗汗出，而反恶寒者，表未解也。医反下之，动数变迟，膈内拒痛，胃中空虚，客气动膈，短气躁烦，心中懊侬，阳气内陷，心下因硬，则为结胸，大陷胸汤主之。若不结胸，但头汗出，余处无汗，剂颈而还，小便不利，身必发黄。(134)

此条所述“微盗汗出”，乃表邪未解所致。方中行认为：“太阳本自汗，而言微盗汗，本恶寒而言反恶寒者，稽久而然也。”柯韵伯云：“热入有浅深，结胸分大小。心腹硬痛，或连小腹不可按者，为大结胸，此土燥水坚，故脉亦应其象而沉紧。止在心下，按之知痛不甚硬者，为小结胸，是水与热结，凝滞成痰，留于膈上，故脉亦应其象而浮滑也。”

4.14 盗汗出

盗汗出：盗，偷窃；劫掠。《左传·僖公二十四年》曰：“窃人之财犹谓之盗，况贪天之功，以为己力乎？”盗汗是以入睡后汗出异常，醒后汗泄即止为特征的一种病征。指于刚一闭眼而将入睡之时，或入睡时，或将醒前后，汗液像盗贼一样偷偷地泄出来。

主症	篇次	目次	兼症	原文
盗汗出	阳明病篇	201	脉浮紧，潮热	阳明病，脉浮而紧者，必潮热发作有时；但浮者，必盗汗出

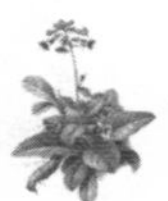

【类症要点】

阳明病，脉浮而紧者，必潮热发作有时；但浮者，必盗汗出。(201)

此条所述之“盗汗出”，为阳明病潮热盗汗，脉浮而不紧，症无邪结，热邪迫阴外泄所导致。成无己曰：“微盗汗出，反恶寒者，表未解也。又阳明病，当作里实，而脉浮者，云必盗汗，是犹有表邪故也。”柯韵伯曰：“太阳脉但浮者，必无汗，今盗汗出，是因于内热，且与本经初病但浮无汗而喘者不同，又不可拘浮为在表之法矣。”

4.15 漐漐汗出

漐漐汗出：漐，出汗的样子。漐漐汗出，指汗浸出不住貌。

主症	篇次	目次	兼症	原文
漐漐汗出	太阳病篇（下）	152	下利，头痛，心下痞硬满，胁下痛，干呕短气，汗出，不恶寒	太阳中风，下利呕逆，表解者，乃可攻之。其人漐漐汗出，发作有时，头痛，心下痞硬满，引胁下痛，干呕短气，汗出不恶寒者，此表解里未和也，十枣汤主之
漐漐汗出	阳明病篇	220	潮热，大便难，谵语	二阳并病，太阳证罢，但发潮热，手足漐漐汗出，大便难而谵语者，下之则愈，宜大承气汤

【类症要点】

太阳中风，下利呕逆，表解者，乃可攻之。其人漐漐汗出，发作有时，头痛，心下痞硬满，引胁下痛，干呕短气，汗出不恶寒者，此表解里未和也，十枣汤主之。(152)

此条所述之“漐漐汗出”，乃因水邪迫于肌肤所致。成无己认为：“其人漐漐汗出，发作有时，不恶寒者，表已解也。”尤在泾认为：“若其人漐漐汗出而不恶寒，为表已解……”

二阳并病，太阳证罢，但发潮热，手足漐漐汗出，大便难而谵语者，下之则愈，宜大承气汤。(220)

此条所述之“絷絷汗出”，为阳明腑实，热迫津液外出所致。成无己认为：“但发潮热，是热并阳明。”汪苓友认为：“此条系并病谵语之证。二阳并病者，乃太阳阳明，二经相并而病也。经病无可下之理。今者太阳证罢，已无恶寒头痛在表之邪矣。但发潮热，手足絷絷汗出，大便难而谵语，是为阳明入腑之证，故云下之则愈。亦宜用大承气汤也。”

4.16　手足絷絷汗出

手足絷絷汗出：手足部位汗浸出不住貌。

主症	篇次	目次	兼症	原文
手足絷絷汗出	阳明病篇	220	潮热，大便难，谵语	二阳并病，太阳证罢，但发潮热，手足絷絷汗出，大便难而谵语者，下之则愈，宜大承气汤

【类症要点】

二阳并病，太阳证罢，但发潮热，手足絷絷汗出，大便难而谵语者，下之则愈，宜大承气汤。(220)

本条所述之“手足絷絷汗出”是由于阳明腑实所致。汪苓友认为：“但发潮热，手足絷絷汗出，大便难而谵语，是为阳明入腑之证。”《伤寒明理论》中提到：“但头汗出者，是热不得越，而热气上达者也。及手足汗出者，为热聚于胃，是津液之旁达也。”

4.17　濈然微汗出

濈然微汗出：汗出较快，量较少。

主症	篇次	目次	兼症	原文
濈然微汗出	阳明病篇	188		伤寒转系阳明者，其人濈然微汗出也

【类症要点】

伤寒转系阳明者，其人濈然微汗出也。(188)

本条所致之“濈然微汗出”是由太阳病传阳明，内热渐盛所致。汪苓友认为阳明外证不但有“小便利”，还应当出现“濈然微汗出”，因为“热蒸于内，汗润于外，汗虽微，而腑实之证的矣”。

4.18 汗出濈濈然

汗出濈濈然：同濈然汗出。

主症	篇次	目次	兼症	原文
汗出濈濈然	阳明病篇	185	伤寒发热无汗，呕不能食	本太阳初得病时，发其汗，汗先出不彻，因转属阳明也。伤寒发热无汗，呕不能食，而反汗出濈濈然者，是转属阳明也

【类症要点】

本太阳初得病时，发其汗，汗先出不彻，因转属阳明也。伤寒发热无汗，呕不能食，而反汗出濈濈然者，是转属阳明也。（185）

本条讲述太阳病传至阳明，内热渐盛所致。柯韵伯分析认为“即呕不能食时，可知其人胃家素实，于干呕不同”，黄坤载认为是“表邪未解，腑热郁生”的结果，可资借鉴。

4.19 濈然汗出

濈然汗出：濈，水外流，迅疾貌。濈然汗出，形容汗出较快。

主症	篇次	目次	兼症	原文
濈然汗出	阳明病篇	192	欲食，小便反不利，大便自调，骨节疼，翕翕如有热状，奄然发狂	阳明病，初欲食，小便反不利，大便自调，其人骨节疼，翕翕如有热状，奄然发狂，濈然汗出而解者，此水不胜谷气，与汗共并，脉紧则愈
濈然汗出	阳明病篇	216	下血，谵语，但头汗出	阳明病，下血谵语者，此为热入血室，但头汗出者，刺期门，随其实而泻之，濈然汗出则愈
濈然汗出	阳明病篇	230	胁下硬满，不大便，呕，舌上白胎	阳明病，胁下硬满，不大便而呕，舌上白胎者，可与小柴胡汤。上焦得通，津液得下，胃气因和，身濈然汗出而解

【类症要点】

阳明病，初欲食，小便反不利，大便自调，其人骨节疼，翕翕如有热状，奄然发狂，濈然汗出而解者，此水不胜谷气，与汗共并，脉紧则愈。(192)

本条所述之濈然汗出为阳明病水热郁结于肌肤，病从汗解之象。陈亦人教授认为本条病机为“水湿之邪郁于关节”。骨节疼痛、发热为风湿热痹聚于经络，流连不解所致。喻嘉言分析“胃气有权，能驱阳明之水与热”，若谷气强盛，汗源充足则正能胜邪，通过濈然汗出的方式驱湿于外。脉紧是约词，并非专指寒邪，而是与代表正气虚弱、不能作汗的迟脉相对而言。因此，濈然汗出作为判断疾病变化趋势的一个重要指征，正如尤在泾所说“可以知阴阳进退之机”。

阳明病，下血谵语者，此为热入血室，但头汗出者，刺期门，随其实而泻之，濈然汗出则愈。(216)

本条所述之濈然汗出为阳明病热邪外透之象。成无己认为：“散邪除热，荣卫得通，津液得复，濈然汗出而解。”关于血室的说法，汪苓友提出独到见解，认为“血室虽不分男女皆有，而热入血室之证惟妇人始有之”。从临床角度来看，本证可以使用攻下泄热逐瘀的药物以提高疗效，汪氏之说偏于狭隘。

阳明病，胁下硬满，不大便而呕，舌上白胎者，可与小柴胡汤。上焦得通，津液得下，胃气因和，身濈然汗出而解。(230)

本条所述之濈然汗出为病解之象。阳明病伴有不大便、黄厚苔，属于燥屎内结，应当使用大承气汤的下法。然而阳明病伴有白苔，燥屎未成，不可下之。胁下硬满提示病位既不在表也不在里，在于半表半里之少阳，尤在泾指出：“大便溏，小便自可，胸胁满不去，知其邪不在阳明之腑，而入少阳之经。”即补充了其他症状，说明本病为处于阳明病与少阳病的中间转化过程。上焦气机不通故见肺胃逆呕，津液不布散于中下二焦故见大便干结。关于舌上白苔，张令韶认为是“上焦不通，火郁于上”之故。郁火煎熬津液成痰，给予小柴胡汤则可开达上焦，使水道通调，水津四布，五经并行，既消在上之白苔，又通在下之大便。胃气中和，气机宣畅，濈然汗出。

【小结】

“濈然汗出”是病情向愈的表现。“濈然汗出”而邪热得透，气机畅通，胃气因和而病解。

4.20 手足濈然汗出

手足濈然汗出：手足部位汗出较快。

主症	篇次	目次	兼症	原文
手足濈然汗出	阳明病篇	191	不能食，小便不利，大便初硬后溏	阳明病，若中寒者，不能食，小便不利，手足濈然汗出，此欲作固瘕，必大便初硬后溏。所以然者，以胃中冷，水谷不别故也
手足濈然汗出	阳明病篇	208	汗出，不恶寒，身重，短气腹满而喘，潮热，大便硬	阳明病，脉迟，虽汗出，不恶寒者，其身必重，短气，腹满而喘；有潮热者，此外欲解，可攻里也。手足濈然汗出者，此大便已硬也，大承气汤主之。若汗多，微发热恶寒者，外未解也，其热不潮，未可与承气汤。若腹大满不通者，可与小承气汤，微和胃气，勿令至大泄下

【类症要点】

阳明病，若中寒者，不能食，小便不利，手足濈然汗出，此欲作固瘕，必大便初硬后溏。所以然者，以胃中冷，水谷不别故也。(191)

本条所述之“手足濈然汗出”为阳明中寒，寒热交蒸之象。正如成无已所说：“阳明病法多汗，则周身汗出，此手足濈然汗出而身无汗者，阳明中寒也。”

阳明病，脉迟，虽汗出，不恶寒者，其身必重，短气，腹满而喘；有潮热者，此外欲解，可攻里也。手足濈然汗出者，此大便已

硬也，大承气汤主之。若汗多，微发热恶寒者，外未解也，其热不潮，未可与承气汤。若腹大满不通者，可与小承气汤，微和胃气，勿令至大泄下。（208）

本条所述“手足濈然汗出”为热盛迫津之象。正如成无己的分析：“四肢诸阳之本……津液不足，为热蒸之，其手足濈然汗出，知大便已硬也，与大承气汤以下胃热。”舒驰远同样认为：“此为胃实阳亢，津液受蒸而外越也。”由于里热亢盛，迫使津液外出，而手足之气与阳明经相通，故见手足濈然汗出。

（张震，秦文钰，郭雨晴，何欢，苏庆民）

5 体痛类症

类症：体痛，身疼，身疼痛，身体疼痛，身痛不休。

5.1 体痛

体痛：指身体痛苦。

主症	篇次	目次	兼症	原文
体痛	太阳病篇（上）	3	或已发热，或未发热，恶寒，呕逆，脉阴阳俱紧	太阳病，或已发热，或未发热，必恶寒，体痛，呕逆，脉阴阳俱紧者，名为伤寒
体痛	少阴病篇	305	手足寒，骨节痛，脉沉	少阴病，身体痛，手足寒，骨节痛，脉沉者，附子汤主之

【类症要点】

太阳病，或已发热，或未发热，必恶寒，体痛，呕逆，脉阴阳俱紧者，名为伤寒。(3)

本条所述之体痛，是由风寒之邪郁闭肌表所致。《医宗金鉴》中记载：“寒入其经，故体痛也。”柯韵伯认为：“寒邪外束，故体痛。”

少阴病，身体痛，手足寒，骨节痛，脉沉者，附子汤主之。(305)

附子汤所治之手足寒是由阳虚寒湿不化，留着肌肉关节所致。钱天来认为：“身体骨节痛，乃太阳寒伤营之表证也。然在太阳，则脉紧而无手足寒之证，故有麻黄汤发汗之治；此以脉沉而手足寒，则知寒邪过盛，阳气不流，营阴滞涩，故身体骨节皆痛耳。且四肢为诸阳之本，阳虚不能充实于四肢，所以手足寒，此皆沉脉之见证也，故谓之少阴病，而以附子汤主之，以温补其虚寒也。”高学山认为：“身体骨节紧痛，手足寒冷，皆寒邪凝结，而无阳气以御之之应，脉又沉而在里，则纯是一片阴寒，故用附子汤以温之。”

【小结】

类症“体痛”见于太阳病和少阴病，一为阳证，一为阴证。其中，太阳病体痛是由风寒郁闭肌表所致；少阴病体痛由阳虚寒湿不化，留着肌肉关节所致。

5.2 身疼

身疼：指身体痛苦。

主症	篇次	目次	兼症	原文
身疼	太阳病篇（中）	35	头痛发热，腰痛，骨节疼痛，恶风无汗，喘	太阳病，头痛发热，身疼腰痛，骨节疼痛，恶风无汗而喘者，麻黄汤主之
身疼	霍乱病篇	383	发热头痛，恶寒，吐利	问曰：病发热头痛，身疼恶寒吐利者，此属何病？答曰：此名霍乱。霍乱自吐下，又利止，复更发热也

【类症要点】

太阳病，头痛发热，身疼腰痛，骨节疼痛，恶风无汗而喘者，麻黄汤主之。（35）

麻黄汤所治之身疼是由风寒之邪外束肌表所致。柯韵伯认为：“太阳主一身之表，风寒外束，阳气不伸，故一身尽疼。”程郊倩认为：“邪闭而搏及营，则多痛证，虽曰气血凝涩，亦是阳气受伤而阴寒胜。”

问曰：病发热头痛，身疼恶寒吐利者，此属何病？答曰：此名霍乱。霍乱自吐下，又利止，复更发热也。（383）

本条所述之身疼属霍乱寒热错杂，气血郁致所致。尤在泾认为：“霍乱之病，本自外来，以其人中气不足，邪得乘虚入里，伤于脾胃而作吐利，所以有发热、头痛、身疼、恶寒之证。”

5.3 身疼痛

身疼痛：同身疼。

主症	篇次	目次	兼症	原文
身疼痛	太阳病篇（中）	38	脉浮紧，发热，身疼痛，不汗出而烦躁	太阳中风，脉浮紧，发热恶寒，身疼痛，不汗出而烦躁者，大青龙汤主之。若脉微弱，汗出恶风者，不可服之。服之则厥逆，筋惕肉瞤，此为逆也
身疼痛	太阳病篇（中）	46	脉浮紧，无汗，发热	太阳病，脉浮紧，无汗，发热，身疼痛，八九日不解，表证仍在，此当发其汗。服药已微除，其人发烦，目瞑，剧者必衄，衄乃解。所以然者，阳气重故也。麻黄汤主之
身疼痛	太阳病篇（中）	50	脉浮紧	脉浮紧者，法当身疼痛，宜以汗解之。假令尺中迟者，不可发汗。何以知然？以荣气不足，血少故也
身疼痛	太阳病篇（中）	62	脉沉迟	发汗后，身疼痛，脉沉迟者，桂枝加芍药生姜各一两人参三两新加汤主之
身疼痛	太阳病篇（中）	85	疮	疮家，虽身疼痛，不可发汗，发汗则痓
身疼痛	太阳病篇（中）	91	下利，清谷不止，清便自调	伤寒，医下之，续得下利，清谷不止，身疼痛者，急当救里；后身疼痛，清便自调者，急当救表。救里宜四逆汤；救表宜桂枝汤
身疼痛	霍乱病篇	386	头痛发热，热多欲饮水，寒多不用水	霍乱，头痛发热，身疼痛，热多欲饮水者，五苓散主之；寒多不用水者，理中丸主之

【类症要点】

太阳中风，脉浮紧，发热恶寒，身疼痛，不汗出而烦躁者，大青龙汤主之。若脉微弱，汗出恶风者，不可服之。服之则厥逆，筋惕肉瞤，此为逆也。(38)

本条所述之身疼痛为太阳病寒邪郁表，内兼里热所致。《医宗金鉴》中记载:“中风当身不痛，汗自出，今身疼痛，不汗出，是中风之病而兼伤寒之证也。”程郊倩认为:“而脉浮则浮紧，证则发热恶寒，身疼痛，不汗出而烦躁，明是阴寒在表，郁住阳明之气在经而生烦热，热则并扰其阴而作躁也。”

太阳病，脉浮紧，无汗，发热，身疼痛，八九日不解，表证仍在，此当发其汗。服药已微除，其人发烦，目瞑，剧者必衄，衄乃解。所以然者，阳气重故也。麻黄汤主之。(46)

麻黄汤所治之身疼痛为太阳病风寒之邪外束肌表所致。成无已认为:“脉浮紧无汗，发热身疼痛，太阳伤寒也。”尤在泾认为:“脉浮紧，无汗发热，身疼痛，太阳麻黄汤证也。”柯韵伯认为:“然脉紧无汗，发热身疼，是麻黄证未罢。”

脉浮紧者，法当身疼痛，宜以汗解之。假令尺中迟者，不可发汗。何以知然？以荣气不足，血少故也。(50)

本条所述之身疼痛为太阳病风寒之邪外束肌表所致。柯韵伯认为:“脉浮紧者，以脉法论当身疼痛，宜发其汗。”陈修园认为:“脉浮紧者，法当身疼痛，宜以麻黄汤发汗解之。”

发汗后，身疼痛，脉沉迟者，桂枝加芍药生姜各一两人参三两新加汤主之。(62)

本条所述之身疼痛是由发汗后气血虚损所致。关于其身疼痛，方有执认为:“发汗后身疼痛，脉沉迟者，邪气骤去，血气暴虚也。”陈修园认为:“发汗后，邪已净矣，而身犹疼痛，为血虚无以荣身，且其脉沉迟者，沉则不浮，不浮则非表邪矣。迟则不数紧，不数紧则非表邪之疼痛矣。”

疮家，虽身疼痛，不可发汗，发汗则痉。(85)

本条所述之身疼痛为风寒之邪外束肌表所致，虽有表邪但为疮家而不可发汗。张令韶认为:“疮家久失脓血，则充肤热肉之血虚矣，虽身疼痛而得太阳病之表病，亦不可发汗，汗出必更内伤其筋脉，血无荣筋，强急而为痉矣。”钱天来认为:“身疼痛，伤寒之表证也，言疮家气虚血少，营卫衰薄，虽或有伤寒身体疼痛等表证，亦慎不可轻发其汗。”

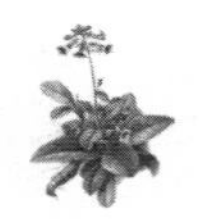

伤寒，医下之，续得下利，清谷不止，身疼痛者，急当救里；后身疼痛，清便自调者，急当救表。救里宜四逆汤；救表宜桂枝汤。(91)

本条论述之身疼痛为太阳病误下伤阳，阴虚不温所致。尤在泾认为："身疼痛者，邪在表也，然脏气不充，则无以为发汗散邪之地，故必以温药。舍其表而救其里，服后清便自调，里气已固，而身痛不除，则又以甘辛发散为急，不然，表之邪又将入里而增患矣。而救里用四逆，救表用桂枝，与厥阴篇下利腹胀满，身疼痛条略同，彼为寒邪中，此为寒药伤里，而其温中散邪，先表后里之法则一也。"喻嘉言认为："身体疼痛者，在里之阴邪盛，而筋脉为其阻滞也。阳微阴盛，凶危立至，当急救其里之微阳，俾利与痛而俱止。救后，小便清，大便调，则在里之阳已复，而身痛不止，明是表邪未尽，营卫不和所致，又当急救其表，俾外邪仍从外解，而表里之辨，始为明且尽耳。"

霍乱，头痛发热，身疼痛，热多欲饮水者，五苓散主之；寒多不用水者，理中丸主之。(386)

本条所述之身疼痛为霍乱表里同病所致。尤在泾认为："霍乱该吐下而言，头痛发热，身疼痛，则霍乱之表证也。"张隐庵认为："此言霍乱伤寒虽有寒热之殊，皆当治其脾土之义。霍乱者，呕吐而利也。头痛、发热、身疼痛者，霍乱而兼伤寒也。"

【小结】

类症"身疼痛"在《伤寒论》中一是主要见于太阳病，多为风寒束表所致，治宜麻黄汤之类发散风寒，霍乱见"身疼痛"则提示也存在表证；二是气血不荣，肌肤失养所致"身疼痛"，如桂枝加芍药生姜各一两人参三两新加汤证、"疮家"等；三是阴证虚寒阳微所致，属四逆汤证。

5.4 身体疼痛

身体疼痛：同身疼。

主症	篇次	目次	兼症	原文
身体疼痛	太阳病篇（中）	92	发热头痛，脉反沉	病发热头痛，脉反沉，若不差，身体疼痛，当救其里，四逆汤方
身体疼痛	厥阴病篇	372	下利腹胀满	下利腹胀满，身体疼痛者，先温其里，乃攻其表。温里宜四逆汤；攻表宜桂枝汤

【类症要点】

病发热头痛，脉反沉，若不差，身体疼痛，当救其里，四逆汤方。(92)

本条所述之身体疼痛为阳虚寒凝所致。柯韵伯认为："此太阳麻黄汤证，病为在表，脉当浮而反沉，此为逆也。若汗之不差，即身体疼痛不罢，当凭其脉之沉而为在里矣……里和而表自解矣。"程郊倩认为："若不差，而更加身体疼痛，知寒从内转。"

下利腹胀满，身体疼痛者，先温其里，乃攻其表。温里宜四逆汤；攻表宜桂枝汤。(372)

本条所述之身体疼痛是因里虚寒较甚而兼有表邪所致。陈修园认为："身体疼痛者，为表寒。"汪苓友认为："下利至腹胀满，必下利久，中气虚寒而作胀满，其人既虚，风寒复袭，故身体疼痛，此系利后之兼证，非初病起而身疼痛也。"

5.5　身痛不休

身痛不休：身疼持续不断。

主症	篇次	目次	兼症	原文
身痛不休	霍乱病篇	387	吐利止	吐利止而身痛不休者，当消息和解其外，宜桂枝汤小和之

【类症要点】

吐利止而身痛不休者，当消息和解其外，宜桂枝汤小和之。

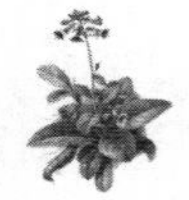

（387）

本条所述之身痛不休为霍乱初愈阳气未复、营卫不和所致。陈修园认为是“外之余邪尚未尽”。成无己认为：“身痛不休，表未解也。”

（秦文钰，苏庆民）

6 呕逆类症

类症：呕逆，干呕，呕，喜呕，欲呕，食谷欲呕，微呕，呕欲失溲，呕吐，欲呕吐，噎，哕。

6.1 呕逆

呕逆：胃气上逆动膈，气逆上冲，出于喉间，呃呃连声，声短而频，不能自制的一种病症。气逆而产生呕吐的感觉。

主症	篇次	目次	兼症	原文
呕逆	太阳病篇（上）	3	或已发热，或未发热，恶寒，体痛，脉阴阳俱紧	太阳病，或已发热，或未发热，必恶寒，体痛，呕逆，脉阴阳俱紧者，名为伤寒
呕逆	太阳病篇（下）	152	漐漐汗出，发作有时，头痛，心下痞硬满，引胁下痛，干呕短气，汗出不恶寒	太阳中风，下利呕逆，表解者，乃可攻之。其人漐漐汗出，发作有时，头痛，心下痞硬满，引胁下痛，干呕短气，汗出不恶寒者，此表解里未和也。十枣汤主之

【类症要点】

太阳病，或已发热，或未发热，必恶寒，体痛，呕逆，脉阴阳俱紧者，名为伤寒。(3)

本条所述之呕逆为外邪束缚肌肤，胃气被外邪所侵，不能顺其下降之性，则上逆作呕。方中行曰："呕吐也，胃口畏寒而寒涌也。"程郊倩曰："其呕而逆，寒束于皮毛，气无从越而壅上。"

太阳中风，下利呕逆，表解者，乃可攻之。其人漐漐汗出，发

作有时，头痛，心下痞硬满，引胁下痛，干呕短气，汗出不恶寒者，此表解里未和也。十枣汤主之。（152）

十枣汤所治之呕逆为水饮内蕴于里，水液上逆导致的。成无己言：“下利呕逆，里受邪也。”尤在泾言：“下利呕逆，饮之上攻而复下注也。”

【小结】

《伤寒论》类症“呕逆”可见于两种情况：一是外邪犯胃，胃气上逆；二是饮邪内蕴而上逆，可见于十枣汤。

6.2　干呕

干呕：是只有呕吐的声音和动作，但并无食物吐出，或仅有涎沫吐出。

主症	篇次	目次	兼症	原文
干呕	太阳病篇（上）	12	啬啬恶寒，淅淅恶风，翕翕发热，鼻鸣	太阳中风，阳浮而阴弱。阳浮者，热自发；阴弱者，汗自出。啬啬恶寒，淅淅恶风，翕翕发热，鼻鸣干呕者，桂枝汤主之
干呕	太阳病篇（中）	40	发热而咳，或渴，或利，或噎，或小便不利、少腹满，或喘	伤寒表不解，心下有水气，干呕，发热而咳，或渴，或利，或噎，或小便不利、少腹满，或喘者，小青龙汤主之
干呕	太阳病篇（下）	152	漐漐汗出，发作有时，头痛，心下痞硬满，引胁下痛，短气，汗出不恶寒	太阳中风，下利呕逆，表解者，乃可攻之。其人漐漐汗出，发作有时，头痛，心下痞硬满，引胁下痛，干呕短气，汗出不恶寒者，此表解里未和也。十枣汤主之
干呕	太阳病篇（下）	158	下利日数十行，谷不化，腹中雷鸣，心下痞硬而满，心烦不得安	伤寒中风，医反下之，其人下利日数十行，谷不化，腹中雷鸣，心下痞硬而满，干呕，心烦不得安。医见心下痞，谓病不尽，复下之，其痞益甚。此非结热，但以胃中虚，客气上逆，故使硬也。甘草泻心汤主之
干呕	少阳病篇	266	胁下硬满，干呕不能食，往来寒热，脉沉紧	本太阳病不解，转入少阳者，胁下硬满，干呕不能食，往来寒热。尚未吐下，脉沉紧者，与小柴胡汤

续表

主症	篇次	目次	兼症	原文
干呕	少阴病篇	315	利不止，厥逆无脉，烦	少阴病，下利，脉微者，与白通汤。利不止，厥逆无脉，干呕烦者，白通加猪胆汁汤主之。服汤，脉暴出者死，微续者生
干呕	少阴病篇	317	下利清谷，里寒外热，手足厥逆，脉微欲绝，身反不恶寒，其人面色赤。或腹痛，或咽痛，或利止脉不出	少阴病，下利清谷，里寒外热，手足厥逆，脉微欲绝，身反不恶寒，其人面色赤。或腹痛，或干呕，或咽痛，或利止脉不出者。通脉四逆汤主之
干呕	少阴病篇	324	饮食入口则吐，心中温温欲吐，复不能吐，始得之，手足寒，脉弦迟	少阴病，饮食入口则吐，心中温温欲吐，复不能吐，始得之，手足寒，脉弦迟者，此胸中实，不可下也，当吐之；若膈上有寒饮，干呕者，不可吐也。当温之，宜四逆汤
干呕	厥阴病篇	378	吐涎沫，头痛	干呕，吐涎沫，头痛者，吴茱萸汤主之

【类症要点】

太阳中风，阳浮而阴弱。阳浮者，热自发；阴弱者，汗自出。啬啬恶寒，淅淅恶风，翕翕发热，鼻鸣干呕者，桂枝汤主之。(12)

桂枝汤所治之干呕为营卫不和影响及胃，胃气上逆所致。成无已认为：“干呕者，风壅而气逆也。”尤在泾认为：“鼻鸣干呕者，不特风气上壅，亦邪气暴加，里气上争之象。”

伤寒表不解，心下有水气，干呕，发热而咳，或渴，或利，或噎，或小便不利、少腹满，或喘者，小青龙汤主之。(40)

小青龙汤所治之干呕为心下有水气所致。成无已认为：“伤寒表不解，心下有水饮，则水寒相搏，肺寒气逆，故干呕发热而咳。”柯韵伯认为：“干呕而咳是水气为患，水气者，太阳寒水之气也，太阳之化，在天寒水，在地为水，其伤人也，浅者皮肉筋骨，重者害及五脏，心下有水气，是伤五脏也。水气未入胃，故干呕。”

太阳中风，下利呕逆，表解者，乃可攻之。其人漐漐汗出，发作有时，头痛，心下痞硬满，引胁下痛，干呕短气，汗出不恶寒者，此表解里未和也。十枣汤主之。(152)

十枣汤所治之干呕为水邪犯胃，胃气上逆所致。柯韵伯言：“干呕汗出为表，然而汗出而有时，更不恶寒，干呕而短气为里证也明矣。此可见表之风邪已解，而里之水气不和也。”尤在泾言：“干呕短气，里未和也。”

伤寒中风，医反下之，其人下利日数十行，谷不化，腹中雷鸣，心下痞硬而满，干呕，心烦不得安。医见心下痞，谓病不尽，复下之，其痞益甚。此非结热，但以胃中虚，客气上逆，故使硬也。甘草泻心汤主之。(158)

甘草泻心汤主治之干呕为中虚胃弱，邪热内扰所致。汪苓友曰：“呕烦不安，虽有客热，亦有虚烦。”尤在泾曰：“邪盛于表而反下之……是表邪内陷心间，而复上攻下注，非中气空虚，何至邪气淫溢至此哉。”

本太阳病不解，转入少阳者，胁下硬满，干呕不能食，往来寒热。尚未吐下，脉沉紧者，与小柴胡汤。(266)

小柴胡汤主治之干呕为太阳病不解，转入少阳，气机疏泄不利，横逆犯胃所致。尤在泾曰：“太阳病不解，传入少阳也，故见干呕不能食。”张隐庵曰：“干呕不能食者，上下之气不和也。”

少阴病，下利，脉微者，与白通汤。利不止，厥逆无脉，干呕烦者，白通加猪胆汁汤主之。服汤，脉暴出者死，微续者生。(315)

白通加猪胆汁汤所治之干呕为阴寒内盛，阴盛格阳所致。成无己认为：“干呕烦者，寒气太甚，内为格拒，阳气逆乱。”《医宗金鉴》认为：“干呕而烦者，此阴寒盛极，格阳欲脱之候。”

少阴病，下利清谷，里寒外热，手足厥逆，脉微欲绝，身反不恶寒，其人面色赤。或腹痛，或干呕，或咽痛，或利止脉不出者。通脉四逆汤主之。(317)

本条所述之干呕为通脉四逆汤或然症之一，或干呕，加生姜二两。通脉四逆汤所治之干呕为阴盛于内，格阳于外所致。干呕，加生姜温中止呕。

少阴病，饮食入口则吐，心中温温欲吐，复不能吐，始得之，手足寒，脉弦迟者，此胸中实，不可下也，当吐之；若膈上有寒饮，干呕者，不可吐也。当温之，宜四逆汤。(324)

四逆汤所治之干呕为胸上有寒饮所致。尤在泾认为："胸中邪实而阳气不布也，若膈上有寒饮而致干呕者，则复不可吐而可温，所以病痰饮者，当以温药和之也。"《医宗金鉴》认为："寒实在胸，当因虚之饮，非胸中寒实之饮也，故不可吐，急温之，宜四逆汤，或理中汤加丁香，吴茱萸亦可也。"

干呕，吐涎沫，头痛者，吴茱萸汤主之。(378)

吴茱萸汤所治之干呕为寒伤厥阴，下焦浊阴之气上乘胸中，胃寒上逆所致。柯韵伯曰："呕而无物，胃虚可知矣。"汪苓友曰："厥阴之脉，挟胃贯膈，循喉咙之后，干呕为厥阴寒气之逆。"

【小结】

类症"干呕"所涉及的条文共9条。"呕"为胃气上逆的表现，"干呕"言呕而无物，但引起胃气上逆的原因可以有多种，风寒之邪犯胃引起者有桂枝汤证等；水饮之邪犯胃有小青龙汤证、十枣汤证等；热邪扰胃可见于甘草泻心汤证；少阳枢机不利，横逆犯胃，为小柴胡汤证之常见症状；厥阴寒邪、少阴寒邪犯胃所致可见于吴茱萸汤证、四逆汤证等。总之，无论何种邪气犯胃，导致胃气上逆均可引起"干呕"。

6.3 呕

呕：有欲吐的感觉，可吐出或不吐出胃内容物。

主症	篇次	目次	兼症	原文
呕	太阳病篇（中）	33	不下利	太阳与阳明合病，不下利，但呕者，葛根加半夏汤主之
呕	太阳病篇（中）	103	心下急，郁郁微烦者	太阳病，过经十余日，反二三下之，后四五日，柴胡证仍在者，先与小柴胡汤；呕不止，心下急，郁郁微烦者，为未解也，与大柴胡汤下之则愈

续表

主症	篇次	目次	兼症	原文
呕	太阳病篇（下）	172	太阳与少阳合病	太阳与少阳合病，自下利者，与黄芩汤；若呕者，黄芩加半夏生姜汤主之
呕	阳明病篇	230	胁下硬满，不大便	阳明病，胁下硬满，不大便而呕，舌上白胎者，可与小柴胡汤。上焦得通，津液得下，胃气因和，身濈然汗出而解
呕	少阳病篇	316	小便不利，四肢沉重	少阴病，二三日不已，至四五日，腹痛，小便不利，四肢沉重疼痛，自下利者，此为有水气。其人或咳，或小便利，或下利，或呕者，真武汤主之

【类症要点】

太阳与阳明合病，不下利，但呕者，葛根加半夏汤主之。(33)

葛根加半夏汤方所治之呕为太阳阳明合病，胃失和降所致。吴谦认为，表里之气，升降失常，故不下利，则上呕也。成无已认为，邪气外甚，阳不主里，里气不和……里气上逆而不下者，但呕而不下利。

太阳病，过经十余日，反二三下之，后四五日，柴胡证仍在者，先于小柴胡汤；呕不止，心下急，郁郁微烦者，为未解也，与大柴胡汤下之则愈。(103)

大柴胡汤所治之呕为少阳之邪波及阳明，实热壅胃、脏气阻滞所致。成无已认为是里热已甚，结于胃中也；黄元御认为是经迫而腑郁所致。

太阳与少阳合病，自下利者，与黄芩汤；若呕者，黄芩加半夏生姜汤主之。(172)

黄芩加半夏汤所治之呕为胃中寒热错杂，胃气上逆所致。成无已认为，呕者，胃气逆也；曹颖甫认为，太阳标热，并水气内陷，胃底胆汁而与之相抗，则为呕逆，此太阳之病合于足少阳者也。

阳明病，胁下硬满，不大便而呕，舌上白胎者，可与小柴胡汤。上焦得通，津液得下，胃气因和，身濈然汗出而解。(230)

本条所述之呕为阳明传少阳病也。黄元御认为，阳明为少阳所遏，下脘之气陷，则病溏泄，上脘之气逆，则病呕吐也。曹颖甫认为，胃以燥而不和，胆火从而上逆，故呕也。

少阴病，二三日不已，至四五日，腹痛，小便不利，四肢沉重疼痛，自下利者，此为有水气。其人或咳，或小便利，或下利，或呕者，真武汤主之。(316)

本条所述之呕为真武汤或然症之一，为脾肾阳虚，水湿泛胃所致。吴谦认为，呕为阴寒兼水气停于中焦胃腑所致；黄元御认为，生姜可降胃逆而止呕吐。

【小结】

类症“呕”最常见于少阳证，为少阳证特征性症状之一，大柴胡汤证、小柴胡汤证、黄芩加半夏汤证等均常见。“呕”为《伤寒论》常见症状，凡引起胃失和降、胃气上逆者均可导致，外感风寒、水饮内泛、阴寒内盛等均是常见原因。

6.4 喜呕

喜呕：喜，容易发生某种变化。《百喻经·婆罗门杀子喻》曰：“人命难知，计算喜错。”喜呕，即多次发生呕。

主症	篇次	目次	兼症	原文
喜呕	太阳病篇（中）	96	中风，往来寒热，胸胁苦满，默默不欲饮食，心烦	伤寒五六日，中风，往来寒热，胸胁苦满，默默不欲饮食，心烦喜呕，或胸中烦而不呕，或渴，或腹中痛，或胁下痞硬，或心下悸、小便不利，或不渴、身有微热，或咳者，小柴胡汤主之

【类症要点】

伤寒五六日，中风，往来寒热，胸胁苦满，默默不欲饮食，心烦喜呕，或胸中烦而不呕，或渴，或腹中痛，或胁下痞硬，或心下悸、小便不利，或不渴、身有微热，或咳者，小柴胡汤主之。(96)

小柴胡汤所治之呕为邪在少阳，枢机不利，郁而化热所致。吴谦认为，邪气入里，里气外拒，故呕，呕则木气舒，故喜之也，此皆柴胡应用之证也。少阳经病证表现为三焦经以及胆经的病证。

6.5　欲呕

欲呕：欲，想要，想得到，想达到。欲呕，即有想要发生呕的感觉。

主症	篇次	目次	兼症	原文
欲呕	太阳病（中）	123	胸中痛，便溏	太阳病，过经十余日，心下温温欲吐，而胸中痛，大便反溏，腹微满，郁郁微烦，先此时自极吐下者，与调胃承气汤。若不尔者，不可与。但欲呕，胸中痛，微溏者，此非柴胡汤证，以呕，故知极吐下也
欲呕	太阳病（下）	140	脉沉紧者	太阳病下之，其脉促，不结胸者，此为欲解也；脉浮者，必结胸，脉紧者，必咽痛；脉弦者，必两胁拘急；脉细数者，头痛未止；脉沉紧者，必欲呕，脉沉滑者，协热利；脉浮滑者，必下血

【类症要点】

太阳病，过经十余日，心下温温欲吐，而胸中痛，大便反溏，腹微满，郁郁微烦，先此时自极吐下者，与调胃承气汤。若不尔者，不可与。但欲呕，胸中痛，微溏者，此非柴胡汤证，以呕，故知极吐下也。(123)

本条所述之欲呕是由太阳病吐后，胃气虚所致。尤在泾曰："心下温温欲吐而胸中痛者，上气因吐而逆，不得下降也，与病人欲吐者不同……但欲呕，胸中痛，有似柴胡证，而系在极吐下后，则病在中气，非柴胡所得而治者矣。"曹颖甫认为："今但欲呕而胸中痛，与胸胁满而呕相似，微溏则又与微利相似，况柴胡证多呕，今反因呕而决其为极吐下，意旨尤不可通。不知呕字即上温温欲吐之吐，传写者误作呕字耳。"

太阳病下之，其脉促，不结胸者，此为欲解也；脉浮者，必结胸，脉紧者，必咽痛；脉弦者，必两胁拘急；脉细数者，头痛未止；

脉沉紧者，必欲呕，脉沉滑者，协热利；脉浮滑者，必下血。(140)

本条所治之欲呕是误下后，病及阳明所致。成无已认为："脉沉紧，则太阳之邪传于阳明，为里实也，沉为在里，紧为里实，阳明里实，故必欲呕。"张隐庵认为："脉沉紧者，必欲呕，以阴阳内搏之脉，而见阳明欲呕之证。"

6.6 食谷欲呕

食谷欲呕：谷，谷物类食物。食谷欲呕，即吃谷物类食欲有想要发生呕的感觉。

主症	篇次	目次	兼症	原文
食谷欲呕	阳明病篇	243		食谷欲呕，属阳明也，吴茱萸汤主之。得汤反剧者，属上焦也

【类症要点】

食谷欲呕，属阳明也，吴茱萸汤主之。得汤反剧者，属上焦也。(243)

吴茱萸汤所治之食谷欲呕是由阳明病胃寒所致。成无已认为："上焦主内，胃为之市，食谷欲呕者，胃不受也，与吴茱萸汤以温胃气。"陈修园认为："其食谷欲呕者，是阳明虚甚，中见太阴，为中焦之胃气虚寒也。"

6.7 微呕

微呕：呕的程度较轻。

主症	篇次	目次	兼症	原文
微呕	太阳病篇（下）	146	发热，微恶寒，肢节烦痛，心下支结，外证未去	伤寒六七日，发热，微恶寒，肢节烦痛，微呕，心下支结，外证未去者，柴胡桂枝汤主之

【类症要点】

伤寒六七日，发热，微恶寒，肢节烦痛，微呕，心下支结，外

证未去者，柴胡桂枝汤主之。（146）

此条所述之“微呕”为太、少两经合病，枢机不利所致。吴谦曰：“伤寒六七日，发热微恶寒，支节烦疼，微呕，心下支结者，是太阳之邪传少阳也。”程郊倩曰：“呕而支结，少阳证也，乃呕逆而微，但结于心下之偏旁，而不结于两胁之间，则少阳亦尚浅也。”

6.8 呕欲失溲

呕欲失溲：呕时伴有小便不禁的感觉。

主症	篇次	目次	兼症	原文
呕欲失溲	太阳病篇（中）	110	烦躁、大汗出、谵语、足下恶风、大便硬	太阳病二日，反躁，凡熨其背而大汗出，大热入胃，胃中水竭，躁烦必发谵语；十余日振栗自下利者，此为欲解也。故其汗从腰以下不得汗，欲小便不得，反呕欲失溲，足下恶风，大便硬，小便当数，而反不数及不多；大便已，头卓然而痛，其人足心必热，谷气下流故也

【类症要点】

太阳病二日，反躁，凡熨其背而大汗出，大热入胃，胃中水竭，躁烦必发谵语；十余日振栗自下利者，此为欲解也。故其汗从腰以下不得汗，欲小便不得，反呕欲失溲，足下恶风，大便硬，小便当数，而反不数及不多；大便已，头卓然而痛，其人足心必热，谷气下流故也。（110）

此条所述之“呕欲失溲”，为太阳病误用火法，邪热盛于上，阳气不得布散，故见反呕；阳气不能下达，故见失溲。大便燥结不出，津液不能濡润肠道而自下利，谷气不得下流，唯有大便通时方解。

6.9 呕吐

呕吐：胃内容物自口中吐出。

主症	篇次	目次	兼症	原文
呕吐	太阳病篇（下）	165	发热，心中痞硬，下利	伤寒发热，汗出不解，心中痞硬，呕吐而下利者，大柴胡汤主之
呕吐	霍乱病篇	382	利	问曰：病有霍乱者何？答曰：呕吐而利，此名霍乱

【类症要点】

伤寒发热，汗出不解，心中痞硬，呕吐而下利者，大柴胡汤主之。(165)

大柴胡汤所治之呕吐是热邪入里，胃气上逆所致。曹颖甫认为："胃中胆火上僭，故呕吐。"黄元御认为："呕吐而下利者，是戊土迫于甲木，上下二脘不能容纳水谷也。"

问曰：病有霍乱者何？答曰：呕吐而利，此名霍乱。(382)

本条所述之呕吐为霍乱病所致。如《医宗金鉴》中所言："问曰：病有霍乱者，其状何似？答曰：卒然呕吐、泻利者，是名霍乱也。"黄元御认为："食寒饮冷，水谷不消，外感风寒，则病霍乱。"

6.10 欲呕吐

欲呕吐：胃内容物自口中吐出之前的感觉。

主症	篇次	目次	兼症	原文
欲呕吐	太阳病篇（下）	173	胸中热，腹痛	伤寒，胸中有热，胃中有邪气，腹中痛，欲呕吐者，黄连汤主之

【类症要点】

伤寒，胸中有热，胃中有邪气，腹中痛，欲呕吐者，黄连汤主之。(173)

黄连汤所治之欲呕吐是由表邪入里，上热下寒所致。柯韵伯认为："今胃中寒邪阻隔，胸中之热不得降，故上炎作呕。"黄元御认为："伤寒，胸中有热，而胃中有肝胆之邪气，肝邪克脾，腹中疼痛，胆邪克胃，欲作呕吐者，是土气湿寒而木气郁遏也。”

6.11　噎

噎：堵塞；塞住。

主症	篇次	目次	兼症	原文
噎	太阳病篇（中）	40	胸中热，腹痛	伤寒表不解，心下有水气，干呕，发热而咳，或渴，或利，或噎，或小便不利、少腹满，或喘者，小青龙汤主之

【类症要点】

伤寒表不解，心下有水气，干呕，发热而咳，或渴，或利，或噎，或小便不利、少腹满，或喘者，小青龙汤主之。(40)

小青龙汤所治之噎是由心下有水气所致。《医宗金鉴》云：“太阳受邪，若无水气，病自在经，若有水气，病必犯腑。病腑则膀胱之气化不行，三焦之水气失道，停上焦则或咳，或喘，或噎……”柯韵伯认为：“心下有水气，是伤脏也……上而不下，则或噎或喘。”

6.12　哕

哕：呕吐，气逆。

主症	篇次	目次	兼症	原文
哕	太阳病篇（中）	98	胁下满痛，面黄身黄，颈项强，小便难，渴，饮水而呕	得病六七日，脉迟浮弱，恶风寒，手足温，医二三下之，不能食，而胁下满痛，面目及身黄，颈项强，小便难者，与柴胡汤，后必下重。本渴饮水而呕者，柴胡不中与也，食谷者哕
哕	太阳病篇（中）	111	身黄，衄血，小便难，头汗，腹满，喘，口干咽烂，谵语，手足躁扰，捻衣摸床，小便利	太阳病中风，以火劫发汗，邪风被火热，血气流溢，失其常度。两阳相熏灼，其身发黄，阳盛则欲衄，阴虚小便难，阴阳俱虚竭，身体则枯燥。但头汗出，剂颈而还，腹满微喘，口干咽烂，或不大便。久则谵语，甚者至哕，手足躁扰，捻衣摸床，小便利者，其人可治

续表

主症	篇次	目次	兼症	原文
哕	阳明病篇	194	不能食	阳明病，不能食，攻其热必哕。所以然者，胃中虚冷故也；以其人本虚，攻其热必哕
哕	阳明病篇	209	欲饮水	阳明病，潮热，大便微硬者，可与大承气汤，不硬者，不可与之。若不大便六七日，恐有燥屎，欲知之法，少与小承气汤，汤入腹中，转失气者，此有燥屎也，乃可攻之；若不转失气者，此但初头硬，后必溏，不可攻之，攻之必胀满不能食也。欲饮水者，与水则哕。其后发热者，必大便复硬而少也，以小承气汤和之。不转失气者，慎不可攻也
哕	阳明病篇	226	胃中虚冷，不能食	若胃中虚冷，不能食者，饮水则哕
哕	阳明病篇	231	脉弦浮大，短气，腹满，胁下及心痛，鼻干，不得汗，嗜卧，一身及目黄，小便难，有潮热，耳前后肿	阳明中风，脉弦浮大，而短气，腹都满，胁下及心痛，久按之气不通，鼻干，不得汗，嗜卧，一身及目悉黄，小便难，有潮热，时时哕，耳前后肿。刺之小差，外不解。病过十日，脉续浮者，与小柴胡汤
哕	阳明病篇	232	脉浮，无尿，腹满	脉但浮，无余证者，与麻黄汤；若不尿，腹满加哕者，不治
哕	厥阴病篇	380		伤寒大吐大下之，极虚，复极汗者，其人外气怫郁，复与之水，以发其汗，因得哕。所以然者，胃中寒冷故也
哕	厥阴病篇	381	腹满	伤寒，哕而腹满，视其前后，知何部不利，利之则愈

【类症要点】

得病六七日，脉迟浮弱，恶风寒，手足温，医二三下之，不能食，而胁下满痛，面目及身黄，颈项强，小便难者，与柴胡汤，后必下重。本渴饮水而呕者，柴胡不中与也，食谷者哕。(98)

本条所述之哕是由误治后胃气衰败所致。柯韵伯认为："法当温中散寒，而反二三下之，胃阳丧亡，不能食矣。食谷则哕，饮水则呕。"黄元御认为："本来作渴，而饮水则呕者，此土湿中寒，柴胡不中与也。不能容水，亦当不

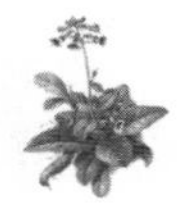

能纳食，饮水既呕，食谷亦哕也。”

太阳病中风，以火劫发汗，邪风被火热，血气流溢，失其常度。两阳相熏灼，其身发黄，阳盛则欲衄，阴虚小便难，阴阳俱虚竭，身体则枯燥。但头汗出，剂颈而还，腹满微喘，口干咽烂，或不大便。久则谵语，甚者至哕，手足躁扰，捻衣摸床，小便利者，其人可治。（111）

本条所述之哕是由火劫发汗后阴液虚损，邪热炽盛正气逆乱，胃气败绝所致。曹颖甫认为：“哕本多寒，此独为热，阳热内炽，清气从肺窍入者，格而不能受也。”

阳明病，不能食，攻其热必哕。所以然者，胃中虚冷故也；以其人本虚，攻其热必哕。（194）

此条所述之哕为阳明中寒，胃中虚冷的表现。成无己认为：“不能食，胃中本寒，攻其热，复虑其胃，虚寒相搏，故令哕也。”张隐庵认为：“哕，呃逆也。胃气虚而复攻其热，故哕。所以然者，阳明以胃气为本，以其人本虚，攻其热则胃中虚冷而必哕。”

阳明病，潮热，大便微硬者，可与大承气汤，不硬者，不可与之。若不大便六七日，恐有燥屎，欲知之法，少与小承气汤，汤入腹中，转失气者，此有燥屎也，乃可攻之；若不转失气者，此但初头硬，后必溏，不可攻之，攻之必胀满不能食也。欲饮水者，与水则哕。其后发热者，必大便复硬而少也，以小承气汤和之。不转失气者，慎不可攻也。（209）

此条所述之哕为燥屎未成误急攻之，胃阳虚衰的表现。成无己认为：“胃中干燥，则欲饮水，水入胃中，虚寒相搏，气逆则哕。”

若胃中虚冷，不能食者，饮水则哕。（226）

此条所述之哕为胃中虚冷的表现。汪苓友认为：“庸工不知，见其表热，误以为胃中实热证，且下利之后，亡津液而思水，遂饮之以水，水寒相搏，气逆而亦为哕也。”章虚谷认为：“哕者，近世名呃逆，或空呕亦名哕，比呃逆为轻，皆由其人本元内虚故也。”

阳明中风，脉弦浮大，而短气，腹都满，胁下及心痛，久按之气不通，鼻干，不得汗，嗜卧，一身及目悉黄，小便难，有潮热，时时哕，耳前后肿。刺之小差，外不解。病过十日，脉续浮者，与小柴胡汤。(231)

此条所述之哕为邪热犯胃的表现。成无己认为:“时时哕者，风热攻于胃也。”黄元御认为:“胃腑郁迫，浊气上逆，故时呕哕。”

脉但浮，无余证者，与麻黄汤；若不尿，腹满加哕者，不治。(232)

此条所述之哕为中土已败的表现。成无己认为:“若不尿腹满加哕者，关格之疾也，故云不治。”柯韵伯认为:“若不尿腹满加哕，是接耳前后肿来。此是内不解，故小便难者竟至不尿，腹部满者竟不减，时时哕者更加哕矣。非刺后所致，亦非用柴胡麻黄后变证也。”

伤寒大吐大下之，极虚，复极汗者，其人外气怫郁，复与之水，以发其汗，因得哕。所以然者，胃中寒冷故也。(380)

此条所述之哕为大吐大下后，胃中虚寒所致。成无己认为:“医与之水，以发其汗，胃虚得水，虚寒相搏成哕也。”程应旄认为:“哕之一证，有虚有实。虚自胃冷得之，缘大吐大下后，阴虚而阳无所附，因见面赤，以不能得汗，而外气怫郁也。”

伤寒，哕而腹满，视其前后，知何部不利，利之则愈。(381)

此条所述之哕为实证。程应旄认为:“哕之一证，有虚有实。虚自胃冷得之，缘大吐大下后，阴虚而阳无所附，因见面赤，以不能得汗，而外气怫郁也。”黄元御认为:“哕而腹满，阳明之浊气不降，太阴之清气不升也，前后二阴，必有不利之部。”

【小结】

类症“哕”所涉及的条文有9条，有虚有实，虚证多见。虚则多为胃气虚衰，胃中虚冷，阳气不升，或轻或重，也有因邪热煎熬而致胃气衰败，阴阳俱虚者；实则可见于热邪犯胃等。虚“哕”多哕声无力，气不得续；实“哕”多哕声洪亮，伴口臭烦渴等，可资鉴别。

（郑月平，牛露娜，何欢，苏庆民）

7　欲吐类症

类症：欲吐；气逆欲吐；欲吐不吐；心中温温欲吐，复不能吐；吐；吐逆；饮食入口则吐；食入即吐；吐涎沫；喜唾；吐血；吐脓血；唾脓血；吐蛔；朝食暮吐。

7.1　欲吐

欲吐：有想要发生呕吐的感觉。

主症	篇次	目次	兼症	原文
欲吐	太阳病篇（上）	4	烦躁，脉数急	伤寒一日，太阳受之。脉若静者，为不传；颇欲吐，若躁烦，脉数急者，为传也
欲吐	太阳病篇（中）	123	胸中通，大便反溏，腹微满，郁郁微烦	太阳病，过经十余日，心下温温欲吐而胸中痛，大便反溏，腹微满，郁郁微烦。先此时自极吐下者，与调胃承气汤；若不尔者，不可与；但欲呕、胸中痛、微溏者，此非柴胡汤证，以呕故知极吐下也。调胃承气汤
欲吐	少阴病篇	300	脉微细沉，但欲卧，汗出不烦，五六日自利，复烦躁不得卧寐	少阴病，脉微细沉、但欲卧、汗出不烦、自欲吐，至五六日自利，复烦躁不得卧寐者，死

【类症要点】

伤寒一日，太阳受之。脉若静者，为不传；颇欲吐，若躁烦，脉数急者，为传也。(4)

本条所述之“欲吐”为热邪入里，正邪相争所致。尤在泾认为：“邪微者不能挠乎正，其脉多静，邪甚者得与正相争，其脉数急，其人则躁烦而颇欲吐。”

太阳病，过经十余日，心下温温欲吐而胸中痛，大便反溏，腹微满，郁郁微烦。先此时自极吐下者，与调胃承气汤；若不尔者，不可与。但欲呕、胸中痛、微溏者，此非柴胡汤证，以呕故知极吐下也。调胃承气汤。（123）

调胃承气汤所治之“欲吐”乃太阳病热邪入里犯胃，胃气上逆所致。需注意的是此结实未甚，尚无大实大满之候。沈目南认为：“若已经极吐下者，是吐下致伤胃中津液，邪气已陷阳明，而为主治，故当调胃承气汤而下夺之。”周禹载认为：“过经十余日，医且吐之下矣，温温欲吐而胸中痛，此胃气受伤之候也，大便反溏，腹微满，郁郁微烦，此乘虚邪入之候也。”

少阴病，脉微细沉、但欲卧、汗出不烦、自欲吐，至五六日自利，复烦躁不得卧寐者，死。（300）

本条所述之“欲吐”乃少阴虚寒，阴邪上逆于胃所致。尤在泾认为：“汗出不烦者，气外泄而邪不与俱泄也，自欲吐，继后自利者，邪上下行而气不能驱而出之也。”喻嘉言认为：“汗出不烦，则阳证悉罢，而当顾虑其阴矣。乃于中兼带欲吐一证，欲吐明系阴邪上逆，正当急温之时，失此不图。”

【小结】

类症“欲吐”是病邪犯胃的表现，既有少阴虚寒，阴邪上逆于胃，也有太阳病热邪入里，胃气上逆。

7.2 气逆欲吐

气逆欲吐：气上冲及想要发生呕的感觉。

主症	篇次	目次	兼症	原文
气逆欲吐	阴阳易差后劳复病篇	397	虚羸少气	伤寒解后，虚羸少气，气逆欲吐，竹叶石膏汤主之

【类症要点】

伤寒解后，虚羸少气，气逆欲吐，竹叶石膏汤主之。(397)

本条所述之“气逆欲吐”为伤寒余热未清，气津两伤，虚热内扰，胃失和降所致。尤在泾认为：“大邪虽解，元气未复，余邪未尽，气不足则因而生痰，热不除则因而上逆，是以虚羸少食，而气逆欲吐也。”吴崑认为：“伤寒由汗、吐、下而瘥，必虚羸少气，虚则气热而浮，故逆而欲吐。竹叶、石膏、门冬之寒，所以清余热。”两个医家都认为此欲吐乃余热未清，热气上浮所致。

7.3　欲吐不吐

欲吐不吐：有想要发生吐的感觉，而不发生吐。

主症	篇次	目次	兼症	原文
欲吐不吐	少阴病篇	282	心烦但欲寐，自利而渴	少阴病，欲吐不吐，心烦但欲寐，五六日自利而渴者，属少阴也。虚故引水自救；若小便色白者，少阴病形悉具；小便白者，以下焦虚有寒，不能制水，故令色白也

【类症要点】

少阴病，欲吐不吐，心烦但欲寐，五六日自利而渴者，属少阴也。虚故引水自救；若小便色白者，少阴病形悉具；小便白者，以下焦虚有寒，不能制水，故令色白也。(282)

本条所述之“欲吐不吐”是少阴虚寒证的一个症状，由阳虚阴寒内盛，脾虚不健，浊气上逆所致。姚球认为：“少阴为寒水之脏。少阴病寒湿，则土亦寒而淖。欲吐不吐，自利欲寐，皆脾不健运，而水泛神昏也。水泛于中，则水道不通，不能制火，故心烦而渴也。属少阴者，属少阴寒湿症也。虚故引水自救者，肾虚水泛，则湿碍水道而烦渴，渴故饮水自救也。肾与膀胱为表里，少阴病湿，故小便亦色白也。”彭子益认为：“欲吐心烦为阳复，利伤津故渴，若小便色白以下，以虚寒证明阳复也。”

7.4 心中温温欲吐，复不能吐

心中温温欲吐，复不能吐：有吐的感觉，吐后不能再吐。

主症	篇次	目次	兼症	原文
心中温温欲吐，复不能吐	少阴病篇	324	手足寒，脉弦迟	少阴病，饮食入口则吐；心中温温欲吐，复不能吐。始得之，手足寒、脉弦迟者，此胸中实，不可下也，当吐之；若膈上有寒饮，干呕者，不可吐也，当温之，宜四逆汤

【类症要点】

少阴病，饮食入口则吐；心中温温欲吐，复不能吐。始得之，手足寒、脉弦迟者，此胸中实，不可下也，当吐之；若膈上有寒饮，干呕者，不可吐也，当温之，宜四逆汤。（324）

四逆汤所治之“心中温温欲吐，复不能吐”乃阳虚寒凝，枢机不利所致。尤在泾认为：“肾者，胃之关也，关门受邪，上逆于胃，则饮食入口即吐，或心中温温欲吐，而复不能吐也。”彭子益认为：“肢寒弦迟，乃实痰在胸，阻滞阳气不通之证。此一章论少阴阳复之吐证。”尤在泾认为“心中温温欲吐，复不能吐”是肾处受邪，邪气上逆于胃；而黄元御和彭子益认为，这是胸中素有痰涎阻滞所致。

7.5 吐

吐：①从口里出来。②用药物或其他方法使人呕吐，是祛除体内上部邪气的方法。

主症	篇次	目次	兼症	原文
吐	太阳病篇（上）	16		太阳病三日，已发汗，若吐、若下、若温针，仍不解者，此为坏病，桂枝不中与之也。观其脉证，知犯何逆，随证治之。桂枝本为解肌，若其人脉浮紧，发热汗不出者，不可与之也。常须识此，勿令误也

续表

主症	篇次	目次	兼症	原文
吐	太阳病篇（上）	19	吐脓血	凡服桂枝汤吐者，其后必吐脓血也
吐	太阳病篇（中）	74	烦，有表里证，渴欲饮水	中风发热，六七日不解而烦，有表里证，渴欲饮水，水入则吐者，名曰水逆，五苓散主之
吐	太阳病篇（中）	76	虚烦不得眠，若剧者，必反复颠倒，心中懊侬	发汗后，水药不得入口，为逆，若更发汗，必吐下不止。发汗吐下后，虚烦不得眠，若剧者，必反复颠倒，心中懊侬，栀子豉汤主之；若少气者，栀子甘草豉汤主之；若呕者，栀子生姜豉汤主之
吐	太阳病篇（中）	120	自汗出，反不恶寒发热，关上脉细数	太阳病，当恶寒发热，今自汗出，反不恶寒发热，关上脉细数者，以医吐之过也。一二日吐之者，腹中饥，口不能食，三四日吐之者，不喜糜粥，欲食冷食，朝食暮吐，以医吐之所致也，此为小逆
吐	太阳病篇（中）	121	不恶寒，不欲近衣	太阳病吐之，但太阳病当恶寒，今反不恶寒，不欲近衣，此为吐之内烦也
吐	太阳病篇（中）	122	脉数	病人脉数，数为热，当消谷引食，而反吐者，此以发汗，令阳气微，膈气虚，脉乃数也。数为客热。不能消谷，以胃中虚冷，故吐也
吐	太阳病篇（下）	160	发汗，虚烦，脉甚微，八九日心下痞硬，胁下痛，气上冲咽喉，眩冒，经脉动惕	伤寒吐下后，发汗，虚烦，脉甚微，八九日心下痞硬，胁下痛，气上冲咽喉，眩冒，经脉动惕者，久而成痿
吐	太阳病篇（下）	161	心下痞硬，噫气不除	伤寒发汗，若吐，若下，解后，心下痞硬，噫气不除者，旋覆代赭汤主之
吐	太阳病篇（下）	165	发热，汗出不解，心中痞硬，下利	伤寒发热，汗出不解，心中痞硬，呕吐而下利者，大柴胡汤主之
吐	太阳病篇（下）	166	头不痛，项不强，寸脉微浮，胸中痞硬，气上冲喉咽不得息	病如桂枝证，头不痛，项不强，寸脉微浮，胸中痞硬，气上冲喉咽不得息者，此为胸有寒也。当吐之。宜瓜蒂散

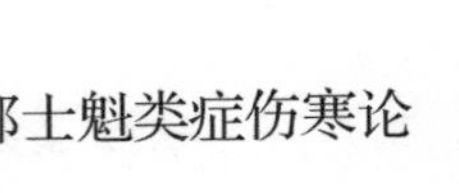

续表

主症	篇次	目次	兼症	原文
吐	太阳病篇（下）	168	时时恶风，大渴，舌上干燥而烦，欲饮水数升	伤寒，若吐、若下后，七八日不解，热结在里，表里俱热，时时恶风，大渴，舌上干燥而烦，欲饮水数升者，白虎加人参汤主之
吐	太阳病篇（下）	173	胸中有热，胃中有邪气，腹中痛	伤寒，胸中有热，胃中有邪气，腹中痛，欲呕吐者，黄连汤主之
吐	阳明病篇	212	日晡所发潮热，不恶寒，独语如见鬼状。若剧者，发则不识人，循衣摸床，惕而不安，微喘直视	伤寒，若吐若下后，不解，不大便五六日，上至十余日，日晡所发潮热，不恶寒，独语如见鬼状。若剧者，发则不识人，循衣摸床，惕而不安，微喘直视，脉弦者生，涩者死，微者，但发热谵语者，大承气汤主之。若一服利，则止后服
吐	阳明病篇	249	腹胀满	伤寒吐后，腹胀满者，与调胃承气汤
吐	阳明病篇	250	微烦，小便数，大便因硬	太阳病，若吐、若下、若发汗后，微烦，小便数，大便因硬者，与小承气汤和之愈
吐	少阳病篇	264	两耳无所闻，目赤，胸中满而烦	少阳中风，两耳无所闻，目赤，胸中满而烦者，不可吐下，吐下则悸而惊
吐	少阳病篇	267	谵语	若已吐、下、发汗、温针，谵语，柴胡汤证罢，此为坏病。知犯何逆，以法治之
吐	太阴病篇	273	腹满而吐，食不下，自利益甚，时腹自痛	太阴之为病，腹满而吐，食不下，自利益甚，时腹自痛。若下之，必胸下结硬
吐	少阴病篇	283	脉阴阳俱紧，反汗出	病人脉阴阳俱紧，反汗出者，亡阳也，此属少阴，法当咽痛而复吐利
吐	少阴病篇	292	利，手足不逆冷，反发热	少阴病，吐利，手足不逆冷，反发热者，不死。脉不至者，灸少阴七壮
吐	少阴病篇	296	利，躁烦，四逆	少阴病，吐利、躁烦、四逆者，死
吐	少阴病篇	309	利，手足逆冷，烦躁欲死	少阴病，吐利，手足逆冷，烦躁欲死者，吴茱萸汤主之
吐	厥阴病篇	355	心满而烦，饥不能食，病在胸中	病人手足厥冷，脉乍紧者，邪结在胸中；心下满而烦，饥不能食者，病在胸中；当须吐之，宜瓜蒂散
吐	厥阴病篇	380	汗，哕	伤寒大吐大下之，极虚，复极汗者，其人外气怫郁，复与之水，以发其汗，因得哕。所以然者，胃中寒冷故也

续表

主症	篇次	目次	兼症	原文
吐	霍乱病篇	382	利	问曰，病有霍乱者何？答曰：呕吐而利，此名霍乱
吐	霍乱病篇	383	发热，头痛，身疼，恶寒，利	问曰：病发热，头痛，身疼，恶寒，吐利者，此属何病？答曰：此名霍乱。霍乱自吐下，又利止，复更发热也
吐	霍乱病篇	387	身痛不休	吐利止而身痛不休者，当消息和解其外，宜桂枝汤小和之
吐	霍乱病篇	388	利汗出，发热恶寒，四肢拘急，手足厥冷	吐利汗出，发热恶寒，四肢拘急，手足厥冷者，四逆汤主之
吐	霍乱病篇	389	利，小便复利而大汗出，下利清谷，内寒外热，脉微欲绝	既吐且利，小便复利而大汗出，下利清谷，内寒外热，脉微欲绝者，四逆汤主之
吐	霍乱病篇	390	汗出而厥，四肢拘急不解，脉微欲绝	吐已下断，汗出而厥，四肢拘急不解，脉微欲绝者，通脉四逆加猪胆汤主之
吐	霍乱病篇	391	利发汗，脉平，小烦	吐利发汗，脉平，小烦者，以新虚不胜谷气故也

【类症要点】

太阳病三日，已发汗，若吐、若下、若温针，仍不解者，此为坏病，桂枝不中与之也。观其脉证，知犯何逆，随证治之。桂枝本为解肌，若其人脉浮紧，发热汗不出者，不可与之也。常须识此，勿令误也。(16)

本条所述之吐为吐法，是通过呕吐而除邪，所以最易伤及脾胃之气。

凡服桂枝汤吐者，其后必吐脓血也。(19)

本条所述之吐为里有蕴热而服用桂枝汤后出现吐。方中行曰：“桂枝辛甘大热，胃家湿热本甚者，复得桂枝之大热，则两热相搏于中宫，搏则必伤，甘又令人中满壅气而上溢，所以胃不司纳，反上涌而逆出也。”柯韵伯曰：“桂枝汤不特酒客当禁，凡热淫于内者，用甘温辛热以助其阳，不能解肌，反能涌

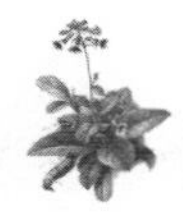

越，热势所过，致伤阳络，则吐脓血可必也。”

中风发热，六七日不解而烦，有表里证，渴欲饮水，水入则吐者，名曰水逆，五苓散主之。（74）

五苓散所治之吐为热邪伤津，胃气不降所致。方中行认为：“吐，伏饮内作，故外者不得入也。”柯韵伯认为：“邪水凝于内，水饮拒绝于外，既不能外输于玄府，又不能上输于口舌，亦不能下输于膀胱，此水逆所由名也。”

发汗后，水药不得入口，为逆，若更发汗，必吐下不止。发汗吐下后，虚烦不得眠，若剧者，必反复颠倒，心中懊侬，栀子豉汤主之；若少气者，栀子甘草豉汤主之；若呕者，栀子生姜豉汤主之。（76）

本条所述之吐为太阳病误汗伤阳，胃气上逆不能纳运所致。陈修园曰：“发汗之后，水药不得入口，以汗本于阳明水谷之气而成，今以大汗伤之，则胃气大虚，不能司纳如此，此为治之之逆。若不知而更发其汗，则胃阳虚败，中气不守，上下俱脱，必令吐下不止。”柯韵伯曰：“阳重之人，大发其汗，有升无降，故水药拒隔而不得入也。若认为中风之干呕，伤寒之呕逆，而更汗之，则吐不止，胃气大伤矣。”

太阳病，当恶寒发热，今自汗出，反不恶寒发热，关上脉细数者，以医吐之过也。一二日吐之者，腹中饥，口不能食，三四日吐之者，不喜糜粥，欲食冷食，朝食暮吐，以医吐之所致也，此为小逆。（120）

本条所述之吐为太阳病误治，胃气上逆所致。其病因为医过用吐法，伤脾胃之气也。章虚谷：“吐伤胃中阳和之气也……如一二日邪盛于表，而吐之，下焦火升……三四日邪已侵里，而吐之，胃阳大伤。”程郊倩曰：“病一二日，邪气尚浅，吐之者，胃不尽伤，膈气早泄也……三四日，邪气渐深，吐之者，胃气大伤，阳浮在膈也。”

太阳病吐之，但太阳病当恶寒，今反不恶寒，不欲近衣，此为吐之内烦也。（121）

本条所述之吐为太阳病误用吐法。《医宗金鉴》认为："今因吐后内生烦热，是为气液已伤之虚烦，非未经汗下之实烦。"方中行认为："内烦者，吐则津液亡，胃中干。"

病人脉数，数为热，当消谷引食，而反吐者，此以发汗，令阳气微，膈气虚，脉乃数也。数为客热。不能消谷，以胃中虚冷，故吐也。（122）

本条所述之吐为太阳病误用汗法而胃阳虚损所致。张令韶曰："胃中仍复虚冷，故吐也。此阴发汗而伤其胃脘之阳以致吐者如此。"钱天来："以胃中虚冷，非唯不能消谷，抑且不能容纳，故吐也。"

伤寒吐下后，发汗，虚烦，脉甚微，八九日心下痞硬，胁下痛，气上冲咽喉，眩冒，经脉动惕者，久而成痿。（160）

本条所述之吐为吐法。

伤寒发汗，若吐，若下，解后，心下痞硬，噫气不除者，旋覆代赭汤主之。（161）

本条所述之吐为吐法。本条吐下后，胃气虚弱，浊气不降，饮邪上逆导致心下痞硬，噫气不除，用旋覆代赭汤补中涤痰饮降逆。

伤寒发热，汗出不解，心中痞硬，呕吐而下利者，大柴胡汤主之。（165）

大柴胡汤所治之呕吐为少阳阳明热郁气滞，升降失常所致。成无已认为："呕吐，心腹濡软为里虚；呕吐而下利，心下痞硬者，是里实也。"黄坤载认为："呕吐而下利者，是戊土迫于甲木，上下二脘，不能容纳水谷也。"

病如桂枝证，头不痛，项不强，寸脉微浮，胸中痞硬，气上冲喉咽不得息者，此为胸有寒也。当吐之。宜瓜蒂散。（166）

病人手足厥冷，脉乍紧者，邪结在胸中；心下满而烦，饥不能食者，病在胸中；当须吐之，宜瓜蒂散。（355）

此两条所述之吐为吐法。瓜蒂散用于治疗痰食阻滞胸膈证。汪苓友认为："伤寒一病，吐法不可不讲。"巢元方云："伤寒病三日以上，气浮在上部，胸

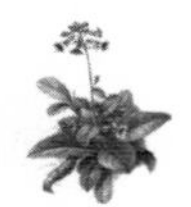

心填塞满闷，当吐之则愈。”

伤寒，若吐、若下后，七八日不解，热结在里，表里俱热，时时恶风，大渴，舌上干燥而烦，欲饮水数升者，白虎加人参汤主之。(168)

本条所述之吐为吐法。柯韵伯认为：“伤寒七八日，尚不解者，当汗不汗，反行吐下，是治之逆也。吐则津液亡于上，下则津液亡于下，表虽不解，热已结于里矣。”程郊倩认为：“伤寒病，吐下后，七八日不解，津液之明消而暗耗者，不知凡几几，消耗极而热乃结。”

伤寒，胸中有热，胃中有邪气，腹中痛，欲呕吐者，黄连汤主之。(173)

黄连汤所治之呕吐为胃热肠寒，阴阳升降失其常度所致。关于本条之呕吐，柯韵伯曰：“今胃中寒邪阻隔，胸中之热不得降，故上炎作呕。”成无己曰：“阳不得降而独治于上，为胸中热欲呕吐。”

伤寒，若吐若下后，不解，不大便五六日，上至十余日，日晡所发潮热，不恶寒，独语如见鬼状。若剧者，发则不识人，循衣摸床，惕而不安，微喘直视，脉弦者生，涩者死，微者，但发热谵语者，大承气汤主之。若一服利，则止后服。(212)

本条所述之吐为吐法。成无己认为：“若吐若下，皆伤胃气，不大便五六日，上至十余日，亡津液，胃气虚，邪热内结也。”《医宗金鉴》认为：“循衣摸床，危恶之候也……大低此证多生于汗、吐、下后，阳气不虚，精神失守。”

伤寒吐后，腹胀满者，与调胃承气汤。(249)

本条所述之吐为吐法。成无己认为：“诸腹胀满，皆属于热。热在上焦而吐，吐后不解，复腹胀满者，邪热入胃也。”尤在泾认为：“吐后腹胀满者，邪气不从吐而外散，反因吐而内陷也，然胀形已具，自必攻之使去，而吐后气伤，又不可以大下。”

太阳病，若吐、若下、若发汗后，微烦，小便数，大便因硬者，与小承气汤和之愈。(250)

本条所述之吐为吐法。成无已认为:“吐下发汗，皆损津液，表邪乘虚传里。”徐灵胎认为:“盖吐、下、汗已伤津液，而又小便太多，故尔微硬，非实邪也。”

少阳中风，两耳无所闻，目赤，胸中满而烦者，不可吐下，吐下则悸而惊。(264)

本条所述之吐为吐法。成无已认为:“以吐除烦，吐则伤其，气虚者悸。”喻嘉言认为:“若误吐下，则胸中正气大伤，而邪得以逼乱神明。”

若已吐、下、发汗、温针，谵语，柴胡汤证罢，此为坏病。知犯何逆，以法治之。(267)

本条所述之吐为吐法。尤在泾认为:“若已吐下发汗温针，叠伤津液，胃燥谵语，而胁下硬满干呕等证反罢者，此众法尽投，正已大伤。”

太阴之为病，腹满而吐，食不下，自利益甚，时腹自痛。若下之，必胸下结硬。(273)

本条所述之吐为太阴病里虚寒气上逆所致。关于此条吐，成无已言:“太阴之脉布胃中，上不得降者，呕吐而食不下。”尤在泾言:“太阴之脉，入腹属脾络胃，上膈夹咽，故其病有腹满而吐。”

病人脉阴阳俱紧，反汗出者，亡阳也，此属少阴，法当咽痛而复吐利。(283)

本条所述之吐为少阴病阴寒内盛，阳欲脱于外所致。关于本条所述之吐，《内经》言:“邪客少阴之络……不能纳食，少阴寒甚，当复吐利。”尤在泾言:“少阴之脏，为胃之关，寒邪直入，故复吐利也。”

少阴病，吐利，手足不逆冷，反发热者，不死。脉不至者，灸少阴七壮。(292)

本条所述之吐为阴盛阳虚的表现。

少阴病，吐利、躁烦、四逆者，死。(296)

本条所述之吐为少阴病阳气衰竭的死候。

少阴病，吐利，手足逆冷，烦躁欲死者，吴茱萸汤主之。

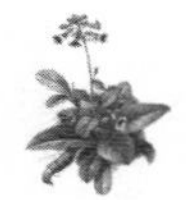

(309)

吴茱萸汤所治之呕吐为阳虚阴盛，正邪剧争所致。成无己认为：“吐利……阴寒气甚。”尤在泾言：“此寒中少阴……故以吴茱萸汤温里散寒为主，而既吐且利，中气必伤，故以人参、大枣益虚安中为辅。”

伤寒大吐大下之，极虚，复极汗者，其人外气怫郁，复与之水，以发其汗，因得哕。所以然者，胃中寒冷故也。(380)

本条所述之吐为吐法。伤寒病经过大吐大下后，胃气已经极度虚弱。尤在泾认为：“伤寒大吐大下之，既损其上，复伤其下，为极虚矣。”汪苓友认为：“兹则大吐下之者，医人必过用瓜蒂散及大承气汤，故至胃气虚极也。”

问曰，病有霍乱者何？答曰：呕吐而利，此名霍乱。(382)

问曰：病发热，头痛，身疼，恶寒，吐利者，此属何病？答曰：此名霍乱。霍乱自吐下，又利止，复更发热也。(383)

此两条所述之吐为霍乱的证候之一。《灵枢·五乱》言：“清气在阴，浊气在阳……清浊相干……乱于肠胃，则为霍乱。”成无己言：“邪在中焦，吐利也。”张令韶曰：“胃居中土，为万物之所归，故必伤胃，邪气与水谷之气交乱于中，故上呕吐而下利也。”

吐利止而身痛不休者，当消息和解其外，宜桂枝汤小和之。(387)

本条所述之吐可认为是霍乱病的证候，由太阴湿土清浊不分所致。成无己认为：“吐利止，里和也，身痛不休，表未解也。”尤在泾认为：“吐利之余，里气已伤，故必消息其可汗而后汗之，亦不可不汗，而可小和之也。”

吐利汗出，发热恶寒，四肢拘急，手足厥冷者，四逆汤主之。(388)

本条所述之吐可认为是霍乱病的证候，由阳虚阴盛所致。成无己认为：“上吐下利，里虚；汗出发热恶寒，表未解也；四肢拘急，手足厥冷，阳虚阴盛也。”尤在泾认为：“此阳虚霍乱之候，发热恶寒者，身虽热而恶寒，身热为阳格之假象，恶寒为虚冷之真谛也。”

既吐且利，小便复利而大汗出，下利清谷，内寒外热，脉微欲绝者，四逆汤主之。(389)

本条所述之吐为霍乱病证候，由阳虚阴盛所致。成无己认为："吐利亡津液，则小便当少，小便复利而大汗出，津液不禁，阳气大虚也。"钱天来认为："吐利则寒邪在里，小便复利，无热可知。"

吐已下断，汗出而厥，四肢拘急不解，脉微欲绝者，通脉四逆加猪胆汤主之。(390)

本条所述之吐，为阳气虚损的表现。张令韶认为："吐已下断者，阴阳气血俱虚，水谷津液俱竭，无有可吐而自已。"尤在泾认为："吐下已止，阳气当复，阴邪当解。"

吐利发汗，脉平，小烦者，以新虚不胜谷气故也。(391)

本条所述之吐利为吐法，由太阴湿土清浊不分所致。尤在泾认为："吐利之后，发汗已，而脉平者，为邪已解也。"陈修园认为："盖吐利初愈，以其人脏腑新虚，不能胜受胃中之谷气故也。"

【小结】

类症"吐"在《伤寒论》中涉及32条，是常见症状之一，同时"吐"也是八法之一，吐法是祛除体内上部邪气的方法。

"吐"作为症状则有虚有实、有寒有热，但总以胃失和降，胃气上逆为特点。述其具体病因则湿热或热邪内蕴可致吐，如大柴胡汤证、黄连汤证等；水饮内蕴可致吐，如五苓散证；胃虚拒纳可致吐；胃虚气逆更可致吐；三阴证阳虚寒盛，最易出现吐，吐成为三阴证的常见特征性症状之一，如吴茱萸汤证、四逆汤证等；吐也是霍乱病的主要特征性症状之一，霍乱病变化多端，其寒热虚实均可见到。

7.6　吐逆

吐逆：是呕吐而气逆。

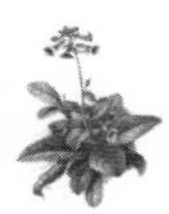

主症	篇次	目次	兼症	原文
吐逆	太阳病篇（上）	29	脉浮，自汗出，小便数，心烦，微恶寒，脚挛急。厥，咽中干，烦躁	伤寒，脉浮，自汗出，小便数，心烦，微恶寒，脚挛急。反与桂枝欲攻其表，此误也。得之便厥，咽中干，烦躁吐逆者，作甘草干姜汤与之，以复其阳。若厥愈足温者，更作芍药甘草汤与之，其脚即伸；若胃气不和，谵语者，少与调胃承气汤，若重发汗，复加烧针者，四逆汤主之

【类症要点】

伤寒，脉浮，自汗出，小便数，心烦，微恶寒，脚挛急。反与桂枝欲攻其表，此误也。得之便厥，咽中干，烦躁吐逆者，作甘草干姜汤与之，以复其阳。若厥愈足温者，更作芍药甘草汤与之，其脚即伸；若胃气不和，谵语者，少与调胃承气汤，若重发汗，复加烧针者，四逆汤主之。（29）

本条“吐逆”为太阳病误治寒邪逆上所致。程郊倩认为：“吐逆者，阴盛而上拒也。”汪苓友认为：“阴寒气盛而拒隔也。”

7.7 饮食入口则吐

饮食入口则吐：饮或食到口中即刻发生的吐。

主症	篇次	目次	兼症	原文
饮食入口则吐	少阴病篇	324	心中温温欲吐，复不能吐，始得之，手足寒，脉弦迟	少阴病，饮食入口则吐，心中温温欲吐，复不能吐，始得之，手足寒，脉弦迟者，此胸中实，不可下也，当吐之；若膈上有寒饮，干呕者，不可吐也。当温之，宜四逆汤

【类症要点】

少阴病，饮食入口则吐，心中温温欲吐，复不能吐，始得之，手足寒，脉弦迟者，此胸中实，不可下也，当吐之；若膈上有寒饮，干呕者，不可吐也。当温之，宜四逆汤。（324）

本条所述“饮食入口则吐”为少阴病胸中有实寒，饮食不下所致。汪苓友认为："寒邪直中其经，故饮食入口即吐。"尤在泾认为："肾者，胃之关也，关门受邪，上逆于胃，则饮食入口即吐。"

7.8 食入即吐

食入即吐：进食后即刻发生的吐。

主症	篇次	目次	兼症	原文
食入即吐	厥阴病篇	359		伤寒，本自寒下，医反复吐下之，寒格，更逆吐下，若食入口即吐，干姜黄芩黄连人参汤主之。

【类症要点】

伤寒，本自寒下，医反复吐下之，寒格，更逆吐下，若食入口即吐，干姜黄芩黄连人参汤主之。(359)

干姜黄芩黄连汤所治之食入即吐为中焦虚寒，格热于上所致。尤在泾认为："食入口即吐，则逆之甚矣，若以寒治逆，则寒下转增，或仅投温剂，则必格拒而不入，故以芩、连之苦以通寒格。"陆渊雷认为："凡朝食暮吐者，责其胃寒，食入即吐者，责其胃热。"

7.9 吐涎沫

吐涎沫：涎，唾沫，口水；沫，液体形成的许多细泡。吐涎沫，即吐唾沫或口水。

主症	篇次	目次	兼症	原文
吐涎沫	厥阴病篇	378	干呕，头痛	干呕，吐涎沫，头痛者，吴茱萸汤主之

【类症要点】

干呕，吐涎沫，头痛者，吴茱萸汤主之。(378)

吴茱萸汤所治之吐涎沫为厥阴寒邪干胃，胃阳不布，产生涎沫，随厥气上逆而吐出。柯韵伯认为："吐惟涎沫，胃寒可知矣。"汪苓友认为："吐涎沫，则胃中虚寒极矣。"

7.10 喜唾

喜唾：即易于发生吐涎唾。

主症	篇次	目次	兼症	原文
喜唾	阴阳易差后劳复病篇	396		大病差后，喜唾，久不了了，胸上有寒，当以丸药温之，宜理中丸

【类症要点】

大病差后，喜唾，久不了了，胸上有寒，当以丸药温之，宜理中丸。(396)

理中丸所治之喜唾主因脾胃虚寒，而运化失职，饮食精微失于输布，反凝聚成涎唾，上溢于口。成无己言：“汗后阳气不足，胃中虚寒，不内津液，故喜唾，不了了。与理中丸以温其胃。”尤在泾言：“以温益其阳矣。曰胃上有寒者非必有客气也，虚则自生寒耳。理中丸补虚温中之良剂，不用汤者不欲以水气资吐也。”

7.11 吐血

吐血：呕吐物中含有血。

主症	篇次	目次	兼症	原文
吐血	太阳病篇（中）	115	咽燥	脉浮热甚，而反灸之，此为实。实以虚治，因火而动，必咽燥吐血

【类症要点】

脉浮热甚，而反灸之，此为实。实以虚治，因火而动，必咽燥吐血。(115)

本条所述之吐血为火邪迫血，血不循经，上行而出所致。如成无己言：“此火邪迫血而血上行者也。脉浮，热甚为表实，医以脉浮为虚，用火灸之，因火气动血，迫血上行，故咽燥唾血。”柯韵伯言：“此皆论灸之而生变也。腰以下重而痹者，因腰以下不得汗也。咽燥吐血者，亦阳盛而然也，比衄加甚矣。当知灸法为虚症设，不为风寒设，故叮咛如此。”

7.12 吐脓血

吐脓血：呕吐物中含有脓血。

主症	篇次	目次	兼症	原文
吐脓血	太阳病篇（上）	19	服桂枝汤吐	凡服桂枝汤吐者，其后必吐脓血也

【类症要点】

凡服桂枝汤吐者，其后必吐脓血也。（19）

本条所述之吐脓血者，乃因病家里热素盛或有旧疾，又服桂枝之辛甘，两热涌越致伤阳络，乃吐脓血。成无己言：“内热者，服桂枝汤则吐，如酒客之类也。既亡津液，又为热所搏，其后必吐脓血。吐脓血，谓之肺痿。”柯韵伯言：“桂枝汤不特酒客当禁，凡热淫于内者，用甘温辛热以助其阳，不能解肌，反能涌越热势，所过致伤阳络，则吐脓血可必也。所谓桂枝下咽，阳盛则毙者以此。”

7.13 唾脓血

唾脓血：呕吐物中含有脓血。

主症	篇次	目次	兼症	原文
唾脓血	厥阴病篇	357	寸脉沉而迟，手足厥逆，下部脉不至，喉咽不利，泄利不止者	伤寒六七日，大下后，寸脉沉而迟，手足厥逆，下部脉不至，喉咽不利，唾脓血，泄利不止者，为难治。麻黄升麻汤主之

【类症要点】

伤寒六七日，大下后，寸脉沉而迟，手足厥逆，下部脉不至，喉咽不利，唾脓血，泄利不止者，为难治。麻黄升麻汤主之。

(357)

麻黄升麻汤所治之唾脓血为表邪未解，误用下法，而致邪陷正伤，虚热郁结咽喉，热伤血络所致。喻嘉言曰："寸脉沉而迟，明是阳去入阴之故，非阳气衰微可拟。故虽手足厥冷，下部脉不至，泄利不止，其不得为纯阴无阳可知。况咽喉不利，唾脓血，又阳邪传阴上逆之征验，所以仲景特于阴中提出其阳，得汗出而错杂之邪尽解矣。"成无己言："大下之后，下焦气虚，阳气内陷，寸脉迟而手足厥逆，下部脉不至。厥阴之脉，贯膈，上注肺，循喉咙。在厥阴随经射肺。因亡津液，遂成肺痿，咽喉不利，而唾脓血也。"

7.14 吐蛔

吐蛔：呕吐蛔虫。

主症	篇次	目次	兼症	原文
吐蛔	太阳病篇（中）	89	胃中冷	病人有寒，复发汗，胃中冷，必吐蛔
吐蛔	厥阴病篇	326	消渴，气上撞心，心中疼热，饥而不欲食	厥阴之为病，消渴，气上撞心，心中疼热，饥而不欲食，食则吐蛔。下之，利不止
吐蛔	厥阴病篇	338	得食而呕又烦者	伤寒，脉微而厥，至七八日肤冷，其人躁无暂安时者，此为脏厥，非蛔厥也。蛔厥者，其人当吐蛔。今病者静，而复时烦者，此为脏寒。蛔上入其膈，故烦，须臾复止，得食而呕又烦者，蛔闻食臭出。其人常自吐蛔。蛔厥者，乌梅丸主之。又主久利

【类症要点】

病人有寒，复发汗，胃中冷，必吐蛔。(89)

本条所述之吐蛔，乃素体阳虚之人，脏腑素有积寒，虽有表证，若复发汗则致阳气外越，易亡胃阳，胃冷不能安蛔，其人必吐蛔。成无己曰："病患有寒，则当温散，反发汗，损阳气，胃中冷，必吐蛔也。"柯韵伯曰："有寒是未病时原有寒也。内寒则不能化物，饮食停滞而成蛔。以内寒之人，复感外邪，当温中以逐寒。若复发其汗，汗生于谷，谷气外散，胃脘阳虚，无谷气以养其蛔，故蛔动而上从口出也。”

厥阴之为病，消渴，气上撞心，心中疼热，饥而不欲食，食则吐蛔。下之，利不止。（326）

本条吐蛔者乃因病邪深入，阴阳错乱，寒热错杂，使阳并于上，阴并于下，阳并于上则热，阴并于下则寒，脾虚肠寒，则饥而不欲食，食则吐蛔。成无己言：“伤寒六七日，厥阴受病之时，为传经尽，则当入腑，胃虚客热，饥不欲食，蛔在胃中，无食则动，闻食嗅而出，得食吐蛔，此热在厥阴经也。若便下之，虚其胃气，厥阴木邪相乘，必吐下不止。”柯韵伯曰：“虫为风化，厥阴病则生蛔，蛔闻食臭，则上入于膈而从口出也。”

伤寒，脉微而厥，至七八日肤冷，其人躁无暂安时者，此为脏厥，非蛔厥也。蛔厥者，其人当吐蛔。今病者静，而复时烦者，此为脏寒。蛔上入其膈，故烦，须臾复止，得食而呕又烦者，蛔闻食臭出。其人常自吐蛔。蛔厥者，乌梅丸主之。又主久利。（338）

乌梅丸主治之吐蛔，乃厥阴病上热下寒，蛔动上膈，肝热胃寒，胃寒而脾不温，故有吐蛔。成无己曰：“病患脏寒胃虚，蛔动上膈，闻食臭出，因而吐蛔。”柯韵伯言：“木盛则生风，虫为风化，饥则胃中空虚，蛔闻食臭而出，故吐蛔，虽饥不欲食也。”

7.15 朝食暮吐

朝食暮吐：早晨或上午所进饮食，至傍晚或夜间即吐出。

主症	篇次	目次	兼症	原文
朝食暮吐	太阳病篇（中）	120	自汗，腹中饥，不能食	太阳病，当恶寒发热，今自汗出，反不恶寒发热，关上脉细数者，以医吐之过也。一二日吐之者，腹中饥，口不能食，三四日吐之者，不喜糜粥，欲食冷食，朝食暮吐，以医吐之所致也，此为小逆

【类症要点】

太阳病，当恶寒发热，今自汗出，反不恶寒发热，关上脉细数者，以医吐之过也。一二日吐之者，腹中饥，口不能食，三四日吐之者，不喜糜粥，欲食冷食，朝食暮吐，以医吐之所致也，此为小逆。(120)

本条所述之朝食暮吐为太阳病医反用吐法，胃阳损伤所致。成无己认为："朝食暮吐者，晨食入胃，胃虚不能克化，即知，至暮胃气行里，与邪气相搏，则胃气反逆，而以胃气尚在，故止云小逆。"黄元御认为："胃中虚冷，不能化谷，故朝食暮吐。此亦过吐伤胃，是谓小逆，迟则微阳续复，逆气乃下也。"

（牛露娜，党迎迎，郑月平，刘童童，苏庆民）

8 躁烦类症

类症：躁烦，烦躁，心烦，发烦，虚烦，自烦，心中烦，小烦，烦渴，烦热，微烦，烦惊，躁，反复颠倒，卧起不安。

8.1 躁烦

躁烦：同烦躁。

主症	篇次	目次	兼症	原文
躁烦	太阳病篇（上）	4	欲吐	伤寒一日，太阳受之，脉若静者，为不传，颇欲吐，若躁烦脉数急者，为传也
躁烦	太阳病篇（中）	48	微汗出，不知痛处，脉涩	二阳并病，太阳初得病时，发其汗，汗先出不彻，因转属阳明，续自微汗出，不恶寒。若太阳病证不罢者，不可下，下之为逆。如此可小发汗。设面色缘缘正赤者，阳气怫郁，在表，当解之熏之。若发汗不彻，不足言。阳气怫郁不得越，当汗不汗，其人躁烦，不知痛处，乍在腹中，乍在四肢，按之不可得。其人短气但坐，以汗出不彻故也。更发汗则愈。何以知汗出不彻？以脉涩故知也
躁烦	太阳病篇（中）	110	大汗出，谵语，呕，足下恶风，大便硬，小便数	太阳病二日，反躁，凡熨其背而大汗出，大热入胃，胃中水竭，躁烦，必发谵语。十余日，振栗，自下利者，此为欲解也。故其发汗，从腰以下，从腰以下不得汗，欲小便不得，反呕欲失溲，足下恶风，大便硬，小便当数，而反不数，及不多。大便已，头卓然而痛，其人足心必热。谷气下流故也

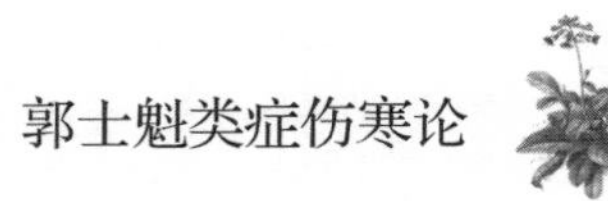

续表

主症	篇次	目次	兼症	原文
躁烦	太阳病篇（下）	134	胃中空虚，心中懊憹，心下硬	太阳病，脉浮而动数，浮则为风，数则为热，动则为痛，数则为虚。头痛发热，微盗汗出，而反恶寒者，表未解也。医反下之，动数变迟，膈内拒痛，胃中空虚，客气动膈，短气躁烦，心中懊憹，阳气内陷，心下因硬，则为结胸。大陷胸汤主之。若不结胸，但头汗出，余处无汗，剂颈而还，小便不利，身必发黄
躁烦	少阳病篇	269	无大热	伤寒六七日，无大热，其人躁烦者，此为阳去入阴故也
躁烦	少阴病篇	296	吐利，四逆	少阴病，吐利、躁烦、四逆者，死

【类症要点】

伤寒一日，太阳受之，脉若静者，为不传，颇欲吐，若躁烦脉数急者，为传也。(4)

本条所述之躁烦乃病邪传入内与阳气相抗争所致。如《素问·热论》中说的“伤寒一日，巨阳受之……二日阳明受之……”黄元御认为：“若经邪郁迫阳明、少阳之经，胃气上逆，颇欲作吐，与夫烦躁不宁，脉候急数者，是其表邪束迫之重，与经气郁遏之极，此为必将内传也。”

二阳并病，太阳初得病时，发其汗，汗先出不彻，因转属阳明，续自微汗出，不恶寒。若太阳病证不罢者，不可下，下之为逆。如此可小发汗。设面色缘缘正赤者，阳气怫郁，在表，当解之熏之。若发汗不彻，不足言。阳气怫郁不得越，当汗不汗，其人躁烦，不知痛处，乍在腹中，乍在四肢，按之不可得。其人短气但坐，以汗出不彻故也。更发汗则愈。何以知汗出不彻？以脉涩故知也。(48)

本条所述之躁烦为阳气郁滞所致。黄元御认为：“若发汗不彻，阳气拂郁，不得外越，其人胃气内遏，必至烦躁。”

太阳病二日，反躁，凡熨其背而大汗出，大热入胃，胃中水竭，躁烦，必发谵语。十余日，振栗，自下利者，此为欲解也。故其发

汗，从腰以下，从腰以下不得汗，欲小便不得，反呕欲失溲，足下恶风，大便硬，小便当数，而反不数，及不多。大便已，头卓然而痛，其人足心必热。谷气下流故也。（110）

本条所述之躁烦乃误治伤阴，里热内盛所致。黄元御认为：“太阳病，皮毛被感，表郁为热，内尚无热。俟其表热传胃，日久失清，乃见烦躁。今二日之内，方入阳明，不应躁而反躁，其胃阳素盛可知。乃不用清凉，反熨其背，而大汗出。火炎就燥，邪热入胃，胃中水竭，乃生烦躁。”

太阳病，脉浮而动数，浮则为风，数则为热，动则为痛，数则为虚。头痛发热，微盗汗出，而反恶寒者，表未解也。医反下之，动数变迟，膈内拒痛，胃中空虚，客气动膈，短气躁烦，心中懊侬，阳气内陷，心下因硬，则为结胸。大陷胸汤主之。若不结胸，但头汗出，余处无汗，剂颈而还，小便不利，身必发黄。（134）

大陷胸汤所治之躁烦是太阳病误下，热邪内陷，水热郁结所致。尤在泾认为：“胃中空虚，客气动膈者，胃气因下而里虚，客气乘虚而动膈也，短气躁烦，心中懊侬者，膈中之饮，为邪所动，气乃不舒，而神明不宁也。”黄元御认为：“心肺之气，以下降为顺，胃胆逆阻，心肺莫降，相火上炎，助君火而刑辛金，则烦躁懊侬，气短胸盈。”

伤寒六七日，无大热，其人躁烦者，此为阳去入阴故也。（269）

本条所述之躁烦乃邪已从表入里，里热炽盛所致。黄元御认为：“伤寒六七日，经尽之期，外无大热，而其人烦躁者，此为阳去而入三阴之脏也。脏阴旺则阳气离根而失归，必至烦躁。”尤在泾认为：“邪气在表则发热，入里则躁烦。”

少阴病，吐利、躁烦、四逆者，死。（296）

本条所述之躁烦乃阳气欲竭之象。黄元御认为：“吐利烦躁，则微阳飞走，本根欲断。”

【小结】

类症“躁烦”有虚有实，实者如大陷胸汤证之水热互结等；虚证可见于少阴病阴盛阳虚欲绝之假热，病情凶险，宜详加鉴别。

8.2 烦躁

烦躁：心中烦闷不安，急躁易怒，甚则手足动作及行为举止躁动不宁的表现。

主症	篇次	目次	兼症	原文
烦躁	太阳病篇（上）	29	自汗出，心烦，微恶寒，脚挛急，咽中干，吐逆	伤寒，脉浮，自汗出，小便数，心烦，微恶寒，脚挛急。反与桂枝欲攻其表，此误也。得之便厥，咽中干，烦躁吐逆者，作甘草干姜汤与之，以复其阳。若厥愈足温者，更作芍药甘草汤与之，其脚即伸。若胃气不和，谵语者，少与调胃承气汤，若重发汗，复加烧针者，四逆汤主之
烦躁	太阳病篇（上）	30	厥逆，咽干，谵语，烦乱	问曰：证象阳旦，按法治之而增剧，厥逆，咽中干，两胫拘急而谵语。师曰：言夜半手足当温，两脚当伸。后如师言。何以知此？答曰：寸口脉浮而大，浮为风，大为虚，风则生微热，虚则两胫挛，病形象桂枝，因加附子参其间，增桂令汗出，附子温经，亡阳故也。厥逆，咽中干，烦躁，阳明内结，谵语烦乱，更饮甘草干姜汤。夜半阳气还，两足当热，胫尚微拘急，重与芍药甘草汤，尔乃胫伸。以承气汤微溏，则止其谵语，故知病可愈
烦躁	太阳病篇（中）	38	发热恶寒，身疼痛，不汗出	太阳中风，脉浮紧，发热恶寒，身疼痛，不汗出而烦躁者，大青龙汤主之。若脉微弱，汗出恶风者，不可服之，服之则厥逆，筋惕肉瞤，此为逆也
烦躁	太阳病篇（中）	61	不得眠	下之后，复发汗，昼日烦躁不得眠，夜而安静，不呕不渴，无表证，脉沉微，身无大热者，干姜附子汤主之
烦躁	太阳病篇（中）	69	发汗	发汗，若下之，病仍不解，烦躁者，茯苓四逆汤主之

续表

主症	篇次	目次	兼症	原文
烦躁	太阳病篇（中）	71	胃中干，不得眠	太阳病，发汗后，大汗出，胃中干，烦躁不得眠，欲得饮水者，少少与饮之，令胃气和则愈。若脉浮，小便不利，微热消渴者，五苓散主之
烦躁	太阳病篇（中）	118		火逆，下之因烧针烦躁者，桂枝甘草龙骨牡蛎汤主之
烦躁	太阳病篇（下）	133	结胸证	结胸证悉具，烦躁者亦死
烦躁	阳明病篇	221	咽躁，口苦，腹满，喘，恶热，身重	阳明病，脉浮而紧，咽燥口苦，腹满而喘，发热汗出，不恶寒，反恶热，身重，若发汗则躁，心愦愦反谵语，若加温针，必怵惕，烦躁不得眠，若下之，则胃中空虚，客气动膈，心中懊侬，舌上胎者，栀子豉汤主之
烦躁	阳明病篇	239	绕脐痛	病人不大便五六日，绕脐痛，烦躁，发作有时者，此有燥屎，故使不大便也
烦躁	阳明病篇	251	心下硬	得病二三日，脉弱，无太阳柴胡证，烦躁，心下硬，至四五日，虽能食，以小承气汤，少少与微和之，令小安。至六日，与承气汤一升。若不大便六七日，小便少者，虽不受食，但初头硬，后必溏，未定成硬，攻之必溏，须小便利，屎定硬，乃可攻之，宜大承气汤
烦躁	少阴病篇	300	但欲卧，汗出，欲吐，自利	少阴病，脉微细沉，但欲卧，汗出不烦，自欲吐，至五六日，自利，复烦躁不得卧寐者，死
烦躁	少阴病篇	309	吐利，手足逆冷	少阴病，吐利，手足逆冷，烦躁欲死者，吴茱萸汤主之
烦躁	厥阴病篇	339	指头寒，不欲食	伤寒热少微厥，指头寒，默默不欲食，烦躁，数日，小便利，色白者，此热除也。欲得食，其病为愈，若厥而呕，胸胁烦满者，其后必便血
烦躁	厥阴病篇	343	手足厥冷	伤寒六七日，脉微，手足厥冷，烦躁，灸厥阴，厥不还者，死

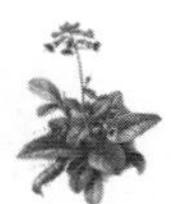

【类症要点】

伤寒，脉浮，自汗出，小便数，心烦，微恶寒，脚挛急。反与桂枝欲攻其表，此误也。得之便厥，咽中干，烦躁吐逆者，作甘草干姜汤与之，以复其阳。若厥愈足温者，更作芍药甘草汤与之，其脚即伸。若胃气不和，谵语者，少与调胃承气汤，若重发汗，复加烧针者，四逆汤主之。(29)

本条所述之烦躁是由太阳病误治所致。彭子益认为："脉浮，自汗，尿数，心烦，恶寒，挛急，乃津液耗伤的阴亏证。厥，干，躁，烦，吐，乃中宫阳亡的寒症。热药耗津拔阳，故服热药，中气转寒。但虽中寒，而津伤络热，故挛急谵语，烧针，拔阳更甚。"黄元御认为："病象太阳中风证，反与桂枝汤加附子而增桂枝，以攻其表，此大误也。得之汗多阳亡，使手足厥冷，咽喉干燥，阳气离根而生烦燥，胃气上逆而作呕吐。作甘草干姜汤与之，甘草培土而补中，干姜温胃而降逆，阳回肢暖，是以厥愈足温。"

问曰：证象阳旦，按法治之而增剧，厥逆，咽中干，两胫拘急而谵语。师曰：言夜半手足当温，两脚当伸。后如师言。何以知此？答曰：寸口脉浮而大，浮为风，大为虚，风则生微热，虚则两胫挛，病形象桂枝，因加附子参其间，增桂令汗出，附子温经，亡阳故也。厥逆，咽中干，烦躁，阳明内结，谵语烦乱，更饮甘草干姜汤。夜半阳气还，两足当热，胫尚微拘急，重与芍药甘草汤，尔乃胫伸。以承气汤微溏，则止其谵语，故知病可愈。(30)

本条所述之烦躁是误治坏病所致。黄元御认为："附子温经，汗多亡阳，是以厥逆咽干，而生烦躁，汗出津枯，胃腑燥结，是以谵语烦乱。"彭子益认为："附子能补阳，亦能拔阳。躁为阳气拔跟，虽阳明谵语，先温中回阳，后用清润，病则坏矣。"均指出此烦躁是由于误用附子亡阳所致。

太阳中风，脉浮紧，发热恶寒，身疼痛，不汗出而烦躁者，大青龙汤主之。若脉微弱，汗出恶风者，不可服之，服之则厥逆，筋惕肉瞤，此为逆也。(38)

大青龙汤所治之烦躁是由表邪郁滞，入里化热所致。张锡纯认为："此大青龙汤所主之证，原系胸中先有蕴热，又为风寒锢其外表，致其胸中之蕴热有蓄极外越之势。"

下之后，复发汗，昼日烦躁不得眠，夜而安静，不呕不渴，无表证，脉沉微，身无大热者，干姜附子汤主之。(61)

干姜附子汤所治之烦躁乃太阳病误治亡阳所致。彭子益认为："昔日阳气在外，阴气离根，故烦而燥。夜则阳气归内，故安静。"

发汗，若下之，病仍不解，烦躁者，茯苓四逆汤主之。(69)

茯苓四逆汤所治之烦躁乃虚阳外浮所致。尤在泾认为："发汗若下，不能尽其邪，而反伤其正，于是正气欲复而不得复，邪气虽微而不即去，正邪交争，乃生烦躁。"黄元御认为："汗下亡阳，土败水侮，阳气拔根，扰乱无归，故生烦躁。"

太阳病，发汗后，大汗出，胃中干，烦躁不得眠，欲得饮水者，少少与饮之，令胃气和则愈。若脉浮，小便不利，微热消渴者，五苓散主之。(71)

五苓散所治之烦躁为太阳病发汗伤津，阴虚内热所致。尤在泾认为："伤寒之邪，有离太阳之经而入阳明之腑者，有离太阳之标而入太阳之本者，发汗后，汗出胃干，烦躁饮水者，病去表而之里，为阳明腑热证也。"

火逆，下之因烧针烦躁者，桂枝甘草龙骨牡蛎汤主之。(118)

桂枝甘草龙骨牡蛎汤所治之烦躁是由心阳受损所致。本条是由于误用火法而导致的变证，烧针为火法之一种，下后伤阴伤阳复又烧针，以致阴阳俱虚，烦躁不安，治宜温复心阳、滋阴潜阳的桂枝甘草龙骨牡蛎汤。黄元御认为："火逆之证，下之亡其里阳，又复烧针发汗，亡其表阳，神气离根，因而烦躁不安。"

结胸证悉具，烦躁者亦死。(133)

本条所述之烦躁是由邪盛正虚所致。尤在泾认为："烦躁不宁，则邪结甚深，而正虚欲散。"黄元御认为："迁延日久，结胸证无一不具，若见烦躁，则

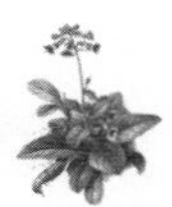

热极矣。上热极者，下寒必极，如是者，虽不下，而亦死。非死于上热，非死于下寒，乃死于中气之败也。”

阳明病，脉浮而紧，咽燥口苦，腹满而喘，发热汗出，不恶寒，反恶热，身重，若发汗则躁，心愦愦反谵语，若加温针，必怵惕，烦躁不得眠，若下之，则胃中空虚，客气动膈，心中懊侬，舌上胎者，栀子豉汤主之。(221)

栀子豉汤所治之烦躁乃阳明病误治而阴阳虚损所致。黄元御认为:“阳明病，脉浮而紧，有太阳证，咽燥舌干，有少阳证，腹满，有太阴证。”

病人不大便五六日，绕脐痛，烦躁，发作有时者，此有燥屎，故使不大便也。(239)

本条所述之烦躁为阳明病燥屎阻结，热邪蒸扰所致。尤在泾认为:“热结阳明，为不大便五六日，为绕脐痛，烦躁，发作有时，皆燥屎在胃之征。有时，谓阳明王时，为日晡也，阳明燥结，不得大便，意非大承气不为功矣。”

得病二三日，脉弱，无太阳柴胡证，烦躁，心下硬，至四五日，虽能食，以小承气汤，少少与微和之，令小安。至六日，与承气汤一升。若不大便六七日，小便少者，虽不受食，但初头硬，后必溏，未定成硬，攻之必溏，须小便利，屎定硬，乃可攻之，宜大承气汤。(251)

本条所述之烦躁是由阳明内热所致。黄元御认为:“得病二三日，脉弱而无太阳、少阳表证，乃烦躁而心下硬满，是非少阳之证，而实阳明之证也。盖胆胃之经，自头走足，悉由胃口下行，少阳病则以甲木而迫戊土，阳明病则以戊土而遏甲木，经气不降，痞结胃口，皆有心下硬满之证。而此则无少阳表证，而见烦躁，故定属阳明，而不关少阳也。”

少阴病，脉微细沉，但欲卧，汗出不烦，自欲吐，至五六日，自利，复烦躁不得卧寐者，死。(300)

本条所述之烦躁为少阳病阳气欲绝所致。尤在泾认为:“汗出不烦者，气外泄而邪不与俱泄也，自欲吐，继后自利者，邪上下行而气不能驱而出之也，至烦躁不得卧寐，则阴阳尽虚，邪气独盛，正不胜邪，躁扰不宁，顷之离散而死矣，所谓病胜脏者死是也。”

少阴病，吐利，手足逆冷，烦躁欲死者，吴茱萸汤主之。(309)

吴茱萸汤所治之烦躁为少阴病阴盛格阳浮于外所致。黄元御认为：“吐利厥冷，烦躁欲死，则中气颓败，微阳离根矣。吴茱萸汤，人参、大枣，培土而补中，吴茱萸、生姜、温胃而回阳也。”尤在泾认为：“此寒中少阴，而复上攻阳明之证，吐利厥冷，烦躁欲死者，阴邪盛极而阳气不胜也，故以吴茱萸温里散寒为主。”

伤寒热少微厥，指头寒，默默不欲食，烦躁，数日，小便利，色白者，此热除也。欲得食，其病为愈，若厥而呕，胸胁烦满者，其后必便血。(339)

本条所述之烦躁是厥阴病阳气郁厥于外之象。黄元御认为：“若厥逆而呕吐，胸胁烦满者，则热未尝除，其后必便血。盖阳外而阴内，平人阴阳相交，故外而偏热而内不偏寒。病而阴胜，则格阳于外，内寒而外热，病而阳胜，则关阴于外，内热而外寒。此之厥微指寒者，阴气内复，故渐自外退也。而阴未全复，阳气犹旺，故不食而烦躁。”

伤寒六七日，脉微，手足厥冷，烦躁，灸厥阴，厥不还者，死。(343)

本条所述之烦躁乃厥阴病微阳欲脱之征兆。黄元御认为：“六七日，病传厥阴之时，脉微欲绝，手足厥冷，是当归四逆之证。而加以烦躁，则微阳欲脱。”尤在泾认为：“伤寒六七日，阳气当复，阴邪当解之时，乃脉不浮而微，手足不烦而厥冷，是阴气反进，而阳气反退也。烦躁者，阳与阴争，而阳不能胜之也。”

【小结】

类症“烦躁”涉及的《伤寒论》条文共15条，多见于危重证候及心神受扰，有虚有实。汗多津枯阳亡或阴盛格阳等阳气欲脱等危候可现烦躁，需四逆辈回阳救逆；桂枝甘草龙骨牡蛎汤则为阳气受损，心神失养所致；邪气壅盛，

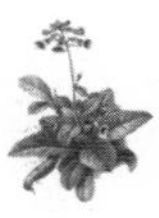

气机阻隔，上下不通之结胸证、承气汤证等邪实重症可见烦躁；邪热内扰可现烦躁，如栀子豉汤证、大青龙汤证。

8.3 心烦

心烦：指心情不好，烦躁。

主症	篇次	目次	兼症	原文
心烦	太阳病篇（上）	29	自汗出，小便数，脚挛急，恶寒	伤寒，脉浮，自汗出，小便数，心烦，微恶寒，脚挛急。反与桂枝汤，欲攻其表，此误也。得之便厥，咽中干，烦躁吐逆者，作甘草干姜汤与之，以复其阳。若厥愈足温者，更作芍药甘草汤与之，其脚即伸。若胃气不和，谵语者，少与调胃承气汤，若重发汗，复加烧针者，四逆汤主之
心烦	太阳病篇（中）	79	腹满，卧起不安	伤寒，下后，心烦，腹满，卧起不安者，栀子厚朴汤主之
心烦	太阳病篇（中）	96	中风，往来寒热，胸胁苦满，呕	伤寒五六日，中风，往来寒热，胸胁苦满，默默不欲饮食，心烦，喜呕，或胸中烦而不呕，或渴，或腹中痛，或胁下痞硬，或心下悸、小便不利，或不渴、身有微热，或咳者，小柴胡汤主之
心烦	太阳病篇（下）	147	胸胁满，小便不利	伤寒五六日，已发汗而复下之，胸胁满，微结，小便不利，渴而不呕，但头汗出，往来寒热，心烦者，此为未解也，柴胡桂枝干姜汤主之
心烦	太阳病篇（下）	150	结胸	太阳少阳并病，而反下之，成结胸，心下硬，下利不止，水浆不下，其人心烦
心烦	太阳病篇（下）	158	谷不化，腹中雷鸣	伤寒中风，医反下之，其人下利日数十行，谷不化，腹中雷鸣，心下痞硬而满，干呕心烦不得安，医见心下痞，谓病不尽，复下之，其痞益甚，此非结热，但以胃中虚，客气上逆，故使硬也，甘草泻心汤主之
心烦	太阳病篇（下）	169	口渴，恶寒	伤寒，无大热，口燥渴，心烦，背微恶寒者，白虎加人参汤主之
心烦	阳明病篇	207	阳明病	阳明病，不吐不下，心烦者，可与调胃承气汤
心烦	少阴病篇	282	欲寐	少阴病，欲吐不吐，心烦，但欲寐，五六日自利而渴者，属少阴也，虚故引水自救，若小便色白者，少阴病形悉具。小便白者，以下焦虚有寒，不能制水，故令色白也

续表

主症	篇次	目次	兼症	原文
心烦	少阴病篇	310	下利，咽痛	少阴病，下利，咽痛，胸满，心烦，猪肤汤主之
心烦	少阴病篇	319	咳，呕，渴，不得眠	少阴病，下利六七日，咳而呕渴，心烦不得眠者，猪苓汤主之

【类症要点】

伤寒，脉浮，自汗出，小便数，心烦，微恶寒，脚挛急。反与桂枝汤，欲攻其表，此误也。得之便厥，咽中干，烦躁吐逆者，作甘草干姜汤与之，以复其阳。若厥愈足温者，更作芍药甘草汤与之，其脚即伸。若胃气不和，谵语者，少与调胃承气汤，若重发汗，复加烧针者，四逆汤主之。(29)

本条所述之烦躁为太阳伤寒误用桂枝汤，热扰心神所致。

伤寒，下后，心烦，腹满，卧起不安者，栀子厚朴汤主之。(79)

栀子厚朴汤所治之心烦是由热入胸膈所致。黄元御认为："阳明上逆，浊阴不降，腐败壅塞，宫城不清，是以心烦。烦极则卧起不安。"郑钦安认为："按下后，至心烦腹满，起卧不安，总缘下伤中宫之阳。"

伤寒五六日，中风，往来寒热，胸胁苦满，默默不欲饮食，心烦，喜呕，或胸中烦而不呕，或渴，或腹中痛，或胁下痞硬，或心下悸、小便不利，或不渴、身有微热，或咳者，小柴胡汤主之。(96)

小柴胡汤所治之心烦是由太阳病热邪郁结半表半里所致。黄元御认为："人之经气，不郁则不盛，郁则阳盛而生热，阴盛而生寒。经气郁迫，半表之卫，欲发于外，营气束之，不能透发，故闭藏而生表寒，半里之营，欲发于外，而卫气遏之，不能透发，故郁蒸而生里热。"成无已认为："邪在表则不烦、不呕，邪在里则烦满而呕，烦而喜呕者，邪在表方传里也。"

伤寒五六日，已发汗而复下之，胸胁满，微结，小便不利，渴而不呕，但头汗出，往来寒热，心烦者，此为未解也，柴胡桂枝干

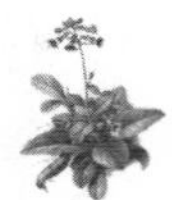

姜汤主之。(147)

本条所述之心烦为太阳伤寒发汗复攻下后，阳虚内热所致。黄元御认为："营卫交争，故往来寒热。君相升泄，是以心烦。此为少阳之经而传太阴之脏，表里俱未解也。"尤在泾认为："夫邪聚于上，热胜于内，而表复不解，是必合表里以为治。"

太阳少阳并病，而反下之，成结胸，心下硬，下利不止，水浆不下，其人心烦。(150)

本条所述之心烦为太阳少阳并病误下，虚热内扰所致。黄元御认为："太少并病，不解经邪，而反下之，因成结胸心下硬者。下而下利不止，上而水浆不入，清陷浊逆，相火郁升，其人必心烦也。"《医宗金鉴》注："此二阳并病，误下之变也。太阳表邪乘虚入里，则为结胸，心下硬；少阳半里之邪，乘虚入里，则为下利不止。上下俱病，而阳明之居中者，遂至水浆不入，而心烦也。"

伤寒中风，医反下之，其人下利日数十行，谷不化，腹中雷鸣，心下痞硬而满，干呕心烦不得安，医见心下痞，谓病不尽，复下之，其痞益甚，此非结热，但以胃中虚，客气上逆，故使硬也，甘草泻心汤主之。(158)

甘草泻心汤所治之心烦是伤寒中风误下后，中阳虚损，虚热内扰所致。

伤寒，无大热，口燥渴，心烦，背微恶寒者，白虎加人参汤主之。(169)

白虎加人参汤所治之心烦是由里热所致。黄元御认为："表解，故无大热。背微恶寒，即前章表有寒也。阳乘阴位，而生里热，则阴乘阳位，而生表寒。远则客于肢节，近则浮于脊背，脊背肢节，皆阳位也。"彭子益认为："无大热，无表证之发热也。燥渴心烦，里热之征。背恶寒与厥，皆里热格阻外阴之象。"

阳明病，不吐不下，心烦者，可与调胃承气汤。(207)

调胃承气汤所治之心烦是由阳明内热所致。郑钦安认为："邪至阳明，未经吐下，但心烦者，此以承气汤主之，是以为热伏于内也。余谓心烦故似热象，有胃液被夺，不能输津液于心肾者，不得一例论之，统以承气为是。"黄元御认为："不因吐下，而心烦者，胃阳原盛，所谓正阳阳明也。燥土耗伤津液则烦，心烦即谵语之根，甚则谵语，此亦大承气之初证也。"

少阴病，欲吐不吐，心烦，但欲寐，五六日自利而渴者，属少阴也，虚故引水自救，若小便色白者，少阴病形悉具。小便白者，以下焦虚有寒，不能制水，故令色白也。(282)

本条所述之心烦为少阴病阳复未归，虚热内扰所致。郑钦安认为："阴邪上干，故欲吐而不吐，以致心烦。"彭子益认为："欲吐心烦为阳复，利伤津故渴。"尤在泾认为："此少阴自受寒邪之证，不从阳经来也，寒初到经，欲受不可，欲却不能，故欲吐不吐，心烦，但欲寐，而实不能寐也。"

少阴病，下利，咽痛，胸满，心烦，猪肤汤主之。(310)

猪肤汤所治之心烦为少阴病虚热内扰所致。肾火不藏，循经而上走于阳分也。黄元御认为："胆胃俱逆，相火炎升，故咽喉痛肿，胸满心烦。"尤在泾认为："少阴中寒，下利至六七日，寒变为热，而气复上行，为咳，为呕，为渴，为心烦不得眠。"

少阴病，下利六七日，咳而呕渴，心烦不得眠者，猪苓汤主之。(319)

猪苓汤所治之心烦为少阴病虚热内扰所致。黄元御认为："脾陷而为利，胃逆而为呕，肺逆而为咳，火升而为烦渴，阳泄而废卧眠，是皆水泛而土湿故也。"尤在泾认为："少阴中寒，下利至六七日，寒变为热，而气复上行，为咳，为呕，为渴，为心烦不得眠，所谓下行极而上也，夫邪气自下而上者，仍须从下引而出之。"

【小结】

类症"心烦"涉及的《伤寒论》条文共11条。其中以热邪内扰所致者较多，热邪可以是实热也可以是虚热，实热可见于栀子厚朴汤证、小柴胡汤证、柴胡桂枝干姜汤证、白虎加人参汤证、调胃承气汤证等，虚热可见于猪肤汤证、猪苓汤证。此外，也有其他邪气上扰所致者，如甘草泻心汤证的客气上逆。

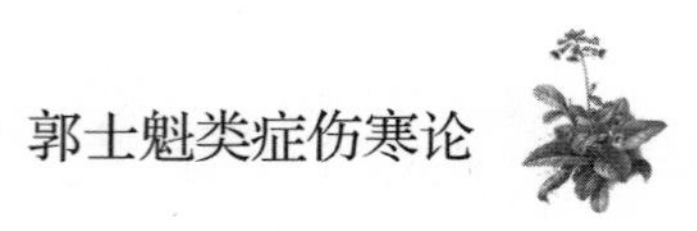

8.4 发烦

发烦：发生烦躁的情绪。

主症	篇次	目次	兼症	原文
发烦	太阳病篇（中）	46	无汗，发热，身疼痛	太阳病，脉浮紧，无汗，发热，身疼痛，八九日不解，表证仍在，此当发其汗。服药已微除，其人发烦目瞑，剧者必衄，衄乃解。所以然者，阳气重故也。麻黄汤主之

【类症要点】

太阳病，脉浮紧，无汗，发热，身疼痛，八九日不解，表证仍在，此当发其汗。服药已微除，其人发烦目瞑，剧者必衄，衄乃解。所以然者，阳气重故也。麻黄汤主之。(46)

麻黄汤所治之发烦是由表郁不解阳气内扰所致。黄元御认为："若卫气闭塞，泻之不透，服药之后，病仅微除，其人犹觉烦燥昏晕，未能全解。剧者卫郁升突，必至鼻衄，衄乃尽解。所以然者，久病失解，阳气之郁遏太重故也。"彭子益认为："按此条既称八九日不解，表证仍在者，固当发其汗，既服药已微除，微字是发汗邪衰而未尽解之意，复见其人发热，目瞑，剧者必衄，衄则邪必外出，故仍以麻黄汤随机而导之之意。"

8.5 虚烦

虚烦：虚，无形之邪。虚烦，指由无形之邪导致的烦。

主症	篇次	目次	兼症	原文
虚烦	太阳病篇（中）	76	吐	发汗后，水药不得入口，为逆；若更发汗，必吐下不止。发汗吐下后，虚烦不得眠，若剧者，必反复颠倒，心中懊侬，栀子豉汤主之；若少气者，栀子甘草豉汤主之；若呕者，栀子生姜豉汤主之
虚烦	太阳病篇（下）	160	脉微，胁下痛	伤寒，吐下后，发汗，虚烦，脉甚微，八九日心下痞硬，胁下痛，气上冲咽喉，眩冒，经脉动惕者，久而成痿
虚烦	厥阴病篇	375	烦	下利后，更烦，按之心下濡者，为虚烦也，宜栀子豉汤

【类症要点】

发汗后，水药不得入口，为逆；若更发汗，必吐下不止。发汗吐下后，虚烦不得眠，若剧者，必反复颠倒，心中懊侬，栀子豉汤主之；若少气者，栀子甘草豉汤主之；若呕者，栀子生姜豉汤主之。（76）

栀子豉汤所治之虚烦是由发汗或吐下后，中虚邪热壅滞所致。黄元御认为："发汗、吐、下，土败胃逆，君火不降，故虚烦不得卧眠。剧则陈郁填塞，浊气熏心，故反覆颠倒，心中懊侬，栀子豉汤吐其瘀浊，则阳降而烦止矣。"

伤寒，吐下后，发汗，虚烦，脉甚微，八九日心下痞硬，胁下痛，气上冲咽喉，眩冒，经脉动惕者，久而成痿。（160）

本条所述之虚烦是吐下复汗，阳虚生热所致。黄元御认为："吐下而又发汗，阳虚生烦，脉甚微弱，至八九日，心下痞硬，胁下疼痛，缘阳亡土败，胃气上逆，碍胆经降路。"尤在泾认为："发汗吐下后，正气既虚，邪气亦衰，乃虚烦不得眠，甚则反复颠倒。"

下利后，更烦，按之心下濡者，为虚烦也，宜栀子豉汤。（375）

栀子豉汤所治之虚烦是由下利后中虚邪热壅滞所致。黄元御认为："按之心下濡者，是为虚烦。缘阳复热升，熏蒸肺津，而化涎沫，心气郁阻，是以生烦。宜栀子豉汤，以清烦热也。"

8.6　自烦

自烦：自觉心烦，且时有发生。

主症	篇次	目次	兼症	原文
自烦	少阴病篇	289	恶寒	少阴病，恶寒而蜷，时自烦，欲去衣被者，可治

【类症要点】

少阴病，恶寒而蜷，时自烦，欲去衣被者，可治。（289）

本条所述之自烦是阳气来复的表现。恶寒身蜷是少阴本证，假如复有时时心烦，欲去衣被的情况，是阳气来复与阴邪相争，阳气获胜的现象。张隐庵认为："时自烦而欲去衣被者，自得君火之气外浮也。"程郊倩认为："烦而欲去衣被，阳势尚肯力争也。"

8.7　心中烦

心中烦：同心烦。

主症	篇次	目次	兼症	原文
心中烦	少阴病篇	303	不得卧	少阴病，得之二三日以上，心中烦，不得卧，黄连阿胶汤主之

【类症要点】

少阴病，得之二三日以上，心中烦，不得卧，黄连阿胶汤主之。(303)

黄连阿胶汤所治之心中烦是由少阴病虚火上扰所致。张锡纯认为："初得即为少阴病，非自他经传来也。其病既非自他经来，而初得即有热象者，此前所谓伏气化热而窜入少阴者也。盖凡伏气化热之后，恒因薄受外感而猝然发动，至其窜入之处，又恒因其脏腑素有虚损，伏气即乘虚而入。"尤在泾认为："少阴之热，有从阳经传入者，有自受寒邪，久而变热者，曰二三日以上，谓自二三日至五六日，或八九日，寒极而变热也，至心中烦不得卧，则热气内动，尽入血中，而诸阴蒙其害矣，盖阳经之寒变，则热归于气，或入于血，阴经之寒变，则热入于血，而不归于气。"

8.8　小烦

小烦：心烦程度较轻者。

主症	篇次	目次	兼症	原文
小烦	霍乱病篇	391	吐，利，发汗，脉平	吐、利、发汗，脉平，小烦者，以新虚不胜谷气故也

【类症要点】

吐、利、发汗，脉平，小烦者，以新虚不胜谷气故也。(391)

本条所述之小烦乃霍乱病后，病人胃气尚虚，不胜谷气所致之小烦。陈修园认为："尚有小烦者，食入于胃，浊气归心，一时不能淫精于脉也。"尤在泾认为："邪解则不当烦，而小烦者，此非邪气所致，以吐下后胃气新虚，不能消谷，谷盛气衰，故令小烦，是当和养胃气，而不可更攻邪气者也。"

8.9　烦渴

烦渴：烦躁口渴。

主症	篇次	目次	兼症	原文
烦渴	太阳病篇（上）	26	脉洪大	服桂枝汤，大汗出后，大烦渴不解，脉洪大者，白虎加人参汤主之

【类症要点】

服桂枝汤，大汗出后，大烦渴不解，脉洪大者，白虎加人参汤主之。(26)

白虎加人参汤所治之烦渴乃太阳病误治病邪入里化热伤津所致。成无己认为："若大汗出，脉洪大，而烦渴不解者，表里有热，不可更与桂枝汤，可与白虎加人参汤，生津止渴，和表散热。"陈修园认为："服桂枝汤，当取微似有汗者佳，今逼取太过，则大汗出后，阳明之津液俱亡，胃络上通于心，故大烦；阳明之上，躁气主之，故大渴不解。"

8.10　烦热

烦热：烦躁发热。

主症	篇次	目次	兼症	原文
烦热	太阳病篇（中）	77	胸中窒	发汗，若下之，而烦热胸中窒者，栀子豉汤主之
烦热	阳明病篇	240		病人烦热，汗出则解，又如疟状，日晡所发热者，属阳明也。脉实者，宜下之；脉浮虚者，宜发汗。下之与大承气汤，发汗宜桂枝汤

【类症要点】

发汗，若下之，而烦热胸中窒者，栀子豉汤主之。（77）

栀子豉汤所治之烦热乃发汗复下后，中虚邪热壅滞所致。彭子益认为："胸窒乃中虚不运，烦热乃热为湿瘀。"张令韶认为："热不为汗下而解，故烦热，热不解而留于胸中，故窒塞而不通也。"钱天来认为："已发汗之后，下之而致烦热郁闷，胸中窒塞者，因汗不彻而邪未解也。"

病人烦热，汗出则解，又如疟状，日晡所发热者，属阳明也。脉实者，宜下之；脉浮虚者，宜发汗。下之与大承气汤，发汗宜桂枝汤。（240）

本条所述之烦热为阳明里热所致。喻嘉言认为："病人得汗后，烦热解，太阳经之邪将尽未尽，其人复如疟状。"尤在泾认为："烦热，热而烦也，是为在里。里则虽汗出不当解，而反解者，知表犹有邪也。"

8.11 微烦

微烦：烦躁程度较轻。

主症	篇次	目次	兼症	原文
微烦	太阳病篇（中）	80	身热不去	伤寒，医以丸药大下之，身热不去，微烦者，栀子干姜汤主之
微烦	太阳病篇（中）	103	呕不止，心下急	太阳病，过经十余日，反二三下之。后四五日，柴胡证仍在者，先与小柴胡。呕不止，心下急，郁郁微烦者，为未解也，与大柴胡汤下之则愈
微烦	太阳病篇（中）	123	心下温温欲吐，胸中痛，便溏，腹满	太阳病，过经十余日，心下温温欲吐，而胸中痛，大便反溏，腹微满，郁郁微烦。先此时自极吐下者，与调胃承气汤。若不尔者，不可与。但欲呕，胸中痛，微溏者，此非柴胡汤证，以呕故知极吐下也
微烦	阳明病篇	195	头眩，小便难，腹满	阳明病，脉迟，食难用饱。饱则微烦头眩，必小便难，此欲作谷瘅，虽下之，腹满如故。所以然者，脉迟故也

续表

主症	篇次	目次	兼症	原文
微烦	阳明病篇	203	大便硬，小便少	阳明病，本自汗出。医更重发汗，病已差，尚微烦不了了者，此必大便硬故也。以亡津液，胃中干燥，故令大便硬。当问其小便日几行，若本小便日三四行，今日再行，故知大便不久出。今为小便数少，以津液当还入胃中，故知不久必大便也
微烦	阳明病篇	250	小便数，大便硬	太阳病，若吐、若下、若发汗后，微烦，小便数、大便因硬者，与小承气汤，和之愈
微烦	阴阳易差后劳复病篇	398	不能消谷	病人脉已解，而日暮微烦。以病新差，人强与谷，脾胃气尚弱，不能消谷，故令微烦，损谷则愈

【类症要点】

伤寒，医以丸药大下之，身热不去，微烦者，栀子干姜汤主之。(80)

栀子干姜汤所治之微烦乃误下后里虚，热扰胸膈所致。柯韵伯认为：“攻里不远寒，用丸药大下之，寒气留中可知。心微烦而不懊侬，则非吐剂所宜也。”彭子益认为：“中寒故外热，热瘀于上，故心烦。”

太阳病，过经十余日，反二三下之。后四五日，柴胡证仍在者，先与小柴胡。呕不止，心下急，郁郁微烦者，为未解也，与大柴胡汤下之则愈。(103)

大柴胡汤所治之微烦太阳病误下，里热郁结所致。程郊倩认为：“若呕不止，知其下已成堵截也，其人必心下急，郁郁微烦。”章虚谷认为：“若呕不止，心下急，郁郁微烦者，其陷入阳明腑邪未解也。”

太阳病，过经十余日，心下温温欲吐，而胸中痛，大便反溏，腹微满，郁郁微烦。先此时自极吐下者，与调胃承气汤。若不尔者，不可与。但欲呕，胸中痛，微溏者，此非柴胡汤证，以呕故知极吐下也。(123)

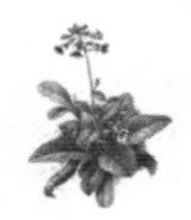

本条所述之微烦乃太阳病久病不愈而热郁胸中所致。尤在泾认为：“设见腹满郁郁微烦，知其热积在中者犹甚，则必以调胃承气以尽其邪矣。邪尽则不特腹中之烦满释，即胸中之呕痛亦除矣，此因势利导之法也。”沈目南认为：“过经十余日，心中温温欲吐，而胸中痛，大便反溏，腹微满，郁郁微烦着，乃属太阳而兼阳明，当审何经而为定治，故有二辨。”

阳明病，脉迟，食难用饱。饱则微烦头眩，必小便难，此欲作谷瘅，虽下之，腹满如故。所以然者，脉迟故也。（195）

本条所述之微烦乃阳明虚寒，饱食后则阻滞水谷运化，湿邪郁蒸所致。方中行认为：“迟为寒，不化谷，故食难用饱，谷不化则与热搏，湿郁而蒸，气逆而不下行，故微烦、头眩、小便难也。”钱天来认为：“脉迟，中寒也。食难用饱，饱则微烦者，胃寒不化，强饱则满闷而烦也。”

阳明病，本自汗出。医更重发汗，病已差，尚微烦不了了者，此必大便硬故也。以亡津液，胃中干燥，故令大便硬。当问其小便日几行，若本小便日三四行，今日再行，故知大便不久出。今为小便数少，以津液当还入胃中，故知不久必大便也。（203）

本条所治之微烦乃误重发汗后，津液耗伤，阴虚发热也。程郊倩认为：“凡阳明病必多汗，及小便利必大便硬者，值此重发阳明汗，必并病之阳明也。所以病虽差，尚微烦不了了。”郑钦安认为：“此由过汗伤及津液，已致胃燥失润，问其小便尚利，津液未竭，故知其不久必便也。”

太阳病，若吐、若下、若发汗后，微烦，小便数、大便因硬者，与小承气汤，和之愈。（250）

小承气汤所治之微烦为太阳病误治，热邪郁结所致。尤在泾认为：“病在太阳，或吐或下或汗，邪仍不解，而兼微烦，邪气不之表而之里也。”成无己认为：“吐下发汗，皆损津液，表邪乘虚传里。大烦者，邪在表也。微烦者，邪入里也。”

病人脉已解，而日暮微烦。以病新差，人强与谷，脾胃气尚弱，不能消谷，故令微烦，损谷则愈。（398）

本条所述之微烦乃胃阳虚弱不能运化水谷所致。尤在泾认为："脉已解者，病邪解而脉已和也。微烦，微热也。解则不当复烦，而日暮微烦者，以病新差，不当与谷而强与之，胃虚谷实，不能胜之，则发烦热也。"高学山认为："微烦，为胃液略短，胃火略动之应。凡食物入胃，阴以滋之，阳以化之。略多食，则胃中阴津，以润食下送而一时未还，胃中阳气，以消谷告困而一时浮动，故微烦。"

【小结】

类症"微烦"多由邪气内扰所致。邪气有单纯实邪，如大柴胡汤证之理气壅滞；有夹虚之实邪，如栀子干姜汤证中寒而外热、阴阳易差后劳复等。而诸邪中仍以热邪为多如调胃承气汤证、小承气汤证等。

8.12　烦惊

烦惊：烦躁易惊。

主症	篇次	目次	兼症	原文
烦惊	太阳病篇（中）	107	胸满，小便不利，谵语，一身尽重	伤寒八九日，下之，胸满烦惊，小便不利，谵语，一身尽重，不可转侧者，柴胡加龙骨牡蛎汤主之

【类症要点】

伤寒八九日，下之，胸满烦惊，小便不利，谵语，一身尽重，不可转侧者，柴胡加龙骨牡蛎汤主之。(107)

本条所述的烦惊是由误下伤阳，热邪内扰所致。成无己认为："胸满而烦着，阳热客于胸中也；惊者，心恶热而神不守也。"郑钦安认为："下伤胸中之阳，以致浊阴上泛，而为胸满烦惊者，心肾之阳为下所伤也。"

8.13　躁

躁：干，缺少水分，炎热，燥暴（暴躁；急躁）；燥灼（焦急如焚）；燥急（焦躁不安）。

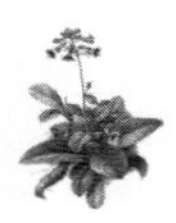

主症	篇次	目次	兼症	原文
躁	太阳病篇（中）	110	谵语，自下利	太阳病二日，反躁，凡熨其背，而大汗出，大热入胃，胃中水竭，躁烦必发谵语。十余日振栗自下利者，此为欲解也。故其汗从腰以下不得汗，欲小便不得，反呕，欲失溲，足下恶风，大便硬，小便当数，而反不数，及不多，大便已，头卓然而痛，其人足心必热，谷气下流故也
躁	太阳病篇（中）	111	腹满微喘，口干咽烂，不大便，谵语，哕，捻衣摸床	太阳病中风，以火劫发汗，邪风被火热，血气流溢，失其常度，两阳相熏灼，其身发黄。阳盛则欲衄，阴虚小便难。阴阳俱虚竭，身体则枯燥，但头汗出，剂颈而还，腹满微喘，口干咽烂，或不大便，久则谵语，甚者至哕，手足躁扰，捻衣摸床。小便利者，其人可治
躁	太阳病篇（中）	114	不得汗	太阳病，以火熏之，不得汗，其人必躁，到经不解，必清血，名为火邪
躁	阳明病篇	221	咽燥，口苦，腹满而喘，恶热，身重，心愦愦，谵语	阳明病，脉浮而紧，咽燥口苦，腹满而喘，发热汗出，不恶寒反恶热，身重。若发汗则躁，心愦愦，反谵语。若加温针，必怵惕烦躁不得眠。若下之，则胃中空虚，客气动膈，心中懊憹。舌上胎者，栀子豉汤主之
躁	少阴病篇	298	四逆，恶寒，不烦	少阴病，四逆，恶寒而身蜷，脉不至，不烦而躁者，死
躁	厥阴病篇	338	脉微而厥，肤冷	伤寒脉微而厥，至七八日肤冷，其人躁，无暂安时者，此为脏厥，非蛔厥也。蛔厥者，其人当吐蛔。今病者静，而复时烦者，此为脏寒。蛔上入其膈，故烦，须臾复止；得食而呕，又烦者，蛔闻食臭出，其人常自吐蛔。蛔厥者，乌梅丸主之。又主久利
躁	厥阴病篇	344	下利厥逆	伤寒发热，下利厥逆，躁不得卧者，死

【类症要点】

太阳病二日，反躁，凡熨其背，而大汗出，大热入胃，胃中水竭，躁烦必发谵语。十余日振栗自下利者，此为欲解也。故其汗从腰以下不得汗，欲小便不得，反呕，欲失溲，足下恶风，大便硬，小便当数，而反不数，及不多，大便已，头卓然而痛，其人足心必热，谷气下流故也。(110)

本条所述之躁乃太阳病兼里热，误火后，火邪内迫所致。黄元御认为："今二日之内，方入阳明，不应躁而反躁，其胃阳素盛可知。"成无己认为："太阳病二日，则邪在表，不当发躁而反躁者，热气行于里也。"

太阳病中风，以火劫发汗，邪风被火热，血气流溢，失其常度，两阳相熏灼，其身发黄。阳盛则欲衄，阴虚小便难。阴阳俱虚竭，身体则枯燥，但头汗出，剂颈而还，腹满微喘，口干咽烂，或不大便，久则谵语，甚者至哕，手足躁扰，捻衣摸床。小便利者，其人可治。（111）

本条所述之躁由太阳病误治，火热壅盛所致。成无己认为："阳盛则四肢实，火热大甚，故手足躁扰，捻衣摸床扰乱也。"程郊倩认为："至于四肢者，诸阳之本，阳盛则四肢实，实则手足躁扰，且至捻衣摸床。"

太阳病，以火熏之，不得汗，其人必躁；到经不解，必清血，名为火邪。（114）

本条所述之躁乃太阳病误用火法所致。成无己认为："太阳病用火熏之，不得汗，则热无从出，阴虚被火，必发躁也。"尤在泾认为："太阳表病，用火熏之，而不得汗，则邪无从出，热气内攻，必发躁也。"

阳明病，脉浮而紧，咽燥口苦，腹满而喘，发热汗出，不恶寒反恶热，身重。若发汗则躁，心愦愦，反谵语。若加温针，必怵惕烦躁不得眠。若下之，则胃中空虚，客气动膈，心中懊侬。舌上胎者，栀子豉汤主之。（221）

栀子豉汤所治之躁乃阳明病发汗，燥热内盛所致。柯韵伯认为："若妄汗之，则肾液虚，故躁。"成无己认为："若发汗攻表，表热虽除，而内热益甚，故躁而愦愦。"

少阴病，四逆，恶寒而身蜷，脉不至，不烦而躁者，死。（298）

本条所述之躁乃少阴病阳气衰竭所致。《医宗金鉴》中记载："脉不至，则生气已绝，若有烦无躁，是尚有可回之阳，今不烦而躁，则是有阴无阳，故曰死也。"黄元御认为："四逆，恶寒而身蜷，阴盛极矣，脉又不至，则阳气已绝，如是则不烦而躁者，亦死。”

伤寒脉微而厥，至七八日肤冷，其人躁，无暂安时者，此为脏厥，非蛔厥也。蛔厥者，其人当吐蛔。今病者静，而复时烦者，此为脏寒。蛔上入其膈，故烦，须臾复止；得食而呕，又烦者，蛔闻食臭出，其人常自吐蛔。蛔厥者，乌梅丸主之。又主久利。（338）

本条所述之躁乃真阳极虚所致之脏厥的症状。成无己认为：“脏厥者，死，阳气绝也。”柯韵伯认为：“伤寒脉微厥冷烦躁者，在六七日，急灸厥阴以救之。”

伤寒发热，下利厥逆，躁不得卧者，死。（344）

本条所述之躁乃阴盛阳浮，阳气将绝所致。黄元御认为：“发热下利，而见厥逆，阴盛而阳气不归，加以躁不得卧，则微阳绝根而外脱，死不可医也。”柯韵伯认为；“躁不得卧，精神不治矣。微阳不久留，故死。”

【小结】

类症“躁”在《伤寒论》中有虚有实，多见于重症。可见热极而躁，阴寒极盛，阳气浮越而躁，真阳极虚而躁等，均为重症之躁；另外津伤可躁，热邪扰动可躁，临床均常见。

8.14　反复颠倒

反复颠倒：心情烦躁，身体不宁。

主症	篇次	目次	兼症	原文
反复颠倒	太阳病篇（中）	76	虚烦不得眠，心中懊侬	发汗后，水药不得入口，为逆。若更发汗，必吐下不止。发汗、吐下后，虚烦不得眠；若剧者，必反复颠倒，心中懊侬，栀子豉汤主之；若少气者，栀子甘草豉汤主之；若呕者，栀子生姜豉汤主之

【类症要点】

发汗后，水药不得入口，为逆。若更发汗，必吐下不止。发汗、吐下后，虚烦不得眠；若剧者，必反复颠倒，心中懊侬，栀子豉汤主之；

若少气者，栀子甘草豉汤主之；若呕者，栀子生姜豉汤主之。(76)

本条所述之“反复颠倒”是由无形之热郁于胸膈，程度较重所致。成无己认为，发汗吐下后，邪热乘虚客于胸中，谓之虚烦者，热也，胸中烦热，郁闷而不得发散者是也。热气伏于里者喜睡，今热气浮于上，烦扰阳气，故不得眠；心恶热，热甚则必神昏，是以剧者反复颠倒而不安。

8.15　卧起不安

卧起不安：躺下与起床交替的状态，为烦躁较重的表现。

主症	篇次	目次	兼症	原文
卧起不安	太阳病篇（中）	79	心烦，腹满	伤寒下后，心烦，腹满，卧起不安者，栀子厚朴汤主之
卧起不安	太阳病篇（中）	112	惊狂	伤寒脉浮，医以火迫劫之，亡阳，必惊狂，卧起不安者，桂枝去芍药加蜀漆牡蛎龙骨救逆汤主之

【类症要点】

伤寒下后，心烦，腹满，卧起不安者，栀子厚朴汤主之。(79)

栀子厚朴汤所治之卧起不安为太阳病误下热壅胸腹所致。成无己认为：“下后，但腹满而不心烦，即邪气入里为里实，但心烦而不腹满，即邪气在胸中为虚烦，既烦且满，则邪气壅于胸腹间也。”张隐庵认为：“夫热留于胸则心烦，留于腹则胸满，留于胃则卧起不安。”

伤寒脉浮，医以火迫劫之，亡阳，必惊狂，卧起不安者，桂枝去芍药加蜀漆牡蛎龙骨救逆汤主之。(112)

桂枝去芍药加蜀漆牡蛎龙骨救逆汤所治之卧起不安乃误用火法导致心阳浮越所致。彭子益认为：“烧针之火，引阳外出，阳气拔根故惊狂也。”张隐庵曰：“伤寒脉浮，病在太阳之表，以火迫劫，则阳气外亡矣。”

【小结】

“卧起不安”，实则为热壅胸腹所致，虚则为心阳浮越所致。

（党迎迎，苏庆民）

9 渴类症

类症：渴，渴欲饮水，口燥渴，消渴，大渴欲饮，欲饮水，欲得饮水，渴饮水而呕。

9.1 渴

渴：口干欲饮。

主症	篇次	目次	兼症	原文
渴	太阳病篇（上）	6	太阳病，发热而渴，不恶寒者为温病	太阳病，发热而渴，不恶寒者为温病。若发汗已，身灼热者，名风温。风温为病，脉阴阳俱浮，自汗出，身重，多眠睡，鼻息必鼾，语言难出。若被下者，小便不利，直视失溲；若被火者，微发黄色，剧则如惊痫，时瘛疭；若火熏之，一逆尚引日，再逆促命期
渴	太阳病篇（上）	26	服桂枝汤，大汗出后，大烦渴不解	服桂枝汤，大汗出后，大烦渴不解，脉洪大者，白虎加人参汤主之
渴	太阳病篇（中）	40	发热而咳，或渴，或利，或噎	伤寒表不解，心下有水气，干呕，发热而咳，或渴，或利，或噎，或小便不利、少腹满，或喘者，小青龙汤主之
渴	太阳病篇（中）	41	发热不渴，服汤已，渴者，此寒去欲解也	伤寒，心下有水气，咳而微喘，发热不渴，服汤已，渴者，此寒去欲解也，小青龙汤主之
渴	太阳病篇（中）	72	发汗已，脉浮数，烦渴者	发汗已，脉浮数，烦渴者，五苓散主之
渴	太阳病篇（中）	73	汗出而渴者	伤寒，汗出而渴者，五苓散主之。不渴者，茯苓甘草汤主之

续表

主症	篇次	目次	兼症	原文
渴	太阳病篇（中）	96	或渴，或腹中痛，或胁下痞硬，或心下悸、小便不利，或不渴、身有微热，或咳者	伤寒五六日，中风，往来寒热，胸胁苦满，默默不欲饮食，心烦喜呕，或胸中烦而不呕，或渴，或腹中痛，或胁下痞硬，或心下悸、小便不利，或不渴、身有微热，或咳者，小柴胡汤主之
渴	太阳病篇（中）	97	渴者属阳明，以法治之	血弱气尽，腠理开，邪气因入，与正气相搏，结于胁下。正邪分争，往来寒热，休作有时，默默不欲饮食，脏腑相连，其痛必下，邪高痛下，故使呕也，小柴胡汤主之。服柴胡汤已，渴者属阳明，以法治之
渴	太阳病篇（中）	99	身热恶风，颈项强，胁下满，手足温而渴者	伤寒四五日，身热恶风，颈项强，胁下满，手足温而渴者，小柴胡汤主之
渴	太阳病篇（中）	113	形作伤寒，其脉不弦紧而弱，弱者必渴，被火必谵语，弱者发热脉浮	形作伤寒，其脉不弦紧而弱，弱者必渴，被火必谵语，弱者发热脉浮，解之，当汗出愈
渴	太阳病篇（下）	137	不大便五六日，舌上燥而渴，日晡所小有潮热。从心下至少腹便满而痛不可近者	太阳病，重发汗而复下之，不大便五六日，舌上燥而渴，日晡所小有潮热。从心下至少腹硬满而痛不可近者，大陷胸汤主之
渴	太阳病篇（下）	147	胸胁满微结，小便不利	伤寒五六日，已发汗而复下之，胸胁满微结，小便不利，渴而不呕，但头汗出，往来寒热，心烦者，此为未解也，柴胡桂枝干姜汤主之
渴	太阳病篇（下）	156	心下痞，燥，烦，小便不利	本以下之，故心下痞，与泻心汤；痞不解，其人渴而口燥，烦，小便不利者，五苓散主之
渴	阳明病篇	224	汗出多而渴者	阳明病，汗出多而渴者，不可与猪苓汤。以汗多胃中燥，猪苓汤复利其小便故也
渴	阳明病篇	236	头汗出，身无汗，剂颈而还，小便不利	阳明病，发热汗出者，此为热越，不能发黄也；但头汗出，身无汗，剂颈而还，小便不利，渴引水浆者，此为瘀热在里，身必发黄，茵陈蒿汤主之

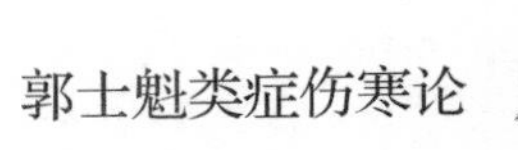

续表

主症	篇次	目次	兼症	原文
渴	少阴病篇	282	欲吐不吐，心烦，但欲寐，五六日自利而渴	少阴病，欲吐不吐，心烦，但欲寐，五六日自利而渴者，属少阴也，虚故引水自救；若小便色白者，少阴病形悉具，小便白者，以下焦虚有寒，不能制水，故令色白也
渴	少阴病篇	319	下利，咳而呕渴	少阴病，下利六七日，咳而呕渴，心烦不得眠者，猪苓汤主之
渴	厥阴病篇	360	有微热而渴，脉弱	下利，有微热而渴，脉弱者，今自愈
渴	厥阴病篇	367	脉数而渴者	下利，脉数而渴者，今自愈。设不差，必清脓血，以有热故也

【类症要点】

太阳病，发热而渴，不恶寒者为温病。若发汗已，身灼热者，名风温。风温为病，脉阴阳俱浮，自汗出，身重，多眠睡，鼻息必鼾，语言难出。若被下者，小便不利，直视失溲；若被火者，微发黄色，剧则如惊痫，时瘛疭；若火熏之，一逆尚引日，再逆促命期。(6)

本条所述之渴是温邪犯表，热盛津伤所致。尤在泾认为：“伤寒热化后传经而后渴。”

服桂枝汤，大汗出后，大烦渴不解，脉洪大者，白虎加人参汤主之。(26)

本条所述之渴是太阳病发汗过多伤津导致。陈修园认为：“阳明之上，燥气主之，故大渴不解。”成无己认为：“烦渴不解者，表里有热。”

伤寒表不解，心下有水气，干呕，发热而咳，或渴，或利，或噎，或小便不利、少腹满，或喘者，小青龙汤主之。(40)

小青龙汤所治之渴乃心下寒饮，水气不化所致。气化不利，津液不升，则发生口渴。柯韵伯认为：“水性动，其变多，水气下而不上，则或渴或利。”汪昂认为：“水停则气不化，津不升，故渴。”

伤寒，心下有水气，咳而微喘，发热不渴，服汤已，渴者，此

寒去欲解也，小青龙汤主之。(41)

本条所述之渴是寒湿之邪得以温散所致。服小青龙汤后，由不渴而转为口渴，是水饮已去，胃阳得展的佳兆。成无己认为："服汤已渴者，里气温，水气散，为欲解也。"钱天来认为："服汤已而渴，则知心下之水气已消，胃中之寒湿已去。"

发汗已，脉浮数，烦渴者，五苓散主之。(72)

本条所述之渴是表邪未尽，气化不利所致。张隐庵认为："脉浮数而证烦渴者，五苓散主。"《医宗金鉴》认为："若小便利而烦渴者，是初入阳明，胃热，白虎证也。"

伤寒，汗出而渴者，五苓散主之。不渴者，茯苓甘草汤主之。(73)

本条所述之渴由水饮停蓄，气化不利所致。《医宗金鉴》认为："渴而不烦，饮胜于热也。"程郊倩认为："有水而渴，汗属阳气升腾。"

伤寒五六日，中风，往来寒热，胸胁苦满，默默不欲饮食，心烦喜呕，或胸中烦而不呕，或渴，或腹中痛，或胁下痞硬，或心下悸、小便不利，或不渴、身有微热，或咳者，小柴胡汤主之。(96)

本条所述之渴为太阳病热入半表半里，枢机不利，津液气化障碍所致。其渴为小柴胡汤或然症，临床医家论述较少。

血弱气尽，腠理开，邪气因入，与正气相搏，结于胁下。正邪分争，往来寒热，休作有时，默默不欲饮食，脏腑相连，其痛必下，邪高痛下，故使呕也，小柴胡汤主之。服柴胡汤已，渴者属阳明，以法治之。(97)

本条所述之渴为胃热津伤所致。尤在泾认为："若渴者，是少阳邪气复还阳明也。"方中行认为："或为之渴，寒热往来之暂渴也。"

伤寒四五日，身热恶风，颈项强，胁下满，手足温而渴者，小柴胡汤主之。(99)

小柴胡汤所治之渴乃湿郁所致。方中行认为："邪凑半表半里而里证见也。"

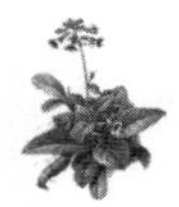

形作伤寒，其脉不弦紧而弱，弱者必渴，被火必谵语，弱者发热脉浮，解之，当汗出愈。（113）

本条所述之渴为表里有热所致。津伤口渴，可知是温热之邪为患。成无己认为“脉弱为里热，弱者必渴”，柯韵伯认为“阳气陷于阴分必渴”。

太阳病，重发汗而复下之，不大便五六日，舌上燥而渴，日晡所小有潮热。从心下至少腹硬满而痛不可近者，大陷胸汤主之。（137）

本条所述之渴是太阳病误治而热入阳明所致。太阳病重发汗而复下之，以致邪不得外解而向内传。喻嘉言认为：“误汗误下，重伤津液。”

伤寒五六日，已发汗而复下之，胸胁满微结，小便不利，渴而不呕，但头汗出，往来寒热，心烦者，此为未解也，柴胡桂枝干姜汤主之。（147）

本条所述之渴是太阳病误治而热入半表半里、阳虚内热所致。成无己曰：“邪气犹在半表半里之间，为未解也。”唐容川认为“水陷则津液不升”。

本以下之，故心下痞，与泻心汤；痞不解，其人渴而口燥，烦，小便不利者，五苓散主之。（156）

本条所述之渴为太阳病误治后热伤津液所致。

阳明病，汗出多而渴者，不可与猪苓汤。以汗多胃中燥，猪苓汤复利其小便故也。（224）

本条所述之渴是阳明病热盛汗多伤津所致。吴谦认为汗出多致小便少而渴；曹颖甫认为汗多而渴，胃中津液已伤。故渴为胃中津液伤所致。

阳明病，发热汗出者，此为热越，不能发黄也；但头汗出，身无汗，剂颈而还，小便不利，渴引水浆者，此为瘀热在里，身必发黄，茵陈蒿汤主之。（236）

本条所述之渴乃由湿热郁蒸所致。里热炽盛，所以渴引水浆。尤在泾认为：“渴饮水浆，则其热之蓄于内者方炽。”成无己认为：“渴饮水浆者，热甚于胃，津液内竭也。”

少阴病，欲吐不吐，心烦，但欲寐，五六日自利而渴者，属少

阴也，虚故引水自救；若小便色白者，少阴病形悉具，小便白者，以下焦虚有寒，不能制水，故令色白也。(282)

本条所述之渴是由真阳不足，不能蒸化津液上承所致。成无已认为："自利不渴者，寒在太阴，属中焦。"程扶生认为："自利而渴……是下焦虚寒。"

少阴病，下利六七日，咳而呕渴，心烦不得眠者，猪苓汤主之。(319)

本条所述之渴为少阴热化，热伤津液所致。吴谦认为热耗津液。故本条所述之渴为热耗津液所致。

下利，有微热而渴，脉弱者，今自愈。(360)

本条所述之渴是阳复所致。下利出现微热而渴时，乃阳气来复之兆。成无已认为："有微热而渴，里气方温也。"方中行认为："渴，内燥未复也。"

下利，脉数而渴者，今自愈。设不差，必清脓血，以有热故也。(367)

本条所述之渴是由阳气来复导致。下利脉数口渴，是为阳气来复。程郊倩认为："脉数而渴，阳胜阴矣。"汪苓友认为："下利而渴者，脉数为热未解。"与上条类似。

【小结】

类症"渴"涉及的《伤寒论》条文共19条，病因复杂。一是热邪伤津，最为多见。可见于太阳病邪入里化热之大陷胸汤证，温热之邪伤津，少阴热化而热伤津液之猪苓汤证，阳明病热盛伤津之白虎加人参汤证，湿热郁蒸之茵陈蒿汤证等。二是寒邪阻滞。如心下寒饮，水气不能上承之小青龙汤证。三是内有郁热，气化不利。可见于少阳三焦枢机不利，津液气化障碍的小柴胡汤证、柴胡桂枝干姜汤证；热伤津液，气化不利之五苓散证。四是气化正常，津液不足。如小青龙汤证愈后而渴。

9.2　渴欲饮水

渴欲饮水：口干欲饮，程度较渴重。

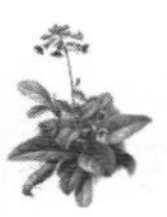

主症	篇次	目次	兼症	原文
渴欲饮水	太阳病篇（中）	74	中风发热，水入则吐	中风发热，六七日不解而烦，有表里证，渴欲饮水，水入则吐者，名曰水逆，五苓散主之
渴欲饮水	太阳病篇（下）	170	发热无汗	伤寒，脉浮，发热无汗，其表不解，不可与白虎汤。渴欲饮水，无表证者，白虎加人参汤主之
渴欲饮水	阳明病篇	222	口干舌燥	若渴欲饮水，口干舌燥者，白虎加人参汤主之
渴欲饮水	阳明病篇	223	小便不利	若脉浮发热，渴欲饮水，小便不利者，猪苓汤主之
渴欲饮水	阳明病篇	244	发热汗出，恶寒，心下痞	太阳病，寸缓关浮尺弱，其人发热汗出，复恶寒，不呕，但心下痞者，此以医下之也。如其不下者，病人不恶寒而渴者，此转属阳明也。小便数者，大便必硬，不更衣十日，无所苦也。渴欲饮水，少少与之，但以法救之。渴者，宜五苓散
渴欲饮水	厥阴病篇	329	无	厥阴病，渴欲饮水者，少少与之愈

【类症要点】

中风发热，六七日不解而烦，有表里证，渴欲饮水，水入则吐者，名曰水逆，五苓散主之。(74)

本条所述之渴欲饮水乃余热内结，气化不利所致。

伤寒，脉浮，发热无汗，其表不解，不可与白虎汤。渴欲饮水，无表证者，白虎加人参汤主之。(170)

若渴欲饮水，口干舌燥者，白虎加人参汤主之。(222)

此两条所述之渴欲饮水均为热甚津伤所致。柯韵伯认为燥渴欲饮，是热已入胃，尚未燥硬；曹颖甫认为若阳不外越而津液内伤，则有渴饮口干舌燥之变。

若脉浮发热，渴欲饮水，小便不利者，猪苓汤主之。(223)

本条所述之渴欲饮水为阴虚内热，气化不利所致。成无已认为渴欲饮水中焦热也；吴谦认为渴欲饮水，口干舌燥者，为太阳表邪已衰，阳明燥热正甚。

太阳病，寸缓关浮尺弱，其人发热汗出，复恶寒，不呕，但心下痞者，此以医下之也。如其不下者，病人不恶寒而渴者，此转属阳明也。小便数者，大便必硬，不更衣十日，无所苦也。渴欲饮水，少少与之，但以法救之。渴者，宜五苓散。（244）

本条所述之渴欲饮水为气化不利，津液输布障碍所致。吴谦认为渴欲饮水，必是胃中干燥，当少少与之以滋其胃可耳，小便不利而渴者，是又为水停不化。曹颖甫认为，渴欲饮水者，少少与之。水停心下，但以法救之。

厥阴病，渴欲饮水者，少少与之愈。（329）

本条所述之渴欲饮水为阳气来复，阴津不足所致。成无已认为，邪至厥阴，为传经尽，欲汗之时，渴欲得水者，少少与之，胃气得润则愈。吴谦认为，厥阴病，渴欲饮水者，乃阳回欲和，求水自滋，作解之兆，当小小与之，以和其胃，胃和汗出，自可愈也。

【小结】

类症“渴欲饮水”可见于以下三种情况：一是热甚而津液耗伤，可见于白虎加人参汤证、猪苓汤证；二是气化不利之五苓散证；三是阳气来复，阴津不足。

9.3 口燥渴

口燥渴：口干渴而燥。

主症	篇次	目次	兼症	原文
口燥渴	太阳病篇（下）	169	无大热，口燥渴，心烦，背微恶寒者	伤寒，无大热，口燥渴，心烦，背微恶寒者，白虎加人参汤主之

【类症要点】

伤寒，无大热，口燥渴，心烦，背微恶寒者，白虎加人参汤主之。（169）

本条所述之口燥渴乃热邪内盛，气阴两伤所致。

9.4 消渴

消渴：口渴之甚，饮不解渴。

主症	篇次	目次	兼症	原文
消渴	太阳病篇（中）	71	大汗出，胃中干，烦躁不得眠	太阳病，发汗后，大汗出，胃中干，烦躁不得眠，欲得饮水者，少少与饮之，令胃气和则愈。若脉浮，小便不利，微热消渴者，五苓散主之
消渴	厥阴病篇	326	气上撞心，饥而不欲食	厥阴之为病，消渴，气上撞心，心中疼热，饥而不欲食，食则吐蛔，下之利不止

【类症要点】

太阳病，发汗后，大汗出，胃中干，烦躁不得眠，欲得饮水者，少少与饮之，令胃气和则愈。若脉浮，小便不利，微热消渴者，五苓散主之。（71）

本条所述之消渴为太阳病发汗后胃中津亏、气化不利所致。成无己认为微热消渴者，热未成实，上焦燥也，与五苓散，生津液和表里。吴谦认为今邪热熏灼，燥其现有之津，饮水不化，绝其未生之液，津液告匮，求水自救，所以水入即消，渴而不止也。

厥阴之为病，消渴，气上撞心，心中疼热，饥而不欲食，食则吐蛔，下之利不止。（326）

本条所述之消渴是厥阴热化津耗所致。成无己认为至厥阴成消渴者，热甚能消水故也。饮水多而小便少者，谓之消渴。吴谦认为消渴者，饮水多而小便少，乃厥阴热化而耗水也。

9.5 大渴欲饮

大渴欲饮：口渴甚而欲饮。

主症	篇次	目次	兼症	原文
大渴欲饮	太阳病篇（中）	109	发热，自汗	伤寒发热，啬啬恶寒，大渴欲饮水，其腹必满。自汗出，小便利，其病欲解。此肝乘肺也，名曰横，刺期门

【类症要点】

伤寒发热，啬啬恶寒，大渴欲饮水，其腹必满。自汗出，小便利，其病欲解。此肝乘肺也，名曰横，刺期门。(109)

本条所述之大渴欲饮是由肺胃内热所致。成无己认为，大渴欲饮水，肝气胜也；柯韵伯认为，渴欲饮水，热为在里。

9.6 欲饮水

欲饮水：想喝水。

主症	篇次	目次	兼症	原文
欲饮水	太阳病篇（下）	168	表里俱热，时时恶风，大渴，舌上干燥而烦	伤寒，若吐、若下后，七八日不解，热结在里，表里俱热，时时恶风，大渴，舌上干燥而烦，欲饮水数升者，白虎加人参汤主之

【类症要点】

伤寒，若吐、若下后，七八日不解，热结在里，表里俱热，时时恶风，大渴，舌上干燥而烦，欲饮水数升者，白虎加人参汤主之。(168)

本条所述之欲饮水乃里热盛而津气大伤所致。柯韵伯认为："烦躁，舌干，大渴，为阳明证，欲饮水数升，里热结而不散，急当救里以滋津液。"程郊倩认为"此燥热极"，钱天来认为"此里热甚于表热"。

9.7 欲得饮水

欲得饮水：同欲饮水。

主症	篇次	目次	兼症	原文
欲得饮水	太阳病篇（中）	71	大汗出，胃中干，烦躁不得眠	太阳病，发汗后，大汗出，胃中干，烦躁不得眠，欲得饮水者，少少与饮之，令胃气和则愈。若脉浮，小便不利，微热消渴者，五苓散主之

【类症要点】

太阳病，发汗后，大汗出，胃中干，烦躁不得眠，欲得饮水者，少少与饮之，令胃气和则愈。若脉浮，小便不利，微热消渴者，五苓散主之。(71)

本条所述之欲得饮水为太阳病发汗后津液不足所致。

9.8 渴饮水而呕

渴饮水而呕：口干，喝水后呕。

主症	篇次	目次	兼症	原文
渴饮水而呕	太阳病篇（中）	98		得病六七日，脉迟浮弱，恶风寒，手足温，医二三下之，不能食，而胁下满痛，面目及身黄，颈项强，小便难者，与柴胡汤，后必下重。本渴饮水而呕者，柴胡不中与也，食谷者哕

【类症要点】

得病六七日，脉迟浮弱，恶风寒，手足温，医二三下之，不能食，而胁下满痛，面目及身黄，颈项强，小便难者，与柴胡汤，后必下重。本渴饮水而呕者，柴胡不中与也，食谷者哕。(98)

本条所述之本渴饮水而呕为胃中郁热所致。成无己认为："饮水而呕者，水停心下也。"方中行认为："本渴而饮水者，水逆也。"《医宗金鉴》认为："虽有渴证，乃系数下夺津之渴，其饮水即呕，亦非少阳本证之呕。"

（郑月平，党迎迎，苏庆民）

10 身重类症

类症：身重，重，身体重，一身尽重，不能自转侧，身如虫行皮中。

10.1 身重

身重：自觉身体沉重。

主症	篇次	目次	兼症	原文
身重	太阳病篇（上）	6	发热而渴，自汗出，多眠睡	太阳病，发热而渴，不恶寒者，为温病。若发汗已，身灼热者，名风温。风温为病，脉阴阳俱浮，自汗出，身重，多眠睡，鼻息必鼾，语言难出。若被下者，小便不利，直视失溲；若被火者，微发黄色，剧则如惊痫，时瘛疭，若火熏之。一逆尚引日，再逆促命期
身重	太阳病篇（中）	49	心悸	脉浮数者，法当汗出而愈。若下之，身重心悸者，不可发汗，当自汗出乃解。所以然者，尺中脉微，此里虚。须表里实，津液自和，便自汗出愈
身重	阳明病篇	219	难于转侧，口不仁面垢，谵语遗尿	三阳合病，腹满身重，难以转侧，口不仁，面垢，谵语，遗尿。发汗则谵语；下之则额上生汗，手足逆冷。若自汗出者，白虎汤主之
身重	阳明病篇	221	咽燥口苦，腹满而喘，发热汗出	阳明病，脉浮而紧，咽燥口苦，腹满而喘。发热汗出，不恶寒反恶热，身重。若发汗则躁，心愦愦反谵语。若加温针，必怵惕烦躁不得眠。若下之，则胃中空虚，客气动膈，心中懊侬，舌上胎者，栀子豉汤主之

【类症要点】

太阳病，发热而渴，不恶寒者，为温病。若发汗已，身灼热者，

名风温。风温为病，脉阴阳俱浮，自汗出，身重，多眠睡，鼻息必鼾，语言难出。若被下者，小便不利，直视失溲；若被火者，微发黄色，剧则如惊痫，时瘛疭，若火熏之。一逆尚引日，再逆促命期。(6)

本条所述之身重是由风湿相搏于内，湿流骨节导致。热伤经气，所以身重。胡希恕认为，“身重”说明身体有湿，皮肤肌肉内湿气偏重。成无己认为：“卫者气也，风则伤卫，温则伤气，身重多眠睡者，卫受风温而气昏也。”尤在泾认为，风泄津液，而温伤肺气，故自汗出，身重，不同伤寒之无汗而体痛也。

脉浮数者，法当汗出而愈。若下之，身重心悸者，不可发汗，当自汗出乃解。所以然者，尺中脉微，此里虚。须表里实，津液自和，便自汗出愈。(49)

本条所述之身重，各位医家有不同见解。脉浮数者，于法当汗，而尺中微，则不敢轻汗，以麻黄为重剂故也。此表指身，里指心，有指营卫而反遗心悸者，非也。身重是表热，心悸是里虚，然悸有因心下水气者，亦当发汗。故必审其尺脉，尺中脉微为里虚。里虚者，必须实里，欲津液和，须用生津液。若坐而待之，则表邪愈盛，心液愈虚，焉能自汗？此表是带言，只重在里。至于自汗出，则里实而表和矣。程郊倩认为，若下之而身重心悸者，不惟损其胃气，虚其津液，而营血亏乏可知，其人尺中之脉必微。尤在泾认为，若下之，邪入里而身重，气内虚而心悸者，表虽不解，不可以药发汗，当俟其汗出而邪乃解。

三阳合病，腹满身重，难以转侧，口不仁，面垢，谵语，遗尿。发汗则谵语；下之则额上生汗，手足逆冷。若自汗出者，白虎汤主之。(219)

本条所述之身重，是由热困阳经所导致。此本阳明病，而略兼太、少也。胃气不通，故腹满。阳明主肉，无气以动，故身重。汪苓友认为身重者，气困也。程郊倩认为腹满身重者，阳盛于经，里气莫支也。《医宗金鉴》认为太阳主背，阳明主腹，少阳主侧，今一身尽为三阳热邪所困，故身重难以转侧也。结合诸位所见，热困阳经为其主要病因。

阳明病，脉浮而紧，咽燥口苦，腹满而喘。发热汗出，不恶寒反恶热，身重。若发汗则躁，心愦愦反谵语。若加温针，必怵惕烦躁不得眠。若下之，则胃中空虚，客气动膈，心中懊憹，舌上胎者，栀子豉汤主之。(221)

本条所述之身重，是由阳明病内热郁滞所致。柯韵伯认为，脉症与阳明中风同。彼以恶寒，故名中风；此反恶热，故名阳明病。阳明主肌肉，热甚无津液以和之，则肉不和，故身重，此阳明半表里证也。成无已认为，脉紧腹满而喘，汗出不恶寒，反恶热，身重，为邪在里。

【小结】

类症“身重”，一责之于湿，二责之于热。湿困肌肉可见身重，热伤津液，肌肉不和也可见身重。

10.2 重

重：重而沉，与“轻”相对。

主症	篇次	目次	兼症	原文
重	39	太阳病篇（中）	脉浮缓	伤寒脉浮缓，身不疼，但重，乍有轻时，无少阴证者，大青龙汤发之
重	116	太阳病篇（中）	烦，汗出	微数之脉，慎不可灸。因火为邪，则为烦逆，追虚逐实，血散脉中，火气虽微，内攻有力，焦骨伤筋，血难复也。脉浮，宜以汗解，用火灸之，邪无从出，因火而盛，病从腰以下必重而痹，名火逆也。欲自解者，必当先烦，烦乃有汗而解。何以知之？脉浮，故知汗出解
重	208	阳明病篇	汗出，短气，腹满而喘，潮热	阳明病，脉迟，虽汗出，不恶寒者，其身必重，短气，腹满而喘，有潮热者，此外欲解，可攻里也；手足濈然汗出者，此大便已硬也，大承气汤主之。若汗多，微发热恶寒者，外未解也，其热不潮，未可与承气汤；若腹大满不通者，可与小承气汤微和胃气，勿令至大泄下

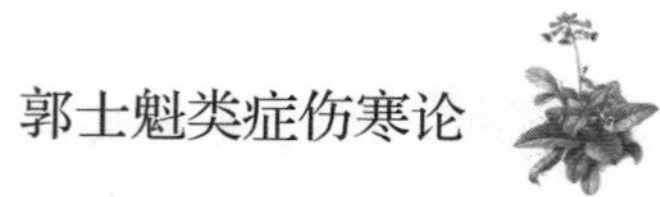

续表

主症	篇次	目次	兼症	原文
重	316	少阴病篇	腹痛，小便不利，四肢沉重疼痛，咳，下利，呕	少阴病，二三日不已，至四五日，腹痛，小便不利，四肢沉重疼痛，自下利者，此为有水气，其人或咳，或小便利，或下利，或呕者，真武汤主之

【类症要点】

伤寒脉浮缓，身不疼，但重，乍有轻时，无少阴症者，大青龙汤发之。（39）

本条所述之重是由热邪入里所致。身不疼痛而是“但重”，不过乍有轻时，这是大青龙汤证的变局，则较难辨证，然而只提到脉缓身重，可见“不汗出而烦躁”的主症未变。成无己认为，寒有重轻。伤之重者，脉阴阳俱紧而身疼；伤之轻者，脉浮缓而身重。但身重乍有轻时，见表证将罢，以无汗烦躁。故合用大青龙。尤在泾认为，伤寒邪在表则身疼，邪入里则身重，寒已变热而脉缓，经脉不为拘急，故身不疼但重，而其脉犹浮，则邪气在或进或退之时，故身体有乍重乍轻之候也。

微数之脉，慎不可灸。因火为邪，则为烦逆，追虚逐实，血散脉中，火气虽微，内攻有力，焦骨伤筋，血难复也。脉浮，宜以汗解，用火灸之，邪无从出，因火而盛，病从腰以下必重而痹，名火逆也。欲自解者，必当先烦，烦乃有汗而解。何以知之？脉浮，故知汗出解。（116）

本条所述之重是由火灸后伤阴血导致的。成无己认为：“身半以上，同天之阳，身半以下，同地之阴，火性炎上，则腰以下阴气独治，故从腰以下必重而痹也。”程郊倩认为：“用火灸之，不能得汗，则邪无出路，因火而盛，虽不必焦骨伤津，而火阻其邪，阴气渐竭，下焦乃营血所治，营气竭而莫运，必重著而为痹。”

阳明病，脉迟，虽汗出，不恶寒者，其身必重，短气，腹满而

喘，有潮热者，此外欲解，可攻里也；手足濈然汗出者，此大便已硬也，大承气汤主之。若汗多，微发热恶寒者，外未解也，其热不潮，未可与承气汤；若腹大满不通者，可与小承气汤微和胃气，勿令至大泄下。（208）

本条所述之重为阳明病里热郁滞所致。汗出不恶寒，乃表证全罢；肠腑壅滞，外则影响经脉，所以身重。成无己认为："身重短气，腹满而喘，有潮热者，热入腑也。"柯韵伯认为："脉迟而未可攻者，恐为无阳，恐为在脏。故必表症悉罢，里症毕具，方为下症。若汗虽多而微恶寒，是表症仍在，此本于中风。故虽大满不通，只可微和胃气，令小安，勿使大泄，过经乃可下耳。胃实诸症，以手足汗出为可据，而潮热尤为亲切。以四肢为诸阳之本，而日晡潮热，为阳明主时也。"

少阴病，二三日不已，至四五日，腹痛，小便不利，四肢沉重疼痛，自下利者，此为有水气，其人或咳，或小便利，或下利，或呕者，真武汤主之。（316）

本条所述之重为少阴病阳虚寒盛所致。水寒之气外攻于表，则为四肢沉重疼痛。尤在泾认为："水寒相搏，浸淫内外，为四肢沉重疼痛，为自下利，皆水气乘寒气而动之故也。"方中行认为："四肢沉重疼痛，寒湿内渗，又复外薄也。"

【小结】

类症"重"与前述"身重"类似，可见于热邪或寒邪郁滞。

10.3　身体重

身体重：同身重。

主症	篇次	目次	兼症	原文
身体重	阴阳易差后劳复病篇	392	少气，少腹里急，阴中拘挛，热上冲胸	伤寒阴阳易之为病，其人身体重，少气，少腹里急，或引阴中拘挛，热上冲胸，头重不欲举，眼中生花，膝胫拘急者，烧裈散主之

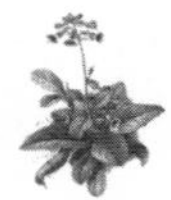

【类症要点】

伤寒阴阳易之为病，其人身体重，少气，少腹里急，或引阴中拘挛，热上冲胸，头重不欲举，眼中生花，膝胫拘急者，烧裈散主之。(392)

本条所述之身体重为阳虚感寒所致。柯韵伯认为，此症无内外因，本非伤寒而冠以伤寒者。原其因也，无恶寒发热之表证，无胃实自利之里证，因淫情之不禁，而余邪得以投其隙，移祸于不病之人，顿令一身之精气神形，皆受欲火之为害，是不病于伤寒，而病于阴阳之易也。成无己认为，勿得以男女分名也。夫邪之所凑，其气必虚。阴虚而淫邪凑之，故少气而热上冲胸。气少不能运躯，故头重不举，身体皆重。邪中于阴，故阴中拘挛。冲任脉伤，故小腹里急。精神散乱，故眼中生花。摇动筋骨，故膝胫拘急。病由于肾，毒侵水道，故小便不利耳。谅非土木金石之味所能愈，仍须阴阳感召之理以制之，斯裆之以意相求也。

10.4 一身尽重

一身尽重：全身沉重。

主症	篇次	目次	兼症	原文
一身尽重	太阳病篇（中）	107	胸满烦惊，小便不利，谵语	伤寒八九日，下之，胸满烦惊，小便不利，谵语，一身尽重，不可转侧者，柴胡加龙骨牡蛎汤主之

【类症要点】

伤寒八九日，下之，胸满烦惊，小便不利，谵语，一身尽重，不可转侧者，柴胡加龙骨牡蛎汤主之。(107)

本条所述之一身尽重为太阳病误下伤阳，肌腠失养所致。成无已认为，一身尽重，不可转侧者，阳气内行于里，不荣于表也。吴谦认为，邪壅三焦，则荣卫不行，水去无路，则外渗肌体，则一身尽重，不可转侧。

10.5 不能自转侧

不能自转侧：不能翻身转身。

主症	篇次	目次	兼症	原文
不能自转侧	太阳病篇（下）	174	风湿相搏，身体疼烦	伤寒八九日，风湿相搏，身体疼烦，不能自转侧，不呕，不渴，脉浮虚而涩者，桂枝附子汤主之。若其人大便硬，小便自利者，去桂加白术汤主之

【类症要点】

伤寒八九日，风湿相搏，身体疼烦，不能自转侧，不呕，不渴，脉浮虚而涩者，桂枝附子汤主之。若其人大便硬，小便自利者，去桂加白术汤主之。(174)

本症是由于风与湿相搏结造成的不能自转侧。风湿相搏为本病的主要病机，风邪与湿邪相互搏结于肌肤，所以身体疼烦，不能自转侧。成无己认为身体疼烦，不能自转侧者，风湿相搏也。尤在泾认为，身疼不除，至不能转侧，知不独寒淫为患，乃风与湿相合而成疾也。

10.6 身如虫行皮中

身如虫行皮中：皮肤中自觉有虫爬行。

主症	篇次	目次	兼症	原文
身如虫行皮中	阳明病篇	196	无汗	阳明病，法多汗，反无汗，其身如虫行皮中状者，此以久虚故也

【类症要点】

阳明病，法多汗，反无汗，其身如虫行皮中状者，此以久虚故也。(196)

此症主要是津血亏虚所致。里热本应多汗，但现在反而无汗，身痒，如虫行皮中，是因为正虚津液不足，欲汗不得所致。程郊倩认为，此为胃阳虚，不能透出肌表所致。张隐庵认为是胃腑经脉空虚。柯韵伯认为阳明气血俱多，故多汗；其人久虚，故反无汗。此又当益津液、和营卫，使阴阳自和而汗出也。

（郑月平，郭雨晴，苏庆民）

11 多眠睡类症

类症：多眠睡，嗜卧，欲眠睡，但欲寐，但欲卧。

11.1 多眠睡

多眠睡：嗜睡状，或多昏睡的状态。

主症	篇次	目次	兼症	原文
多眠睡	太阳病篇（上）	6	发热而渴，自汗出，身重，鼻息鼾，语言难出	太阳病，发热而渴，不恶寒者，为温病。若发汗已，身灼热者，名风温。风温为病，脉阴阳俱浮，自汗出，身重，多眠睡。鼻息必鼾，语言难出。若被下者，小便不利，直视失溲；若被火者，微发黄色，剧则如惊痫，时瘛疭，若火熏之。一逆尚引日，再逆促命期

【类症要点】

太阳病，发热而渴，不恶寒者，为温病。若发汗已，身灼热者，名风温。风温为病，脉阴阳俱浮，自汗出，身重，多眠睡。鼻息必鼾，语言难出；若被下者，小便不利，直视失溲；若被火者，微发黄色，剧则如惊痫，时瘛疭，若火熏之。一逆尚引日，再逆促命期。(6)

本条所述之“多眠睡”为风温犯肺，肺气失宣，营卫不和所致。柯韵伯认为：“脉浮为风，阴阳俱浮，自汗出者，风湿相搏于内也。湿流骨节，故身重。湿胜则卫气行阴，不得行阳，故好眠也。”成无己认为：“风伤于上，而阳受风气，风与温相合则伤卫，脉阴阳俱浮，自汗出者，卫受邪也。卫者气也，风则伤卫，温则伤气，身重多眠睡者，卫受风温而气昏也。”

11.2 嗜卧

嗜卧：喜卧。

主症	篇次	目次	兼症	原文
嗜卧	太阳病篇（中）	37	脉浮细	太阳病十日以去，脉浮细而嗜卧者，外已解也。设胸满胁痛者，与小柴胡汤；脉但浮者，与麻黄汤
嗜卧	阳明病篇	231	短气，腹都满，胁下及心痛，久按之气不通，鼻干，小便难，潮热，一身及目悉黄，耳前后肿	阳明中风，脉弦浮大而短气，腹都满，胁下及心痛，久按之气不通，鼻干不得汗，嗜卧，一身及目悉黄，小便难，有潮热，时时哕，耳前后肿，刺之小差，外不解，病过十日，脉续浮者，与小柴胡汤

【类症要点】

太阳病十日以去，脉浮细而嗜卧者，外已解也。设胸满胁痛者，与小柴胡汤；脉但浮者，与麻黄汤。（37）

本条所述之“嗜卧”是由邪去正虚所致。柯韵伯认为：“脉微细，但欲寐，少阴症也。浮细而嗜卧，无少阴症者，虽十日后。尚属太阳，此表解而不了了之谓。少阳为枢，枢机不利，一阳之气不升，故胸满胁痛而嗜卧，与小柴胡和之。若脉浮而不细，是浮而有力也。无胸胁痛，则不属少阳。但浮而不大，则不涉阳明，是仍在太阳也。太阳为开，开病反，故嗜卧。”尤在泾认为：“太阳病，至十余日之久，脉浮不紧而细，人不躁烦而嗜卧，所谓紧去人安，其病为已解也。”

阳明中风，脉弦浮大而短气，腹都满，胁下及心痛，久按之气不通，鼻干不得汗，嗜卧，一身及目悉黄，小便难，有潮热，时时哕，耳前后肿，刺之小差，外不解，病过十日，脉续浮者，与小柴胡汤。（231）

本条所述之嗜卧是由阳明邪热郁闭所致。尤在泾认为此条虽系阳明，而已兼少阳，虽名中风，而实为表实，乃阳明、少阳邪气闭郁于经之证也。阳明闭郁，故短气腹满，鼻干不得汗，嗜卧，一身及面目悉黄，小便难，有潮热。方中行认为，腹满鼻干嗜卧，一身及面目悉黄，潮热，阳明也。

11.3 欲眠睡

欲眠睡：想睡觉。

主症	篇次	目次	兼症	原文
欲眠睡	少阳病篇	268	目合则汗	三阳合病，脉浮大，上关上，但欲眠睡，目合则汗

【类症要点】

三阳合病，脉浮大，上关上，但欲眠睡，目合则汗。（268）

本条所述之欲眠睡为阳气郁滞所致。柯韵伯认为，脉大为阳，关上阳所治也，是为重阳矣。但欲睡眠，是阳入于阴矣。合目则卫气行阴，而兼汗出，热淫于内矣。与上文自汗同，与少阴脉微细而但欲寐不同。成无己认为胆热则睡，少阴病但欲眠睡，目合则无汗，以阴不得有汗；但欲眠睡，目合则汗，知三阳合病，胆有热也。张隐庵认为三阳之气主外，病则反从外而内，是以但欲眠睡。

11.4 但欲寐

但欲寐：精神萎靡，似睡非睡的状态。

主症	篇次	目次	兼症	原文
但欲寐	少阴病篇	281	脉微细	少阴之为病，脉微细，但欲寐也
但欲寐	少阴病篇	282	心烦，自利而渴	少阴病，欲吐不吐，心烦，但欲寐，五六日自利而渴者，属少阴也，虚故引水自救，若小便色白者，少阴病形悉具。小便白者，以下焦虚有寒，不能制水，故令色白也

【类症要点】

少阴之为病，脉微细，但欲寐也。（281）

本条所述之但欲寐，是由阳气不振所致。由于心肾阳虚，阳气不振，所以神疲而但欲寐。程扶生认为卫气行阳则寤，行阴则寐，邪入少阴，则阳气微弱，不能自振，故但欲寐也。舒驰远认为外邪夹水而动，阳热变为阴寒，则阴胜，故但欲寐。

少阴病，欲吐不吐，心烦，但欲寐，五六日自利而渴者，属少阴也，虚故引水自救，若小便色白者，少阴病形悉具。小便白者，以下焦虚有寒，不能制水，故令色白也。(282)

本条但欲寐的原因与上条一致。但欲寐，是少阴虚寒的主要症状之一，和心烦并见，说明这种心烦是属少阴虚寒，而非邪热内扰，心虽烦而仍但欲寐，则阳衰神惫可知。柯韵伯认为欲吐不得吐，欲寐不得寐，少阴枢机之象也。成无已认为若腹满痛，则属太阴。

11.5　但欲卧

但欲卧：只想躺下。

主症	篇次	目次	兼症	原文
但欲卧	少阴病篇	300	脉微细沉，汗出不烦，自欲吐，自利	少阴病，脉微细沉，但欲卧，汗出不烦，自欲吐，至五六日，自利，复烦躁不得卧寐者，死

【类症要点】

少阴病，脉微细沉，但欲卧，汗出不烦，自欲吐，至五六日，自利，复烦躁不得卧寐者，死。(300)

本条所述之但欲卧，是由阳气不振所致。喻嘉言亦认为脉微细沉，但欲卧，少阴之本证也。程郊倩认为，少阴病，但欲卧，论中首揭此，又已示人以可温之证。

（党迎迎，郭雨晴，苏庆民）

12　不得眠类症

类症：不得眠，不能卧，不得卧寐，不得卧。

12.1　不得眠

不得眠：不能睡觉。

主症	篇次	目次	兼症	原文
不得眠	太阳病篇（中）	61	发汗，烦躁，脉沉微	下之后，复发汗，昼日烦躁，不得眠，夜而安静，不呕不渴，无表证，脉沉微，身无大热者，干姜附子汤主之
不得眠	太阳病篇（中）	71	大汗出，胃中干	太阳病，发汗后，大汗出，胃中干，烦躁不得眠，欲得饮水者，少少与饮之，令胃气和则愈。若脉浮，小便不利，微热消渴者，五苓散主之
不得眠	太阳病篇（中）	76	水药不得入口	发汗后，水药不得入口，为逆，若更发汗，必吐下不止，发汗吐下后，虚烦不得眠；若剧者，必反复颠倒，心中懊侬，栀子豉汤主之；若少气者，栀子甘草豉汤主之；若呕者，栀子生姜豉汤主之
不得眠	阳明病篇	221	咽躁口苦，腹满而喘，发热汗出，身重	阳明病，脉浮而紧，咽燥口苦，腹满而喘，发热汗出，不恶寒，反恶热，身重，若发汗则躁，心愦愦反谵语，若加温针，必怵惕，烦躁不得眠。若下之，则胃中空虚，客气动膈，心中懊侬，舌上胎者，栀子豉汤主之
不得眠	少阴病篇	319	咳，呕渴	少阴病，下利六七日，咳而呕渴，心烦不得眠者，猪苓汤主之

【类症要点】

下之后，复发汗，昼日烦躁，不得眠，夜而安静，不呕不渴，无表证，脉沉微，身无大热者，干姜附子汤主之。（61）

本条所述之不得眠是太阳伤寒下之后复发汗而阳气虚损所致。白天阳气旺，人体弱阳得到天阳相助，虚阳浮越，故烦躁不安不得眠。成无己认为，当发汗而反下之，下后不解，复发其汗，汗出而里阳将脱，故烦躁也。昼日不得眠，虚邪独据于阳分也。夜而安静，知阴不虚也。幸此微热未除，烦躁不宁之际，独任干姜、生附，以急回其阳，此四逆之变剂也。程郊倩认为，昼日烦躁不得眠，虚阳扰乱，外见假热也；夜而安静，不呕不渴，无表证，脉沉微，身无大热，阴气独治，内系真寒也。

太阳病，发汗后，大汗出，胃中干，烦躁不得眠，欲得饮水者，少少与饮之，令胃气和则愈。若脉浮，小便不利，微热消渴者，五苓散主之。（71）

本条所述之不得眠为太阳病过汗，津伤液亏，胃不和所致。张令韶认为，大汗出，胃中干者，乃胃无津液而烦躁，故与水以润之。

发汗后，水药不得入口，为逆。若更发汗，必吐下不止，发汗吐下后，虚烦不得眠；若剧者，必反复颠倒，心中懊侬，栀子豉汤主之；若少气者，栀子甘草豉汤主之；若呕者，栀子生姜豉汤主之。（76）

本条所述之不得眠是太阳病汗吐下后无形之热郁于胸膈所致。本条论述了汗吐下后的一组变证。成无己认为，发汗吐下后，邪热乘虚客于胸中，谓之虚烦者，热也，胸中烦热，郁闷而不得发散者是也。热气伏于里者则喜睡，今热气浮于上，烦扰阳气，故不得眠；心恶热，热甚则必神昏，是以剧者反复颠倒而不安；心中懊侬而愦闷，懊侬者，俗谓鹘突是也。

阳明病，脉浮而紧，咽燥口苦，腹满而喘，发热汗出，不恶寒，反恶热，身重，若发汗则躁，心愦愦反谵语，若加温针，必怵惕，烦躁不得眠。若下之，则胃中空虚，客气动膈，心中懊侬，舌上胎

者，栀子豉汤主之。(221)

本条所述之不得眠是由阳明热盛误治所致。柯韵伯认为脉证与阳明中风同。彼以恶寒，故名中风；此反恶热，故名阳明病。阳明主肌肉，热甚无津液以和之，则肉不和，故身重，此阳明半表里证也。邪已入腹，不在营卫之间，脉虽浮。不可为在表而发汗；脉虽紧，不可以身重而加温针；胃家初实，尚未燥硬，不可以喘满恶热而攻下。若妄汗之，则肾液虚，故躁；心液亡，故昏昧而愦愦；胃无津液，故大便燥硬而谵语也。若谬加温针，是以火济火，故心恐惧而怵惕；土水皆因火侮，故烦躁而不得眠也。成无已认为，脉浮发热，为邪在表；咽燥口苦，为热在经；脉紧腹满而喘，汗出不恶寒，反恶热，身重，为邪在里。此表里有热，若加烧针，则损动阴气，故怵惕烦躁不得眠也。

少阴病，下利六七日，咳而呕渴，心烦不得眠者，猪苓汤主之。(319)

本条所述之不得眠是少阴病水热内结所致。柯韵伯认为少阴病，但欲寐，心烦而反不得卧，是黄连阿胶证也。然二三日心烦是实热，六七日心烦是虚烦矣。且下利而热渴，是下焦虚，不能制水之故，非芩、连、芍药所宜。咳呕烦渴者，是肾水不升；下利不眠者，是心火不降耳。凡利水之剂，必先上升而后下降，故用猪苓汤主之，以滋阴利水而升津液。张隐庵认为本篇论少阴下利，皆主土寒水泄，阳气虚微。此言少阴下利至六七日，则阴尽而阳复。咳者，肺主皮毛，而里邪外出也。呕渴心烦者，少阴合心主之神而来复于阳也，不得眠者，因于烦也。凡此皆为阳热下利，故以猪苓汤主之。

【小结】

类症“不得眠”多由火热内扰所致，但有虚实之别。虚者可见阴盛阳虚，虚阳扰动之干姜附子汤证；阴虚火旺，火热内扰之猪苓汤证及水亏不能制火，火邪扰动之证等。实则多由阳明实热内扰所致，如栀子豉汤证等。

12.2　不能卧

不能卧：不能躺下。

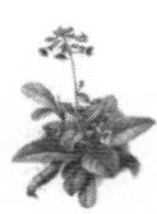

主症	篇次	目次	兼症	原文
不能卧	太阳病篇（下）	139	心下结，脉微弱	太阳病二三日，不能卧，但欲起，心下必结，脉微弱者，此本有寒分也。反下之，若利止，必作结胸，未止者，四日复下之，此作协热利也
不能卧	阳明病篇	242	小便不利，大便乍难乍易，时有微热	病人小便不利，大便乍难乍易，时有微热，喘冒不能卧者，有燥屎也，宜大承气汤

【类症要点】

太阳病二三日，不能卧，但欲起，心下必结，脉微弱者，此本有寒分也。反下之，若利止，必作结胸，未止者，四日复下之，此作协热利也。(139)

本条所述之不能卧是由太阳病二三日，心下痞结，病邪由表传里所致。柯韵伯认为不得卧，但欲起，在二三日，似乎与阳明并病。必心下有结，故作此状。黄坤载认为，太阳病二三日，正传阳明少阳之时，但欲起，不能卧，外烦如是，知其心下必结。

病人小便不利，大便乍难乍易，时有微热，喘冒不能卧者，有燥屎也，宜大承气汤。(242)

本条所述之不能卧为阳明燥热内结所致。柯韵伯认为，小便不利，故大便有乍易。津液不得还入胃中，故喘冒不得卧。时有微热，即是潮热。周禹载认为，喘冒不能卧者，逆攻于肺，上气喘促，阴液尽劫也。

12.3 不得卧寐

不得卧寐：不能躺下睡觉。

主症	篇次	目次	兼症	原文
不得卧寐	少阴病篇	300	脉微细沉，汗出，欲吐	少阴病，脉微细沉，但欲卧，汗出不烦，自欲吐，至五六日，自利，复烦躁不得卧寐者，死

【类症要点】

少阴病，脉微细沉，但欲卧，汗出不烦，自欲吐，至五六日，自利，复烦躁不得卧寐者，死。(300)

本条所述之不得卧寐是由阳气愈虚，阴寒愈盛所致。柯韵伯认为，脉沉微细，是少阴本脉；欲卧欲吐，是少阴本证。当心烦而反不烦，心不烦而反汗出，亡阳已兆于始得之日矣。五六日自利，而反烦躁不得卧，是微阳将绝，无生理矣。喻嘉言认为，自利有加，复烦躁不得卧寐，非外邪至此转增，正少阴肾中真阳扰乱，顷刻奔散，即温之亦无及，故主死也。

12.4　不得卧

不得卧：同不能卧。

主症	篇次	目次	兼症	原文
不得卧	少阴病篇	303	心中烦	少阴病，得之二三日以上，心中烦，不得卧，黄连阿胶汤主之
不得卧	厥阴病篇	344	发热，下利	伤寒发热，下利厥逆，躁不得卧者，死

【类症要点】

少阴病，得之二三日以上，心中烦，不得卧，黄连阿胶汤主之。(303)

本条所述之不得卧为少阴病热化证，阴虚阳热内盛所致。柯韵伯认为此病发于阴，热为在里，与二三日无里证，而热在表者不同。按少阴受病，当五六日发，然发于二三日居多。二三日背恶寒者，肾火衰败也，必温补以益阳；反发热者，肾水不藏也，宜微汗以固阳。口燥咽干者，肾火上走空窍，急下之以存津液。此心中烦不得卧者，肾火上攻于心也，当滋阴以凉心肾。程扶生认为，心烦不得卧是阳热内烦，真阴为邪热煎熬也。

伤寒发热，下利厥逆，躁不得卧者，死。(344)

本条所述之不得卧是厥阴病阳气外脱所致。黄元御认为："发热而下利至甚，里寒外热，阳气不归也。而厥逆不止，则土败阳绝，而无来复之望，必主死也。”

【小结】

类症“不得卧”一见于阴虚阳亢，热邪内扰；二见于阳微欲脱，为将死之候。

（党迎迎，郭雨晴，苏庆民）

13　鼻鼾类症

类症：鼻鼾，鼻鸣，鼻干，衄，自衄，欲衄。

13.1　鼻鼾

鼻鼾：睡时粗重的鼻息声。

主症	篇次	目次	兼症	原文
鼻鼾	太阳病篇（上）	6	脉阴阳俱浮，自汗出，身重，多眠睡，语言难出	太阳病，发热而渴，不恶寒者为温病。若发汗已，身灼热者，名风温。风温为病，脉阴阳俱浮，自汗出，身重，多眠睡，鼻息必鼾，语言难出。若被下者，小便不利，直视失溲；若被火者，微发黄色，剧则如惊痫，时瘛疭；若火熏之，一逆尚引日，再逆促命期

【类症要点】

太阳病，发热而渴，不恶寒者为温病。若发汗已，身灼热者，名风温。风温为病，脉阴阳俱浮，自汗出，身重，多眠睡，鼻息必鼾，语言难出。若被下者，小便不利，直视失溲；若被火者，微发黄色，剧则如惊痫，时瘛疭；若火熏之，一逆尚引日，再逆促命期。（6）

本条所述之鼻鼾为风温犯肺，肺窍不利所致。成无己认为："鼻息必鼾，语言难出者，风温外甚，而气壅不利也。"方中行认为："鼻息必鼾，语言难出者，风壅则气昏，热甚则气郁也。"

13.2 鼻鸣

鼻鸣：鼻塞不通、气息不利而发出的呼吸音。

主症	篇次	目次	兼症	原文
瘛	太阳病篇（上）	12	发热，汗出，恶寒，恶风，干呕	太阳中风，阳浮而阴弱。阳浮者，热自发；阴弱者，汗自出。啬啬恶寒，淅淅恶风，翕翕发热，鼻鸣干呕者，桂枝汤主之

【类症要点】

太阳中风，阳浮而阴弱。阳浮者，热自发；阴弱者，汗自出。啬啬恶寒，淅淅恶风，翕翕发热，鼻鸣干呕者，桂枝汤主之。（12）

本条所述之鼻鸣是太阳中风，营卫失和，肺气上逆所致。成无己认为："鼻鸣干呕者，风壅而气逆也。"尤在泾认为："鼻鸣干呕，不特风气上壅，亦邪气暴加，里气上争之象。"

13.3 鼻干

鼻干：鼻腔干燥。

主症	篇次	目次	兼症	原文
鼻干	阳明病篇	231	脉弦浮大，而短气，腹都满，胁下及心痛，久按之气不通，不得汗，嗜卧，一身及目悉黄，小便难，有潮热，时时哕，耳前后肿	阳明中风，脉弦浮大，而短气，腹都满，胁下及心痛，久按之气不通，鼻干，不得汗，嗜卧，一身及目悉黄，小便难，有潮热，时时哕，耳前后肿。刺之小差，外不解。病过十日，脉续浮者，与小柴胡汤

【类症要点】

阳明中风，脉弦浮大，而短气，腹都满，胁下及心痛，久按之气不通，鼻干，不得汗，嗜卧，一身及目悉黄，小便难，有潮热，时时哕，耳前后肿。刺之小差，外不解。病过十日，脉续浮者，与小柴胡汤。（231）

本条所述之鼻干为阳明热邪郁闭，津液不濡所致。尤在泾认为："阳明闭郁，故短气腹满，鼻干不得汗。"方中行认为："腹满鼻干嗜卧，一身及面目悉黄，潮热，阳明也。"

13.4 衄

衄：鼻出血或人体其他部位出血。

主症	篇次	目次	兼症	原文
衄	太阳病篇（中）	46	脉浮紧，无汗，发热，身疼痛。发烦，目瞑	太阳病，脉浮紧，无汗，发热，身疼痛，八九日不解，表证仍在，此当发其汗。服药已微除，其人发烦，目瞑，剧者必衄，衄乃解。所以然者，阳气重故也。麻黄汤主之
衄	太阳病篇（中）	55	脉浮紧，不发汗	伤寒，脉浮紧，不发汗，因致衄者，麻黄汤主之
衄	太阳病篇（中）	56	不大便六七日，头痛有热。头痛	伤寒，不大便六七日，头痛有热者，与承气汤，其小便清者，知不在里，仍在表也，当须发汗；若头痛者，必衄，宜桂枝汤
衄	阳明病篇	202	口燥，但欲漱水不欲咽	阳明病，口燥，但欲漱水不欲咽者，此必衄
衄	阳明病篇	227	脉浮发热，口干鼻燥，能食	脉浮发热，口干鼻燥，能食者则衄

【类症要点】

太阳病，脉浮紧，无汗，发热，身疼痛，八九日不解，表证仍在，此当发其汗。服药已微除，其人发烦，目瞑，剧者必衄，衄乃解。所以然者，阳气重故也。麻黄汤主之。(46)

本条所述之衄为太阳病阳气郁滞所致。柯韵伯认为："阳络受伤，必逼血上行而衄矣，血之于汗，异名同类，不得汗必得血，不得汗解而从衄解。"徐灵胎认为："热甚动血，血由肺之清道而出，与汗从皮毛而泄同，故热亦解。"

伤寒，脉浮紧，不发汗，因致衄者，麻黄汤主之。(55)

本条所述之衄为太阳伤寒表邪郁闭所致。尤在泾认为："邪气在表，法当汗解，而不发汗，则邪无从达泻，内搏于血，必致衄也。"陈修园认为："邪从

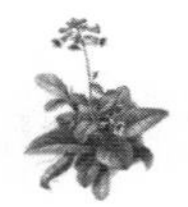

衄解，一在八九日，三阳热盛，服麻黄汤之后而解也；一在太阳本经热盛，亦有不服麻黄汤，可以自衄而解也……其衄点滴不成流，虽衄而表邪未解，仍以麻黄汤主之。”

伤寒，不大便六七日，头痛有热者，与承气汤，其小便清者，知不在里，仍在表也，当须发汗；若头痛者，必衄，宜桂枝汤。（56）

本条所述之衄为太阳病表邪郁闭所致。尤在泾认为：“若头痛不已，为表不罢，郁甚于经，迫血妄行，而为衄也。”柯韵伯认为：“若汗后热退而头痛不除，阳邪盛于阳位也，阳络受伤，故知必衄，衄乃解矣。”

阳明病，口燥，但欲漱水不欲咽者，此必衄。（202）

本条所述之衄为阳明病热郁血分所致。尤在泾认为：“阳明气血俱多，经中热甚，迫血妄行，必作衄也。”周禹载认为：“邪入血分，热甚于经。”

脉浮发热，口干鼻燥，能食者则衄。（227）

本条所述之衄为阳明病郁热所致。张令韶认为：“胃气和而经脉热，故能食者则衄。”喻嘉言认为：“能食为风邪，风性上行，所以衄也。”

【小结】

类症“衄”多见于热盛而迫血妄行，阳明病常见，太阳病也可见到，总以祛热为法，表者散之，里者清泻之。也有表闭无汗，邪无从达泻而致衄者，治以解表。

13.5　自衄

自衄：同衄。

主症	篇次	目次	兼症	原文
自衄	太阳病篇（上）	47	脉浮紧，发热，身无汗	太阳病，脉浮紧，发热，身无汗，自衄者愈

【类症要点】

太阳病，脉浮紧，发热，身无汗，自衄者愈。（47）

本条所述之自衄为表邪郁滞所致。柯韵伯认为："汗者心之液，是血之变，见于皮毛者也。寒邪坚敛于外，腠理不能开发，阳气大扰于内，不能出玄府而为寒，故逼血妄行，而假道于肺窍也。"《医宗金鉴》认为："今既失汗于卫，则营中血热妄行自衄，热随衄解，必自愈矣。"

13.6 欲衄

欲衄：鼻出血或人体其他部位出血征兆。

主症	篇次	目次	兼症	原文
欲衄	太阳病篇（中）	111	身发黄	太阳病中风，以火劫发汗，邪风被火热，血气流溢，失其常度。两阳相熏灼，其身发黄，阳盛则欲衄，阴虚小便难，阴阳俱虚竭，身体则枯燥。但头汗出，剂颈而还，腹满微喘，口干咽烂，或不大便。久则谵语，甚者至哕，手足躁扰，捻衣摸床，小便利者，其人可治

【类症要点】

太阳病中风，以火劫发汗，邪风被火热，血气流溢，失其常度。两阳相熏灼，其身发黄，阳盛则欲衄，阴虚小便难，阴阳俱虚竭，身体则枯燥。但头汗出，剂颈而还，腹满微喘，口干咽烂，或不大便。久则谵语，甚者至哕，手足躁扰，捻衣摸床，小便利者，其人可治。（111）

本条所述之欲衄为太阳病误火，热邪迫血妄行所致。成无己认为："若热搏于经络，为阳盛外热，迫血上行，必衄。"黄坤载认为："上之阳盛则欲衄。"程郊倩认为："风热搏于经为阳盛，阳热逼血上壅则欲衄。"

（郑月平，苏庆民）

14 语言难出类症

类症：语言难出，不能语言，声不出，谵语，郑声，独语。

14.1 语言难出

语言难出：说话困难。

主症	篇次	目次	兼症	条文
语言难出	太阳病篇（上）	6	脉阴阳俱浮，自汗出，身重，多眠睡，鼻息必鼾	太阳病，发热而渴，不恶寒者，为温病。若发汗已，身灼热者，名风温。风温为病，脉阴阳俱浮，自汗出，身重，多眠睡，鼻息必鼾，语言难出；若被下者，小便不利，直视失溲；若被火者，微发黄色，剧则如惊痫，时瘛疭；若火熏之，一逆尚引日，再逆促命期

【类症要点】

太阳病，发热而渴，不恶寒者，为温病。若发汗已，身灼热者，名风温。风温为病，脉阴阳俱浮，自汗出，身重，多眠睡，鼻息必鼾，语言难出；若被下者，小便不利，直视失溲；若被火者，微发黄色，剧则如惊痫，时瘛疭；若火熏之，一逆尚引日，再逆促命期。(6)

本条所述之语言难出，为肺气郁闭所致，属温病误治后引发的变证。方有执认为："自汗出，卫受伤也，身重，多眠睡，鼻息必鼾，语言难出者，风壅则气昏，热甚则气郁也。"尤在泾认为："语言难出者，风温上壅，凑于肺也。"成无己认为："鼻息必鼾，语言难出者，风温外甚，而气壅不利也。"

14.2　不能语言

不能语言：不能说话。

主症	篇次	目次	兼症	条文
不能语言	少阴病篇	312	咽中伤，生疮	少阴病，咽中伤，生疮，不能语言，声不出者。苦酒汤主之

【类症要点】

少阴病，咽中伤，生疮，不能语言，声不出者。苦酒汤主之。(312)

本条所述之不能语言，是少阴病邪热郁结咽喉所致。尤在泾认为："少阴热气，随经上冲，咽伤生疮，不能语言，音声不出，东垣所谓少阴邪入于里，上接于心，与火俱化而克金也，故与半夏之辛，以散结热，止咽痛，鸡子白甘寒入肺，清热气，通声音，苦酒苦酸，消疮肿，散邪毒也。"唐容川认为："此生疮，即今之喉痛、喉蛾，肿塞不得出声。"

14.3　声不出

声不出：发不出声音。

主症	篇次	目次	兼症	条文
声不出	少阴病篇	312	咽中伤，生疮	少阴病，咽中伤，生疮，不能语言，声不出者。苦酒汤主之

【类症要点】

少阴病，咽中伤，生疮，不能语言，声不出者。苦酒汤主之。(312)

同"14.2　不能语言"。

14.4 谵语

谵语：神志不清，言语错乱。

主症	篇次	目次	兼症	条文
谵语	太阳病篇（上）	29	胃气不和	伤寒脉浮，自汗出，小便数，心烦，微恶寒，脚挛急，反与桂枝，欲攻其表，此误也。得之便厥，咽中干，烦躁吐逆者，作甘草干姜汤与之，以复其阳。若厥愈足温者，更作芍药甘草汤与之，其脚即伸；若胃气不和谵语者，少与调胃承气汤；若重发汗，复加烧针者，四逆汤主之
谵语	太阳病篇（上）	30	厥逆、咽中干、两胫拘急	问曰：证象阳旦，按法治之而增剧，厥逆、咽中干、两胫拘急而谵语。师曰：言夜半手足当温，两脚当伸。后如师言，何以知此？答曰：寸口脉浮而大；浮为风，大为虚，风则生微热，虚则两胫挛。病形象桂枝，因加附子参其间，增桂令汗出，附子温经，亡阳故也。厥逆、咽中干、烦躁、阳明内结、谵语烦乱，更饮甘草干姜汤，夜半阳气还，两足当热，胫尚微拘急，重与芍药甘草汤，尔乃胫伸。以承气汤微溏，则止其谵语，故知病可愈
谵语	太阳病篇（中）	105	大便硬	伤寒十三日，过经谵语者，以有热也，当以汤下之。若小便利者，大便当硬，而反下利，脉调和者，知医以丸药下之，非其治也。若自下利者，脉当微厥，今反和者，此为内实也，调胃承气汤主之
谵语	太阳病篇（中）	107	胸闷，心烦，心悸，小便不利，身重	伤寒八九日，下之，胸满，烦惊，小便不利，谵语，一身尽重，不可转侧者，柴胡加龙骨牡蛎汤主之
谵语	太阳病篇（中）	108	腹满	伤寒，腹满、谵语、寸口脉浮而紧，此肝乘脾也，名曰纵，刺期门
谵语	太阳病篇（中）	110	干燥，心烦	太阳病二日，反躁，凡熨其背而大汗出，大热入胃，胃中水竭，躁烦必发谵语；十余日振栗自下利者，此为欲解也。故其汗从腰以下不得汗，欲小便不得，反呕，欲失溲，足下恶风，大便硬，小便当数，而反不数及不多；大便已，头卓然而痛，其人足心必热，谷气下流故也

续表

主症	篇次	目次	兼症	条文
谵语	太阳病篇（中）	111	腹满，微喘，口干，咽烂，或不大便	太阳病中风，以火劫发汗。邪风被火热，血气流溢，失其常度，两阳相熏灼，其身发黄。阳盛则欲衄，阴虚小便难。阴阳俱虚竭，身体则枯燥，但头汗出，剂颈而还。腹满，微喘，口干，咽烂，或不大便，久则谵语，甚者至哕，手足躁扰，捻衣摸床。小便利者，其人可治
谵语	太阳病篇（中）	113	发热，口渴	形作伤寒，其脉不弦紧而弱。弱者必渴，被火必谵语，弱者发热，脉浮，解之当汗出愈
谵语	太阳病篇（下）	142	头项强痛，或眩冒，结胸，心下痞硬，发汗	太阳与少阳并病，头项强痛，或眩冒，时如结胸，心下痞硬者，当刺大椎第一间、肺俞、肝俞，慎不可发汗；发汗则谵语、脉弦，五日谵语不止，当刺期门
谵语	太阳病篇（下）	143	发热恶寒，经水适来，身凉，胸胁下满，结胸	妇人中风，发热恶寒，经水适来，得之七八日，热除而脉迟、身凉、胸胁下满，如结胸状，谵语者，此为热入血室也，当刺期门，随其实而取之
谵语	太阳病篇（下）	145	发热，经水适来	妇人伤寒，发热，经水适来，昼日明了，暮则谵语，如见鬼状者，此为热入血室。无犯胃气，及上二焦，必自愈
谵语	阳明病篇	210	郑声，直视，喘满	夫实则谵语，虚则郑声。郑声者，重语也；直视、谵语、喘满者死，下利者亦死
谵语	阳明病篇	211	发汗多	发汗多，若重发汗者，亡其阳，谵语，脉短者死；脉自和者不死
谵语	阳明病篇	212	发热	伤寒若吐、若下后不解，不大便五六日，上至十余日，日晡所发潮热，不恶寒，独语如见鬼状；若剧者，发则不识人，循衣摸床，惕而不安，微喘直视，脉弦者生，涩者死。微者，但发热谵语者，大承气汤主之。若一服利，则止后服
谵语	阳明病篇	213	多汗，胃中燥，大便必硬	阳明病，其人多汗，以津液外出，胃中燥，大便必硬，硬则谵语，小承气汤主之。若一服谵语止者，更莫复服
谵语	阳明病篇	214	发潮热	阳明病，谵语，发潮热，脉滑而疾者，小承气汤主之。因与承气汤一升，腹中转气者，更服一升；若不转气者，勿更与之。明日又不大便，脉反微涩者，里虚也，为难治，不可更与承气汤也
谵语	阳明病篇	215	潮热，反不能食者，胃中必有燥屎	阳明病，谵语，有潮热，反不能食者，胃中必有燥屎五六枚也；若能食者，但硬耳，宜大承气汤下之

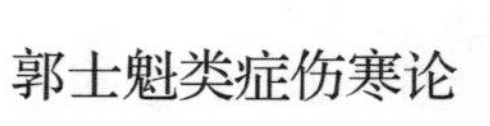

续表

主症	篇次	目次	兼症	条文
谵语	阳明病篇	216	下血	阳明病，下血，谵语者，此为热入血室。但头汗出者，刺期门，随其实而泻之，濈然汗出则愈
谵语	阳明病篇	217	汗出，燥屎在胃中	汗出谵语者，以有燥屎在胃中，此为风也。须下者，过经乃可下之；下之若早，语言必乱，以表虚里实故也。下之愈，宜大承气汤
谵语	阳明病篇	218	喘满，发汗，津液越出，大便为难	伤寒四五日，脉沉而喘满。沉为在里，而反发其汗，津液越出，大便为难；表虚里实，久则谵语
谵语	阳明病篇	219	腹满身重，难以转侧，口不仁面垢，遗尿，发汗	三阳合病，腹满身重，难以转侧，口不仁面垢，谵语遗尿。发汗则谵语。下之则额上生汗、手足逆冷；若自汗出者，白虎汤主之
谵语	阳明病篇	220	潮热，手足汗出，大便难	二阳并病，太阳证罢，但发潮热，手足漐漐汗出、大便难而谵语者，下之则愈，宜大承气汤
谵语	阳明病篇	221	咽燥，口苦，腹满而喘，发热汗出，不恶寒反恶热，身重，若发汗则躁，心愦愦	阳明病，脉浮而紧，咽燥，口苦，腹满而喘，发热汗出，不恶寒反恶热，身重，若发汗则躁，心愦愦，反谵语；若加温针，必怵惕烦躁不得眠；若下之，则胃中空虚，客气动膈，心中懊憹。舌上胎者，栀子豉汤主之
谵语	少阳病篇	265	头痛发热者	伤寒，脉弦细、头痛发热者，属少阳。少阳不可发汗，发汗则谵语。此属胃，胃和则愈；胃不和，烦而悸
谵语	少阳病篇	267	胁下硬满，干呕不能食，往来寒热	若已吐、下、发汗、温针，谵语，柴胡汤证罢，此为坏病。知犯何逆，以法治之
谵语	少阴病篇	284	咳而下利	少阴病，咳而下利、谵语者，被火气劫故也。小便必难，以强责少阴汗也
谵语	厥阴病篇	374	有燥屎	下利谵语者，有燥屎也，宜小承气汤

【类症要点】

伤寒脉浮，自汗出，小便数，心烦，微恶寒，脚挛急，反与桂枝，欲攻其表，此误也。得之便厥，咽中干，烦躁吐逆者，作甘草干姜汤与之，以复其阳。若厥愈足温者，更作芍药甘草汤与之，其

脚即伸；若胃气不和谵语者，少与调胃承气汤；若重发汗，复加烧针者，四逆汤主之。(29)

本条所述之谵语是由太阳病热入阳明所致。成无己认为："阴阳虽复，其有胃燥谵语，少与调胃承气汤，微溏以和其胃。"程郊倩认为："其谵语者，缘胃中不和而液燥，非胃中实热可比，仅以调胃承气汤少少与和之。"

问曰：证象阳旦，按法治之而增剧，厥逆、咽中干、两胫拘急而谵语。师曰：言夜半手足当温，两脚当伸。后如师言，何以知此？答曰：寸口脉浮而大；浮为风，大为虚，风则生微热，虚则两胫挛。病形象桂枝，因加附子参其间，增桂令汗出，附子温经，亡阳故也。厥逆、咽中干、烦躁、阳明内结、谵语烦乱，更饮甘草干姜汤，夜半阳气还，两足当热，胫尚微拘急，重与芍药甘草汤，尔乃胫伸。以承气汤微溏，则止其谵语，故知病可愈。(30)

本条所述之谵语似为表热入里，郁热内结所致。

伤寒十三日，过经谵语者，以有热也，当以汤下之。若小便利者，大便当硬，而反下利，脉调和者，知医以丸药下之，非其治也。若自下利者，脉当微厥，今反和者，此为内实也，调胃承气汤主之。(105)

本条所述之谵语是太阳病热入阳明所致。程应旄认为："谵语为胃实，不应下利，下利为虚，脉不应调和，今皆互而有之，知未下利之先，胃有其实热也。"张隐庵认为："伤寒十三日不解，过阳明经而谵语者，以内有热也，当以汤药下之。"

伤寒八九日，下之，胸满，烦惊，小便不利，谵语，一身尽重，不可转侧者，柴胡加龙骨牡蛎汤主之。(107)

本条所述之谵语主要由太阳病误下，热陷阳明所致。成无己认为："谵语者，胃热也。"张隐庵认为："阳明内热，则发谵语。"《医宗金鉴》认为："烦惊谵语者，热乘于心，神不宁也。"

伤寒，腹满、谵语、寸口脉浮而紧，此肝乘脾也，名曰纵，刺期门。(108)

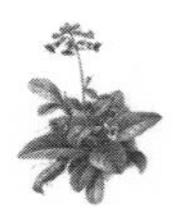

本条所述之谵语为太阳病转属阳明所致。成无己认为："腹满谵语者，脾胃疾也"。柯韵伯认为："腹满谵语，得太阴阳明内证，脉浮而紧，得太阳阳明表脉。"尤在泾的认识与诸医家有所不同，其曰："腹满谵语，里之实也，其脉当沉实，而反浮紧，则非里实，乃肝邪乘脾，气窒而热也。"

太阳病二日，反躁，凡熨其背而大汗出，大热入胃，胃中水竭，躁烦必发谵语；十余日振栗自下利者，此为欲解也。故其汗从腰以下不得汗，欲小便不得，反呕，欲失溲，足下恶风，大便硬，小便当数，而反不数及不多；大便已，头卓然而痛，其人足心必热，谷气下流故也。（110）

本条所述之谵语为太阳病误治，热入阳明，津伤胃燥所致。程郊倩认为："反熨其背以取汗，助阳夺阴，阴液外亡，遂大汗出，邪未外解，而火热已入胃矣，汗既外越，火复内攻，胃汁尽夺，是为胃中水竭，水竭则必躁烦，躁烦则必谵语，皆火热入胃，火无水制之故也。"黄坤载认为："太阳病，皮毛被感，表郁为热，内尚无热，俟其表热传胃，日久失清，乃见烦躁，今二日之内，方入阳明，不应躁而反躁，其胃阳素盛可知，乃不用清凉，反熨其背而大汗出，火炎就燥，邪热入胃，胃中水竭，乃生躁烦，燥热熏心，必发谵语。"

太阳病中风，以火劫发汗。邪风被火热，血气流溢，失其常度，两阳相熏灼，其身发黄。阳盛则欲衄，阴虚小便难。阴阳俱虚竭，身体则枯燥，但头汗出，剂颈而还。腹满，微喘，口干，咽烂，或不大便，久则谵语，甚者至哕，手足躁扰，捻衣摸床。小便利者，其人可治。（111）

本条所述之谵语为太阳病误治被火，热郁阳明所致。成无己认为："咽烂者，火热上熏也。热气上而不下者，则大便不硬；若热气下胃，消耗津液，则大便硬，故云或不大便；久则胃中躁热，必发谵语。"黄坤载认为："火炎于上，口干而咽烂。其时或不大便，久则卫郁莫泄，浊气熏心而为谵语，甚者胃气冲逆而为呕哕，或手足躁扰，捻衣摸床。"

形作伤寒，其脉不弦紧而弱。弱者必渴，被火必谵语，弱者发

热，脉浮，解之当汗出愈。（113）

本条所述之谵语与前文相同。成无己认为：“若被火气，两热相合，传于胃中，胃中烦躁，必发谵语。”柯韵伯认为：“夫脉弱者阴不足，阳气陷于阴分必渴，渴者液虚故也。若以恶寒而用火攻，津液亡，必胃实而谵语。”

太阳与少阳并病，头项强痛，或眩冒，时如结胸，心下痞硬者，当刺大椎第一间、肺俞、肝俞，慎不可发汗；发汗则谵语、脉弦，五日谵语不止，当刺期门。（142）

本条所述之谵语是太阳少阳并病误汗，热扰心神所致。柯韵伯认为：“若发其汗，是犯少阳，胆液虚，必转属胃而谵语，此谵语虽因胃实，而两阳之证未罢，亦非下法可施也。”汪苓友认为：“慎不可发汗者，以太阳之邪既并少阳，则发汗在所当禁，倘误发其汗，则胃中津液干，木邪乘之，必发谵语而脉弦。”

妇人中风，发热恶寒，经水适来，得之七八日，热除而脉迟、身凉、胸胁下满，如结胸状，谵语者，此为热入血室也，当刺期门，随其实而取之。（143）

本条所述之谵语是由热入血室，热扰神明所致。程郊倩认为：“阴被阳扰，是以如见鬼状而谵语，凡此皆热入血室故也。”成无己认为：“胸胁下满入结胸状，谵语者，热入血室而里实。”

妇人伤寒，发热，经水适来，昼日明了，暮则谵语，如见鬼状者，此为热入血室。无犯胃气，及上二焦，必自愈。（145）

本条所述之谵语是由热入血室所致。成无己认为：“此昼日明了，暮则谵语，如见鬼状，是邪不入腑，入于血室，与阴争也。”张隐庵认为：“夫气属阳而主日，血属阴而主夜，昼日明了者，邪不在气分也，暮则谵语如见鬼状者，邪入于血分也，此亦为热入血室。”

夫实则谵语，虚则郑声。郑声者，重语也；直视、谵语、喘满者死，下利者亦死。（210）

本条所述之谵语是由阳明实热内结所致。成无己认为：“谵语，由邪气盛

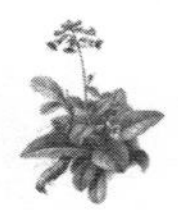

而神识昏也。”戴元礼认为：“谵语者，颠倒错乱，言出无伦，常对空独语，如见鬼状。”王肯堂认为：“谵语者，谓乱言无次，数数更端也。”

发汗多，若重发汗者，亡其阳，谵语，脉短者死；脉自和者不死。（211）

本条所述之谵语为过汗伤阳，阳亡神昏所致。喻嘉言认为：“此言太阳经得病时，发汗过多，及传阳明时，重发其汗，亡阳而谵语之一证也。”张隐庵认为：“夫汗虽阴液，必由阳气蒸发而出，故汗多重汗，则亡其阳，表阳外亡，心气内乱，故谵语。”

伤寒若吐、若下后不解，不大便五六日，上至十余日，日晡所发潮热，不恶寒，独语如见鬼状；若剧者，发则不识人，循衣摸床，惕而不安，微喘直视，脉弦者生，涩者死。微者，但发热谵语者，大承气汤主之。若一服利，则止后服。（212）

本条所述之谵语是由阳明燥热内结所致。成无己认为：“其邪热微而未至于剧者，但发热谵语，可与大承气汤以下胃中热。”汪苓友认为：“其热邪微而未至于剧者，但发潮热谵语，宜以大承气汤下胃中实热，通肠中燥结。”

阳明病，其人多汗，以津液外出，胃中燥，大便必硬，硬则谵语，小承气汤主之。若一服谵语止者，更莫复服。（213）

本条所述之谵语与上条类似。成无己认为“亡津液，胃燥，大便硬而谵语，虽无大热内结，亦须与小承气汤和其胃气。得一服谵语止，则胃燥以润，更莫复与承气汤，以本无实热故也。”

阳明病，谵语，发潮热，脉滑而疾者，小承气汤主之。因与承气汤一升，腹中转气者，更服一升；若不转气者，勿更与之。明日又不大便，脉反微涩者，里虚也，为难治，不可更与承气汤也。（214）

本条所述之谵语与上条类似。

阳明病，谵语，有潮热，反不能食者，胃中必有燥屎五六枚也；若能食者，但硬耳，宜大承气汤下之。（215）

本条所述之谵语与上条类似。程郊倩认为：“阳明病，已见谵语，胃火乘心可知。”周禹载认为谵语潮热属于阳明下证。

阳明病，下血，谵语者，此为热入血室。但头汗出者，刺期门，随其实而泻之，濈然汗出则愈。(216)

本条所述之谵语为阳明病热入血室所致。

汗出谵语者，以有燥屎在胃中，此为风也。须下者，过经乃可下之；下之若早，语言必乱，以表虚里实故也。下之愈，宜大承气汤。(217)

本条所述之谵语为阳明病燥热内结所致。汗出仍邪在表，提示不可下早。成无己认为胃中有燥屎则谵语。尤在泾认为：“汗出谵语，谓风未去表，而胃已成实。”

伤寒四五日，脉沉而喘满。沉为在里，而反发其汗，津液越出，大便为难；表虚里实，久则谵语。(218)

本条所述之谵语是由阳明燥热内结所致。

三阳合病，腹满身重，难以转侧，口不仁面垢，谵语遗尿。发汗则谵语，下之则额上生汗，手足逆冷。若自汗出者，白虎汤主之。(219)

本条所述之谵语由三阳合病阳明热气偏重所致。阳明之热上扰而神明昏乱，则谵语。《医宗金鉴》认为：“若从太阳之表发汗，则津液愈竭，而胃热愈深，必更增谵语。”程郊倩认为：“谵语者，胃愈涸也。”

二阳并病，太阳证罢，但发潮热，手足漐漐汗出，大便难而谵语者，下之则愈，宜大承气汤。(220)

本条所述之谵语为太阳病热入阳明，燥热内结所致。

阳明病，脉浮而紧，咽燥，口苦，腹满而喘，发热汗出，不恶寒反恶热，身重，若发汗则躁，心愦愦，反谵语；若加温针，必怵惕烦躁不得眠；若下之，则胃中空虚，客气动膈，心中懊憹。舌上胎者，栀子豉汤主之。(221)

本条所述之谵语为阳明热盛，发汗致燥热内结所致。

伤寒，脉弦细、头痛发热者，属少阳。少阳不可发汗，发汗则

谵语。此属胃，胃和则愈；胃不和，烦而悸。（265）

本条所述之谵语为少阳病误汗而致热入阳明所致。

若已吐、下、发汗、温针，谵语，柴胡汤证罢，此为坏病。知犯何逆，以法治之。（267）

本条所述之谵语为太阴病误治，虚阳浮越所致。柯韵伯认为："柴胡不中与之，亦不得以谵语即为胃实也。"张令韶认为："言若已吐下，则中气虚矣；若发汗，则津液竭矣；若温针，则经脉伤矣。四者得一，则发谵语。"

少阴病，咳而下利、谵语者，被火气劫故也。小便必难，以强责少阴汗也。（284）

本条所述之谵语为少阴病误火，阳虚阴竭，心神逆乱所致。柯韵伯认为："少阴脉入肺，出络心，肺主声，心主言，火气迫心肺，故咳而谵语也。"方中行认为："滑脱而虚，故生热乱而谵语也。"

下利谵语者，有燥屎也，宜小承气汤。（374）

本条所述之谵语为阳明燥热内结所致。

【小结】

类症"谵语"所涉及的《伤寒论》条文有27条，属实属热者多，如阳明热盛、燥热内结等。亦有热入血室所致，仍为热邪作祟。然津伤胃燥、阳亡神乱等属虚者虽少，但病情多较重，应引起注意，详加鉴别。

14.5 郑声

郑声：语言重复，语声低弱。

主症	篇次	目次	兼症	条文
郑声	阳明病篇	210	直视，谵语，喘满	夫实则谵语，虚则郑声。郑声者，重语也；直视，谵语，喘满者死，下利者亦死。

【类症要点】

夫实则谵语，虚则郑声。郑声者，重语也；直视，谵语，喘满

者死，下利者亦死。(210)

本条所述之郑声为阳气虚损，神识不守所致。成无己认为："郑声，由精气夺而声不全也。"戴元礼认为："郑声者，郑重频频，语虽谬而谆谆不已，老年人遇事则谇语不休，以阳气虚故也。"王肯堂认为："郑声者，谓郑重频频，只将一句旧言，重叠频言之，终日殷勤，不换他声也。"

14.6 独语

独语：自己不知道的情况下说胡话。

主症	篇次	目次	兼症	原文
独语	阳明病篇	212	潮热，不恶寒	伤寒若吐、若下后不解，不大便五六日，上至十余日，日晡所发潮热，不恶寒，独语如见鬼状；若剧者，发则不识人，循衣摸床，惕而不安，微喘直视，脉弦者生，涩者死。微者，但发热谵语者，大承气汤主之。若一服利，则止后服。

【类症要点】

伤寒若吐、若下后不解，不大便五六日，上至十余日，日晡所发潮热，不恶寒，独语如见鬼状；若剧者，发则不识人，循衣摸床，惕而不安，微喘直视，脉弦者生，涩者死。微者，但发热谵语者，大承气汤主之。若一服利，则止后服。(212)

本条所述之独语，是由阳明热盛上扰心神所致。成无己认为："独语如见鬼状，阳明内实也，以为热气有余。"汪苓友认为："独语者，即谵语也，字释云：病人自言为谵，则是独语如见鬼状，乃阳明腑实而妄见妄闻。"

（侯彦宏，苏庆民）

15　小便不利类症

类症：小便不利；不尿；小便难；小便少；淋；小便色白；小便已阴疼；痛引少腹，入阴筋；少腹里急引阴中拘挛。

15.1　小便不利

小便不利：小便不顺畅。

主症	篇次	目次	兼症	原文
小便不利	太阳病篇（上）	6	发汗已，身灼热，脉阴阳俱浮，自汗出，身重，多眠睡，鼻息必鼾，语言难出。直视失溲	太阳病，发热而渴，不恶寒者，为温病。若发汗已，身灼热者，名风温。风温为病，脉阴阳俱浮，自汗出，身重，多眠睡，鼻息必鼾，语言难出。若被下者，小便不利，直视失溲。若被火者，微发黄色，剧则如惊痫，时瘛疭；若火熏之，一逆尚引日，再逆促命期
小便不利	太阳病篇（上）	28	头项强痛，翕翕发热，无汗，心下满微痛	服桂枝汤，或下之，仍头项强痛，翕翕发热，无汗，心下满微痛，小便不利者，桂枝去桂加茯苓白术汤主之
小便不利	太阳病篇（中）	40	伤寒表不解，心下有水气，干呕发热而咳，或渴，或利，或噎，少腹满，或喘	伤寒表不解，心下有水气，干呕发热而咳，或渴，或利，或噎，或小便不利、少腹满，或喘者，小青龙汤主之
小便不利	太阳病篇（中）	59		大下之后，复发汗，小便不利者，亡津液故也。勿治之，得小便利，必自愈

续表

主症	篇次	目次	兼症	条文
小便不利	太阳病篇（中）	71	微热消渴	太阳病，发汗后，大汗出，胃中干，烦躁不得眠，欲得饮水者，少少与饮之，令胃气和则愈。若脉浮，小便不利，微热消渴者，五苓散主之
小便不利	太阳病篇（中）	96	往来寒热，胸胁苦满，默默不欲饮食，心烦喜呕，心下悸	伤寒五六日中风，往来寒热，胸胁苦满，默默不欲饮食，心烦喜呕，或胸中烦而不呕，或渴，或腹中痛，或胁下痞硬，或心下悸，小便不利，或不渴，身有微热，或欬者，小柴胡汤主之
小便不利	太阳病篇（中）	107	胸满烦惊，小便不利，谵语，一身尽重，不可转侧者	伤寒八九日，下之，胸满烦惊，小便不利，谵语，一身尽重，不可转侧者，柴胡加龙骨牡蛎汤主之
小便不利	太阳病篇（下）	134	头汗出，剂颈而还，身黄	太阳病，脉浮而动数，浮则为风，数则为热，动则为痛，数则为虚。头痛发热，微盗汗出，而反恶寒者，表未解也。医反下之，动数变迟，膈内拒痛，胃中空虚，客气动膈，短气躁烦，心中懊侬，阳气内陷，心下因硬，则为结胸，大陷胸汤主之。若不结胸，但头汗出，余处无汗，剂颈而还，小便不利，身必发黄
小便不利	太阳病篇（下）	147	胸胁满微结，渴而不呕，但头汗出	伤寒五六日，已发汗而复下之，胸胁满微结，小便不利，渴而不呕，但头汗出，往来寒热心烦者，此为未解也，柴胡桂枝干姜汤主之
小便不利	太阳病篇（下）	156	心下痞	本以下之，故心下痞，与泻心汤。痞不解，其人渴而口燥烦，小便不利者，五苓散主之
小便不利	太阳病篇（下）	175	骨节烦疼，掣痛不得屈伸，近之则痛剧，汗出短气，恶风，身微肿	风湿相搏，骨节烦疼，掣痛不得屈伸，近之则痛剧，汗出短气，小便不利，恶风不欲去衣，或身微肿者，甘草附子汤
小便不利	阳明病篇	191	不能食，手足濈然汗出，大便初硬后溏	阳明病，若中寒者，不能食，小便不利，手足濈然汗出，此欲作固瘕，必大便初硬后溏。所以然者，以胃中冷，水谷不别故也

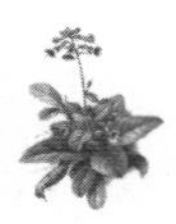

续表

主症	篇次	目次	兼症	条文
小便不利	阳明病篇	192	骨节疼，翕翕如有热状，奄然发狂，濈然汗出	阳明病，初欲食，小便反不利，大便自调，其人骨节疼，翕翕如有热状，奄然发狂，濈然汗出而解者，此水不胜谷气，与汗共并，脉紧则愈
小便不利	阳明病篇	199	无汗，心中懊侬者，身黄	阳明病，无汗，小便不利，心中懊侬者，身必发黄
小便不利	阳明病篇	200	额上微汗出，发黄	阳明病，被火，额上微汗出，而小便不利者，必发黄
小便不利	阳明病篇	206	发热，色黄	阳明病，面合色赤，不可攻之，必发热。色黄者，小便不利也
小便不利	阳明病篇	223	发热，渴欲饮水	若脉浮发热，渴欲饮水，小便不利者，猪苓汤主之
小便不利	阳明病篇	236	但头汗出，身无汗，剂颈而还，渴引水浆者，发黄	阳明病，发热汗出者，此为热越，不能发黄也。但头汗出，身无汗，剂颈而还，小便不利，渴引水浆者，此为瘀热在里，身必发黄，茵陈蒿汤主之
小便不利	阳明病篇	242	大便乍难乍易，时有微热，喘冒	病人小便不利，大便乍难乍易，时有微热，喘冒不能卧者，有燥屎也，宜大承气汤
小便不利	阳明病篇	260	身黄，腹微满	伤寒七八日，身黄如橘子色，小便不利，腹微满者，茵陈蒿汤主之
小便不利	少阴病篇	307	腹痛，下利不止，便脓血	少阴病，二三日至四五日腹痛，小便不利，下利不止，便脓血者，桃花汤主之
小便不利	少阴病篇	318	四逆	少阴病，四逆，其人或咳或悸，或小便不利，或腹中痛，或泄利下重者，四逆散主之

【类症要点】

太阳病，发热而渴，不恶寒者，为温病。若发汗已，身灼热者，名风温。风温为病，脉阴阳俱浮，自汗出，身重，多眠睡，鼻息必鼾，语言难出。若被下者，小便不利，直视失溲。若被火者，微发黄色，剧则如惊痫，时瘛疭；若火熏之，一逆尚引日，再逆促命期。(6)

本条所述之小便不利为太阳病误用下法，夺其津液，热邪入里所致。陈修园认为："若被误下者，津液竭于下，而小便不利。"现代医家马胜英认为："温病误用辛通发汗而津伤热炽转为风温，风若再用误下而重伤津液，化源枯竭，则小便不利，甚至'直视失溲'。"

服桂枝汤，或下之，仍头项强痛，翕翕发热，无汗，心下满微痛，小便不利者，桂枝去桂加茯苓白术汤主之。(28)

本条所述之小便不利是太阳病发汗、下后，致津伤，气化不利所致。柯韵伯认为："病根在心下，病机在膀胱，若小便利，病为在表，仍当发汗，若小便不利，病为在里，是太阳之本病，而非桂枝证未罢也。"章虚谷认为："翕翕者，热在皮毛，应三焦也，盖脾胃之气，必由三焦转输，外达营卫，三焦邪阻，脾胃之气不能行于营卫经络，故内则心下满微痛，外则头项强痛，发热无汗，中则水道不通，而小便不利也。所以此方在助脾和胃，以生津液，宣化三焦之气，使津气周流，表里通达，小便自利，其邪亦解，故曰小便利即愈。"钱天来认为："小便不利，太阳之热邪内犯膀胱，气化不行也。"

伤寒表不解，心下有水气，干呕发热而咳，或渴，或利，或噎，或小便不利、少腹满，或喘者，小青龙汤主之。(40)

本条所述之小便不利是太阳病水饮内停，气化不利所致。汪昂云："水蓄下焦，故小便不利而少腹满……水气内渍，所传不一，故有或为之证。"尤在泾云："夫饮之为物，随气升降，无处不到，或壅于上，或积于中，或滞于下，各随其所之而为病。"

大下之后，复发汗，小便不利者，亡津液故也。勿治之，得小便利，必自愈。(59)

本条所述之小便不利为太阳病误汗下之后，耗伤津液所致。成无己曰："因亡津液而小便不利者，不可以药利之，俟津液足，小便利必自愈也。"尤在泾曰："既下复汗，重亡津液，大邪虽解，而小便不利，是未可以药利之，俟津液渐回，则小便自利而愈，若强利之，是重竭其阴也，况未必即利耶。"

太阳病，发汗后，大汗出，胃中干，烦躁不得眠，欲得饮水者，少少与饮之，令胃气和则愈。若脉浮，小便不利，微热消渴者，五

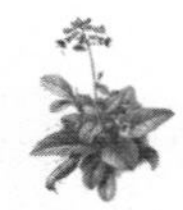

苓散主之。（71）

本条所治小便不利为太阳病汗后伤津，胃气不和，气化不利所致。《医宗金鉴》曰："若脉浮，小便不利，微热，消渴者，则是太阳表证未罢，膀胱里饮成也。"尤在泾曰："脉浮，小便不利，微热，消渴者，病去标而入本，为膀胱腑热证也。"

伤寒五六日中风，往来寒热，胸胁苦满，默默不欲饮食，心烦喜呕，或胸中烦而不呕，或渴，或腹中痛，或胁下痞硬，或心下悸，小便不利，或不渴，身有微热，或欬者，小柴胡汤主之。（96）

本条所述之小便不利，是太阳病热入少阳，枢机不利所致。后世医家对本条病机分析大同小异，多认为小便不利为或然证。

伤寒八九日，下之，胸满烦惊，小便不利，谵语，一身尽重，不可转侧者，柴胡加龙骨牡蛎汤主之。（107）

本条所述之小便不利，为太阳病攻下而气化不利所致。成无己曰："伤寒八九日，邪气已成热，而复传阳经之时，下之虚其里而热不除……小便不利者，里虚津液不行也。"钱天来曰："小便不利，邪自少阳而入里，三焦不运，气化不行，津液不流也。"

太阳病，脉浮而动数，浮则为风，数则为热，动则为痛，数则为虚。头痛发热，微盗汗出，而反恶寒者，表未解也。医反下之，动数变迟，膈内拒痛，胃中空虚，客气动膈，短气躁烦，心中懊侬，阳气内陷，心下因硬，则为结胸，大陷胸汤主之。若不结胸，但头汗出，余处无汗，剂颈而还，小便不利，身必发黄。（134）

本条所述之小便不利，太阳病误治攻下后热邪内陷，气化不利所致。各医家对此未作太多解释，因此处的小便不利为结胸证的排除证，为湿热熏蒸，不得下达而致。

伤寒五六日，已发汗而复下之，胸胁满微结，小便不利，渴而不呕，但头汗出，往来寒热心烦者，此为未解也，柴胡桂枝干姜汤主之。（147）

本条所述之小便不利是太阳病汗下后，阳虚热郁，津液不足所致。成无己曰："小便不利而渴者，汗下后，亡津液内燥也。若热消津液，令小便不利而渴者，其人必呕；今渴而不呕，知非里热也。"柯韵伯曰："小便不利者，因下后下焦津液不足也。"

本以下之，故心下痞，与泻心汤。痞不解，其人渴而口燥烦，小便不利者，五苓散主之。(156)

本条所述之小便不利，为太阳病攻下后余热所致。成无己曰："本因下后成痞，当与泻心汤除之；若服之痞不解，其人渴而口燥烦，小便不利者，为水饮内蓄，津液不行，非热痞也，与五苓散，发汗散水则愈。一方：忍之，一日乃愈者，不饮水者，外水不入，所停之水得行，而痞亦愈也。"程郊倩曰："若痞之来路虽同，而口渴燥烦，小便不利，自今之证如此，则知下后胃虚，以致水饮内蓄，津液不行，痞无去路，非热结也……"

风湿相搏，骨节烦疼，掣痛不得屈伸，近之则痛剧，汗出短气，小便不利，恶风不欲去衣，或身微肿者，甘草附子汤主之。(175)

本条所述之小便不利乃阳虚寒凝，气化不利所致。成无己曰："风则伤卫，湿留关节，风湿相搏，两邪乱经……湿盛则水气不行，小便不利，或身微肿，为湿外薄也。"钱天来曰："小便不利，寒湿在中，清浊不得升降，下焦真阳之气化不行也。"

阳明病，若中寒者，不能食，小便不利，手足濈然汗出，此欲作固瘕，必大便初硬后溏。所以然者，以胃中冷，水谷不别故也。(191)

本条所述之小便不利为阳明病中寒，胃中虚冷，气化不行所致。钱天来曰："小便不利者，寒邪在里，三焦之气化不行也。"喻嘉言曰："此条小便反不利，其人骨节疼，湿盛也。"

阳明病，初欲食，小便反不利，大便自调，其人骨节疼，翕翕如有热状，奄然发狂，濈然汗出而解者，此水不胜谷气，与汗共并，脉紧则愈。(192)

本条所述之小便不利为水湿之邪郁滞所致，可与第191条互参。

阳明病，无汗，小便不利，心中懊憹者，身必发黄。（199）

本条所述之小便不利为阳明热邪内郁，气化不利所致。

阳明病，被火，额上微汗出，而小便不利者，必发黄。（200）

本条所述之小便不利为阳明里热实证，误用火法，里热郁滞，气化不利所致。

阳明病，面合色赤，不可攻之，必发热。色黄者，小便不利也。（206）

本条所述之小便不利，为阳明病里热郁滞，气化不利所致。

若脉浮发热，渴欲饮水，小便不利者，猪苓汤主之。（223）

本条所述之小便不利为热邪伤阴，水热内结所致。成无己曰："小便不利者，邪客下焦，津液不得下通也。"汪苓友曰："盖下后则胃中津液亡，而燥渴欲饮水。但渴未甚而与之水，水不能消，积于下焦，小便因而不利。"

阳明病，发热汗出者，此为热越，不能发黄也。但头汗出，身无汗，剂颈而还，小便不利，渴引水浆者，此为瘀热在里，身必发黄，茵陈蒿汤主之。（236）

伤寒七八日，身黄如橘子色，小便不利，腹微满者，茵陈蒿汤主之。（260）

236、260条小便不利，为阳明病湿热内郁所致。程郊倩曰："气不下达，故小便不行。腑气过燥，故渴饮水浆。瘀热在里，指无汗言。无汗而小便利者属寒。"

病人小便不利，大便乍难乍易，时有微热，喘冒不能卧者，有燥屎也，宜大承气汤。（242）

本条所述之小便不利，为阳明里热内结，燥热伤津所致。钱天来曰："凡小便不利，皆由三焦不运，气化不行所致。惟此条小便不利，则又不然。因肠胃壅塞，大气不行，热邪内瘀，津液枯燥，故清道皆涸也。"汪苓友曰："此条病，未经下而有燥屎，乃医人不易识之证。"

少阴病，二三日至四五日腹痛，小便不利，下利不止，便脓血者，桃花汤主之。(307)

本条所述之小便不利为少阴病阳虚气化不行所致。

少阴病，二三日不已，至四五日，腹痛，小便不利，四肢沉重疼痛，自下利者，此为有水气，其人或咳，或小便利，或下利，或呕者，真武汤主之。(316)

本条所述之小便不利乃少阴病阳虚水泛，气化不行所致。尤在泾曰："少阴中寒，二三日不已，至四五日，邪气递深，而脏受其病矣。脏寒故腹痛，寒胜而阳不行，故小便不利。于是水寒相搏，浸淫内外，为四肢沉重疼痛，为自下利，皆水气乘寒气而动之故也。其人或咳，或小便利，或下利，或呕者，水寒之气或聚或散或上。"方有执曰："腹痛，小便不利，阴寒内甚，湿胜而水不行也，四肢沉重疼痛，寒湿内渗又复外薄也。自下利者，湿既甚而水不行，则与谷不分清，故曰此为有水气也。或为诸证，大约水性泛滥，无所不之之故也。"

少阴病，四逆，其人或咳或悸，或小便不利，或腹中痛，或泄利下重者，四逆散主之。(318)

本条所述之小便不利为少阴病阳虚水泛，气化不行所致。舒驰远曰："腹痛作泻，四肢厥冷，少阴虚寒证也。虚寒协饮上逆则咳，凌心则悸，中气下陷则泻利下重，此又太阴证也，小便不利者，里阳虚，不足以化其气，法当用黄芪、白术、茯苓、干姜、半夏、砂仁、附子、肉桂以补中逐饮，驱阴止泄，而病自愈，何用四逆散，不通之至。"

【小结】

类症"小便不利"是《伤寒论》常见症状，所涉及的条文共23条，其病机大多不离三焦失于疏泄，气化失司，水道不通。有因汗、吐、下过度或燥热消耗等，使津伤而化源不足，水道不利所致者；有因水饮之邪阻滞，气化不行所致者，如五苓散证、小青龙汤证等；有因阳虚水湿内阻，气化不行所致者，如真武汤证、甘草附子汤证等；有因湿热熏蒸，湿不得泄所致者，多见发黄；

有因少阳枢机失利，影响三焦通调水道功能所致者，如小柴胡汤证、柴胡加龙骨牡蛎汤证、柴胡桂枝干姜汤证等；有因阳郁，气化不畅所致者，如四逆散证；也有脾肾阳衰，失于温化所致者，如桃花汤证。

15.2　不尿

不尿：不排尿。

主症	篇次	目次	兼症	原文
不尿	阳明病篇	232	腹满，哕	脉但浮，无余证者，与麻黄汤。若不尿，腹满加哕者，不治

【类症要点】

脉但浮，无余证者，与麻黄汤。若不尿，腹满加哕者，不治。(232)

本条所述之不尿，是由于中土衰败，小便化生无源所致。钱天来曰：“若邪不复外出而郁于里，则大气不得升降，津液不得流行，而三焦之气化绝，故不尿，中气闭塞而腹满甚，胃阳败绝而加哕者，乃必死不治之症，故无治法也。”

15.3　小便难

小便难：小便困难。

主症	篇次	目次	兼症	原文
小便难	太阳病篇（上）	20	发汗，遂漏不止，恶风，四肢微急，难以屈伸	太阳病，发汗，遂漏不止，其人恶风，小便难，四肢微急，难以屈伸者，桂枝加附子汤主之
小便难	太阳病篇（中）	98	不能食，而胁下满痛，面目及身黄，颈项强	得病六七日，脉迟浮弱，恶风寒，手足温，医二三下之，不能食，而胁下满痛，面目及身黄，颈项强，小便难者，与柴胡汤，后必下重；本渴饮水而呕者，柴胡汤不中与也，食谷者哕

续表

主症	篇次	目次	兼症	条文
小便难	太阳病篇（中）	111	发黄，身体枯燥，头汗出，剂颈而还，腹满微喘，口干咽烂，不大便，谵语，哕，手足躁扰，捻衣摸床	太阳病中风，以火劫发汗，邪风被火热，血气流溢，失其常度。两阳相熏灼，其身发黄。阳盛则欲衄，阴虚小便难。阴阳俱虚竭，身体则枯燥，但头汗出，剂颈而还，腹满微喘，口干咽烂，或不大便，久则谵语，甚者至哕，手足躁扰，捻衣摸床。小便利者，其人可治
小便难	阳明病篇	189	腹满微喘	阳明中风，口苦咽干，腹满微喘，发热恶寒，脉浮而紧，若下之，则腹满小便难也
小便难	阳明病篇	195	微烦头眩	阳明病，脉迟，食难用饱，饱则微烦头眩，必小便难，此欲作谷瘅。虽下之，腹满如故。所以然者，脉迟故也
小便难	阳明病篇	231	腹都满，胁下及心痛，鼻干，无汗，嗜卧，一身及目悉黄，潮热，哕	阳明中风，脉弦浮大而短气，腹都满，胁下及心痛，久按之气不通，鼻干不得汗，嗜卧，一身及目悉黄，小便难，有潮热，时时哕，耳前后肿，刺之小差，外不解，病过十日，脉续浮者，与小柴胡汤
小便难	少阴病篇	284	咳，下利谵语	少阴病，咳而下利谵语者，被火气劫故也，小便必难，以强责少阴汗也

【类症要点】

太阳病，发汗，遂漏不止，其人恶风，小便难，四肢微急，难以屈伸者，桂枝加附子汤主之。(20)

本条所述之小便难是太阳病汗后伤阳，阳虚不化所致。

得病六七日，脉迟浮弱，恶风寒，手足温，医二三下之，不能食，而胁下满痛，面目及身黄，颈项强，小便难者，与柴胡汤，后必下重；本渴饮水而呕者，柴胡汤不中与也，食谷者哕。(98)

本条所述之小便难是太阳病误治过用下法，热陷少阳，中气内伤，气化无力所致。成无己曰："太阳病，因发汗，遂汗漏不止，而恶风者，为阳气不足；因发汗，阳气益虚，而皮腠不固也。《内经》曰：'膀胱者，州都之官，津液藏焉，气化则出焉。'小便难者，汗出亡津液，阳气虚弱，不能施化。"喻嘉言曰："小便难者，津液外泄而不得下渗，兼以卫气外脱，而膀胱之化不行也……"陈修园曰："汗涣于表，津竭于里，故小便难。"

太阳病中风，以火劫发汗，邪风被火热，血气流溢，失其常度。两阳相熏灼，其身发黄。阳盛则欲衄，阴虚小便难。阴阳俱虚竭，身体则枯燥，但头汗出，剂颈而还，腹满微喘，口干咽烂，或不大便，久则谵语，甚者至哕，手足躁扰，捻衣摸床。小便利者，其人可治。（111）

本条所述之小便难为太阳病中风误治火劫发汗，伤阴耗液所致。尤在泾曰："风为阳邪，火为阳气，风火交煽，是为两阳。阳盛而热胜为发黄，阳盛则血亡而阴竭，为欲衄，为小便难也。"

阳明中风，口苦咽干，腹满微喘，发热恶寒，脉浮而紧，若下之，则腹满小便难也。（189）

本条所述之小便难为阳明中风误下，热陷伤阴，气化不利所致。《医宗金鉴》曰："阳明，谓阳明里证。中风，谓太阳表证也。口苦咽干，少阳热证也。腹满，阳明热证也。微喘，发热恶寒，太阳伤寒证也。脉浮而紧，伤寒脉也。此为风寒兼伤表里同病之证，当审表里施治。太阳、阳明病多，则以桂枝加大黄汤两解之；少阳、阳明病多，则以大柴胡汤和而下之。若惟从里治，而遽以腹满一证，为热人阳明而下之，则表邪乘虚复陷，故腹更满也；里热愈竭其液，故小便难也。"

阳明病，脉迟，食难用饱，饱则微烦头眩，必小便难，此欲作谷瘅。虽下之，腹满如故。所以然者，脉迟故也。（195）

本条所述之小便难为阳明病欲作谷瘅，浊气不降，气化失调所致。程郊倩曰："欲作谷疸者，中焦升降失职，则水谷之气不行，郁黩成黄也。曰谷疸者，明非邪热也。下之兼前后部言，茵陈蒿汤、五苓散之类也。曰腹满如故，则小便仍难，而疸不得除可知……"《医宗金鉴》曰："阳明病不更衣，已食如饥，食辄腹满脉数者，则为胃热，可下证也。今脉迟，迟为中寒，中寒不能化谷，所以虽饥欲食，食难用饱，饱则烦闷，是健运失度也。清者阻于上升，故头眩；浊者阻于下降，故小便难。食郁湿瘀，此欲作谷疸之征，非阳明热湿，腹满发黄者比。虽下之腹满暂减，顷复如故，所以然者，脉迟中寒故也。”

阳明中风，脉弦浮大而短气，腹都满，胁下及心痛，久按之气不通，鼻干不得汗，嗜卧，一身及目悉黄，小便难，有潮热，时时哕，耳前后肿，刺之小差，外不解，病过十日，脉续浮者，与小柴胡汤。(231)

本条所述之小便难为阳明中风，热入少阳，枢机不利，津液输布不行所致。此条后世医家多从三阳合病论述，邪犯肝胆肠胃，阻滞全身气机，下焦气机失调，膀胱气化失司则见小便难。

少阴病，咳而下利谵语者，被火气劫故也，小便必难，以强责少阴汗也。(284)

本条所述之小便难为少阴病误治被火，阴伤液亏所致。尤在泾曰："少阴之邪上逆而咳，下注而利矣，而又复谵语，此非少阴本病，乃被火气劫夺津液所致，火劫即温针灼艾之属。少阴不当发汗，而强以火劫之，不特竭其肾阴，亦并耗其胃液，胃干则谵语，肾燥则小便难也。"

【小结】

类症"小便难"可因于阳虚气化不利、三焦气机不畅、土虚湿郁、津液匮乏、热盛伤阴、湿热内蕴等，病因复杂，但总与膀胱气化关系密切。

15.4　小便少

小便少：小便量少。

主症	篇次	目次	兼症	原文
小便少	太阳病篇（中）	127	苦里急	太阳病，小便利者，以饮水多，必心下悸；小便少者，必苦里急也
小便少	阳明病篇	251	不大便	得病二三日，脉弱，无太阳柴胡证，烦躁，心下硬，至四五日，虽能食，以小承气汤，少少与微和之，令小安，至六日，与承气汤一升。若不大便六七日，小便少者，虽不受食，但初头硬，后必溏，未定成硬，攻之必溏；须小便利，屎定硬，乃可攻之，宜大承气汤

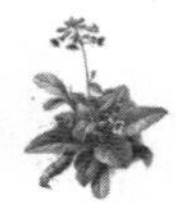

【类症要点】

太阳病，小便利者，以饮水多，必心下悸；小便少者，必苦里急也。(127)

本条论述太阳病小便利与不利判断水停部位，此条小便少是下焦水停，气化不利所致。

得病二三日，脉弱，无太阳柴胡证，烦躁，心下硬，至四五日，虽能食，以小承气汤，少少与微和之，令小安，至六日，与承气汤一升。若不大便六七日，小便少者，虽不受食，但初头硬，后必溏，未定成硬，攻之必溏；须小便利，屎定硬，乃可攻之，宜大承气汤。(251)

本条所述之小便少为阳明病热结不甚，并以之判断阳明燥热内结的程度与治疗用药。汪苓友曰："此条乃申大小承气，不可多用及骤用之意。得病二三日，不言伤寒及中风者，乃风寒之邪皆有，不须分辨之病也。脉弱者，谓无浮紧等在表之脉也。无太阳柴胡证，谓无恶寒发热，或往来寒热，在表及半表半里之证也。烦躁，心下硬者，全是阳明腑热邪实。至四五日，则足阳明胃腑实热者，下而传与手阳明，当大肠之腑实热也。经云：肠实则胃虚，故能食。能食者，其人不痞不满，为下证未急，非阳明胃强，发狂能食比也。故云虽能食，只须以小承气汤，少少与，微和之。因其人烦躁，必不大便，欲令其小安也。至六日仍烦躁不安，而不大便者，前用小承气汤可加至一升，使得大便而止，此言小承气汤不可多用之意。若'不大便'句，承上文烦躁、心下硬而言，至六七日不大便，为可下之时，但小便少，乃小水不利，此系胃中之水谷不分清，故不能食，非谵语，潮热有燥屎之不能食也。故云虽不能食，但初头硬，后必溏。未定成硬而攻之，并硬者，必化而为溏矣。必待小便利，屎定成硬，乃可用大承气汤攻之。此言大承气汤亦不可骤用之意。"

15.5　淋

淋：小便淋漓不尽，尿频作痛。

主症	篇次	目次	兼症	原文
淋	太阳病篇（中）	84		淋家不可发汗，发汗必便血

【类症要点】

淋家不可发汗，发汗必便血。(84)

本条之淋论述了淋家不可发汗，因其膀胱蕴热，气化不利，若辛温发汗，复伤其阴，则热邪迫血妄行。

15.6 小便色白

小便色白：小便颜色澄清。

主症	篇次	目次	兼症	原文
小便色白	少阴病篇	282		少阴病，欲吐不吐，心烦，但欲寐，五六日自利而渴者，属少阴也，虚故引水自救。若小便色白者，少阴病形悉具。小便白者，以下焦虚有寒，不能制水，故令色白也

【类症要点】

少阴病，欲吐不吐，心烦，但欲寐，五六日自利而渴者，属少阴也，虚故引水自救。若小便色白者，少阴病形悉具。小便白者，以下焦虚有寒，不能制水，故令色白也。(282)

本条所述之小便色白，是诊断少阴病阳虚寒盛的重要依据。少阴下利而渴，是下焦阳虚寒盛，无阳以温，不能制水，所以小便清长。成无己曰："五六日，邪传少阴之时，自利不渴者，寒在中焦，属太阴；此自利而渴，为寒在下焦，属少阴。肾虚水燥，渴欲引水自救。下焦虚寒，不能制水，小便色白也。经曰：下利欲饮水者，以有热故也。此下利虽渴，然以小便色白，明非里热，不可不察。"程应旄曰："烦证不尽属少阴，故指出但欲寐来；渴证不尽属少阴，故指出小便白来。结以下焦虚有寒，教人上病治在下也。盖上虚而无阴以济，总由下虚而无阳以温也。二'虚'字皆由'寒'字得来。又曰：吐利而渴，与猪苓汤证同，其别在但欲寐。且猪苓证，小便必不利而色赤饮水，与白头翁证同，彼曰：以有热故也，小便亦必不白。”

15.7 小便已阴疼

小便已阴疼：小便后阴茎或会阴部作痛。

主症	篇次	目次	兼症	原文
小便已阴疼	太阳病篇（中）	88		汗家重发汗，必恍惚心乱，小便已阴疼，与禹余粮丸

【类症要点】

汗家重发汗，必恍惚心乱，小便已阴疼，与禹余粮丸。(88)

本条所述之小便已阴疼，是因为汗家本多素阳虚，阴液亏虚，而复发汗，阴血亏虚，宗筋失养所致。恍惚心乱是心阳虚于上。《医宗金鉴》曰：“汗家，谓平素好出汗之人也。重发汗，谓大发汗也。心主血，汗乃心之液，重发其汗，血液大伤，心失所持，故神情恍惚，心志不宁也。液竭于下，宗筋失养，故小便已阴茎疼也。”柯韵伯曰：“汗家，平素多汗人也。心液大脱，故恍惚心乱，甚于心下悸矣。心虚于上，则肾衰于下，故阴疼。余粮，土之精气所融结，用以固脱而镇怯，故为丸以治之。”

15.8 痛引少腹，入阴筋

痛引少腹，入阴筋：阴筋，外生殖器。痛引少腹，入阴筋，指疼痛连少腹和外生殖器。

主症	篇次	目次	兼症	原文
痛引少腹，入阴筋	太阳病篇（下）	167		病胁下素有痞，连在脐傍，痛引少腹，入阴筋者，此名脏结，死

【类症要点】

病胁下素有痞，连在脐傍，痛引少腹，入阴筋者，此名脏结，

死。(167)

本条所述之痛引少腹，入阴筋为脏结证，阳衰阴盛所致。张隐庵曰："此言痞证之惟阴无阳，气机不能从阴而阳，由下而上，是为死证，所以脏结之义也。素，见在也，胁下，乃厥阴之痞，脐旁，乃太阴之痞，痛引少腹入阴筋，乃少阴之痞。阴筋及前阴，少阴肾脏所主也。"程郊倩曰："脏结之与结胸，知有阴阳之分矣。顾何缘得脏结病，以其胁下素有痞积，阴邪之伏里者，根底深且固也。今因新得伤寒，未察其阴经之痞，误行攻下，致邪气入里，与素痰相结，使脏之真气结而不通，因连脐旁，痛引少腹入阴筋，故名脏结。"

15.9　少腹里急引阴中拘挛

少腹里急引阴中拘挛：里急、拘急、拘挛，指拘急挛缩。少腹里急引阴中拘挛，指少腹中拘急引及阴筋或会阴部拘急挛缩。

主症	篇次	目次	兼症	原文
少腹里急引阴中拘挛	阴阳易差后劳复病篇	392	身体重，少气，热上冲胸，头重，眼花，膝胫拘急	伤寒阴阳易之为病，其人身体重，少气，少腹里急，或引阴中拘挛，热上冲胸，头重不欲举，眼中生花，膝胫拘急者，烧裈散主之

【类症要点】

伤寒阴阳易之为病，其人身体重，少气，少腹里急，或引阴中拘挛，热上冲胸，头重不欲举，眼中生花，膝胫拘急者，烧裈散主之。(392)

本条所述之少腹里急引阴中拘挛为阴阳易，阴精亏虚，虚火内浮所致。阴阳易病因历代医家多有论述，但未有统一，有认为是病后交媾所致，亦有认为是女劳复，病后因交接而病复发。但其病机多因精气亏虚，内有虚热。津亏筋失濡养则少腹里急，或引阴中拘挛；虚火上炎所以热上冲胸，头重不欲举，眼中生花。烧裈散现临床已少应用。

（徐玮璐，何欢，侯彦宏，苏庆民）

16　失溲类症

类症：失溲，遗尿，小便数。

16.1　失溲

失溲：小便自遗。

主症	篇次	目次	兼症	原文
失溲	太阳病篇（上）	6	小便不利，直视	太阳病，发热而渴，不恶寒者，为温病。若发汗已，身灼热者，名风温。风温为病，脉阴阳俱浮，自汗出，身重，多眠睡，鼻息必鼾，语言难出；若被下者，小便不利，直视失溲；若被火者，微发黄色，剧则如惊痫，时瘛疭；若火熏之，一逆尚引日，再逆促命期
失溲	太阳病篇（中）	110	汗从腰以下不得汗，欲小便不得，反呕，足下恶风	太阳病二日，反躁，凡熨其背而大汗出，火热入胃，胃中水竭，躁烦必发谵语；十余日振栗自下利者，此为欲解也。故其汗从腰以下不得汗，欲小便不得，反呕，欲失溲，足下恶风，大便硬，小便当数，而反不数及不多；大便已，头卓然而痛，其人足心必热，谷气下流故也

【类症要点】

太阳病，发热而渴，不恶寒者，为温病。若发汗已，身灼热者，名风温。风温为病，脉阴阳俱浮，自汗出，身重，多眠睡，鼻息必鼾，语言难出；若被下者，小便不利，直视失溲；若被火者，微发黄色，剧则如惊痫，时瘛疭；若火熏之，一逆尚引日，再逆促命期。(6)

本条所述之失溲是为太阳病误下之变证，气化不利所致。汪苓友认为：

"小便不利者，汗出多而津液耗也，被下而直视失溲者，此本太阳病而误汗及下所致……又膀胱为太阳之腑，津液藏焉，既汗且下，重亡津液，故溲溺遗失也。"而尤在泾则解释道："则适以伤脏阴而陷邪气，脏阴伤，则小便难、目直视，邪气陷，则时复失溲也。"

太阳病二日，反躁，凡熨其背而大汗出，火热入胃，胃中水竭，躁烦必发谵语；十余日振栗自下利者，此为欲解也。故其汗从腰以下不得汗，欲小便不得，反呕，欲失溲，足下恶风，大便硬，小便当数，而反不数及不多；大便已，头卓然而痛，其人足心必热，谷气下流故也。(110)

本条所述之失溲是由太阳病误火，热陷于内，津液输布失常所致。钱天来曰："欲失溲者，邪郁下焦，阳虚不固，肾不能司二阴之窍，启闭失常，故既如癃闭，又欲失溲也。"成无己曰："欲失溲，足下恶风者，气不得通于下而虚也。"

16.2　遗尿

遗尿：非自主排尿。

主症	篇次	目次	兼症	原文
遗尿	阳明病篇	219	腹满身重，难于转侧，口不仁面垢，谵语	三阳合病，腹满身重难于转侧，口不仁面垢，谵语遗尿。发汗则谵语，下之则额上生汗，手足逆冷。若自汗出者，白虎汤主之

【类症要点】

三阳合病，腹满身重难于转侧，口不仁面垢，谵语遗尿。发汗则谵语，下之则额上生汗，手足逆冷。若自汗出者，白虎汤主之。(219)

本条所述之遗尿为热邪扰神，神识不守，膀胱失约所致。成无己直接解释道："遗尿者，太阳也。"太阳经病热而遗尿，方有执也解释为："遗尿，太阳膀胱不约也。”诸家解释较为相似。

16.3 小便数

小便数：小便次数多。

主症	篇次	目次	兼症	原文
小便数	太阳病篇（上）	29	脉浮，自汗出，心烦，微恶寒，脚挛急	伤寒脉浮，自汗出，小便数，心烦，微恶寒，脚挛急，反与桂枝，欲攻其表，此误也。得之便厥，咽中干，烦躁，吐逆者，作甘草干姜汤与之，以复其阳。若厥愈、足温者，更作芍药甘草汤与之，其脚即伸。若胃气不和，谵语者，少与调胃承气汤。若重发汗，复加烧针者，四逆汤主之
小便数	阳明病篇	244	渴，大便硬，不更衣	太阳病，寸缓关浮尺弱，其人发热汗出，复恶寒，不呕，但心下痞者，此以医下之也。如其不下者，病人不恶寒而渴者，此转属阳明也。小便数者，大便必硬，不更衣十日，无所苦也。渴欲饮水，少少与之，但以法救之。渴者，宜五苓散
小便数	阳明病篇	247	趺阳脉浮而涩，大便硬	趺阳脉浮而涩，浮则胃气强，涩则小便数，浮涩相搏，大便则硬，其脾为约。麻子仁丸主之
小便数	阳明病篇	250	微烦，大便硬	太阳病，若吐若下若发汗后，微烦，小便数，大便因硬者，与小承气汤和之愈

【类症要点】

伤寒脉浮，自汗出，小便数，心烦，微恶寒，脚挛急，反与桂枝汤，欲攻其表，此误也。得之便厥，咽中干，烦燥，吐逆者，作甘草干姜汤与之，以复其阳。若厥愈、足温者，更作芍药甘草汤与之，其脚即伸。若胃气不和，谵语者，少与调胃承气汤。若重发汗，复加烧针者，四逆汤主之。（29）

本条所述之小便数为太阳伤寒表里俱热所致。尤在泾认为：“然小便数，心烦，脚挛急，则阴虚而里热矣，是当以甘辛攻表，而以甘寒顾里。”柯韵伯则认为这是阳明伤寒后里热证的表现：“则心烦、微恶寒，是阳明表症，小便数、脚挛急，是阳明里症。”

太阳病，寸缓关浮尺弱，其人发热汗出，复恶寒，不呕，但心下痞者，此以医下之也。如其不下者，病人不恶寒而渴者，此转属阳明也。小便数者，大便必硬，不更衣十日，无所苦也。渴欲饮水，少少与之，但以法救之。渴者，宜五苓散。(244)

本条所述之小便数为太阳中风热入阳明，津液输布失常所致。方有执认为是“以津液偏渗而致干”，水液不布，津液偏渗。魏荔彤提出：“此太阳病已去，而转属阳明者，阳明既病，热气内盛，小便必黄赤而数。”

趺阳脉浮而涩，浮则胃气强，涩则小便数，浮涩相搏，大便则硬，其脾为约，麻子仁丸主之。(247)

本条所述之小便数为阳明脾约，脾不能为胃行其津液，津液输布失常所致。成无己曰：“今胃强脾弱，约束津液，不得四布，但输膀胱，致小便数，大便难，与脾约丸，通肠润燥。”钱天来对此进一步解释：“涩为阴脉，趺阳涩，则津液热燥而小便短数，故云小便数，非气化行而津液多之频数也。”

太阳病，若吐若下若发汗，微烦，小便数，大便因硬者，与小承气汤和之愈。(250)

本条所述之小便数为太阳病误治，热入阳明，津液输布失常所致。成无己曰：“小便数，大便因硬者，其脾为约也。”但是汪苓友对此提出异议：“此条论，仲景自有麻仁丸主之，成注又引小承气汤，殊出不解，盖成注所以引太阳病，若吐若下若发汗后，微烦，小便数，大便因硬者，此未成脾约证，故与小承气汤，若云，即是脾约证，误矣。”

【小结】

类症“小便数”主要有两种情况，或表里不和，或热入阳明，总因气化不利，津液输布失常所致。

（侯彦宏）

17 直视类症

直视：双目前视，眼球转动异常。

主症	篇次	目次	兼症	原文
直视	太阳病篇（上）	6	小便不利，失溲	太阳病，发热而渴，不恶寒者为温病。若发汗已，身灼热者，名风温。风温为病，脉阴阳俱浮，自汗出，身重，多眠睡，鼻息必鼾，语言难出。若被下者，小便不利，直视失溲；若被火者，微发黄色，剧则如惊痫，时瘛疭；若火熏之，一逆尚引日，再逆促命期
直视	太阳病篇（中）	86	额上陷脉急紧，直视不能眴，不得眠	衄家，不可发汗，汗出，必额上陷脉急紧，直视不能眴，不得眠
直视	阳明病篇	210	谵语，喘满者	夫实则谵语，虚则郑声。郑声者，重语也。直视谵语，喘满者死，下利者亦死
直视	阳明病篇	212	不识人，循衣摸床，惕而不安，微喘	伤寒，若吐若下后，不解，不大便五六日，上至十余日，日晡所发潮热，不恶寒，独语如见鬼状。若剧者，发则不识人，循衣摸床，惕而不安，微喘直视。脉弦者生，涩者死，微者，但发热。谵语者，大承气汤主之。若一服利，则止后服

【类症要点】

太阳病，发热而渴，不恶寒者为温病。若发汗已，身灼热者，名风温。风温为病，脉阴阳俱浮，自汗出，身重，多眠睡，鼻息必鼾，语言难出。若被下者，小便不利，直视 失溲；若被火者，微发黄色，剧则如惊痫，时瘛疭；若火熏之，一逆尚引日，再逆促命

期。(6)

本条所述之直视为太阳风温误下导致的热邪内陷，神识不清所致。成无己认为："小便不利，直视失溲，为下后竭津液，损脏气，风温外胜。"方中行认为："直视者，太阳之筋，支者为目上纲，故不转睛而上窜也。"尤在泾认为："目直视，邪气陷则时复失溲也。"

衄家，不可发汗，汗出，必额上陷脉急紧，直视不能眴，不得眠。(86)

本条所述之直视为衄家误汗，热伤阴血，神识不清所致。尤在泾认为："目直视，不能眴，不得眠，皆亡阴之证。"《医宗金鉴》认为："目直视，目瞪不转睛也，不能眴，目睫不合也，亦皆有热灼其脉引缩使然。"

夫实则谵语，虚则郑声。郑声者，重语也。直视谵语，喘满者死，下利者亦死。(210)

本条所述之直视为阳明内热炽盛，阴精内耗，神识不清所致。《医宗金鉴》认为："直视者，精不注乎目也。"尤在泾认为："直视谵语，为阴竭热盛之候，此为邪气日损，或阴气得守，犹或可治。"

伤寒，若吐若下后，不解，不大便五六日，上至十余日，日晡所发潮热，不恶寒，独语如见鬼状。若剧者，发则不识人，循衣摸床，惕而不安，微喘直视。脉弦者生，涩者死，微者，但发热。谵语者，大承气汤主之。若一服利，则止后服。(212)

本条所述之直视为阳明燥实内结，神识不清所致。汪苓友认为："直视则邪干脏矣。"成无己认为："热大甚于内，昏冒正气，使不识人……微喘直视。"

【小结】

类症"直视"多为热伤阴津，神识不清所致，可见于汗、下、火法等误用或过用及阴精亏虚等。

（郑月平，苏庆民）

18　微发黄类症

类症：微发黄，色微黄，发黄，身黄，身目为黄，色黄，身黄如橘子色。

18.1　微发黄

微发黄：色黄程度较轻。

主症	篇次	目次	兼症	原文
微发黄	太阳病篇（上）	6	微发黄色剧则如惊痫，时瘛疭	太阳病，发热而渴，不恶寒者为温病。若发汗已，身灼热者，名风温。风温为病，脉阴阳俱浮，自汗出，身重，多眠睡，鼻息必鼾，语言难出。若被下者，小便不利，直视失溲；若被火者，微发黄色，剧则如惊痫，时瘛疭；若火熏之，一逆尚引日，再逆促命期

【类症要点】

太阳病，发热而渴，不恶寒者为温病。若发汗已，身灼热者，名风温。风温为病，脉阴阳俱浮，自汗出，身重，多眠睡，鼻息必鼾，语言难出。若被下者，小便不利，直视失溲；若被火者，微发黄色，剧则如惊痫，时瘛疭；若火熏之，一逆尚引日，再逆促命期。(6)

本条所述之微发黄为太阳风温误用火法，两阳相熏灼所致。尤在泾认为："被火，如温针灼艾之属，风温为阳邪，火为阳气，以阳遇阳，所谓两阳相熏灼，其身必发黄也。"方中行认为："火，灸熨之类也，微，言攻之微则变亦微，发黄色，火热则土燥，故其色外夺也。"

18.2 色微黄

色微黄：色黄程度较轻。

主症	篇次	目次	兼症	原文
色微黄	太阳病篇（下）	153		太阳病，医发汗，遂发热恶寒，因复下之，心下痞，表里俱虚，阴阳气并竭，无阳则阴独，复加烧针，因胸烦，面色青黄，肤瞤者，难治；今色微黄，手足温者易愈

【类症要点】

太阳病，医发汗，遂发热恶寒，因复下之，心下痞，表里俱虚，阴阳气并竭，无阳则阴独，复加烧针，因胸烦，面色青黄，肤瞤者，难治；今色微黄，手足温者易愈。(153)

本条所述之色微黄为太阳误汗下，复烧针误火，两阳相熏灼所致。成无己认为："面色微黄，手足温和者，即阳气得复。"柯韵伯认为："面微黄手足温，是胃阳渐回，故愈。"

18.3 发黄

发黄：色黄。

主症	篇次	目次	兼症	原文
色黄	阳明病篇	206	发热，小便不利	阳明病，面合色赤，不可攻之。必发热，色黄者，小便不利也

【类症要点】

阳明病，面合色赤，不可攻之。必发热，色黄者，小便不利也。(206)

本条所述发黄为阳明怫郁之热与在里之湿相合，湿热郁蒸所致。张隐庵认为："肌表之热内乘中土，故色黄。"尤在泾认为："攻之则里虚而热入……其蓄聚于中者，则发热色黄。"

18.4 身黄

身黄：身体肌肤色黄。

主症	篇次	目次	兼症	原文
身黄	太阳病篇（上）	98	胁下满痛，面目及身黄，颈项强，小便难	得病六七日，脉迟浮弱，恶风寒，手足温，医二三下之，不能食，而胁下满痛，面目及身黄，颈项强，小便难者，与柴胡汤，后必下重。本渴饮水而呕者，柴胡不中与也，食谷者哕
身黄	太阳病篇（中）	125	脉沉结，少腹硬，小便不利或小便利	太阳病，身黄，脉沉结，少腹硬。小便不利者，为无血也。小便自利，其人如狂者，血证谛也。抵当汤主之
身黄	阳明病篇	260	小便不利，腹微满	伤寒七八日，身黄如橘子色，小便不利，腹微满者，茵陈蒿汤主之
身黄	阳明病篇	261	发热	伤寒，身黄发热，栀子柏皮汤主之
身黄	阳明病篇	278	脉浮而缓，手足自温，小便不利	伤寒脉浮而缓，手足自温者，系在太阴。太阴当发身黄，若小便自利者，不能发黄。至七八日，虽暴烦下利日十余行，必自止。以脾家实，腐秽当去故也

【类症要点】

得病六七日，脉迟浮弱，恶风寒，手足温，医二三下之，不能食，而胁下满痛，面目及身黄，颈项强，小便难者，与柴胡汤，后必下重。本渴饮水而呕者，柴胡不中与也，食谷者哕。(98)

本条所述之身黄为太阳病误治攻下，热邪内陷少阳阳明所致。成无已认为：“胃虚为热蒸之，熏发于外，面目及身悉黄也。”方中行认为：“面目及身黄，土受木贼而色外薄也。”

太阳病，身黄，脉沉结，少腹硬。小便不利者，为无血也。小便自利，其人如狂者，血证谛也。抵当汤主之。(125)

本条所述之身黄为太阳病热邪入里与瘀血结聚，内热郁滞所致。成无已认为：“身黄脉沉结，少腹硬，小便自利，其人如狂者，非胃中瘀热，为热结下焦而为蓄血也。”程郊倩认为：“太阳病至于蓄血，其身必黄，里热固谛于色矣。”

伤寒七八日，身黄如橘子色，小便不利，腹微满者，茵陈蒿汤主之。(260)

本条所述之身黄为热入阳明，湿热郁结所致。其特点为身黄如橘子色，色泽鲜明。成无已认为：“当热甚之时，身黄如橘子色，是热毒发泄于外。”钱天来认为：“身黄如橘子色，湿热之邪在胃，独伤阳分，故发阳黄也。”

伤寒，身黄发热，栀子柏皮汤主之。(261)

本条所述之身黄为阳明郁热，内热熏蒸所致。《医宗金鉴》云：“伤寒身黄发热者，设有无汗之表，宜用麻黄连翘赤小豆汤汗之可也；若有成实之里，宜用茵陈蒿汤下之亦可也。今外无可汗之表证，内无可下之里证，故惟宜以栀子柏皮汤清之也。”汪苓友认为：“阳明伤寒而病身黄者，阳明居中属土，其色黄，兹者身黄发热，则湿热已从里而发出。”

伤寒脉浮而缓，手足自温者，系在太阴。太阴当发身黄，若小便自利者，不能发黄。至七八日，虽暴烦下利日十余行，必自止。以脾家实，腐秽当去故也。(278)

本条所述身黄为太阴虚寒，运化失常，湿邪内蕴所致。喻嘉言认为：“太阴脉见浮缓，其湿热交盛，势必蒸身为黄。”柯韵伯认为：“太阴主肌肉，寒湿伤于肌肉，而不得越于皮肤，故身当发黄。”

【小结】

类症“身黄”病因多样。有瘀热互结，湿热郁结，热郁在内，熏蒸肌肤，土虚湿郁，太阴虚寒，湿邪内蕴所致等。有阳有阴，有虚有实，阳证多责之湿热实证，阴证多责之虚寒湿证。

18.5　身目为黄

身目为黄：身体、眼睛色黄。

主症	篇次	目次	兼症	原文
身目为黄	阳明病篇	259		伤寒发汗已，身目为黄。所以然者，以寒湿在里不解故也。以为不可下也。于寒湿中求之

【类症要点】

伤寒发汗已，身目为黄。所以然者，以寒湿在里不解故也。以为不可下也。于寒湿中求之。(259)

本条所述之身目为黄为阳明病寒湿在内，阳微湿郁所致。成无已认为："脾恶湿，湿气内着，脾色外夺者，身目为黄。"《医宗金鉴》认为："表寒里湿，郁而发黄。"

18.6　色黄

色黄：颜色发黄。

主症	篇次	目次	兼症	原文
色黄	阳明病篇	206	发热，小便不利	阳明病，面合色赤，不可攻之。必发热，色黄者，小便不利也

【类症要点】

阳明病，面合色赤，不可攻之。必发热，色黄者，小便不利也。(206)

本条所述色黄为阳明怫郁之热与在里之湿相合，湿热郁蒸所致。张隐庵认为："肌表之热内乘中土，故色黄。"尤在泾认为："攻之则里虚而热入……其蓄聚于中者，则发热色黄。"

18.7　身黄如橘子色

身黄如橘子色：身体颜色像橘子皮一样黄。

主症	篇次	目次	兼症	原文
身黄如橘皮	阳明病篇	260	小便不利，腹微满	伤寒七八日，身黄如橘子色，小便不利，腹微满者，茵陈蒿汤主之

见“18.6　色黄”第206条释义。

（郑月平，苏庆民）

19　时瘛疭、痉类症

类症：时瘛疭，痉。

19.1　时瘛疭

时瘛疭：瘛疭，手足抽搐。时瘛疭，指发作性手足瘛疭。

主症	篇次	目次	兼症	原文
时瘛疭	太阳病篇（上）	6	被火者，微发黄色，剧则如惊痫，时瘛疭	太阳病，发热而渴，不恶寒者为温病。若发汗已，身灼热者，名风温。风温为病，脉阴阳俱浮，自汗出，身重，多眠睡，鼻息必鼾，语言难出。若被下者，小便不利，直视失溲；若被火者，微发黄色，剧则如惊痫，时瘛疭；若火熏之，一逆尚引日，再逆促命期

【类症要点】

太阳病，发热而渴，不恶寒者为温病。若发汗已，身灼热者，名风温。风温为病，脉阴阳俱浮，自汗出，身重，多眠睡，鼻息必鼾，语言难出。若被下者，小便不利，直视失溲。若被火者，微发黄色，剧则如惊痫，时瘛疭；若火熏之，一逆尚引日，再逆促命期。(6)

本条所述之时瘛疭为太阳温病误用火法后热甚生风所致。成无己认为“热甚生风”；尤在泾认为“风从火出，而时时瘛疭”；方中行认为“火甚，热极而生风也”。

19.2 痓

痓：应为痉（zhì），痉挛。

主症	篇次	目次	兼症	原文
痉	太阳病篇（中）	85	疮家，身疼痛，汗出	疮家，虽身疼痛，不可发汗，汗出则痉
痉	太阳病篇（下）	131	结胸，项强	病发于阳而反下之，热入因作结胸。病发于阴而反下之，因作痞也。所以成结胸者，以下之太早故也。结胸者，项亦强，如柔痉状，下之则和，宜大陷胸丸主之

【类症要点】

疮家，虽身疼痛，不可发汗，汗出则痉。(85)

本条所述之痉为疮家之人发汗后阴血亏虚所致。柯韵伯认为疮家汗之则津液越出，筋脉血虚，挛急而为痉矣；黄元御认为疮家脓血损伤，再以汗伤其血，则筋脉挛急而病痉。可见“津血同源”。两位医家皆认为疮家之人，汗后津耗、血虚致筋脉挛急而作痉。

病发于阳而反下之，热入因作结胸。病发于阴而反下之，因作痞也。所以成结胸者，以下之太早故也。结胸者，项亦强，如柔痉状，下之则和，宜大陷胸丸主之。(131)

本条所述之痉为热结于胸中，气化不利，筋脉失养所致。成无己认为结胸病项强者，为邪结胸中，胸膈结满，心下紧实，但能仰不能俯，是项强，如柔痉之状也。吴谦认为结胸从胸上，满项强，如柔痉状，则其热甚于上者。

（郑月平，苏庆民）

20　气上冲类症

类症：气上冲；气上冲胸；气从少腹上冲心；气上冲咽喉；气上撞心，心中疼热。

20.1　气上冲

气上冲：自感有气向上冲逆。

主症	篇次	目次	兼症	原文
气上冲	太阳病篇（上）	15		太阳病，下之后，其气上冲者，可与桂枝汤。若不上冲者，不得与之

【类症要点】

太阳病，下之后，其气上冲者，可与桂枝汤。若不上冲者，不得与之。

本条所述之“气上冲”为太阳病下后表邪内陷，正邪相争所致。陈修园认为：“太阳病误下之后，太阳之气当从肌腠而下陷矣，若不下陷，而其气竟上冲者，是不因下而内陷，仍在于肌腠之间。”柯韵伯认为：“气上冲者，阳气有余也。”

20.2　气上冲胸

气上冲胸；气上冲逆至胸。

主症	篇次	目次	兼症	原文
气上冲胸	太阳病篇（上）	67	心下逆满，头眩，脉沉紧，发汗则动经，身为振振摇	伤寒，若吐，若下后，心下逆满，气上冲胸，起则头眩，脉沉紧，发汗则动经，身为振振摇者，茯苓桂枝白术甘草汤主之

【类症要点】

伤寒，若吐，若下后，心下逆满，气上冲胸，起则头眩，脉沉紧，发汗则动经，身为振振摇者，茯苓桂枝白术甘草汤主之。(67)

本条所述之“气上冲胸”为太阳伤寒经吐下后中阳虚损，水气上逆所致。成无己认为:“吐下后，里虚气上逆者，心下逆满，气上冲胸。”尤在泾认为:“此伤寒邪解而饮发之证……逆于上则气冲而头眩。”

20.3 气从少腹上冲心

气从少腹上冲心：气从少腹上冲至心胸部位。

主症	篇次	目次	兼症	原文
气从少腹上冲心	太阳病篇（中）	117	核起而赤，奔豚	烧针令其汗，针处被寒，核起而赤者，必发奔豚，气从少腹上冲心者，灸其核上各一壮，与桂枝加桂汤。更加桂二两也

【类症要点】

烧针令其汗，针处被寒，核起而赤者，必发奔豚，气从少腹上冲心者，灸其核上各一壮，与桂枝加桂汤。更加桂二两也。(117)

本条所述之“气从少腹上冲心”为寒邪引动，水气上冲所致。成无己认为:“气从少腹上冲心者乃为烧针发汗，则损阴血而惊动心气，针处被寒气聚而成核，心气因惊而虚，肾气乘寒气而动，发为奔豚。”章虚谷认为:“针处被寒，闭其经穴而核起，太阳之邪不得外泄，内遏肾脏水寒之气，必致上冲于心。”

20.4 气上冲咽喉

气上冲咽喉：气上冲逆至咽喉。

主症	篇次	目次	兼症	原文
气上冲咽喉	太阳病篇（下）	160	心下痞硬，胁下痛，气上冲咽喉，眩冒，经脉动惕	伤寒吐下后，发汗，虚烦，脉甚微，八九日心下痞硬，胁下痛，气上冲咽喉，眩冒，经脉动惕者，久而成痿
气上冲咽喉	太阳病篇（下）	166	病如桂枝证，寸脉微浮，胸中痞硬	病如桂枝证，头不痛，项不强，寸脉微浮，胸中痞硬，气上冲咽喉，不得息者，此为胸有寒也。当吐之，宜瓜蒂散

【类症要点】

伤寒吐下后，发汗，虚烦，脉甚微，八九日心下痞硬，胁下痛，气上冲咽喉，眩冒，经脉动惕者，久而成痿。(160)

本条所述之“气上冲咽喉”为太阳伤寒误治，阴阳俱损，气机逆乱所致。成无己认为：“正气内虚而不复，邪气留结而不去。”尤在泾认为：“邪气抟饮，内聚而上逆也。”

病如桂枝证，头不痛，项不强，寸脉微浮，胸中痞硬，气上冲咽喉不得息者，此为胸有寒也。当吐之，宜瓜蒂散。(166)

本条所述之“气上冲咽喉不得息”者为痰涎或宿食壅塞膈上，气逆而乱所致。尤在泾认为：“胸中寒饮，足以阻清阳而碍肺气，故胸中痞硬，气上冲咽喉不得息也。”《医宗金鉴》认为：“邪入里未深而在胸中，必胸中素有寒饮之所致也。”

【小结】

太阳病篇有2条以“气上冲咽喉”为主症的条文。或阳虚水泛，或为痰涎或宿食壅塞膈上，阻碍气机所致。

20.5 气上撞心，心中疼热

气上撞心，心中疼热：气上撞心，指自觉有气向心胸部位冲逆；心中疼热，指胃脘部疼痛，伴有灼热感。

主症	篇次	目次	兼症	原文
气上撞心，心中疼热	厥阴病篇	326	消渴，气上撞心，心中疼热，饥而不欲食，食则吐蛔	厥阴之为病，消渴，气上撞心，心中疼热，饥而不欲食，食则吐蛔。下之，利不止

【类症要点】

厥阴之为病，消渴，气上撞心，心中疼热，饥而不欲食，食则吐蛔。下之，利不止。(326)

本条所述之气上撞心，心中疼热，是厥阴病寒热错杂、上热下寒的表现。《诸病源候论》说："阳并于上则上热，阴并于下则下冷。"舒驰远言："厥阴邪气上逆，故上撞心，疼热者，热甚也，心中疼热，阳热在上也。"

（郑月平，苏庆民）

21 喘类症

类症：喘，微喘，喘满，喘冒，息高。

21.1 喘

喘：呼吸急促状，甚则呼吸困难，张口抬肩，鼻翼扇动，不能平卧。

主症	篇次	目次	兼症	原文
喘	太阳病篇（上）	18		喘家作桂枝汤，加厚朴杏子佳
喘	太阳病篇（中）	34	利，脉促，汗出	太阳病，桂枝证，医反下之，利遂不止。脉促者，表未解也，喘而汗出者，葛根黄芩黄连汤主之
喘	太阳病篇（中）	35	头痛发热，身疼腰痛，骨节疼痛，恶风无汗	太阳病，头痛发热，身疼腰痛，骨节疼痛，恶风无汗而喘者，麻黄汤主之
喘	太阳病篇（中）	36	胸满	太阳与阳明合病，喘而胸满者，不可下，宜麻黄汤
喘	太阳病篇（中）	40	干呕，发热而咳，或渴，或利，或噎，或小便不利、少腹满	伤寒表不解，心下有水气，干呕，发热而咳，或渴，或利，或噎，或小便不利、少腹满，或喘者，小青龙汤主之
喘	太阳病篇（中）	63	汗出，无大热	发汗后，不可更行桂枝汤。汗出而喘，无大热者，可与麻黄杏仁甘草石膏汤
喘	太阳病篇（中）	75	叉手自冒心，教试令咳而不咳，两耳聋无闻也	未持脉时，病人手叉自冒心，师因教试令咳而不咳者，此必两耳聋无闻也，所以然者，以重发汗虚故如此。发汗后，饮水多必喘，以水灌之亦喘

续表

主症	篇次	目次	兼症	原文
喘	太阳病篇（下）	162	汗出，无大热	下后，不可更行桂枝汤；若汗出而喘，无大热者，可与麻黄杏子甘草石膏汤
喘	阳明病篇	208	脉迟，汗出，不恶寒，身重，短气，腹满，潮热，手足濈然汗出，大便硬	阳明病，脉迟，虽汗出，不恶寒者，其身必重，短气，腹满而喘；有潮热者，此外欲解，可攻里也。手足濈然汗出者，此大便已硬也，大承气汤主之。若汗多，微发热恶寒者，外未解也，其热不潮，未可与承气汤，若腹大满不通者，可与小承气汤微和胃气，勿令至大泄下
喘	阳明病篇	221	脉浮紧，咽燥口苦，腹满，发热汗出，不恶寒，反恶热，身重，舌上胎	阳明病，脉浮而紧，咽燥口苦，腹满而喘，发热汗出，不恶寒，反恶热，身重。若发汗则躁，心愦愦反谵语，若加温针，必怵惕，烦躁不得眠，若下之，则胃中空虚，客气动膈，心中懊侬，舌上胎者，栀子豉汤主之
喘	阳明病篇	235	脉浮，无汗	阳明病，脉浮，无汗而喘者，发汗则愈，宜麻黄汤

【类症要点】

喘家作桂枝汤，加厚朴杏子佳。（18）

本条所述之喘指病人旧有此疾。魏念庭认为：“凡病人素有喘症，每感外邪，势必作喘，谓之喘家。”张隐庵认为：“此承上文言皮毛之邪，不从肌腠而入于胃中；则闭拒皮毛而为喘。”钱天来认为：“盖胃为水谷之海，肺乃呼吸之门，其气不利，则不能流通宣布。”

太阳病，桂枝证，医反下之，利遂不止。脉促者，表未解也，喘而汗出者，葛根黄芩黄连汤主之。（34）

本条所述之喘是太阳病误治，热陷于内，肺失宣降所致。汪苓友认为：“喘而汗出者，亦阳明胃腑，里热气逆所致，此非太阳风甚气壅之喘，亦非桂枝汤证之汗出也。”柯韵伯认为：“桂枝证，脉本弱，误下后而反促者，阳气重故也，邪束于表，阳扰于内，故喘而汗出。”周扬俊认为：“只以喘而汗出，则外邪内陷，上侵则喘，下奔则泄，故舍桂枝而用葛根，取其因势达外，本腑本经之为便也。”

太阳病，头痛发热，身疼腰痛，骨节疼痛，恶风无汗而喘者，麻黄汤主之。（35）

本条所述之喘为太阳病风寒外袭，肺气郁遏，不得宣开所致。柯韵伯认为：“太阳为诸阳主气，阳气郁于内，故喘。”沈目南认为：“然太阳之气，与肺之母气相合，邪从皮毛而入，郁逆肺气，以故作喘。”钱天来认为：“肺主皮毛，寒邪在表，内通于肺，邪气不得发泄，肺气不宣通，故无汗而喘也。”

太阳与阳明合病，喘而胸满者，不可下，宜麻黄汤。（36）

本条所述之喘为太阳阳明合病，风寒外束，气逆而喘，条文中虽言“太阳与阳明合病”，但阳明之喘必与腹满同见，今不是腹满，而是胸满，则表明不是阳明里实之喘。成无己认为：“阳受气于胸中，喘而胸满者，阳气不宣发，壅而逆也……虽有阳明，然与太阳合病，为属表，是与麻黄汤发汗。”方有执认为：“肺主气，气逆则喘，喘甚则肺胀。胸满者，肺胀也。胸乃阳明之部分，喘乃太阳伤寒之本病，以喘不除，甚而至于胸满，故曰合病。然肺不属太阳阳明，而太阳阳明合病之伤寒，病全在肺何也？曰：肺为五脏之华盖，内受诸经百脉之朝会，其藏金，其性寒，寒邪凑于荣，肺以寒召寒，类应故也，不可下者，喘来自太阳之初，满惟在胸，不在胃也。”

伤寒表不解，心下有水气，干呕，发热而咳，或渴，或利，或噎，或小便不利、少腹满，或喘者，小青龙汤主之。（40）

本条所述之喘为太阳伤寒，水饮犯肺，肺失宣降所致。汪昂认为：“发热，恶寒，头痛，身痛属太阳表证，仲景书中，凡有里证兼表证者，则以表不解三字概之。内有水饮，则水寒相搏，水留胃中，故干呕而噎，水寒射肺，故咳而喘……水气内渍，所传不一，故有或为之证。”陈修园认为：“伤寒表之寒邪不解，而动里之水气，遂觉心下有水气。盖太阳主寒水之气，运行于皮肤，而出入心胸，今不能运行出入，以致寒水之气泛溢而无所底止……或如麻黄证之喘，而兼证处显出水证，则为水气之喘者。以上诸证不必悉具，但见一二证即是也，以小青龙汤主之。”

发汗后，不可更行桂枝汤。汗出而喘，无大热者，可与麻黄杏

仁甘草石膏汤。(63)

本条所述之喘为太阳病发汗后，表邪未解而热邪乘肺，肺卫郁热所致。尤在泾认为："发汗后，汗出而喘无大热者，其邪不在肌腠，而入肺中，缘邪气外闭之时，肺中已自蕴热，发汗之后，其邪不从汗而出之表者，必从内而并于肺耳。"张令韶认为："此节言发汗不解，邪热内乘于肺而为肺热之症。太阳之气上与肺金相合而主皮毛。发汗后，以桂枝汤发汗之后也，不可更行桂枝汤，以病不在肌也。汗出而喘，肌腠虚而内乘于肺也。"

未持脉时，病人手叉自冒心，师因教试令咳而不咳者，此必两耳聋无闻也，所以然者，以重发汗虚故如此。发汗后，饮水多必喘，以水灌之亦喘。(75)

本条所述之喘是由发汗后调护失宜，水饮上逆于肺或寒水犯肺所致。尤在泾曰："发汗之后，肺气必虚，设饮水过多，水气从胃上射肺中，必喘；或以水灌洗致汗，水寒之气从皮毛而内侵其所合，亦喘。"张令韶认为："饮水多者，饮冷伤肺也；以水灌之，形寒伤肺也。肺主皮毛而司降下，发汗后肺气已虚，复饮水以伤其脏，灌水以伤其形，形脏俱伤，则肺气失其降下之令而必喘矣。"

下后，不可更行桂枝汤；若汗出而喘，无大热者，可与麻黄杏子甘草石膏汤。(162)

本条所述之喘是太阳病攻下后热邪壅肺所致。黄坤载认为："下后表寒未解，郁其肺气，肺郁生热，蒸发皮毛而不能透泄，故汗出而喘，表寒里热，宜麻杏甘石汤双解之可也。"《医宗金鉴》认为："今太阳病发汗后，汗出而喘，身无大热而不恶寒者，知邪已不在太阳之表；且汗出而不恶热，知邪亦不在阳明之里。其所以汗出而喘，既无大热，又不恶寒，是邪独在太阴肺经，故不可更行桂枝汤。"

阳明病，脉迟，虽汗出，不恶寒者，其身必重，短气，腹满而喘；有潮热者，此外欲解，可攻里也。手足濈然汗出者，此大便已硬也，大承气汤主之。若汗多，微发热恶寒者，外未解也，其热不潮，未可与承气汤，若腹大满不通者，可与小承气汤微和胃气，勿

令至大泄下。（208）

本条所述之喘是由阳明胃热壅滞所致。成无已认为：“阳明病脉迟，若汗出多，微发热恶寒者，表未解也；若脉迟，虽汗出而不恶寒者，表证罢也；身重短气，腹满而喘，有潮热者，热入腑也。”尤在泾认为：“伤寒以身热恶寒为在表，身热不恶寒为在里，而阳明病无表证者可下，有表证者，则不可下。此汗出不恶寒，身重短气，腹满而喘，潮热，皆里证也。”

阳明病，脉浮而紧，咽燥口苦，腹满而喘，发热汗出，不恶寒，反恶热，身重。若发汗则躁，心愦愦反谵语，若加温针，必怵惕，烦躁不得眠，若下之，则胃中空虚，客气动膈，心中懊憹，舌上胎者，栀子豉汤主之。（221）

本条所述之喘是由阳明热盛，里热壅滞所致。成无已认为：“脉浮发热，为邪在表；咽燥口苦，为热在经；脉紧腹满而喘，汗出不恶寒，反恶热，身重，为邪在里。此表里俱有邪，犹当和解之。”柯韵伯认为：“此既见胃实之证，下之亦不为过，但胃中以下而空虚，喘满汗出，恶热身重等证或罢，而邪之客上焦者，必不因下除，故动于膈而心中懊憹不安也。”

阳明病，脉浮，无汗而喘者，发汗则愈，宜麻黄汤。（235）

本条所述之喘为阳明病兼太阳表实，寒邪郁表，肺失宣降所致。章虚谷认为：“此言正阳阳明伤寒之正治也。若无汗而喘，脉浮紧，头痛恶寒者，太阳寒伤营也。此寒伤阳明，而无头痛，得之一日，其恶寒自罢，脉亦浮而不紧矣，然无汗而喘，则邪闭于表，与太阳同也。盖肺为华盖而朝百脉，阳明经脉连肺，故喘。”汪苓友认为：“此条言阳明病，非胃家实之证，乃太阳病初传阳明，经中有寒邪也。脉浮无汗而喘者，此太阳伤寒之证仍在也，但脉浮而不紧，为其邪传入阳明，脉虽变而麻黄汤证不变，故仍用麻黄汤，以发其汗则愈。或问：无汗而喘，但脉浮不紧，何以定其为阳明证？余答曰：病人必见目疼鼻干，故云阳明证也。以其病从太阳经来，故从太阳麻黄汤例。”关于本条所述之喘，陈亦人认为“章氏强调全属于阳明，则未免失之偏颇，脱离实际”；汪氏则认为“太阳病初传阳明”；然而李培生认为，对于本条阳明见证，汪氏曰“病人必见目疼鼻干”，恐非也。若如是，则必因热，麻黄汤岂可用哉？

【小结】

以“喘”为主症的《伤寒论》条文共11条，太阳病篇8条、阳明病篇3条。

太阳病风寒、热、饮邪都可导致喘证的发生。风寒外袭，肺气郁遏；里热偏盛，热逆于肺；水饮犯肺，肺失宣降均可致喘。或太阳病素有喘疾之人，复感外邪也可致喘。或因误治发喘，如发汗后邪热壅肺，重发汗致心肾阳虚耳聋及水寒伤肺，攻下后邪热壅肺均可发生喘证。阳明病喘证与阳明热盛、胃腑壅滞、肺气不降有关；或阳明病兼太阳表实致喘。

21.2 微喘

微喘：喘的程度较轻。

主症	篇次	目次	兼症	原文
微喘	太阳病篇（中）	41	咳，发热不渴	伤寒，心下有水气，咳而微喘，发热不渴，服汤已，渴者，此寒去欲解也，小青龙汤主之
微喘	太阳病篇（中）	43		太阳病，下之微喘者，表未解故也，桂枝加厚朴杏子汤主之
微喘	太阳病篇（中）	111	身发黄，欲衄，小便难，身体则枯燥。但头汗出，剂颈而还，腹满，口干咽烂，或不大便。久则谵语，甚者至哕，手足躁扰，捻衣摸床	太阳病中风，以火劫发汗，邪风被火热，血气流溢，失其常度。两阳相熏灼，其身发黄，阳盛则欲衄，阴虚小便难，阴阳俱虚竭，身体则枯燥。但头汗出，剂颈而还，腹满微喘，口干咽烂，或不大便。久则谵语，甚者至哕，手足躁扰，捻衣摸床，小便利者，其人可治
微喘	阳明病篇	189		阳明中风，口苦咽干，腹满微喘，发热恶寒，脉浮而紧。若下之，则腹满，小便难也
微喘	阳明病篇	212	不大便，日晡所发潮热，不恶寒，独语如见鬼状。若剧者，发则不识人，循衣摸床，惕而不安，直视，但发热谵语	伤寒，若吐若下后，不解，不大便五六日，上至十余日，日晡所发潮热，不恶寒，独语如见鬼状。若剧者，发则不识人，循衣摸床，惕而不安，微喘直视，脉弦者生，涩者死，微者，但发热谵语者，大承气汤主之。若一服利，则止后服

续表

主症	篇次	目次	兼症	原文
微喘	厥阴病篇	362	下利，手足厥冷，无脉	下利，手足厥冷，无脉者，灸之。不温，若脉不还，反微喘者，死；少阴负趺阳者为顺也

【类症要点】

伤寒，心下有水气，咳而微喘，发热不渴，服汤已，渴者，此寒去欲解也，小青龙汤主之。（41）

本条所述之微喘是由伤寒表证仍在，水气犯肺所致。成无已认为："咳而微喘者，水寒射肺也，发热不渴者，表证未罢也，与小青龙汤发表散水。"《医宗金鉴》认为："伤寒，心下有水气，咳而微喘，发热不渴，此为外伤寒邪，内停寒饮，宜以小青龙汤两解之。"

太阳病，下之微喘者，表未解故也，桂枝加厚朴杏子汤主之。（43）

本条所述之微喘是由太阳病误下，气上逆所致。成无已认为："下后大喘，则为里气太虚，邪气传里，正气将脱也。下后微喘，则为里气上逆，邪不能传里，犹在表也，与桂枝汤以解外，加厚朴、杏子以下逆气。"喻嘉言认为："此证不云下利，但云微喘表未解，则是表邪因误下上逆，与虚证不同，故仍用桂枝以解表，加厚朴、杏仁以利下其气，亦微里之意也。"程郊倩认为："下后微喘者，汗必不大出，属表邪闭遏，气逆故也。"

太阳病中风，以火劫发汗，邪风被火热，血气流溢，失其常度。两阳相熏灼，其身发黄，阳盛则欲衄，阴虚小便难，阴阳俱虚竭，身体则枯燥。但头汗出，剂颈而还，腹满微喘，口干咽烂，或不大便。久则谵语，甚者至哕，手足躁扰，捻衣摸床，小便利者，其人可治。（111）

本条所述之微喘为太阳中风误治火法，热邪郁滞所致。成无已认为："《内经》曰：'诸腹胀大，皆属于热。'腹满微喘者，热气内郁也。"黄坤载认为："里气膹郁而为胀满，肺气壅阻而为微喘。"程郊倩认为："由是而风热内郁，则腹满微喘。"

阳明中风，口苦咽干，腹满微喘，发热恶寒，脉浮而紧。若下之，则腹满，小便难也。(189)

本条所述之微喘是由阳明中风，热壅气滞所致。成无己认为："阳明中风，口苦咽干，腹满微喘者，热传于里也。"程扶生认为："腹满而喘，热入里矣，然喘而微，则未全入里也。"方中行认为："微喘，发热恶寒，脉浮而紧，风寒俱有而太阳未除也。"

伤寒，若吐若下后，不解，不大便五六日，上至十余日，日晡所发潮热，不恶寒，独语如见鬼状。若剧者，发则不识人，循衣摸床，惕而不安，微喘直视，脉弦者生，涩者死，微者，但发热谵语者，大承气汤主之。若一服利，则止后服。(212)

本条文中大承气汤所治之微喘是由阳明腑实重证，肺肾之阴大伤，邪实正衰，气虚外脱所致。成无己认为："若剧者，是热气甚大也。热大甚于内，昏冒正气，使不识人，至于循衣摸床，惕而不安，微喘直视。"汪苓友认为："又胃热甚而气上逆则喘，今者喘虽微而直视，直视则邪干脏矣。"

下利，手足厥冷，无脉者，灸之。不温，若脉不还，反微喘者，死；少阴负趺阳者为顺也。(362)

本条所述之微喘是由厥利，阳竭于下，气脱于上所致。成无己认为："反微喘者，阳气脱也。"钱天来认为："若脉不还，反见微喘，乃阳气已绝，其未尽之虚阳，随呼吸而上脱，其气有出无入，故似喘非喘而死矣。"

21.3 喘满

喘满：气喘兼有胸部满闷感；喘的程度很重。

主症	篇次	目次	兼症	原文
喘满	阳明病篇	210	直视谵语	夫实则谵语，虚则郑声。郑声者，重语也。直视谵语，喘满者死，下利者亦死。
喘满	阳明病篇	218	脉沉，大便难，谵语	伤寒四五日，脉沉而喘满，沉为在里。而反发其汗，津液越出，大便为难。表虚里实，久则谵语。

【类症要点】

夫实则谵语，虚则郑声。郑声者，重语也。直视谵语，喘满者死，下利者亦死。(210)

本条所述之喘满是由阴精竭绝，阳失依附，气从上脱所致。程郊倩认为：“直视谵语，尚非死证，即带微喘，亦有脉弦者生一条，唯兼喘满，兼下利，则真气脱而难回矣。”尤在泾认为：“若喘满，则邪内盛，或下利，则阴内泄，皆死证也。”喻嘉言认为：“喘满者，心火亢极也，加以直视，则肾水垂绝，心火愈无制，故主死也。”可见，关于本条所述之喘满，三位医家意见大致相同，均认为属死侯，具体表述不同，程氏认为是由于“真气脱而难回”，尤氏认为是由于“邪内盛”，喻氏则认为是由于“肾水垂绝，心火亢极无制。”

伤寒四五日，脉沉而喘满，沉为在里。而反发其汗，津液越出，大便为难。表虚里实，久则谵语。(218)

本条所述之喘满是由里热壅盛所致。柯韵伯认为：“喘而胸满者，为麻黄证，然必脉浮者，病在表，可发汗。今脉沉为在里，则喘满属于里矣，反攻其表则表虚，故津液大泄；喘而满者，满而实矣，因转属阳明，此谵语所由来也，宜少于调胃。”张路玉认为：“伤寒四五日，正热邪传里之时，况见脉沉喘满，里证已具，而反汗之，必致燥结谵语矣。”

【小结】

气喘兼有胸部满闷感，谓之“喘满”。以“喘满”为主症的条文有2条。病机为阴精竭绝，阳失依附，气从上脱或里气壅塞喘满。

21.4 喘冒

喘冒：气喘而眩晕。

主症	篇次	目次	兼症	原文
喘冒	阳明病篇	242	小便不利，大便乍难乍易，时有微热，不能卧者，有燥屎	病人小便不利，大便乍难乍易，时有微热，喘冒不能卧者，有燥屎也，宜大承气汤

【类症要点】

病人小便不利，大便乍难乍易，时有微热，喘冒不能卧者，有燥屎也，宜大承气汤。(242)

本条所述之喘冒是由燥屎内结，里气壅塞，浊气上干所致。张隐庵认为："喘冒者，火热之气逆于上而不能下；不能卧者，胃不和则卧不安，此有燥屎也。"汪苓友认为："燥屎结积于下，浊气攻冲于上，以故时有微热。微热者，热伏于内，不得发泄，此比潮热则更深矣。后《条辨》云：浊气乘于心肺，故既冒且喘。不得卧者，胃家为燥热所扰，即经云：胃不和则卧不安也。"周禹载认为："喘冒不能卧者，逆攻于肺，上气喘促，阴液尽劫也。"

21.5 息高

息高：呼吸困难，喘促短气，张口抬肩。

主症	篇次	目次	兼症	原文
息高	少阴病篇	299		少阴病，六七日，息高者，死

【类症要点】

少阴病，六七日，息高者，死。(299)

本条所述之息高是气脱于上，上下离决之死证的表现。程郊倩认为："息高者，生气已绝于下，而不复纳，故游息仅呼于上而无所吸也。"柯韵伯认为："息高者，但出心与肺，不能入肝与肾，生气已绝于内也。"

（秦文钰，苏庆民）

22 四肢拘急类症

类症：四肢拘急，四肢微急，两胫拘急，膝胫拘急，脚挛急。

22.1 四肢拘急

四肢拘急：拘急，屈伸运动不自如。四肢拘急，指四肢屈伸运动不自如。

主症	篇次	目次	兼症	原文
四肢拘急	霍乱病篇	388	吐利汗出，发热恶寒，手足厥冷	吐利汗出，发热恶寒，四肢拘急，手足厥冷者，四逆汤主之
四肢拘急	霍乱病篇	390	汗出而厥，脉微欲绝	吐已下断，汗出而厥。四肢拘急不解，脉微欲绝者，通脉四逆加猪胆汁汤主之

【类症要点】

吐利汗出，发热恶寒，四肢拘急，手足厥冷者，四逆汤主之。(388)

本条所述之四肢拘急为阳虚阴伤，筋脉失濡养所致。唐容川认为："四肢拘急，《内经》所谓诸寒收引也。"尤在泾认为："四肢拘急，阳气衰少，不柔于筋。"

吐已下断，汗出而厥。四肢拘急不解，脉微欲绝者，通脉四逆加猪胆汁汤主之。(390)

本条所述之四肢拘急不解为阳亡液竭所致。尤在泾认为："阴无退散之期，阳有散亡之象。"结合条文分析，吐已下断，水谷津液俱竭也；四肢拘急不解，汗出而厥，脉微欲绝，阳之欲亡，阴气亏竭也。

【小结】

涉及类症“四肢拘急”的条文共2条，均见于霍乱病篇。病机均为阳虚阴亏，有轻重之分，轻则阳虚津伤，筋脉失濡，重则阳亡液竭导致四肢拘急。

22.2 四肢微急

四肢微急：较四肢拘急程度轻。

主症	篇次	目次	兼症	原文
四肢微急	太阳病篇（上）	20	发汗，遂漏不止，其人恶风，小便难，难以屈伸	太阳病，发汗，遂漏不止，其人恶风，小便难，四肢微急，难以屈伸者，桂枝加附子汤主之。

【类症要点】

太阳病，发汗，遂漏不止，其人恶风，小便难，四肢微急，难以屈伸者，桂枝加附子汤主之。(20)

本条所述之四肢微急乃太阳病过汗导致阳虚液脱，筋脉失于温煦濡养所致。柯韵伯认为:“四肢者，诸阳之本；阳气者，精则养神，柔则养筋，开合不得，寒气从之，故筋急而屈伸不利也。”喻嘉言认为:“四肢微急，难以屈伸者，筋脉无津液以养，兼以风入而增其劲也。”

22.3 两胫拘急

两胫拘急：胫，小腿，即从膝盖到脚跟的部分。两胫拘急，指小腿屈伸运动不自如。

主症	篇次	目次	兼症	原文
两胫拘急	太阳病篇（上）	30		问曰：证象阳旦，按法治之而增剧，厥逆，咽中干，两胫拘急而谵语。师曰：言夜半手足当温，两脚当伸。后如师言。何以知此？答曰：寸口脉浮而大，浮为风，大为虚，风则生微热，虚则两胫挛，病形象桂枝，因加附子参其间，增桂令汗出，附子温经，亡阳故也。厥逆，咽中干，烦躁，阳明内结，谵语烦乱，更饮甘草干姜汤。夜半阳气还，两足当热，胫尚微拘急，重与芍药甘草汤，尔乃胫伸。以承气汤微溏，则止其谵语，故知病可愈

【类症要点】

问曰：证象阳旦，按法治之而增剧，厥逆，咽中干，两胫拘急而谵语。师曰：言夜半手足当温，两脚当伸。后如师言。何以知此？答曰：寸口脉浮而大，浮为风，大为虚，风则生微热，虚则两胫挛，病形象桂枝，因加附子参其间，增桂令汗出，附子温经，亡阳故也。厥逆，咽中干，烦躁，阳明内结，谵语烦乱，更饮甘草干姜汤。夜半阳气还，两足当热，胫尚微拘急，重与芍药甘草汤，尔乃胫伸。以承气汤微溏，则止其谵语，故知病可愈。(30)

本条所述之“两胫拘急”为阳虚阴亏，胫失温煦濡养所致。阳气者，柔则养筋。阴液者，濡养经脉而和。汪苓友认为：“脚挛急者，寒入阴经，血脉凝泣而缩急也。”此条所见两胫拘急为表虚过汗，阴阳俱损所致。

22.4 膝胫拘急

膝胫拘急：膝盖、小腿屈伸运动不自如。

主症	篇次	目次	兼症	原文
膝胫拘急	阴阳易差后劳复病篇	392	身体重，少气，少腹里急，或引阴中拘挛，热上冲胸，头重不欲举，眼中生花	伤寒阴阳易之为病，其人身体重，少气，少腹里急，或引阴中拘挛，热上冲胸，头重不欲举，眼中生花，膝胫拘急者，烧裈散主之

【类症要点】

伤寒阴阳易之为病，其人身体重，少气，少腹里急，或引阴中拘挛，热上冲胸，头重不欲举，眼中生花，膝胫拘急者，烧裈散主之。(392)

伤寒阴阳易一证，历代注家意见不一。本条所述之“膝胫拘急”似为津亏阴伤，筋失濡养所致。伤寒阴阳易，主以烧裈散，是推本寻源之意，引邪下行。

22.5 脚挛急

脚挛急：脚部屈伸运动不自如。

主症	篇次	目次	兼症	原文
脚挛急	太阳病篇（上）	29	脉浮，自汗出，小便数，心烦，微恶寒	伤寒，脉浮，自汗出，小便数，心烦，微恶寒，脚挛急。反与桂枝，欲攻其表，此误也。得之便厥，咽中干，烦躁吐逆者，作甘草干姜汤与之。以复其阳。若厥愈足温者，更作芍药甘草汤与之。其脚即伸。若胃气不和，谵语者，少与调胃承气汤，若重发汗，复加烧针者，四逆汤主之

【类症要点】

伤寒，脉浮，自汗出，小便数，心烦，微恶寒，脚挛急。反与桂枝，欲攻其表，此误也。得之便厥，咽中干，烦躁吐逆者，作甘草干姜汤与之。以复其阳。若厥愈足温者，更作芍药甘草汤与之。其脚即伸。若胃气不和，谵语者，少与调胃承气汤，若重发汗，复加烧针者，四逆汤主之。(29)

本条所述之“脚挛急”为内热伤阴，筋脉失养所致。汪苓友认为：“脚挛急者，寒入阴经，血脉凝泣而缩急也。”陈修园认为：“热盛灼筋，故脚挛急。”可见，汪氏认为寒入血脉，陈氏认为热灼筋，病因不同，其皆可致筋脉失于濡养。

（郑月平，苏庆民）

23 胸满类症

类症：胸满，胸中满，胸中窒，胸中痛，胸中烦，结胸，胸烦，胸中痞硬，胸胁苦满，胸胁下满，胸胁烦满，胸胁满，胸下结硬。

23.1 胸满

胸满：胸部满闷不舒。

主症	篇次	目次	兼症	原文
胸满	太阳病篇（上）	21	脉促	太阳病，下之后，脉促胸满者，桂枝去芍药汤主之
胸满	太阳病篇（中）	36	喘	太阳与阳明合病，喘而胸满者，不可下，宜麻黄汤
胸满	太阳病篇（中）	37	胸满胁痛	太阳病，十日以去，脉浮细而嗜卧者，外已解也。设胸满胁痛者，与小柴胡汤。脉但浮者，与麻黄汤
胸满	太阳病篇（中）	107	烦惊，小便不利，谵语，一身尽痛，不可转侧者	伤寒八九日，下之，胸满烦惊，小便不利，谵语，一身尽痛，不可转侧者，柴胡加龙骨牡蛎汤主之
胸满	少阴病篇	310	下利，咽痛，心烦	少阴病，下利，咽痛，胸满，心烦，猪肤汤主之

【类症要点】

太阳病，下之后，脉促胸满者，桂枝去芍药汤主之。(21)

本条所述之胸满为太阳病误下，胸阳受损所致。张令韶认为："太阳之气由胸而出入，今下后阳虚不能出入于外内，以致外内之气不相顺接。"程郊倩认为："诸阳受气于胸中，下焦之阳气既虚，则上焦之阳涣散而无根柢，不复能布气于胸中，客邪未犯，浊气先填，遂见胸满。”

太阳与阳明合病，喘而胸满者，不可下，宜麻黄汤。（36）

本条所述之胸满为太阳阳明合病，阳热入里，热邪郁滞，肺气不降所致。成无己认为：“阳气不宣发，壅而逆也。”《医宗金鉴》认为：“气壅于胸肺间也。”

太阳病，十日以去，脉浮细而嗜卧者，外已解也。设胸满胁痛者，与小柴胡汤。脉但浮者，与麻黄汤。（37）

本条所述之胸满太阳病热邪内传，邪入半表半里，枢机不利所致。尤在泾认为：“邪已入少阳。”李荫岚认为：“胸胁为少阳经之所行，设见胸胁满痛，是邪留着于少阳之分，故可与小柴胡汤。”

伤寒八九日，下之，胸满烦惊，小便不利，谵语，一身尽痛，不可转侧者，柴胡加龙骨牡蛎汤主之。（107）

本条所述之胸满为太阳病误下，热入胸膈所致。《医宗金鉴》认为：“胸满者，热入于胸，气壅塞也。”成无己认为：“阳热客于胸也。”

少阴病，下利，咽痛，胸满，心烦，猪肤汤主之。（310）

本条所述之胸满为少阴下利，虚火上扰胸中所致。尤在泾认为：“少阴之脉，从肾上贯肝膈，入肺中，循喉咙，其支别者，从肺出络心，注胸中，阳邪传入少阴。”汪苓友认为：“热邪传入少阴，少阴之经气虚……以其经之脉循喉咙，其支者从肺出络心，注胸中。”

【小结】

“胸满”是指胸部胀满不适。以“胸满”为主症的《伤寒论》条文共5条，为太阳病篇4条和少阴病篇1条。太阳病胸满病机包括：胸阳受损；或外邪内传入少阳，少阳枢机不利；或热扰胸膈致胸满。少阴病胸满为少阴邪从热化，下利伤阴，导致虚火上扰胸中所致。方用桂枝去芍药汤、柴胡加龙骨牡蛎汤、猪肤汤等。

23.2　胸中满

胸中满：同胸满。

主症	篇次	目次	兼症	原文
胸中满	少阳病篇	264	两耳无所闻，目赤	少阳中风，两耳无所闻，目赤，胸中满而烦者，不可吐下，吐下则悸而惊

【类症要点】

少阳中风，两耳无所闻，目赤，胸中满而烦者，不可吐下，吐下则悸而惊。(264)

本条所述之胸中满为少阳枢机不利所致。成无己认为："少阳之脉，其支者，下胸中，贯膈。风伤气，风则为热，少阳中风，气壅而热。"汪苓友认为："邪已离表，未全入里，为半在表半在里之证，乃上焦病也。"两位医家皆认为该条所述之"胸满"为邪传少阳，少阳之脉循行不利所致。

23.3　胸中窒

胸中窒：窒，塞。胸中窒，指胸中有阻塞胀闷感。

主症	篇次	目次	兼症	原文
胸中窒	太阳病篇（中）	77	烦热	发汗若下之而烦热，胸中窒者，栀子豉汤主之

【类症要点】

发汗若下之而烦热，胸中窒者，栀子豉汤主之。(77)

本条所述之胸中窒为太阳病热郁于胸膈所致。张令韶认为："热不解而留于胸中。"张隐庵认为："余热乘虚而窒塞于心下也。"可见，本条之胸中窒为热在胸中。

23.4 胸中痛

胸中痛：即胸痛。

主症	篇次	目次	兼症	原文
胸中痛	太阳病篇（下）	123	心中温温欲吐，大便反溏，腹微满，郁郁微烦。但欲呕，胸中痛，微溏	太阳病，过经十余日，心中温温欲吐，而胸中痛，大便反溏，腹微满，郁郁微烦，先此时自极吐下者，与调胃承气汤。若不尔者，不可与。但欲呕，胸中痛，微溏者，此非柴胡汤证，以呕，故知极吐下也

【类症要点】

太阳病，过经十余日，心中温温欲吐，而胸中痛，大便反溏，腹微满，郁郁微烦，先此时自极吐下者，与调胃承气汤。若不尔者，不可与。但欲呕，胸中痛，微溏者，此非柴胡汤证，以呕，故知极吐下也。（123）

本条所述之胸中痛为太阳病吐后正气伤，邪热结于上焦所致。成无已认为："邪热客于胸中。"曹颖甫认为："胸为阳位，胸中阳气不宣，故胸痛。"可见，成氏认为邪热盛也，曹氏认为阳气不宣也。

23.5 胸中烦

胸中烦：胸中烦闷不舒。

主症	篇次	目次	兼症	原文
胸中烦	太阳病篇（中）	96	往来寒热，胸胁苦满，默默不欲饮食，心烦喜呕，或胸中烦而不呕，或渴，或腹中痛，或胁下痞硬，或心下悸、小便不利，或不渴，身有微热，或咳	伤寒五六日，中风，往来寒热，胸胁苦满，默默不欲饮食，心烦喜呕，或胸中烦而不呕，或渴，或腹中痛，或胁下痞硬，或心下悸、小便不利，或不渴、身有微热，或咳者，小柴胡汤主之

【类症要点】

伤寒五六日，中风，往来寒热，胸胁苦满，默默不欲饮食，心

烦喜呕，或胸中烦而不呕，或渴，或腹中痛，或胁下痞硬，或心下悸、小便不利，或不渴、身有微热，或咳者，小柴胡汤主之。(96)

本条所述之胸中烦为太阳病热邪内传少阳，少阳枢机不利所致。尤在泾认为:“胸中烦而不呕者，邪聚于膈而不上逆也。”曹颖甫认为:“湿已化热，故去半夏、人参，加瓜蒌实以消胃中宿食，而湿热清矣。”

23.6 结胸

结胸：热邪或有形之邪结于胸胁。

主症	篇次	目次	兼症	原文
结胸	太阳病篇（下）	128	按之痛，寸脉浮，关脉沉	问曰：病有结胸，有脏结，其状何如?答曰：按之痛，寸脉浮，关脉沉，名曰结胸也
结胸	太阳病篇（下）	131	项强	病发于阳而反下之，热入因作结胸；病发于阴而反下之，因作痞也。所以成结胸者，以下之太早故也。结胸者，项亦强，如柔痓状，下之则和，宜大陷胸丸
结胸	太阳病篇（下）	132	脉浮大	结胸证，脉浮大者，不可下，下之则死
结胸	太阳病篇（下）	133	烦躁	结胸证悉具，烦躁者亦死
结胸	太阳病篇（下）	134	膈内拒痛，短气躁烦，心中懊侬，阳气内陷，心下因硬	太阳病，脉浮而动数，浮则为风，数则为热，动则为痛，数则为虚。头痛发热，微盗汗出，而反恶寒者，表未解也。医反下之，动数变迟，膈内拒痛，胃中空虚，客气动膈，短气躁烦，心中懊侬，阳气内陷，心下因硬，则为结胸，大陷胸汤主之。若不结胸，但头汗出，余处无汗，剂颈而还，小便不利，身必发黄
结胸	太阳病篇（下）	135	结胸热实，脉沉而紧，心下痛，按之石硬者	伤寒六七日，结胸热实，脉沉而紧，心下痛，按之石硬者，大陷胸汤主之
结胸	太阳病篇（下）	136	但头微汗出	伤寒十余日，热结在里，复往来寒热者，与大柴胡汤；但结胸，无大热者，此为水结在胸胁也。但头微汗出者，大陷胸汤主之

续表

主症	篇次	目次	兼症	原文
结胸	太阳病篇（下）	138	正在心下，按之则痛，脉浮滑者	小结胸病，正在心下，按之则痛，脉浮滑者，小陷胸汤主之
结胸	太阳病篇（下）	139	脉微弱	太阳病二三日，不能卧，但欲起，心下必结，脉微弱者。此本有寒分也。反下之，若利止，必作结胸；未止者，四日复下之，此作协热利也
结胸	太阳病篇（下）	140	或咽痛，或两胁拘急，或协热利，或下血	太阳病下之，其脉促，不结胸者，此为欲解也。脉浮者，必结胸；脉紧者，必咽痛；脉弦者，必两胁拘急；脉细数者，头痛未止；脉沉紧者，必欲呕；脉沉滑者，协热利；脉浮滑者，必下血
结胸	太阳病篇（下）	141	无热证	病在阳，应以汗解之，反以冷水潠之，若灌之，其热被劫不得去，弥更益烦，肉上粟起，意欲饮水，反不渴者，服文蛤散；若不差者，与五苓散。寒实结胸，无热证者，与三物小陷胸汤。白散亦可服
结胸	太阳病篇（下）	142	头项强痛，或眩冒，心下痞硬者	太阳与少阳并病，头项强痛，或眩冒，时如结胸，心下痞硬者，当刺大椎第一间、肺俞、肝俞，慎不可发汗。发汗则谵语，脉弦，五日谵语不止，当刺期门
结胸	太阳病篇（下）	143	谵语	妇人中风，发热恶寒，经水适来，得之七八日，热除而脉迟身凉，胸胁下满如结胸状，谵语者。此为热入血室也。当刺期门，随其实而取之
结胸	太阳病篇（下）	149	心下满而硬痛	伤寒五六日，呕而发热者，柴胡汤证具。而以他药下之，柴胡证仍在者，复与柴胡汤。此虽已下之，不为逆。必蒸蒸而振，却发热汗出而解。若心下满而硬痛者，此为结胸也。大陷胸汤主之；但满而不痛者，此为痞，柴胡不中与之，宜半夏泻心汤
结胸	太阳病篇（下）	150	心下硬，下利不止，水浆不下，其人心烦	太阳少阳并病，而反下之，成结胸，心下硬，下利不止，水浆不下，其人心烦

【类症要点】

病有结胸，有脏结，其状何如？答曰：按之痛，寸脉浮，关脉沉，名曰结胸也。(128)

结胸证，脉浮大者，不可下，下之则死。(132)

结胸证悉具，烦躁者亦死。(133)

此三条所述之结胸为邪结于胸中之病名。成无己认为："邪结在胸。"《医宗金鉴》认为："邪结在三阳，名曰结胸。"

病发于阳而反下之，热入因作结胸；病发于阴而反下之，因作痞也。所以成结胸者，以下之太早故也。结胸者，项亦强，如柔痉状，下之则和，宜大陷胸丸。(131)

本条所述之结胸为太阳病误治，邪热内陷，水热互结所致。张路玉认为："结胸正在胸中，此正太阳全盛之邪，因误下乘虚而入，故曰热入因作结胸。"张隐庵认为："病发于阳者，发于太阳也，太阳主表，宜从汗解，而反下之，则胃中空虚，邪热内入，而结于胸膈之阳分，因作结胸。"

太阳病，脉浮而动数，浮则为风，数则为热，动则为痛，数则为虚。头痛发热，微盗汗出，而反恶寒者，表未解也。医反下之，动数变迟，膈内拒痛，胃中空虚，客气动膈，短气躁烦，心中懊侬，阳气内陷，心下因硬，则为结胸，大陷胸汤主之。若不结胸，但头汗出，余处无汗，剂颈而还，小便不利，身必发黄。(134)

伤寒六七日，结胸热实，脉沉而紧，心下痛，按之石硬者，大陷胸汤主之。(135)

伤寒十余日，热结在里，复往来寒热者，与大柴胡汤；但结胸，无大热者，此为水结在胸胁也。但头微汗出者，大陷胸汤主之。(136)

以上三条所述之结胸为太阳病误治，邪热内陷，水热互结所致。柯韵伯认为："水邪热邪结而不散，故名曰结胸。"喻嘉言认为："邪热填实于胸间不散漫也。"程郊倩认为："表热盛实，不转入胃腑，而陷入膈，则为结

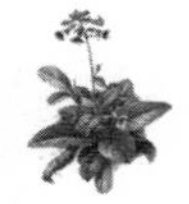

胸证。”

小结胸病，正在心下，按之则痛，脉浮滑者，小陷胸汤主之。(138)

本条所述之结胸为热与痰结于心下所致，范围小、程度轻，故名为小结胸证。成无己认为：“正在心下，按之则痛，是邪热犹浅，谓之小结胸。”柯韵伯认为：“正在心下未及胸胁，按之则痛，未曾石硬者，为小结胸。”

太阳病二三日，不能卧，但欲起，心下必结，脉微弱者。此本有寒分也。反下之，若利止，必作结胸；未止者，四日复下之，此作协热利也。(139)

本条所述之结胸为太阳病误用下法，导致外邪郁滞胸中所致。成无己认为：“太阳表邪乘虚入里，利止则邪气留结为结胸。”柯韵伯认为：“太阳之热入与心下之水气交持不散，必作结胸矣。”

太阳病下之，其脉促，不结胸者，此为欲解也。脉浮者，必结胸；脉紧者，必咽痛；脉弦者，必两胁拘急；脉细数者，头痛未止；脉沉紧者，必欲呕；脉沉滑者，协热利；脉浮滑者，必下血。(140)

本条所述之结胸是由太阳病误下，表邪内陷所致。黄元御认为：“若寸脉浮者，阴邪逆冲，膈热郁迫，必作结胸。”

病在阳，应以汗解之，反以冷水潠之，若灌之，其热被劫不得去，弥更益烦，肉上粟起，意欲饮水，反不渴者，服文蛤散；若不差者，与五苓散。寒实结胸，无热证者，与三物小陷胸汤。白散亦可服。(141)

本条所述之结胸为邪郁腠理，水寒之气结于胸中所致。尤在泾认为：“若其外不郁于皮肤，内不传于膀胱，则水寒之气必结于胸中，而成寒实结胸，寒实者，寒邪成实。”成无己认为：“始热在表，因水寒制之，不得外泄，内攻于里，结于胸膈，心下因硬。”

太阳与少阳并病，头项强痛，或眩冒，时如结胸，心下痞硬者，当刺大椎第一间、肺俞、肝俞，慎不可发汗。发汗则谵语，脉弦，

五日谵语不止，当刺期门。(142)

本条所述之结胸为太阳少阳并病，枢机不利所致。成无己认为："时如结胸，心下痞硬，此邪在半表半里也。"汪苓友认为："太少并病……少阳之脉，循胸络胁，故如结胸心下痞硬。"

妇人中风，恶寒发热，经水适来，得之七八日，热除而脉迟身凉，胸胁下满如结胸状，谵语者。此为热入血室也。当刺期门，随其实而取之。(143)

本条所述之结胸为热入血室、热邪内扰所致。成无己认为："胸胁下满，如结胸状，谵语者，热入血室而里实。"《医宗金鉴》认为："表邪之热因经水适来，乘虚而入于血室也。"

伤寒五六日，呕而发热者，柴胡汤证具。而以他药下之，柴胡证仍在者，复与柴胡汤。此虽已下之，不为逆。必蒸蒸而振，却发热汗出而解。若心下满而硬痛者，此为结胸也。大陷胸汤主之；但满而不痛者，此为痞，柴胡不中与之，宜半夏泻心汤。(149)

本条所述之结胸属水热互结之大陷胸汤证。参考第136条。

太阳少阳并病，而反下之，成结胸，心下硬，下利不止，水浆不下，其人心烦。(150)

本条所述之结胸为太少并病，误用下法，热邪内陷所致。成无己认为："太阳少阳并病，为邪气在半表半里也，而反下之，二经之邪乘虚而入，太阳表邪入里，结于胸中为结胸。"柯韵伯认为："并病在两阳，而反下之，如结胸者，成真结胸矣。"

【小结】

以"结胸"为主症的条文共14条，均见于太阳病篇。病机为阳实结于胸中，或热痰结于心下，或外邪郁滞腠理，水寒之气结于胸中，或热入血室，热邪内扰，均可致结胸。太阳少阳并病，枢机不利或误用下法，邪内陷可致结胸。太阳病误治，邪热内陷，水热互结也可致结胸。可用大陷胸汤、小陷胸汤、白散方等治之。

23.7 胸烦

胸烦：同胸中烦。

主症	篇次	目次	兼症	原文
胸烦	太阳病篇（下）	153	面色青黄，肤瞤	太阳病，医发汗，遂发热恶寒，因复下，心下痞，表里俱虚。阴阳气并竭，无阳则阴独。复加烧针，因胸烦、面色青黄、肤瞤者，难治。今色微黄，手足温者易愈

【类症要点】

太阳病，医发汗，遂发热恶寒，因复下，心下痞，表里俱虚。阴阳气并竭，无阳则阴独。复加烧针，因胸烦、面色青黄、肤瞤者，难治。今色微黄，手足温者易愈。（153）

本条所述之胸烦为太阳病表邪内陷，误治烧针，热陷胸中所致。成无已认为："加烧针，虚不胜火，火气内攻，致胸烦也。"《医宗金鉴》认为："无阳则阴不升，阴独而阳不化，而复加烧针，火气内攻，阴阳皆病。"

23.8 胸中痞硬

胸中痞硬：胸中痞满硬结。

主症	篇次	目次	兼症	原文
胸中痞硬	太阳病篇（下）	166	寸脉微浮，气上冲咽喉不得息	病如桂枝证，头不痛，项不强，寸脉微浮，胸中痞硬，气上冲喉咽，不得息者，此为胸有寒也。当吐之，宜瓜蒂散

【类症要点】

病如桂枝证，头不痛，项不强，寸脉微浮，胸中痞硬，气上冲喉咽，不得息者，此为胸有寒也。当吐之，宜瓜蒂散。（166）

本条所述之胸中痞硬为痰涎或宿食等壅塞膈上，阻碍气机所致。成无已认为："寒邪客于胸中。"

23.9 胸胁苦满

胸胁苦满：苦于胸胁满闷不适。

主症	篇次	目次	兼症	原文
胸胁苦满	太阳病篇（中）	96	往来寒热，胸胁苦满，默默不欲饮食，心烦喜呕，或胸中烦而不呕，或渴，或腹中痛，或胁下痞硬，或心下悸，小便不利，或不渴、身有微热，或咳	伤寒五六日，中风，往来寒热，胸胁苦满，默默不欲饮食，心烦喜呕，或胸中烦而不呕，或渴，或腹中痛，或胁下痞硬，或心下悸、小便不利，或不渴、身有微热，或咳者，小柴胡汤主之

【类症要点】

伤寒五六日，中风，往来寒热，胸胁苦满，默默不欲饮食，心烦喜呕，或胸中烦而不呕，或渴，或腹中痛，或胁下痞硬，或心下悸、小便不利，或不渴、身有微热，或咳者，小柴胡汤主之。（96）

见“23.5　胸中烦”。

23.10 胸胁下满

胸胁下满：胸胁下满闷不适。

主症	篇次	目次	兼症	原文
胸胁下满	太阳病篇（下）	143	谵语	妇人中风，发热恶寒，经水适来，得之七八日，热除而脉迟身凉，胸胁下满如结胸状，谵语者，此为热入血室也。当刺期门，随其实而取之

【类症要点】

妇人中风，发热恶寒，经水适来，得之七八日，热除而脉迟身凉，胸胁下满如结胸状，谵语者，此为热入血室也。当刺期门，随其实而取之。（143）

见“23.6　结胸”。

23.11　胸胁烦满

胸胁烦满：胸胁满闷而烦。

主症	篇次	目次	兼症	原文
胸胁烦满	厥阴病篇	339	厥而呕，便血	伤寒热少微厥，指头寒，默默不欲食，烦躁，数日小便利，色白者，此热除也，欲得食，其病为愈。若厥而呕，胸胁烦满者，其后必便血

【类症要点】

伤寒热少微厥，指头寒，默默不欲食，烦躁，数日小便利，色白者，此热除也，欲得食，其病为愈。若厥而呕，胸胁烦满者，其后必便血。(339)

本条所述之胸胁烦满为热郁胸胁所致。成无己认为："厥阴之脉，夹胃贯膈，布胸胁，厥而呕，胸胁烦满者，传邪之热甚于里也。"柯韵伯认为："胸胁逆满，内热亦深矣。"

23.12　胸胁满

胸胁满：胸胁满闷不适。

主症	篇次	目次	兼症	原文
胸胁满	太阳病篇（中）	104	呕，日晡所发潮热，已而微利	伤寒十三日，不解，胸胁满而呕，日晡所发潮热，已而微利，此本柴胡证，下之以不得利，今反利者，知医以丸药下之，此非其治也。潮热者，实也。先宜服小柴胡汤以解外，后以柴胡加芒硝汤主之
胸胁满	太阳病篇（下）	147	小便不利，渴而不呕，但头汗出，往来寒热，心烦者	伤寒五六日，已发汗而复下之，胸胁满微结，小便不利，渴而不呕，但头汗出，往来寒热，心烦者，此为未解也。柴胡桂枝干姜汤主之
胸胁满	阳明病篇	229	发潮热，大便溏，小便自可	阳明病，发潮热，大便溏，小便自可。胸胁满不去者，与小柴胡汤

【类症要点】

伤寒十三日，不解，胸胁满而呕，日晡所发潮热，已而微利，此本柴胡证，下之以不得利，今反利者，知医以丸药下之，此非其治也。潮热者，实也。先宜服小柴胡汤以解外，后以柴胡加芒硝汤主之。(104)

本条所述之“胸胁满”为邪郁少阳所致。成无己认为：“胸胁满而呕者，邪气犹在表里之间。”喻嘉言认为：“胸胁满而呕，邪在少阳表里之间也。”

伤寒五六日，已发汗而复下之，胸胁满微结，小便不利，渴而不呕，但头汗出，往来寒热，心烦者，此为未解也。柴胡桂枝干姜汤主之。(147)

本条所述之“胸胁满微结”乃误用汗下法之后，邪气内陷，逆于胸胁所致。唐容川认为：“阳气下陷，水饮内动，逆于胸胁，故胸胁满微结。”《医宗金鉴》认为：“邪陷入少阳之里，故令胸满微结。”

阳明病，发潮热，大便溏，小便自可。胸胁满不去者，与小柴胡汤。(229)

本条所述之胸胁满为邪郁少阳，枢机不利所致。曹颖甫认为：“太阳标热之气，郁于胸胁而不能外达也。”成无己认为：“邪气犹在半表半里之间。”

【小结】

以“胸胁满”为主症的条文共3条，分别见于太阳病、阳明病篇。胸胁满兼“日晡所发潮热”者为兼有阳明里实初结，宜用柴胡加芒硝汤，和少阳、清阳明以双解之；兼“小便不利”“渴”“但头汗出”者为饮停阳郁，宜用柴胡桂枝干姜汤和解枢机、通阳化饮；兼“发潮热，大便溏，小便自可”者，为阳明里热未甚，邪仍在半表半里之间，故以小柴胡汤和解少阳，达邪外出。

23.13 胸下结硬

胸下结硬：胸下结聚而硬。

主症	篇次	目次	兼症	原文
胸下结硬	太阴病篇	273	腹满而吐，食不下，自利益甚，时腹自痛	太阴之为病，腹满而吐，食不下，自利益甚，时腹自痛。若下之，必胸下结硬

【类症要点】

太阴之为病，腹满而吐，食不下，自利益甚，时腹自痛。若下之，必胸下结硬。(273)

本条所述之胸下结硬为太阴虚寒误用下法，邪结聚于胸下所致。尤在泾认为："若下之，则胸下结硬，中气伤者，邪气必结也。"成无己认为："若下之，则阴邪留于胸下为结硬。"经言："病发于阳而反下之，因作痞。"

（郑月平，苏庆民）

24 面有热色类症

类症：面有热色，面色缘缘正赤，面合赤色，面色赤，面少赤。

24.1 面有热色

面有热色：热色，红色也。面有热色，指面部有赤红色。

主症	篇次	目次	兼症	原文
面有热色	太阳病篇（上）	23	如疟状，发热恶寒，热多寒少，不呕，清便欲自可，一日二三度发。脉微缓；脉微而恶寒	太阳病，得之八九日，如疟状，发热恶寒，热多寒少，其人不呕，清便欲自可，一日二三度发。脉微缓者，为欲愈也，脉微而恶寒者，此阴阳俱虚，不可更发汗、更下、更吐也。面色反有热色者，未欲解也，以其不能得小汗出，身必痒，宜桂枝麻黄各半汤

【类症要点】

太阳病，得之八九日，如疟状，发热恶寒，热多寒少，其人不呕，清便欲自可，一日二三度发。脉微缓者，为欲愈也，脉微而恶寒者，此阴阳俱虚，不可更发汗、更下、更吐也。面色反有热色者，未欲解也，以其不能得小汗出，身必痒，宜桂枝麻黄各半汤。(23)

本条所述之“面有热色”是太阳病微热邪郁表所致。成无己认为：“阴阳俱虚，则面色青白，反有热色者，表未解也。热色，为赤色也，得小汗则和，不得汗则不得邪气外散皮肤，而为痒也。”尤在泾认为：“若面反有热色者，邪气欲从表出，而不得小汗，则邪无从出，如面色缘缘正赤，阳气怫郁在表，当解之熏之之类也。”

24.2 面色缘缘正赤

面色缘缘正赤：缘缘，连绵不断。面色缘缘正赤，指面色持续发红。

主症	篇次	目次	兼症	原文
面色缘缘正赤	太阳病篇（中）	48		二阳并病，太阳初得病时，发其汗，汗先出不彻，因转属阳明，续自微汗出，不恶寒。若太阳病证不罢者，不可下，下之为逆，如此可小发汗。设面色缘缘正赤者，阳气怫郁在表，当解之熏之。若发汗不彻，不足言，阳气怫郁不得越，当汗不汗，其人躁烦，不知痛处，乍在腹中，乍在四肢，按之不可得，其人短气但坐，以汗出不彻故也，更发汗则愈。何以知汗出不彻？以脉涩故知也

【类症要点】

二阳并病，太阳初得病时，发其汗，汗先出不彻，因转属阳明，续自微汗出，不恶寒。若太阳病证不罢者，不可下，下之为逆，如此可小发汗。设面色缘缘正赤者，阳气怫郁在表，当解之熏之。若发汗不彻，不足言，阳气怫郁不得越，当汗不汗，其人躁烦，不知痛处，乍在腹中，乍在四肢，按之不可得，其人短气但坐，以汗出不彻故也，更发汗则愈。何以知汗出不彻？以脉涩故知也。(48)

本条所述之“面色缘缘正赤”是由余邪郁表，阳气闭遏所致。成无已认为：“阳明之经循面，色缘缘正赤者，阳气怫郁在表也，当解之熏之，以取其汗。”沈目南认为：“设面色缘缘正赤，乃寒邪深重，阳气怫郁，在于太阳阳明经表之间，又非汗出不彻之比，乃当汗不汗之故，另当解之熏之，此非小发其汗之治，所以叮咛不可以汗出不彻，泥为阳气怫郁不得越，当汗不汗也。”尤在泾认为：“若发其小汗已，面色缘缘正赤者，阳气怫郁在表，而不得越散，当解之熏之，以助其散，又并病之治也。”

24.3　面合赤色

面合赤色：面色红。

主症	篇次	目次	兼症	原文
面合赤色	阳明病篇	206		阳明病，面合色赤，不可攻之。必发热，色黄者，小便不利也

【类症要点】

阳明病，面合色赤，不可攻之。必发热，色黄者，小便不利也。(206)

本条所述之“面合色赤”是由阳明热盛，郁不得宣，而熏蒸于上所致。成无已认为：“阳明病，面色通赤者，热在经也。”方有执认为：“合，应也。赤，热色也。阳明之脉起于鼻，胃热上行，面应赤色，攻则亡津液，故发黄色，小便不利。”

24.4　面色赤

面色赤：面色红。

主症	篇次	目次	兼症	原文
面色赤	少阴病篇	317	下利清谷，里寒外热，手足厥逆，脉微欲绝，身反不恶寒。腹痛；干呕；咽痛；利止脉不出	少阴病，下利清谷，里寒外热，手足厥逆，脉微欲绝，身反不恶寒，其人面色赤。或腹痛，或干呕，或咽痛，或利止脉不出者。通脉四逆汤主之

【类症要点】

少阴病，下利清谷，里寒外热，手足厥逆，脉微欲绝，身反不恶寒，其人面色赤。或腹痛，或干呕，或咽痛，或利止脉不出者。通脉四逆汤主之。(317)

本条所述之面色赤是由阴盛格阳于外，虚阳浮越所致。尤在泾认为：“身热不恶寒，面赤色者，格阳于外也，真阳之气，被阴寒所迫，不安其处，而游散于外，故显诸热象，实非热也。”成无己认为：“身热，不恶寒，面色赤，为外热。此阴甚于内，格阳于外，不相通也。”

24.5 面少赤

面少赤：面色稍红。

主症	篇次	目次	兼症	原文
面少赤	厥阴病篇	366	下利，脉沉而迟，身有微热，面戴阳	下利，脉沉而迟，其人面少赤，身有微热，下利清谷者，必郁冒汗出而解，病人必微厥。所以然者，其面戴阳，下虚故也

【类症要点】

下利，脉沉而迟，其人面少赤，身有微热，下利清谷者，必郁冒汗出而解，病人必微厥。所以然者，其面戴阳，下虚故也。(366)

本条所述之“面少赤”是由下利戴阳轻证，兼微邪郁表所致。成无己认为：“面少赤，身有微热，表未解也。”张路玉认为：“太阳、阳明并病，面色缘缘正赤者，为阳气怫郁，宜解其表。此下利脉沉迟，而面见少赤，身见微热，乃阴寒格阳于外则身微热，格阳于上则面少赤。”程扶生认为：“面少赤，身有微热，则仍兼表邪，故必从汗解。但面赤为戴阳之证，阳欲从上露，其下必虚，其手足必微厥，则一汗之中，大伏危机，又非可以鲁莽发散也。”

（秦文钰，苏庆民）

25 无汗类症

无汗：不出汗。

主症	篇次	目次	兼症	原文
无汗	太阳病篇（上）	28	头项强痛，翕翕发热，心下满微痛，小便不利	服桂枝汤，或下之，仍头项强痛，翕翕发热，无汗，心下满，微痛，小便不利者，桂枝去桂加茯苓白术汤主之
无汗	太阳病篇（中）	31	项背强几几，恶风	太阳病，项背强几几，无汗恶风，葛根汤主之
无汗	太阳病篇（中）	35	头痛发热，身疼腰痛，骨节疼痛，恶风，喘	太阳病，头痛发热，身疼腰痛，骨节疼痛，恶风无汗而喘者，麻黄汤主之
无汗	太阳病篇（中）	46	发热，身疼痛，发烦目瞑	太阳病，脉浮紧，无汗，发热，身疼痛，八九日不解，表证仍在，此当发其汗。服药已微除，其人发烦目瞑，剧者必衄，衄乃解。所以然者，阳气重故也。麻黄汤主之
无汗	太阳病篇（中）	47	发热，自衄	太阳病，脉浮紧，发热，身无汗，自衄者，愈
无汗	太阳病篇（下）	170	发热	伤寒脉浮，发热无汗，其表不解，不可与白虎汤。渴欲饮水，无表证者，白虎加人参汤主之
无汗	阳明病篇	196	身如虫行皮中状	阳明病，法多汗，反无汗，其身如虫行皮中状者，此以久虚故也
无汗	阳明病篇	197	呕，咳，手足厥，头痛	阳明病，反无汗，而小便利，二三日呕而咳，手足厥者，必苦头痛。若不咳不呕，手足不厥者，头不痛
无汗	阳明病篇	199	小便不利，心中懊憹，发黄	阳明病，无汗，小便不利，心中懊憹者，身必发黄

续表

主症	篇次	目次	兼症	原文
无汗	阳明病篇	235	喘	阳明病，脉浮，无汗而喘者，发汗则愈，宜麻黄汤
无汗	少阴病篇	294	厥	少阴病，但厥无汗，而强发之，必动其血，未知从何道出，或从口鼻，或从目出者，是名下厥上竭，为难治
无汗	厥阴病篇	334	发热，下利必自止	伤寒先厥后发热，下利必自止，而反汗出，咽中痛者，其喉为痹。发热无汗，而利必自止，若不止，必便脓血，便脓血者，其喉不痹

【类症要点】

服桂枝汤，或下之，仍头项强痛，翕翕发热，无汗，心下满，微痛，小便不利者，桂枝去桂加茯苓白术汤主之。(28)

本条所述之无汗为服桂枝汤或下后，表邪未解，水气内停所致。柯韵伯认为："汗出不彻而遽下之，心下之水气凝结，故反无汗而外不解，心下满而微痛也。"历代医家对于本条的争论，主要在于去桂还是去芍。以柯氏为代表的医家，认为原文无误，应当去桂。方有执、许宏、陈修园、唐容川等医家均持此观点，认为无汗本身乃非桂枝证，因此应去桂枝；而陆渊雷等认为，去桂当为去芍之误。亦有成无己等注家主张应为桂枝汤不去桂加茯苓、白术。

太阳病，项背强几几，无汗恶风，葛根汤主之。(31)

本条所述之无汗，乃为太阳表实，津不上达所致。方有执认为："太阳病，项背强几几与上篇同者，风寒过太阳之营卫，初交阳明之经络，经络同，所以风寒皆然也。无汗者，起自伤寒，故汗不出，乃上篇之反对，风寒之辨别也。"张隐庵认为："邪拒于表，故无汗；从表而入于肌，故恶风，葛根汤主之。"

太阳病，头痛发热，身疼腰痛，骨节疼痛，恶风无汗而喘者，麻黄汤主之。(35)

太阳病，脉浮紧，无汗，发热，身疼痛，八九日不解，表证仍在，此当发其汗。服药已微除，其人发烦目瞑，剧者必衄，衄乃解。

所以然者，阳气重故也。麻黄汤主之。（46）

阳明病，脉浮，无汗而喘者，发汗则愈，宜麻黄汤。（235）

以上三条所述之无汗均为风寒之邪外束肌表，卫阳郁闭，腠理闭塞所致。方有执认为："无汗乃对上篇（指第3条）而言，以见彼此两相反，所以为风寒之辨别，不然无是证者，则不言也。"柯韵伯认为："风寒客于人则皮毛闭塞，故无汗。"

太阳病，脉浮紧，发热，身无汗，自衄者，愈。（47）

本条所述之无汗乃太阳病腠理郁闭不得解所致。黄元御认为："发热无汗，而脉浮紧，是宜麻黄发汗，以泻卫郁。若失服麻黄，皮毛束闭，卫郁莫泄，蓄极思通，势必逆冲鼻窍，而为衄证，自衄则卫泄而病愈矣。"

伤寒脉浮，发热无汗，其表不解，不可与白虎汤。渴欲饮水，无表证者，白虎加人参汤主之。（170）

本条所述之无汗为风寒束表，腠理郁闭所致。郑钦安认为："按发热无汗，本应解表，原非白虎所宜，至于大渴饮冷，阳明症具，则以人参白虎施之，的确不易法也。"

阳明病，法多汗，反无汗，其身如虫行皮中状者，此以久虚故也。（196）

本条所述之无汗为阳明病，阴津亏虚所致。汗不得出，则肌表如虫行。阳明病本应多汗，但其人久虚，津液无以化生。尤在泾认为："阳明者，津液之府也。热气从之，津为热迫，故多汗。反无汗，其身如虫行皮中状者，气内蒸而津不从之也。非阳明久虚之故，何致是哉。"方有执认为："法多汗，言阳明热郁肌肉，腠理反开，应当多汗，故谓无汗为反也。无汗则寒胜而腠理反密，所以身如虫行皮中状也。久虚寒胜，则不能食，胃不实也。"

阳明病，反无汗，而小便利，二三日呕而咳，手足厥者，必苦头痛。若不咳不呕，手足不厥者，头不痛。（197）

本条所述之无汗乃阳虚所致，可结合196条，论述了阳明中寒，饮邪上干之证。黄元御认为："无汗则阳气内虚，小便利则阳气下虚，经所谓水泉不

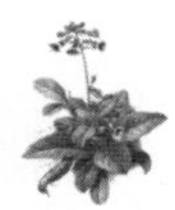

止者，是膀胱不藏也。”郑钦安认为：“果系阳厥，则脉息声音，大有定凭。又曰：不呕不咳不厥者，头不痛，可知全系阴邪上干清道无疑。学者切不可执定一阳明而即断为热证一边看去，则得矣。”

阳明病，无汗，小便不利，心中懊憹者，身必发黄。（199）

本条所述之无汗乃阳明病湿热内蕴，气机不畅所致。若阳明病有汗出则湿热之邪尚有出路，便可避免发黄，热能外越，而此条邪无去处，有的可表现为但头汗出，余处无汗，则热不得外越，故而发黄。

少阴病，但厥无汗，而强发之，必动其血，未知从何道出，或从口鼻，或从目出者，是名下厥上竭，为难治。（294）

本条所述之无汗为少阴病下厥上竭，阳气虚弱，津液亏虚所致。若强发其汗，则迫其血从上出，阴阳俱伤，名为下厥上竭，难治。黄元御认为：“汗生于血而酿于气，譬之釜水腾沸，气蒸为露也。少阴病，气虚血寒。”郑钦安认为：“少阴病，厥亦已重矣，无汗则幸矣，而强汗之，是逼阳于外，血即不动亦动矣。”

伤寒先厥后发热，下利必自止，而反汗出，咽中痛者，其喉为痹。发热无汗，而利必自止，若不止，必便脓血，便脓血者，其喉不痹。（334）

本条所述之无汗，为厥阴病阳复太过而出现的两种变证之一。若热势盛于上，则邪热迫汗外出；若热势向下，则邪热内陷，损伤下焦血分，故而耗伤津液而无汗，或腐灼肠络而便脓血。尤在泾认为：“发热无汗者，邪气郁在阳也，虽下利，法当自止，而反不止者，以无汗出，热仍从里行也，故必便脓血。”

【小结】

以“无汗”为主症的条文共12条：太阳病篇6条、阳明病篇4条、少阴病篇1条、厥阴病篇1条。太阳病篇“无汗”为风寒袭表、毛孔闭郁所致。阳明无汗多于阴阳亏虚，或阳明中寒，饮邪上干或素体亏虚无汗。少阴病无汗为下厥上竭。厥阴病无汗与厥阴病阴液不足、阳复太过有关。

（徐玮璐，何欢，党迎迎，苏庆民）

26　心下满微痛类症

类症：心下满微痛，心下满硬痛，心下逆满，心下满，心下急，心下硬，心下痛，心下硬满，从心下至少腹硬满而痛，心下结，心下支结，心中痞硬，心下痞硬，心下有水气，心中结痛，心下痞硬满，心悸，心中悸，心下悸，心动悸，悸，心愦愦，心中懊侬，恍惚心乱。

26.1　心下满微痛

心下满微痛：心下，多指胸脘之间即心窝部，也指胸胁部。心下满微痛，指心窝部满闷有轻度痛。

主症	篇次	目次	兼症	原文
心下满微痛	太阳病篇	28	头项强痛，翕翕发热，无汗，小便不利者	服桂枝汤，或下之，仍头项强痛，翕翕发热，无汗，心下满微痛，小便不利者，桂枝去桂加茯苓白术汤主之

【类症要点】

服桂枝汤，或下之，仍头项强痛，翕翕发热，无汗，心下满微痛，小便不利者，桂枝去桂加茯苓白术汤主之。(28)

本条所述之心下满微痛为太阳病表未解，水气内停所致。尤在泾指出“心下满微痛，饮在里也”，点明本症病位在里，病性为水饮。陈亦人教授认为：“在里之饮邪阻滞，胃气阻塞则心下满微痛。”章虚谷认为“误下而邪陷三焦表里之间”。

26.2 心下满硬痛

心下满硬痛：胸胁部胀满硬痛。

主症	篇次	目次	兼症	原文
心下满硬痛	太阳病篇	149	呕而发热	伤寒五六日，呕而发热者，柴胡汤证具，而以他药下之，柴胡证仍在者，复与柴胡汤。此虽已下之，不为逆，必蒸蒸而振，却发热汗出而解。若心下满而硬痛者，此为结胸也，大陷胸汤主之。但满而不痛者，此为痞，柴胡不中与之，宜半夏泻心汤

【类症要点】

伤寒五六日，呕而发热者，柴胡汤证具，而以他药下之，柴胡证仍在者，复与柴胡汤。此虽已下之，不为逆，必蒸蒸而振，却发热汗出而解。若心下满而硬痛者，此为结胸也，大陷胸汤主之。但满而不痛者，此为痞，柴胡不中与之，宜半夏泻心汤。（149）

本条所述之心下满而硬痛为太阳病误下，水热互结所致。本条文与讲述柴胡证经误下后的三种情况及救逆方法，揭示了随证治之的论治规律。小柴胡汤的病机中存在胃内停饮和胆腑郁热两个方面，若经误下后热邪内陷，则水饮与热互结于脾胃，阻碍气机升降，表现为心下满硬痛。沈目南提到“表风内陷则为结胸……表寒内陷而成痞也”，是从风寒对举的病因上看待柴胡证的转归，实际上是拘泥于文字。发为柴胡证时风寒性质的病因已经发生转化，再经误下后的转归实际上与风寒之邪并不相关。陈亦人教授分析“如果其人素有痰水，热与水结，就会发生心下满而硬痛”。

26.3 心下逆满

心下逆满：胸脘部气逆胀满。

主症	篇次	目次	兼症	原文
心下逆满	太阳病篇	67	气上冲胸，头眩，身为振振摇	伤寒若吐若下后，心下逆满，气上冲胸，起则头眩，脉沉紧，发汗则动经，身为振振摇者，茯苓桂枝白术甘草汤主之

【类症要点】

伤寒若吐若下后，心下逆满，气上冲胸，起则头眩，脉沉紧，发汗则动经，身为振振摇者，茯苓桂枝白术甘草汤主之。(67)

本条所述之心下逆满为饮停气逆所致。陈亦人认为："吐法、下法都能损伤脾阳，脾虚则水液不能正常输布，停而为饮。"由于饮邪具有阻滞气机的特点而脾胃又为气机升降之枢纽，因此水饮内阻，饮随气逆，上冲头目为头眩。唐容川将本症与真武汤证之心下悸类比，说明"停水不化，气上冲心是水气上犯"的基本病机。而张隐庵强调为"厥阴之气上撞心也"。

26.4　心下满

心下满：胸脘部痞满不适。

主症	篇次	目次	兼症	原文
心下满	太阳病篇	148	头汗出，微恶寒，手足冷，口不欲食，大便硬	伤寒五六日，头汗出，微恶寒，手足冷，心下满，口不欲食，大便硬，脉细者，此为阳微结，必有表，复有里也。脉沉，亦在里也。汗出为阳微，假令纯阴结，不得复有外证，悉入在里，此为半在里半在外也。脉虽沉紧，不得为少阴病，所以然者，阴不得有汗，今头汗出，故知非少阴也，可与小柴胡汤。设不了了者，得屎而解

【类症要点】

伤寒五六日，头汗出，微恶寒，手足冷，心下满，口不欲食，大便硬，脉细者，此为阳微结，必有表，复有里也。脉沉，亦在里也。汗出为阳微，假令纯阴结，不得复有外证，悉入在里，此为半在里半在外也。脉虽沉紧，不得为少阴病，所以然者，阴不得有汗，今头汗出，故知非少阴也，可与小柴胡汤。设不了了者，得屎而解。(148)

本条所述之心下满为胆胃气滞所致。历代注家注解本条时将主要精力放于阳微结上，强调阳微结与纯阴结的对比而忽视心下满的意义，如吕志杰对本症

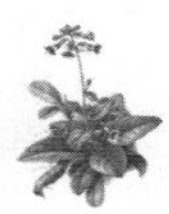

避而不谈。实际上本症与条文病机密切相关。气机郁滞于里则不通，出现了阳证似阴的表现。反之推断，出现了汗出等外证，排除了里寒的情况为实热证。因心下满，故可判断为气机郁滞的阳微结证而非承气汤证，正如陈亦人所论："大便虽硬，却无潮热腹满痛等证，仅见心下满、口不欲食，可见只是胆胃气滞的阳微结证。"熊曼琪进一步明确心下满是由于"气机不调，邪踞胸胁，津液不下，胃气失和"。

26.5　心下急

心下急：胸脘部窘迫不适。

主症	篇次	目次	兼症	原文
心下急	太阳病篇	103	呕不止，郁郁微烦	太阳病，过经十余日，反二三下之，后四五日，柴胡证仍在者，先与小柴胡汤。呕不止，心下急，郁郁微烦者，为未解也，与大柴胡汤下之则愈

【类症要点】

太阳病，过经十余日，反二三下之，后四五日，柴胡证仍在者，先与小柴胡汤。呕不止，心下急，郁郁微烦者，为未解也，与大柴胡汤下之则愈。(103)

本条所述之心下急为太阳病日久不解而误下，热邪内结所致。心下急指胃部拘急窘迫、疼痛难忍。熊曼琪认为本症是小柴胡汤证的"胸胁苦满之变局"。由于少阳合并阳明胃肠燥化，热结已成，因而病位由胸胁转至胃部。陈亦人同样认为"心下急"的出现代表病机不仅仅为邪在半表半里，还有里气壅实。汪苓友进一步阐述："心下急，郁郁微烦于心下者，正当胃腑之中，急则满闷已极。"揭示了具体的病位在于胃部，其势已较小柴胡汤证为重。

26.6　心下硬

心下硬：心窝部结硬。

主症	篇次	目次	兼症	原文
心下硬	太阳病篇	150	下利不止，水浆不下，心烦	太阳少阳并病，而反下之，成结胸，心下硬，下利不止，水浆不下，其人心烦
心下硬	太阳病篇	171	颈项强，眩	太阳少阳并病，心下硬，颈项强而眩者，当刺大椎、肺俞、肝俞，慎勿下之
心下硬	阳明病篇	251	烦躁	得病二三日，脉弱，无太阳柴胡证，烦躁，心下硬，至四五日，虽能食，以小承气汤，少少与微和之，令小安，至六日，与承气汤一升。若不大便六七日，小便少者，虽不受食，但初头硬，后必溏，未定成硬，攻之必溏，须小便利，屎定硬，乃可攻之，宜大承气汤

【类症要点】

太阳少阳并病，而反下之，成结胸，心下硬，下利不止，水浆不下，其人心烦。(150)

本条所述之心下硬为太阳少阳并病误治，热邪内陷所致。太阳少阳两经病位较浅，一般慎用下法。若经误下，则胃气受伤，邪气内陷，虚热互结而成心下硬。成无己具体分析了邪结的来源，认为:“太阳表邪入里，结于胸中为结胸，心下硬；少阳里邪乘虚下于肠胃，遂利不止。”陈亦人称该症“邪结正伤”是有道理的，因本症当与下利不止，水浆不下同看，提示“脾胃机能行将败绝而邪结不去”。

太阳少阳并病，心下硬，颈项强而眩者，当刺大椎、肺俞、肝俞，慎勿下之。(171)

本条所述之心下硬为太阳少阳并病所致。熊曼琪认为本条属于“肝胆郁热，胃气壅滞”所致，但若为肝胆郁热，胃气壅滞，则未尝不可以大柴胡汤治之，似与原文“慎勿下之”不合。陈亦人认为“邪虽内传，却未至阳明燥实的地步，所以又禁用下法”较为公允。

得病二三日，脉弱，无太阳柴胡证，烦躁，心下硬，至四五日，虽能食，以小承气汤，少少与微和之，令小安，至六日，与承气汤一升。若不大便六七日，小便少者，虽不受食，但初头硬，后必溏，

未定成硬，攻之必溏，须小便利，屎定硬，乃可攻之，宜大承气汤。(251)

本条所述之心下硬为胃实夹虚所致。烦躁、心下硬是胃肠实热的表现，然而结合脉弱，无太阳柴胡证则提示患者素体胃弱，实热尚未结成，目前属于胃实夹虚的阶段。成无已从是否能食的角度出发，认为“胃虚热甚，至四五日虽能食”，也间接论证了心下硬存在虚实夹杂的病机。柯韵伯认为：“烦躁心下硬，是阳邪入阴，病在阳明之里矣。”

【小结】

以“心下硬”为主症的条文共3条，见于太阳病和阳明病篇。太阳证为邪结正伤或太阳少阳并病；阳明证为虚实夹杂而致。

26.7　心下痛

心下痛：胸脘部疼痛。

主症	篇次	目次	兼症	原文
心下痛	太阳病篇	135	按之石硬	伤寒六七日，结胸热实，脉沉而紧，心下痛，按之石硬者，大陷胸汤主之

【类症要点】

伤寒六七日，结胸热实，脉沉而紧，心下痛，按之石硬者，大陷胸汤主之。(135)

本条所述之心下痛为太阳病水热互结所致。吕志杰认为本症与“水热互结于胸膈，阻滞不通”有关。关于水饮的来源，陈亦人主张为“平素内有水饮”，从文理上讲可以说通，然而在临床实践中，与结胸相类似的胸腔积液的出现并非仅仅关乎既往史，第一次患病即可出现。如程郊倩认为“脉沉紧，心下痛，按之石硬”是“邪热聚于此一处”的表现，即心下痛提示疾病病位的局限性。本症由寒邪入里化热转化而来有固定的规律，如魏念庭说“在胃则传阳明，在胸则为结胸”。与寒实结胸相对比，心下痛突出其病程较短、心中烦热等阳邪特点。

26.8 心下硬满

心下硬满：胸脘部硬满。

主症	篇次	目次	兼症	原文
心下硬满	阳明病篇	205		阳明病，心下硬满者，不可攻之。攻之，利遂不止者死，利止者愈

【类症要点】

阳明病，心下硬满者，不可攻之。攻之，利遂不止者死，利止者愈。(205)

本条所述之心下硬满为阳明病胃虚热结所致。一般而言，阳明病出现心下硬满为胃气壅滞，实热渐成之象，可以用小承气汤微和之。此处告诫不可攻之也是考虑胃气虚弱而热邪内结，盲目使用下法会进一步损伤正气，导致下利滑脱的变证。成无己所言“邪气尚浅，未全入腑，不可便下之”即是此意。另有医家认为心下并非指胃中，而是偏指胸膈，如钱天来认为：“心之下，胃之上也，邪未入胃，尚结于胸膈之间。”唐容川同样抱有此观点。事实上无论病位是否在胃，其病性中夹虚的一面决定了治疗时不可纯用下法。临床常见乏力倦怠、口干、纳差、苔黄腻等兼症。

26.9 从心下至少腹硬满而痛

从心下至少腹硬满而痛：从心下至小腹部硬满，不可触近，稍触则剧痛。

主症	篇次	目次	兼症	原文
从心下至少腹硬满而痛	太阳病篇	137	舌上燥而渴，日晡所小有潮热	太阳病，重发汗，而复下之，不大便五六日，舌上燥而渴，日晡所小有潮热，从心下至少腹硬满而痛，不可近者，大陷胸汤主之

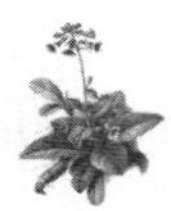

【类症要点】

太阳病，重发汗，而复下之，不大便五六日，舌上燥而渴，日晡所小有潮热，从心下至少腹硬满而痛，不可近者，大陷胸汤主之。(137)

本条所述之从心下至少腹硬满而痛为太阳病误治后，胃阴亏虚、热邪内结所致。本症与心下硬有所不同，在病位上有进一步扩大的趋势。陈亦人具体阐释，认为："从心下至少腹皆硬满而痛，不可近，表明痛势很剧，因知这是水热相结，邪势迄上际下的大结胸证。"然而，陈亦人仅仅指出水热互结，没有揭示其热的本质特征。曹颖甫提出其病机为"太阳之传阳明也，上湿而下燥"，较为清楚。胃肠之燥热煎熬胸部津液，炼液成痰，仅仅考虑胸部水热互结或是胃肠燥热都是不全面的。本症与阳明腑实证的腹痛有所不同：阳明腑实证以肚脐周围疼痛为主，不涉及上腹部；大陷胸汤证是从心下至少腹皆硬满而痛。楼全善从中医对部位的认识角度出发，认为"心下者太阳之位，小腹者膀胱之室，从心下至小腹痛是下后热入水结所致，非胃家实"，有一定参考意义。

26.10 心下结

心下结：心窝部结聚不舒。

主症	篇次	目次	兼症	原文
心下结	太阳病篇	139		太阳病二三日，不能卧，但欲起，心下必结，脉微弱者，此本有寒分也。反下之，若利止，必作结胸；未止者，四日复下之，此作协热利也

【类症要点】

太阳病二三日，不能卧，但欲起，心下必结，脉微弱者，此本有寒分也。反下之，若利止，必作结胸；未止者，四日复下之，此作协热利也。(139)

本条所述之心下结为太阳病寒饮内停所致。原文所讲太阳病二三日，心下必结是邪气结聚的表现。根据脉象微弱的特点，其性质应属阴属寒。正如黄坤载所言"寒邪上冲，则胃拟而成结胸"，由于寒饮内停，阻碍脾胃气机升降，故发为心下结。陈亦人从病因上考虑，认为原文的“寒分”可作“寒邪”“痰水”解释，颇有道理。本症与心下硬满相对比，其痛较弱，仅为局部的结聚不舒，尚可忍受。从病机而言，心下硬满属阳，为太阳阳明合病，最终转归为水热互结之大陷胸证；心下结属阴，为太阳太阴合病，最终转归为寒饮内停之寒实结胸证。因此，两者在临床治疗上有较大差异，需要仔细斟酌。

26.11　心下支结

心下支结：心窝部满闷如有物支撑。

主症	篇次	目次	兼症	原文
心下支结	太阳病篇	146	发热微恶寒，支节烦疼，微呕	伤寒六七日，发热微恶寒，支节烦疼，微呕，心下支结，外证未去者，柴胡桂枝汤主之

【类症要点】

伤寒六七日，发热微恶寒，支节烦疼，微呕，心下支结，外证未去者，柴胡桂枝汤主之。(146)

本条所述之心下支结为太阳病热入半表半里、枢利不利所致。支结的含义即是支撑结聚，自觉胀满，熊曼琪认为本症与胸胁苦满相类而轻，是柴胡证的表现。恶寒发热、支节烦疼为太阳病轻证，心下支节、微呕为少阳病轻证，故治疗时取桂枝之半以治表微证，取柴胡之半以治里微证。柯韵伯称此为“轻剂和解”。陈亦人认为本症有两种含义，应全面理解：一是指病人自觉症状，自己感觉心下支撑闷结；一是指部位不在于中央而偏于一旁。

26.12　心中痞硬

心中痞硬：心中痞满硬结。

主症	篇次	目次	兼症	原文
心中痞硬	太阳病篇	165		伤寒，发热，汗出不解，心中痞硬，呕吐而下利者，大柴胡汤主之

【类症要点】

伤寒，发热，汗出不解，心中痞硬，呕吐而下利者，大柴胡汤主之。(165)

本条所述之心中痞硬为太阳病热邪入里所致。黄坤载认为“是胆胃两家之郁塞”，陈亦人同样认同“胆胃气滞，升降之机失常”，因此使用大柴胡汤通泄里实。本症虽与下利同见，然而并非等同于胆热胃虚之心下痞硬，可以从以下几点来看。第一，从发病病程来看，伤寒发热汗出不解是实证，没有存在误汗误下法损耗胃气。第二，从方药组成看，大柴胡汤去除补益之人参，反推其症当无虚证。因此可以判定本症乃胆胃气滞所致。两家观点基本一致。

26.13　心下痞硬

心下痞硬：胸胁、胃脘部撑胀而硬。

主症	篇次	目次	兼症	原文
心下痞硬	太阳病篇（中）	142	头项强痛，眩冒，时如结胸	太阳与少阳并病，头项强痛，或眩冒，时如结胸，心下痞硬者，当刺大椎第一间、肺俞、肝俞，慎不可发汗；发汗则谵语、脉弦，五日谵语不止，当刺期门
心下痞硬	太阳病篇（下）	157	干噫食臭，胁下有水气，腹中雷鸣下利	伤寒，汗出解之后，胃中不和，心下痞硬，干噫食臭，胁下有水气，腹中雷鸣下利者，生姜泻心汤主之
心下痞硬	太阳病篇（下）	159	下利不止	伤寒，服汤药，下利不止，心下痞硬，服泻心汤已，复以他药下之，利不止，医以理中与之，利益甚。理中者，理中焦，此利在下焦，赤石脂禹余粮汤主之。复不止者，当利其小便
心下痞硬	太阳病篇（下）	160	发汗，虚烦，胁下痛，气上冲咽喉，眩冒，经脉动惕	伤寒吐下后，发汗，虚烦，脉甚微，八九日心下痞硬，胁下痛，气上冲咽喉，眩冒，经脉动惕者，久而成痿
心下痞硬	太阳病篇（下）	161	噫气不除	伤寒发汗，若吐若下，解后心下痞硬，噫气不除者，旋覆代赭汤主之
心下痞硬	太阳病篇（下）	163	协热利不止	太阳病，外证未除，而数下之，遂协热而利，利下不止，心下痞硬，表里不解者，桂枝人参汤主之

【类症要点】

太阳与少阳并病，头项强痛，或眩冒，时如结胸，心下痞硬者，当刺大椎第一间、肺俞、肝俞，慎不可发汗；发汗则谵语、脉弦，五日谵语不止，当刺期门。(142)

本条所述之心下痞硬，是由太阳与少阳并病所致。太阳之邪仍在并传入少阳，邪气已渐入而气机壅滞，则可出现时如结胸、心下痞硬的症状。成无己认为："太阳少阳相为病，不纯在表，亦未全入里，故时如结胸，心下痞硬，此邪在半表半里之间也。"柯韵伯认为："眩冒、结胸、心下痞，则两阳皆有之证。"

伤寒，汗出解之后，胃中不和，心下痞硬，干噫食臭，胁下有水气，腹中雷鸣下利者，生姜泻心汤主之。(157)

本条所述之心下痞硬，是由胃虚水停所致。此条病证为表证已解后，胃虚气滞，纳运失常，水谷停留，湿热壅聚，故见心下痞硬。陈修园认为："胃中不和则气滞而内结，故为心下痞硬。"汪苓友认为："胃不和，则脾气困而不运，以故心下痞硬，痞硬者，湿与热结也。"

伤寒，服汤药，下利不止，心下痞硬，服泻心汤已，复以他药下之，利不止，医以理中与之，利益甚。理中者，理中焦，此利在下焦，赤石脂禹余粮汤主之。复不止者，当利其小便。(159)

本条所述之心下痞硬，为伤寒误下所致。伤寒邪在表，误治后，正气损伤，邪陷入里，下利不止，故见心下痞硬，见痞证用泻心汤，成无己认为："伤寒服汤药下后，利不止，而心下痞硬者，气虚而客气上逆也，与泻心汤攻之则已。"柯韵伯认为："但服泻心汤之后，病情未减，而后又复下之，下利更甚。此时服理中汤但迟一着耳。"

伤寒吐下后，发汗，虚烦，脉甚微，八九日心下痞硬，胁下痛，气上冲咽喉，眩冒，经脉动惕者，久而成痿。(160)

本条所述之心下痞硬为太阳病误治致虚，浊气上逆所致。中气虚弱而下焦浊阴之气上逆，居于阳位而致心下痞硬，浊阴之气既壅于阳位，则胃气不得下降，反而上逆。尤在泾认为："吐下复汗，津液叠伤，自此邪气陷入，至八九

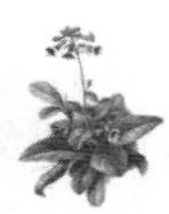

日，正气复，邪气退则愈，而反心下痞硬，胁下痛，气上冲咽喉，眩冒者，邪气搏饮内聚而上逆也。”伤寒吐下后，又发汗，脉甚微说明体已虚，中焦虚弱，下焦阴浊上犯，则心下痞硬。

伤寒发汗，若吐若下，解后心下痞硬，噫气不除者，旋覆代赭汤主之。（161）

本条所述之心下痞硬，是太阳病误治后，气虚不化，浊气结聚所致。此条病证为汗、吐、下三法俱用后，胃气受损，虚而不降，兼有痰浊水气，而成痞证，故心下痞硬、噫气不除。方有执认为：“心下痞硬，噫气不除者，正气未复，胃气尚弱，而伏饮为逆也。”成无己认为：“大邪虽解，以曾发汗、吐、下，胃气弱而未和，虚气上逆，故心下痞。”张路玉认为：“汗、吐、下法备而后表解，则中气必虚，虚则浊气不降，而痰饮上逆，故作痞硬；逆气上冲，而正气不续，故噫气不除。所以用代赭领人参下行，以镇安其逆气，微加解邪涤饮而开痞，则噫气自除耳。”

太阳病，外证未除，而数下之，遂协热而利，利下不止，心下痞硬，表里不解者，桂枝人参汤主之。（163）

本条所述之心下痞硬是太阳病误下后，表邪未解、中气已伤所致。此条病证为太阳表邪未解，而误下，遂至邪热入里，而协热而利，升降不调，清阳不升，浊阴上逆，则心下痞硬。陈修园认为：“伤寒大下之后，复发其汗，则太阳之气逆于心胸，故心下痞。”黄元御认为：“利而不止，清阳既陷，则浊阴上逆，填于胃口，而心下痞硬。”吴谦认为：“心下痞，里虚而邪结也。”诸医家均以数下里虚为心下痞硬的主要原因，究其机理，黄元御认为是“浊阴上逆”所致，吴谦认为是因“邪结”所致。

【小结】

以“心下痞硬”为主症的条文共6条，均列于太阳病篇。

太阳病症为邪入少阳，气机壅滞，胃中虚，水谷不化，胃虚痰阻、气逆所致。“心下痞硬”可因痞证误治后发展而成：服过泻心汤后又用攻下，致下焦滑脱不固；或太阳病误用吐、下后更行发汗，阳气大虚而津液内结；误下后中气虚败，清浊易位，虽有发热，但里虚寒症状更为明显。

26.14 心下有水气

心下有水气：水气，水饮。心下有水气，指胃脘部有水饮为患。

主症	篇次	目次	兼症	原文
心下有水气	太阳病篇（中）	40	干呕发热而咳，或渴，或利，或噎，或小便不利，少腹满，或喘者	伤寒表不解，心下有水气，干呕发热而咳，或渴，或利，或噎，或小便不利、少腹满，或喘者，小青龙汤主之
心下有水气	太阳病篇（中）	41	咳，微喘，发热不渴	伤寒心下有水气，咳而微喘，发热不渴。服汤已渴者，此寒去欲解也。小青龙汤主之

【类症要点】

伤寒表不解，心下有水气，干呕发热而咳，或渴，或利，或噎，或小便不利、少腹满，或喘者，小青龙汤主之。(40)

伤寒心下有水气，咳而微喘，发热不渴。服汤已渴者，此寒去欲解也。小青龙汤主之。(41)

此两条所述之心下有水气为病因，论述水气致病、水气之证。汪昂认为："内有水饮，则水寒相搏，水留胃中，故干呕而噎；水寒射肺，故咳而喘；水停则气不化，津不升故渴；水渍肠间故下利；水蓄下焦，则小便不利而少腹满，水气内渍，所传不一，故为或有之证。"

26.15 心中结痛

心中结痛：胸前区感郁结疼痛。

主症	篇次	目次	兼症	原文
心中结痛	太阳病篇（中）	78	身热	伤寒五六日，大下之后，身热不去，心中结痛者，未欲解也，栀子豉汤主之

【类症要点】

伤寒五六日，大下之后，身热不去，心中结痛者，未欲解也，栀子豉汤主之。(78)

本条所述之心中结痛是太阳病误治，邪陷胸中所致。尤在泾认为："心中结痛者，邪结心间而为痛也，然虽结痛而身热不去，则其邪亦未尽入，与结胸之心下痛而身不热者不同。"程郊倩认为："痛而云结，殊类结胸矣。结胸身无大热，知热已尽归于里，为实邪。此则身热不去，则所结者，客热烦蒸所致，而势之散漫者尚连及表，故云未欲解也。"柯韵伯认为："病发于阳而反下之，外热未除，心中结痛，虽轻于结胸，而甚于懊侬矣。结胸是水结胸胁，用陷胸汤，水郁则折之也。此乃热结胸中，用栀豉汤，火郁则发之也。"

26.16　心下痞硬满

心下痞硬满：心窝部痞硬胀满。

主症	篇次	目次	兼症	原文
心下痞硬满	太阳病篇（下）	152	漐漐汗出，发作有时，头痛，胁下痛，干呕短气，汗出不恶寒	太阳中风，下利呕逆，表解者，乃可攻之。其人漐漐汗出，发作有时，头痛，心下痞硬满，引胁下痛，干呕短气，汗出不恶寒者，此表解里未和也，十枣汤主之
心下痞硬满	太阳病篇（下）	158	下利，谷不化，腹中雷鸣，干呕，心烦不得安	伤寒中风，医反下之，其人下利日数十行，谷不化，腹中雷鸣，心下痞硬而满，干呕，心烦不得安，医见心下痞，谓病不尽，复下之，其痞益甚，此非结热，但以胃中虚，客气上逆，故使硬也，甘草泻心汤主之

【类症要点】

太阳中风，下利呕逆，表解者，乃可攻之。其人漐漐汗出，发作有时，头痛，心下痞硬满，引胁下痛，干呕短气，汗出不恶寒者，此表解里未和也，十枣汤主之。(152)

本条所述之心下痞硬满大多是由水饮停聚胸胁所致。心下痞硬满，引胁下痛，是水饮之邪蕴滞于内，需注意与痞证、结胸证相区别。尤在泾、成无己认为："心下痞硬满引胁下痛、干呕短气，为里未和。""头痛心下痞硬满、引胁下痛、干呕短气者，邪热内蓄而有伏饮，是里未和也。"柯韵伯认为："但心下痞硬而满，胁下牵引而痛，是心下水气泛溢……"

伤寒中风，医反下之，其人下利日数十行，谷不化，腹中雷鸣，心下痞硬而满，干呕，心烦不得安，医见心下痞，谓病不尽，复下之，其痞益甚，此非结热，但以胃中虚，客气上逆，故使硬也，甘草泻心汤主之。(158)

本条所述之心下痞硬满为太阳病误下后胃虚气逆所致。汪苓友认为："此条痞证硬满，乃下后中气受伤，而作虚硬虚满。"尤在泾认为："虚则气不得化，邪愈上逆，而痞硬有加矣，故与泻心汤消痞，加甘草以益中气。"《医宗金鉴》曰："医惟以心下痞，谓病不尽，复下之，其痞益甚。可见此痞非热结，亦非寒结，乃乘误下中虚，而邪气上逆，阳陷阴凝之痞也，故以甘草泻心汤，以缓其急而和其中。"

【小结】

以"心下痞硬满"为主症的条文共2条，均见于太阳病篇。太阳病表证未解或误下，胃虚气逆均可致心下痞硬满，方用十枣汤或甘草泻心汤。

26.17 心悸

心悸：心中跳动、惊慌不安，甚则不能自主。

主症	篇次	目次	兼症	原文
心悸	太阳病篇（中）	49	身重	脉浮数者，法当汗出而愈。若下之，身重心悸者，不可发汗，当自汗出乃解。所以然者，尺中脉微，此里虚，须表里实，津液自和，便自汗出愈

【类症要点】

脉浮数者，法当汗出而愈。若下之，身重心悸者，不可发汗，当自汗出乃解。所以然者，尺中脉微，此里虚，须表里实，津液自

和，便自汗出愈。(49)

本条所述之心悸，是由太阳病误下里虚所致。吴谦认为："故惟见失汗身重之表，误下心悸之里……所以然者，因失汗表实，误下里虚，尺中脉微，表里未谐，故不即解也。"钱天来认为："此条心悸与发汗过多、叉手冒心之心下悸，同一里虚之所致也。"刘渡舟认为："太阳伤寒如果误用了下法，就会伤里气。正气受伤，气虚乏力，气虚则心无所主，故见心悸。"

26.18　心中悸

心中悸：同心悸。

主症	篇次	目次	兼症	原文
心中悸	太阳病篇（中）	102	烦	伤寒二三日，心中悸而烦者，小建中汤主之

【类症要点】

伤寒二三日，心中悸而烦者，小建中汤主之。(102)

本条所述之心中悸是由里虚所致。程郊倩曰："心中悸而烦，则里气虚而阳为阴袭。"陈平伯认为："里虚渐著。"徐灵胎曰："悸而烦，其为虚烦可知，故用建中汤以补心脾之气。"尤在泾认为："伤寒里虚则悸，邪扰则烦。"可见，诸位医家均认为里虚为心中悸的原因。

26.19　心下悸

心下悸：心下悸动不安。

主症	篇次	目次	兼症	原文
心下悸	太阳病篇（中）	64	叉手自冒心	发汗过多，其人叉手自冒心，心下悸，欲得按者，桂枝甘草汤主之
心下悸	太阳病篇（中）	82	发热，头眩，身瞤动，振振欲擗地	太阳病发汗，汗出不解，其人仍发热，心下悸，头眩，身瞤动，振振欲擗地者，真武汤主之

续表

主症	篇次	目次	兼症	原文
心下悸	太阳病篇（中）	96	往来寒热，胸胁苦满，默默不欲饮食，心烦喜呕，胸中烦而不呕，或渴，或腹中痛，或胁下痞硬，小便不利，或不渴，身有微热，或咳	伤寒五六日中风，往来寒热，胸胁苦满，默默不欲饮食，心烦喜呕，或胸中烦而不呕，或渴，或腹中痛，或胁下痞硬，或心下悸，小便不利，或不渴，身有微热，或咳者，小柴胡汤主之
心下悸	太阳病篇（中）	127	小便利	太阳病，小便利者，以饮水多，必心下悸；小便少者，必苦里急也
心下悸	厥阴病篇	356	利	伤寒厥而心下悸，宜先治水，当服茯苓甘草汤，却治其厥。不尔，水渍入胃，必作利也

【类症要点】

发汗过多，其人叉手自冒心，心下悸，欲得按者，桂枝甘草汤主之。(64)

本条所述之心下悸是太阳病发汗过多，汗多伤阳，心阳虚损所致。柯韵伯认为:“汗多则心液虚，心气馁，故悸。”张令韶认为:“心下悸，欲得按者，心虚而肾气欲乘之也。”尤在泾认为:“悸，心动也；欲得按者，心中筑筑不宁，欲得按而止之也，是宜补助心阳为主。”柯氏与尤氏均认为桂枝甘草汤所治之心下悸是由心阳虚所致，张氏认为是“心虚而肾气欲乘”。

太阳病发汗，汗出不解，其人仍发热，心下悸，头眩，身瞤动，振振欲擗地者，真武汤主之。(82)

本条所述之心下悸是太阳病发汗，阳虚水泛所致。成无己认为:“心下悸，头眩，身瞤动，振振欲擗地者，汗出亡阳也。”尤在泾认为:“少阴之气，水气也，心属火而水乘之，故悸。”徐灵胎认为:“心下悸，下焦肾水因心液不足，随阳而上犯。”成、尤、徐注对本条都认为误汗表邪未解而里气损伤，但成氏专主“亡阳”，徐氏主张营血伤而阳气泄，惟尤氏阳虚与水饮并重。

伤寒五六日中风，往来寒热，胸胁苦满，默默不欲饮食，心烦喜呕，或胸中烦而不呕，或渴，或腹中痛，或胁下痞硬，或心下悸，

小便不利，或不渴，身有微热，或咳者，小柴胡汤主之。(96)

本条所述之心下悸是太阳病热入半表半里，少阳枢机不利所致。尤在泾认为："心下悸，小便不利者，水饮蓄而不行也。"

太阳病，小便利者，以饮水多，必心下悸；小便少者，必苦里急也。(127)

本条所述之心下悸，是由饮水过多，水气凌心所致。如《金匮要略》中所言："食少饮多，水停心下，甚者则悸。"曹颖甫："惟太阳之热，不能消水，虽其初小便自利，而水气凌心，心下必悸，以心之悸。"黄元御认为："渴而饮水多者，土湿木郁，必心下动悸。"柯韵伯认为："火用不宣，致水停心下而悸。"可见，以上均以"水饮"为心下悸的主要原因，然究其机理，黄元御认为是"土湿木郁"，柯韵伯认为是"火用不宣"。

伤寒厥而心下悸，宜先治水，当服茯苓甘草汤，却治其厥。不尔，水渍入胃，必作利也。(356)

本条所述之心下悸为水气凌心所致。如《金匮要略》中所言："水停心下，甚者则悸。"黄元御认为："厥逆而心下动悸者，此内有水气，盖水饮停留，阻经脉往来之路，木郁风作，故心下动悸。"柯韵伯认为："心下悸是有水气。"

【小结】

以"心下悸"为主症的条文共5条：太阳病篇4条、厥阴病篇1条。

太阳病表邪入里，水饮凌心或汗出过多，气阴两虚及汗后阳虚水泛等均可致心下悸。厥阴病胃虚水停亦可致心下悸。总计经方4个：桂枝甘草汤、真武汤、小柴胡汤、茯苓甘草汤。

26.20　心动悸

心动悸：自觉心中悸动不安，较心悸程度重。

主症	篇次	目次	兼症	原文
心动悸	太阳病篇（下）	177	脉结代	伤寒脉结代，心动悸，炙甘草汤主之

【类症要点】

伤寒脉结代，心动悸，炙甘草汤主之。（177）

本条所述之心动悸是由心阴心阳两虚所致。成无己认为："心中悸动，知真气内虚也。"尤在泾认为："心动悸者，神气不振而都城震惊也。"程应旄认为："心主血，曰脉结代，心动悸，则是血虚，而真气不续也。"

26.21　悸

悸：自觉心中跳动不安。

主症	篇次	目次	兼症	原文
悸	少阳病篇	264	两耳无所闻，目赤，胸中满而烦，惊	少阳中风，两耳无所闻，目赤，胸中满而烦者，不可吐下，吐下则悸而惊
悸	少阳病篇	265	脉弦细，头痛发热，谵语，烦	伤寒，脉弦细，头痛发热者，属少阳。少阳不可发汗，发汗则谵语，此属胃。胃和则愈，胃不和，烦而悸
悸	少阴病篇	318	四逆，咳，悸，小便不利，腹中痛，泄利下重	少阴病，四逆，其人或咳或悸，或小便不利，或腹中痛，或泄利下重者，四逆散主之

【类症要点】

少阳中风，两耳无所闻，目赤，胸中满而烦者，不可吐下，吐下则悸而惊。（264）

本条所述之悸是由少阳中风误用吐下，气阴两伤所致。成无己认为："以吐除烦，吐则伤气，气虚者悸。"汪苓友认为："惊悸皆主于心。""上焦与心相近，误吐且下，则气血衰耗，而神明无主，以故忪然而悸，惕然而惊也。"柯韵伯认为："少阳主胆，胆无出入，妄行吐、下，津液重亡。胆虚则心亦虚，所生者受病，故悸也。"黄元御认为："胆胃双郁，胸膈闭塞，风木郁冲，升路壅碍，是以悸作。"可见，诸医家均认为少阳误用吐下法后心虚则悸。

伤寒，脉弦细，头痛发热者，属少阳。少阳不可发汗，发汗则谵语，此属胃。胃和则愈，胃不和，烦而悸。（265）

本条所述之悸是由少阳病误汗所致之变证。尤在泾认为："胃中不和，则木中之火，又将并入心脏。而为悸而烦也。"发生"悸"的变证是由胃不和所致，"胃不和，为胃燥津伤更甚，津越伤则火愈炽……反增心烦不安而悸的变证"。

少阴病，四逆，其人或咳或悸，或小便不利，或腹中痛，或泄利下重者，四逆散主之。(318)

本条所述之悸是由阳气郁滞所致。各医家对本条之悸注解较少，舒驰远认为："虚寒夹饮上逆而咳，凌心而悸。"其机理是虚寒夹饮上逆凌心。

【小结】

以"悸"为主症的条文共3条：少阳病篇2条、少阴病篇1条。

少阳病少阳中风误吐下或误汗后胃不和致悸；少阴病阳虚气郁致悸。

26.22　心愦愦

心愦愦：愦愦，烦乱不安。心愦愦，指心中烦乱不安。

主症	篇次	目次	兼症	原文
心愦愦	阳明病篇	221	咽燥口苦，腹满而喘，发热汗出，不恶寒反恶热，身重，躁，谵语	阳明病，脉浮而紧，咽燥口苦，腹满而喘，发热汗出，不恶寒反恶热，身重。若发汗则躁，心愦愦反谵语。若加温针，必怵惕烦躁不得眠。若下之，则胃中空虚，客气动膈，心中懊憹，舌上胎者，栀子豉汤主之

【类症要点】

阳明病，脉浮而紧，咽燥口苦，腹满而喘，发热汗出，不恶寒反恶热，身重。若发汗则躁，心愦愦反谵语。若加温针，必怵惕烦躁不得眠。若下之，则胃中空虚，客气动膈，心中懊憹，舌上胎者，栀子豉汤主之。(221)

本条所述之心愦愦是由阳明病误发汗，胃中气阴两伤所致。成无己认为："愦愦者，心乱。""发汗攻表，表热虽除，而内热益甚，故躁而愦愦。"柯韵伯认为："心液亡，故昏昧而愦愦。"

26.23 心中懊侬

心中懊侬：指胃脘部烦乱、热灼不适。

主症	篇次	目次	兼症	原文
心中懊侬	太阳病篇（上）	76	逆，吐下不止，虚烦不得眠	发汗后，水药不得入口为逆，若更发汗，必吐下不止。发汗吐下后，虚烦不得眠，若剧者，必反复颠倒，心中懊侬，栀子豉汤主之；若少气者，栀子甘草豉汤主之；若呕者，栀子生姜豉汤主之
心中懊侬	太阳病篇（下）	134	头痛发热，腰痛，骨节疼痛，恶风无汗，喘	太阳病，脉浮而动数，浮则为风，数则为热，动则为痛，数则为虚。头痛发热，微盗汗出，而反恶寒者，表未解也。医反下之，动数变迟，膈内拒痛，胃中空虚，客气动膈，短气躁烦，心中懊侬，阳气内陷，心下因硬，则为结胸，大陷胸汤主之。若不结胸，但头汗出，余处无汗，剂颈而还，小便不利，身必发黄
心中懊侬	阳明病篇	199	小便不利，身发黄	阳明病，无汗，小便不利，心中懊侬者，身必发黄
心中懊侬	阳明病篇	221	脉浮紧，咽燥口苦，腹满，喘，发热汗出，不恶寒反恶热，身重，谵语	阳明病，脉浮而紧，咽燥口苦，腹满而喘，发热汗出，不恶寒反恶热，身重。若发汗则躁，心愦愦，反谵语。若加温针，必怵惕烦躁不得眠。若下之，则胃中空虚，客气动膈，心中懊侬，舌上胎者，栀子豉汤主之
心中懊侬	阳明病篇	228	手足温，饥不能食，头汗出	阳明病，下之，其外有热，手足温，不结胸，心中懊侬，饥不能食，但头汗出者，栀子豉汤主之
心中懊侬	阳明病篇	238	烦，燥屎	阳明病，下之，心中懊侬而烦，胃中有燥屎者，可攻。腹微满，初头硬，后必溏，不可攻之。若有燥屎者，宜大承气汤

【类症要点】

发汗后，水药不得入口为逆，若更发汗，必吐下不止。发汗吐下后，虚烦不得眠，若剧者，必反复颠倒，心中懊侬，栀子豉汤主之；若少气者，栀子甘草豉汤主之；若呕者，栀子生姜豉汤主之。(76)

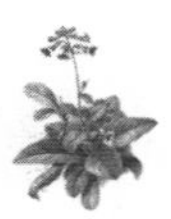

本条所述之心中懊侬是太阳病误治后热郁胸膈所致。《医宗金鉴》云："心之反复颠倒，则谓之懊侬，三阳热证也。懊侬者，即心中欲吐不吐，烦扰不宁之象也，因汗、吐、下后，邪热乘虚客于胸中所致。"成无己认为："懊侬者，俗谓鹘突是也。"黄元御认为："发汗吐下后，津液消耗，在表之浮阳不收，在里之余热不去，则郁结而生虚烦，甚则眠不得安心中懊丧，不能自言其说所苦。"沈金鳌认为："总由阳明火热之邪上炎，摇动心君也。"

太阳病，脉浮而动数，浮则为风，数则为热，动则为痛，数则为虚。头痛发热，微盗汗出，而反恶寒者，表未解也。医反下之，动数变迟，膈内拒痛，胃中空虚，客气动膈，短气躁烦，心中懊侬，阳气内陷，心下因硬，则为结胸，大陷胸汤主之。若不结胸，但头汗出，余处无汗，剂颈而还，小便不利，身必发黄。（134）

本条所述之心中懊侬是由太阳病误下，水热互结所致。《金匮要略》云："短气躁烦，心中懊侬，皆邪热为实。"黄元御认为："心肺之气，以下降为顺，胃胆逆阻，心肺莫降，相火上炎，助君火而刑辛金，则烦躁懊侬。"曹颖甫认为："懊侬者，湿盛阳郁而气机不利也。"此条所述之心中懊侬，是由热所致。黄氏认为是"心肺不降，君火刑金"，曹氏认为是"湿盛阳郁"。

阳明病，无汗，小便不利，心中懊侬者，身必发黄。（199）

本条所述之心中懊侬，是由阳明里热郁结所致。成无己认为："心中懊侬者，热气郁蒸，欲发于外而为黄也。"柯韵伯认为："心液不支，故虽未经汗下，而心中懊侬也。"黄元御认为："无汗而小便不利，湿气莫泄，郁而生热，熏蒸于上，则心中懊侬，身必发黄也。"

阳明病，脉浮而紧，咽燥口苦，腹满而喘，发热汗出，不恶寒反恶热，身重。若发汗则躁，心愦愦，反谵语。若加温针，必怵惕烦躁不得眠。若下之，则胃中空虚，客气动膈，心中懊侬，舌上胎者，栀子豉汤主之（221）

本条所述之心中懊侬，是由阳明病下后，余热未尽，热扰胸膈所致。成无己认为："心中懊侬者，热气郁蒸，欲发于外而为黄也。"柯韵伯认为："心液不支，故虽未经汗下，而心中懊侬也。”黄元御认为：“无汗而小便不利，湿气莫泄，郁而生热，熏蒸于上，则心中懊侬，身必发黄也。”

阳明病，下之，其外有热，手足温，不结胸，心中懊侬，饥不能食，但头汗出者，栀子豉汤主之。(228)

本条所述之心中懊侬是由阳明病下之过早，热郁胸膈所致。成无己认为：“心中懊侬，饥不能食者，热客胸中为虚烦也。”魏荔彤认为：“其阳明蒸蒸之热，为阴寒之药所郁，俱凝塞于胸膈之上。”曹颖甫认为：“胃中肝胆之液，因下后见损，阳明浮火，由胃络上冲于心，则心中懊侬。”黄元御认为：“膈下之阴与膈上之阳逼迫郁蒸，而生瘀浊故也。”此条阳明病下后热扰胸膈，各医家观点较为一致，但有细微不同，魏氏认为是“热与寒凝塞于胸膈”，曹氏认为是“阳明浮火上冲”，黄氏则认为是“阴阳郁蒸而生瘀浊”。

阳明病，下之，心中懊侬而烦，胃中有燥屎者，可攻。腹微满，初头硬，后必溏，不可攻之。若有燥屎者，宜大承气汤。(238)

本条所述之心中懊侬为阳明当下，但下不得法，热邪郁滞所致。运用大承气汤治疗心中懊侬的关键在于胃中是否有燥屎。成无己认为：“若胃中有燥屎者，非虚烦也，可与大承气汤下之。”曹颖甫认为：“夫下后心中懊侬而烦，果属虚烦，宜栀子豉汤证耳。设胃中燥屎未尽，其脉必实，且日久必发谵语，此当仍用大承气汤以攻之。”刘渡舟认为：“此条要和第228条联系起来看。阳明病用了泻下之法，如果心中懊侬而烦、饥不能食、但头汗出，就是下之太早，邪气引起虚烦了，是栀子豉汤证。如果不是虚烦的心中懊侬，没有饥不能食、但头汗出，属于胃中，胃中就是肠中，属于肠子里有燥屎的心中懊侬，这个心中懊侬和第228条的是不同的。”对于此条的心中懊侬，诸医家观点一致，即心中懊侬而烦乃肠中有燥屎所致，需要与228条栀子豉汤证的心中懊侬进行区分。

【小结】

以“心中懊侬”为主症的条文共6条：太阳病篇2条、阳明病篇4条。太阳病误治津伤热扰或水热互结可致心中懊侬。阳明病邪热郁里，热郁胸膈，及阳明腑实或阳明初期误下均可致心中懊侬。总计经方3个：栀子豉汤、大陷胸汤、大承气汤。

26.24 恍惚心乱

恍惚心乱：神志昏惑模糊，心中慌乱不安。

主症	篇次	目次	兼症	原文
恍惚心乱	太阳病篇（中）	88	小便已阴疼	汗家重发汗，必恍惚心乱，小便已阴疼，与禹余粮丸

【类症要点】

汗家重发汗，必恍惚心乱，小便已阴疼，与禹余粮丸。(88)

本条所述之恍惚心乱是由汗家发汗后阴阳两虚所致。成无己认为："汗者心之液，汗家重发汗，则心虚恍惚心乱。"对于此条恍惚心乱，成氏认为乃心虚血少，然舒驰远认为："平日汗多者，表阳素亏，若重发其汗，则阳从外亡，胸中神魂无主，故心神恍惚而内乱也。"唐容川认为："其恍惚心乱，亦不是心血虚少。盖心烦是血虚，心悸是阳虚，心乱是阳气飞越。"以阳虚为故。关于禹余粮丸，此条后并无对应方剂，魏念庭认为即赤石脂禹余粮汤，尤在泾认为只禹余粮一味，火煅服亦可，乃供参考。

（徐玮璐，张震，牛露娜，苏庆民）

27　厥类症

类症：厥，微厥，热少微厥，厥逆，厥冷，四逆厥，手足厥逆，四逆，手足寒，手足冷，手足逆冷，手足厥冷，手足厥寒，手足厥。

27.1　厥

厥：手足厥冷。

主症	篇次	目次	兼症	原文
厥	太阳病篇（上）	29	自汗，小便数，心烦，微恶寒，脚挛急，咽中干，烦燥，吐逆	伤寒脉浮，自汗出，小便数，心烦，微恶寒，脚挛急，反与桂枝，欲攻其表，此误也，得之便厥。咽中干，烦燥，吐逆者，作甘草干姜汤与之，以复其阳。若厥愈足温者，更作芍药甘草汤与之，其脚即伸。若胃气不和谵语者，少与调胃承气汤。若重发汗，复加烧针者，四逆汤主之
厥	少阴病篇	294		少阴病，但厥无汗，而强发之，必动其血，未知从何道出，或从口鼻，或从目出者，是名下厥上竭，为难治
厥	厥阴病篇	331	发热，利	伤寒，先厥后发热而利者，必自止，见厥复利

续表

主症	篇次	目次	兼症	原文
厥	厥阴病篇	332	发热	伤寒始发热六日，厥反九日而利。凡厥利者，当不能食，今反能食者，恐为除中。食以索饼，不发热者，知胃气尚在，必愈，恐暴热来出而复去也。后日脉之，其热续在者，期之旦日夜半愈。所以然者，本发热六日，厥反九日，复发热三日，并前六日，亦为九日，与厥相应，故期之旦日夜半愈。后三日脉之，而脉数，其热不罢者，此为热气有余，必发痈脓也
厥	厥阴病篇	334	发热，下利，汗出，咽中痛	伤寒先厥后发热，下利必自止，而反汗出，咽中痛者，其喉为痹。发热无汗，而利必自止，若不止，必便脓血，便脓血者，其喉不痹
厥	厥阴病篇	335	发热	伤寒一二日至四五日厥者，必发热。前热者，后必厥；厥深者，热亦深；厥微者，热亦微。厥应下之，而反发汗者，必口伤烂赤
厥	厥阴病篇	336	热	伤寒病，厥五日，热亦五日，设六日当复厥，不厥者自愈。厥终不过五日，以热五日，故知自愈
厥	厥阴病篇	337	手足逆冷	凡厥者，阴阳气不相顺接，便为厥。厥者，手足逆冷者是也
厥	厥阴病篇	338	呕，烦，吐蛔	伤寒脉微而厥，至七八日肤冷，其人躁，无暂安时者，此为脏厥，非蛔厥也。蛔厥者，其人当吐蛔。令病者静，而复时烦者，此为脏寒。蛔上入其膈，故烦，须臾复止，得食而呕，又烦者，蛔闻食臭出，其人常自吐蛔。蛔厥者，乌梅丸主之。又主久利
厥	厥阴病篇	339	呕，胸胁烦满	伤寒热少微厥，指头寒，默默不欲食，烦躁，数日小便利，色白者，此热除也，欲得食，其病为愈。若厥而呕，胸胁烦满者，其后必便血

续表

主症	篇次	目次	兼症	原文
厥	厥阴病篇	341	发热	伤寒发热四日，厥反三日，复热四日，厥少热多者，其病当愈。四日至七日，热不除者，必便脓血
厥	厥阴病篇	342	发热	伤寒厥四日，热反三日，复厥五日，其病为进。寒多热少，阳气退，故为进也
厥	厥阴病篇	345	发热，下利	伤寒发热，下利至甚，厥不止者，死
厥	厥阴病篇	347	腹濡，脉虚	伤寒五六日，不结胸，腹濡，脉虚复厥者，不可下，此亡血，下之死
厥	厥阴病篇	348	发热，下利	发热而厥，七日下利者，为难治
厥	厥阴病篇	350	脉滑	伤寒脉滑而厥者，里有热，白虎汤主之
厥	厥阴病篇	370	下利清谷	下利清谷，里寒外热，汗出而厥者，通脉四逆汤主之
厥	厥阴病篇	377	呕，脉弱，小便复利，身有微热	呕而脉弱，小便复利，身有微热，见厥者难治，四逆汤主之
厥	霍乱病篇	390	汗出，四肢拘急不解，脉微欲绝者	吐已下断，汗出而厥，四肢拘急不解，脉微欲绝者，通脉四逆加猪胆汤主之

【类症要点】

伤寒脉浮，自汗出，小便数，心烦，微恶寒，脚挛急，反与桂枝，欲攻其表，此误也，得之便厥。咽中干，烦燥，吐逆者，作甘草干姜汤与之，以复其阳。若厥愈足温者，更作芍药甘草汤与之，其脚即伸。若胃气不和谵语者，少与调胃承气汤。若重发汗，复加烧针者，四逆汤主之。(29)

本条所述之厥乃误治之后，复伤其阳所致。成无己《注解伤寒论》言："脉浮，自汗出，小便数而恶寒者，阳气不足也。心烦、脚挛急者，阴气不足也。阴阳血气俱虚，则不可发汗，若与桂枝汤攻表，则又损阳气，故为误

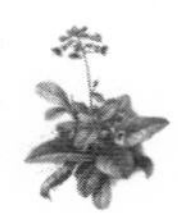

也。”吴谦《医宗金鉴》言：“咽干者，阴因汗竭也；烦燥者，阳失藏也；吐逆者，阴拒格也，故作甘草干姜汤与之，以缓其阴，而复其阳。若厥愈足温，则是阳已复，宜更作芍药甘草汤与之，以调其阴，而和其阳，则脚即伸也。若胃不和而谵语，知为邪已转属阳明，当少少与调胃承气汤，令其微溏，胃和自可愈也。若重发汗者，谓不止误服桂枝汤，而更误服麻黄汤也。或复加烧针劫取其汗，以致亡阳证具。则又非甘草干姜汤所能治，故又当与四逆汤，以急救其阳也。”

少阴病，但厥无汗，而强发之，必动其血，未知从何道出，或从口鼻，或从目出者，是名下厥上竭，为难治。(294)

本条所述之“厥”乃因强发少阴之汗而动血之厥。如《医宗金鉴》云：“阴本无汗，即使无汗，亦不宜发汗。若发其汗，是为强发少阴热邪之汗也。不当发而强发之，益助少阴之热，炎炎沸腾，必动其本经之血，或从口鼻，或从目出，是名下厥上竭。下厥者，少阴热厥于下也；上竭者，少阴血竭于上也，故为难治。”柯韵伯《伤寒来苏集》云：“厥为无阳，不能作汗，而强发之。血之与汗，异名同类，不夺其汗，必动其血矣。”

伤寒，先厥后发热而利者，必自止，见厥复利。(331)

本条所述之厥乃因阴寒为盛所致。成无已《注解伤寒论》言：“阴气胜，则厥逆而利；阳气复，则发热，利必自止。见厥，则阴气还胜而复利也。”柯韵伯《伤寒来苏集》言：“先厥利而后发热者，寒邪盛而阳气微，阳为阴抑故也。其始也，无热恶寒而复厥利，疑为无阳。其继也，发热而厥利自止，是为晚发。此时阴阳自和则愈，若阴气胜则虚热外退，而真寒内生，厥利复作矣。厥与利相应则愈，是阳消阴长之机。”

伤寒始发热六日，厥反九日而利。凡厥利者，当不能食，今反能食者，恐为除中。食以索饼，不发热者，知胃气尚在，必愈，恐暴热来出而复去也。后日脉之，其热续在者，期之旦日夜半愈。所以然者，本发热六日，厥反九日，复发热三日，并前六日，亦为九日，与厥相应，故期之旦日夜半愈。后三日脉之，而脉数，其热不

罢者，此为热气有余，必发痈脓也。(332)

本条所述之“厥”乃为阴盛阳衰之厥利证。柯韵伯《伤寒来苏集》言：“病虽发于阳，而阴反胜之，厥利，此胃阳将乏竭矣。”吴谦《医宗金鉴》言：“不发热者之‘不’字，当是‘若’字，若是‘不’字，即是除中，何以下接恐暴热来出而复去之文耶？当改之。”

伤寒先厥后发热，下利必自止，而反汗出，咽中痛者，其喉为痹。发热无汗，而利必自止，若不止，必便脓血，便脓血者，其喉不痹。(334)

本条所述之“厥”多因阳虚内陷，虚热内郁所致。成无己《注解伤寒论》言：“伤寒先厥而利，阴寒气胜也。”喻昌曰：“反汗出咽中痛，是热邪有余，上攻咽喉而为痹也。既发热虽无汗，为其阳已回，所以利亦必自止，若不止，则无汗明系邪不外出，热郁在里，必主便脓血也。便脓血者，其喉不痹，见热邪在里，即不复在表，在下，即不复在上也。”

伤寒一二日至四五日厥者，必发热。前热者，后必厥；厥深者，热亦深；厥微者，热亦微。厥应下之，而反发汗者，必口伤烂赤。(335)

本条所述之“厥”乃因热邪郁伏于内，阳不外达，以致四肢厥冷。成无己《注解伤寒论》言：“前厥后发热者，寒极生热也；前热后厥者，阳气内陷也；厥深热深，厥微热微，随阳气陷之深浅也。”高学山言：“此种先热后厥之证，与寻常冷厥大异，盖其内既热，又与阴阳不相顺接，则是热逼阴气于外而厥。”

伤寒病，厥五日，热亦五日，设六日当复厥，不厥者自愈。厥终不过五日，以热五日，故知自愈。(336)

本条论述以厥热多少看阴阳消长变化，以判断预后。成无己《注解伤寒论》言：“阴胜则厥，阳胜则热。先厥五日为阴胜，至六日阳复胜，热亦五日，后复厥者，阴复胜；若不厥为阳全胜，故自愈。”尤在泾言：“伤寒厥五日，热亦五日者，阴盛而阳复之也。至六日，阴当复胜而厥，设不厥，则阴退而邪解矣，故自愈。夫厥与热，阴阳消长之兆也。”

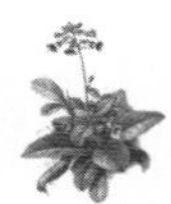

凡厥者，阴阳气不相顺接，便为厥。厥者，手足逆冷者是也。(337)

本条指出厥证病机为阴阳气不相顺接。成无己曰："阳气内陷，不与阴相顺接，故手足为之厥冷也。"陈平伯言："盖阳受气于四肢，阴受气于五脏，阴阳之气相贯，如环无端。若寒厥则阳不与阴相顺接，热厥则阴不与阳相顺接也。"

伤寒脉微而厥，至七八日肤冷，其人躁，无暂安时者，此为脏厥，非蛔厥也。蛔厥者，其人当吐蛔。令病者静，而复时烦者，此为脏寒。蛔上入其膈，故烦，须臾复止，得食而呕，又烦者，蛔闻食臭出，其人常自吐蛔。蛔厥者，乌梅丸主之。又主久利。(338)

本条所述之"厥"，前一个因阳虚所致，后一个则为蛔厥，是乌梅丸主治证之一。如成无己言："病人脏寒胃虚，蛔动上隔，闻食臭出，因而吐蛔，与乌梅丸温脏安蛔。"俞嘉言云："乌梅丸中酸苦辛温互用，以安蛔温胃益虚。久利而便脓血亦主此者，能解阴阳错杂之邪故也。"

伤寒热少微厥，指头寒，默默不欲食，烦躁，数日小便利，色白者，此热除也，欲得食，其病为愈。若厥而呕，胸胁烦满者，其后必便血。(339)

此条论述为热厥轻证的转归。成无己言："厥阴之脉，夹胃贯隔，布胁肋，厥而呕，胸胁烦满者，传邪之热甚于里也。"程郊倩言："以默默不欲食、烦躁，定为阳胜，小便利色白、欲得食，定为阴复。盖阴阳不甚在热厥上显出者。若此证热虽少而厥则不仅指头寒，且不但默默不欲食，而加之呕，不但烦躁，而加之胸胁满，则自是热深厥亦深之证也。"

伤寒发热四日，厥反三日，复热四日，厥少热多者，其病当愈。四日至七日，热不除者，必便脓血。(341)

本条论述厥少热多的预后。柯韵伯《伤寒来苏集》言："伤寒以阳为主，热多当愈，热不除为太过，热深厥微，必伤阴络。"尤在泾言："热之日又多于厥之日，则邪复转而之表矣，故病当愈。"

伤寒厥四日，热反三日，复厥五日，其病为进。寒多热少，阳气退，故为进也。(342)

本条论述厥多热少的预后。尤在泾言："厥又多于热之日，则其病为进，所以然者，寒多热少，阳气不振，则阴邪复胜也。"沈目南言："厥阴邪盛为多，胃阳气衰为少，是以木土互言，为寒多热少，即胃气退而肝邪进，所谓阳气退而为进，非虚寒之谓也。"

伤寒发热，下利至甚，厥不止者，死。(345)

本条论述为阴阳离决之厥逆。如成无己言："伤寒发热，为邪气独甚，下利至甚，厥不止，为腑脏气绝，故死。"周禹载言："厥利止而发热为阳复，若仍厥利者，为阳脱也。阳既绝，则虽不烦躁，而亦主死矣。"

伤寒五六日，不结胸，腹濡，脉虚复厥者，不可下，此亡血，下之死。(347)

此条所述之"厥"乃因亡血为因。如沈目南言："此血虚之厥也。腹濡脉虚，而不结胸，上下表里是无实证，但脉虚，乃因平素胃气不充，肝脏血虚受邪，复乘胃间而厥。矧血虚，则肠胃津液素为不足，而纵有邪转阳明，大便结硬，是不可下，下则肝胃气血两脱，故下之死。"陈修园言："血虚则脉亦虚，阴血虚于内，不能与阳气相结于外，故手足复厥者，慎不可下，此厥不为热深，而为亡血。若误下之，则阴亡而阳亦亡矣，故死。"

发热而厥，七日下利者，为难治。(348)

本条所述之"厥"为邪盛里虚之变。如尤在泾言："发热而厥者，身发热而手足厥，病属阳而里适虚也。"钱天来言："厥多而寒盛于里，复至下利，则腔腹之内，脏腑经络，纯是阴邪，全无阳气，虽真武二四逆、白通等温经复阳之法，恐亦未能挽回阳气，故日难治。"

伤寒脉滑而厥者，里有热，白虎汤主之。(350)

本条所述之"厥"为热厥，阳热内郁所致，属白虎汤证。喻嘉言曰："滑为阳脉，其里热炽盛可知，故宜行白虎汤以解其热，与三阳之治不殊也。"钱天来曰："伤寒郁热之邪在里，阻绝阳气，不得畅达于四肢而厥，所谓厥深热

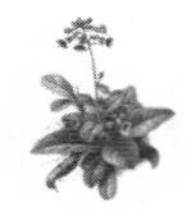

亦深也。为阴经之邪复归阳明，故当清泻胃热，而以白虎汤主之。”

下利清谷，里寒外热，汗出而厥者，通脉四逆汤主之。(370)

通脉四逆汤所治之“厥”为真寒假热，阳气外亡之因。《医宗金鉴》言：“汗出而厥，则已露亡阳之变矣，故主以通脉四逆汤，救阳以胜阴也。”陈修园言：“此言里不通于外，而阴寒内拒，外不通子里，而孤阳外越，非急用大温之剂，必不能通阴阳之气于顷刻。”

呕而脉弱，小便复利，身有微热，见厥者难治，四逆汤主之。(377)

本条所述之“厥”为阴盛阳虚所致。程扶生曰：“脉弱，小便利，虚寒见于下也。身有微热，当为阳邪在表，然见厥逆，则为阴盛于里，而微阳有不能自存之忧也，故难治。用四逆以温其在下之寒。”尤在泾曰：“脉弱便利而厥，为内虚且寒之候，则呕非火邪，乃是阴气之逆，热非寒邪，乃是阳气之外越矣，故以四逆汤救阳驱阴为主。”

吐已下断，汗出而厥，四肢拘急不解，脉微欲绝者，通脉四逆加猪胆汤主之。(390)

本条所述之“厥”为阴竭阳亡所致。如张令韶言：“吐已下断者，阴阳气血俱虚，水谷津液俱竭，无有可吐而自已，无有可下而自断也。故汗出而厥，四肢拘急之亡阴证与脉微欲绝之亡阳证仍然不解，更宜通脉四逆汤加猪胆、人尿，启下焦之生阳，而助中焦之津液。”尤在泾言：“吐下已止，阳气当复，阴邪当解。乃汗出而厥，四肢拘急，而又脉微欲绝，则阴无退散之期，阳有散亡之象，于法为较危矣。故于四逆加干姜一倍，以救欲绝之阳。而又虑温热之过，反为阴气所拒而不入，故加猪胆汁之苦寒，以为向导之用。”

【小结】

以“厥”为主症的条文共19条：太阳病篇1条、少阴病篇1条、厥阴病篇16条，霍乱病篇1条。包括太阳病阳虚误治或少阴病误发汗之厥；霍乱病阴竭阳亡之厥；厥阴病热厥、脏厥、蛔厥、除中、阳复太过等。总计经方6个：甘草干姜汤、乌梅丸、白虎汤、通脉四逆汤、四逆汤、通脉四逆汤加猪胆汤。

27.2 微厥

微厥：厥的程度较轻。

主症	篇次	目次	兼症	原文
微厥	厥阴病篇	366	下利，脉沉迟，面少赤，身有微热	下利，脉沉而迟，其人面少赤，身有微热，下利清谷者，必郁冒汗出而解，病人必微厥。所以然者，其面戴阳，下虚故也

【类症要点】

下利，脉沉而迟，其人面少赤，身有微热，下利清谷者，必郁冒汗出而解，病人必微厥。所以然者，其面戴阳，下虚故也。(366)

本条所述之“微厥”为阴盛阳虚，虚阳为阴盛所格。如成无己言：“下利清谷，脉沉而迟，里有寒也。面少赤，身有微热，表未解也。”尤在泾言：“下利清谷，脉沉而迟，阴在里在下也。面少赤，身有微热，阳在上在外也。”

27.3 热少微厥

热少微厥：热不严重，手足轻度厥冷。

主症	篇次	目次	兼症	原文
热少微厥	厥阴病篇	339	头寒，默默不欲食，烦躁，呕，胸胁烦满，便血	伤寒热少微厥，指头寒，默默不欲食，烦躁，数日小便利，色白者，此热除也，欲得食，其病为愈。若厥而呕，胸胁烦满者，其后必便血

【类症要点】

伤寒热少微厥，指头寒，默默不欲食，烦躁，数日小便利，色白者，此热除也，欲得食，其病为愈。若厥而呕，胸胁烦满者，其后必便血。(339)

本条所述之“热少微厥”是由于阳气内郁所致。如程郊倩言：“热既少，厥微而仅指头寒。”柯言:“身无大热，手足不冷，但指头寒，此热微厥亦微也。”

27.4 厥逆

厥逆：气逆上冲，手足厥冷。

主症	篇次	目次	兼症	原文
厥逆	太阳病篇（上）	30	咽中干，两胫拘急，谵语	问曰：证象阳旦，按法治之而增剧，厥逆，咽中干，两胫拘急而谵语。师曰：言夜半手足当温，两脚当伸，后如师言。何以知此？答曰：寸口脉浮而大，浮为风，大为虚，风则生微热，虚则两胫挛，病形象桂枝，因加附子参其间，增桂令汗出，附子温经，亡阳故也。厥逆，咽中干，烦燥，阳明内结，谵语烦乱，更饮甘草干姜汤，夜半阳气还，两足当热，胫尚微拘急，重与芍药甘草汤，尔乃胫伸，以承气汤微溏，则止其谵语，故知病可愈
厥逆	太阳病篇（中）	38		太阳中风，脉浮紧，发热恶寒，身疼痛，不汗出而烦躁者，大青龙汤主之。若脉微弱，汗出恶风者，不可服之。服之则厥逆，筋惕肉瞤，此为逆也
厥逆	少阴病篇	315	利不止，干呕烦	少阴病，下利脉微者，与白通汤。利不止，厥逆无脉，干呕烦者，白通加猪胆汁汤主之。服汤，脉暴出者死，微续者生
厥逆	厥阴病篇	344	发热，下利，躁	伤寒发热，下利厥逆，躁不得卧者，死
厥逆	厥阴病篇	353	四肢疼，又下利，恶寒	大汗出，热不去，内拘急，四肢疼，又下利厥逆而恶寒者，四逆汤主之

【类症要点】

问曰：证象阳旦，按法治之而增剧，厥逆，咽中干，两胫拘急而谵语。师曰：言夜半手足当温，两脚当伸，后如师言。何以知此？答曰：寸口脉浮而大，浮为风，大为虚，风则生微热，虚则两胫挛，病形象桂枝，因加附子参其间，增桂令汗出，附子温经，亡阳故也。

厥逆，咽中干，烦燥，阳明内结，谵语烦乱，更饮甘草干姜汤，夜半阳气还，两足当热，胫尚微拘急，重与芍药甘草汤，尔乃胫伸，以承气汤微溏，则止其谵语，故知病可愈。(30)

本条所述之“厥逆”为研讨上条证治的机理。如尤在泾言：“此即前条之意，而设为问答，以明所以增剧及所以病愈之故。”《医宗金鉴》言：“此设问答，申明上条之义也。”

太阳中风，脉浮紧，发热恶寒，身疼痛，不汗出而烦躁者，大青龙汤主之。若脉微弱，汗出恶风者，不可服之。服之则厥逆，筋惕肉瞤，此为逆也。(38)

本条所述之厥逆为虚弱之人误服大青龙汤导致汗出亡阳所致。如吴绶言：“大青龙汤治伤寒发热……譬若亢热已极，一雨而凉，其理可见也。”喻嘉言云：“天地郁蒸，得雨则和，人身烦躁，得汗则解。”

少阴病，下利脉微者，与白通汤。利不止，厥逆无脉，干呕烦者，白通加猪胆汁汤主之。服汤，脉暴出者死，微续者生。(315)

本条所述之“厥逆”属少阴阴盛阳虚证。如成无已云：“少阴病，下利，脉微，为寒极阴盛，与白通汤复阳散寒。服汤利不止，厥逆无脉，干呕烦者，寒气太甚，内为格拒，阳气逆乱也，与白通加猪胆汁汤以和之。”章虚谷言：“下利脉微，与白通汤温脏升阳，而利不止，反厥逆无脉者，中气已败，阴阳格拒，故脉路不通，又干呕而烦，加猪胆汁、童便，反佐苦寒引阳药入阴，以交通阴阳之气。”

伤寒发热，下利厥逆，躁不得卧者，死。(344)

本条所述之“厥逆”为阴阳离脱之证。如柯韵伯言：“厥利不止，脏腑气绝矣。躁不得卧，精神不治矣。微阳不久留，故死。”尤在泾言：“伤寒发热，下利厥逆者，邪气从外之内，而盛于内也，至躁不得卧，则阳气有立亡之象，故死。此传经之邪，阴气先竭，而阳气后绝者也。”

大汗出，热不去，内拘急，四肢疼，又下利厥逆而恶寒者，四逆汤主之。(353)

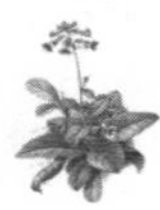

本条所述之“厥逆”为阳虚阴盛之寒厥。如方中行言：“下利厥逆而恶寒者，亡阳而阴寒内甚也。四逆汤温以散寒，回阳而敛液者也。”汪苓友言：“前热已去而但恶寒，此恶寒非表寒，乃里寒而直达于四肢手足之末也。以寒从少阴经来，故与四逆汤以复阳散寒。”

【小结】

以“厥逆”为主症的条文共5条：太阳病篇2条，少阴病篇1条，厥阴病篇2条。太阳病阴阳俱虚，证象阳旦（及桂枝汤证），或误用大青龙汤可致汗出而厥；少阴病阴盛戴阳可致厥逆；厥阴病阴极阳脱或阳失于表，寒盛于里均可见厥逆。涉及经方3个：大青龙汤、白通加猪胆汁汤、四逆汤。

27.5　厥冷

厥冷：同厥。

主症	篇次	目次	兼症	原文
厥冷	厥阴病篇	354	大汗，下利	大汗，若大下利，而厥冷者，四逆汤主之

【类症要点】

大汗，若大下利，而厥冷者，四逆汤主之。(354)

本条所述之“厥冷”乃因误治失治所致。如陈亮斯言：“汗而云大，则阳气亡于表，下利云大，则阳气亡于里矣。”尤在泾言：“此亦阳病误治而变阴寒之证，成氏所谓大汗若大下利，表里虽殊，其亡津液损阳气一也。”

27.6　四逆厥

四逆厥：同厥。

主症	篇次	目次	兼症	原文
四逆厥	厥阴病篇	330		诸四逆厥者，不可下之，虚家亦然

【类症要点】

诸四逆厥者，不可下之，虚家亦然。(330)

本条所述“四逆厥”为虚寒之诸厥。如张令韶言：“诸病而凡四逆厥者，俱属阴寒之证，故不可下。”尤在泾言：“此条盖言阴寒厥逆，法当温散温养之，故云不可下之。”

27.7 手足厥逆

手足厥逆：同厥逆。

主症	篇次	目次	兼症	原文
手足厥逆	少阴病篇	317	下利清谷，里寒外热，手足厥逆，脉微欲绝，面色赤，腹痛，干呕，咽痛，利止脉不出	少阴病，下利清谷，里寒外热，手足厥逆，脉微欲绝，身反不恶寒，其人面色赤，或腹痛，或干呕，或咽痛，或利止脉不出者，通脉四逆汤主之
手足厥逆	厥阴病篇	357	寸脉沉而迟，手足厥逆，下部脉不至，喉咽不利，唾脓血，泄利不止	伤寒六七日，大下后，寸脉沉而迟，手足厥逆，下部脉不至，喉咽不利，唾脓血，泄利不止者，为难治，麻黄升麻汤主之

【类症要点】

少阴病，下利清谷，里寒外热，手足厥逆，脉微欲绝，身反不恶寒，其人面色赤，或腹痛，或干呕，或咽痛，或利止脉不出者，通脉四逆汤主之。(317)

本条所述之“手足厥逆”乃因阴盛格阳于外所致。如成无己言：“阴甚于内，格阳于外，不相通也，与通脉四逆汤散阴通阳。”张隐庵言：“夫内外俱虚，身当恶寒，今反不恶寒，乃真阴内脱，虚阳外浮，故以通脉四逆汤主之。”

伤寒六七日，大下后，寸脉沉而迟，手足厥逆，下部脉不至，喉咽不利，唾脓血，泄利不止者，为难治，麻黄升麻汤主之。(357)

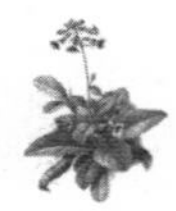

本条所述之“手足厥逆”乃因误下后阴阳错杂所致。喻嘉言曰：“寸脉沉而迟，明是阳去入阴之故，非阳气衰微可拟。故虽手足厥冷，下部脉不至，泄利不止，其不得为纯阴无阳可知。”成无己言：“大下之后，下焦气虚，阳气内陷，寸脉迟而手足厥逆，下部脉不至。”

【小结】

以“手足厥逆”为主症的条文共2条：少阴病篇1条，厥阴病篇1条。包括少阴病阴盛阳衰之手足厥逆和厥阴病误下之手足厥逆。经方2个：通脉四逆汤、麻黄升麻汤。

27.8 四逆

四逆：四肢厥冷。

主症	篇次	目次	兼症	原文
四逆	少阴病篇	296	吐利，烦躁	少阴病，吐利，躁烦，四逆者死
四逆	少阴病篇	298	恶寒，身蜷，躁	少阴病，四逆，恶寒而身蜷，脉不至，不烦而躁者死
四逆	少阴病篇	318	咳，悸，小便不利，腹中痛，泄利下重	少阴病，四逆，其人或咳或悸，或小便不利，或腹中痛，或泄利下重者，四逆散主之

【类症要点】

少阴病，吐利，躁烦，四逆者死。（296）

本条所述之“四逆”乃为阳气虽弱亦与邪抗争的表现。若阴邪独盛而阳气已竭，则四逆，有阴无阳，是为死证。如程郊倩言：“由吐利而躁烦，阴阳离脱而扰乱可知，加之四逆，其阳绝矣，不死何待。”周禹载言：“脏真之气，若未伤尽，或吐利而不至躁烦，或吐利躁烦而不至于四逆。今寒邪自经侵脏，少阴脏中只有寒邪，逼神外越，岂复能神藏而守固耶。”

少阴病，四逆，恶寒而身蜷，脉不至，不烦而躁者死。（298）

本条所述之“四逆”为阴寒极盛，阳气极衰之证。如陈修园言：“少阴病，阳气不行于四肢，故四逆，阳气不布于周身，故恶寒而身蜷，阳气不通于经脉，故脉不至，且不见心烦，而惟见躁扰者，纯阴无阳之中忽呈阴证似阳，为火将绝而暴张之状，主死。”黄坤载言：“四逆恶寒而身蜷，阴盛极矣，脉又不至，则阳已绝，如是则不烦而躁者亦死。”

少阴病，四逆，其人或咳或悸，或小便不利，或腹中痛，或泄利下重者，四逆散主之。(318)

本条所述之“四逆”多因肝胃气滞，阳郁于里，不能通达四末所致。如费晋卿言：“四逆散乃表里并治之剂。热结于内，阳气不能外达，故里热而外寒。又不可攻下以碍厥，故但用枳实以散郁热，仍用柴胡以达阳邪，阳邪外泄，则手足自温矣。”张令韶言：“凡少阴四逆，俱属阳气虚寒，然亦有阳气内郁，不得外达而四逆者，又宜四逆散主之。”

【小结】

以“四逆”为主症的条文共3条，均见于少阴病篇。少阴病阴寒独盛，阳气衰竭，或阴寒盛，阳气浮越，或阳郁不伸均可导致四逆。

27.9 手足寒

手足寒：同厥逆。

主症	篇次	目次	兼症	原文
手足寒	少阴病篇	305	身体痛，骨节痛，脉沉者	少阴病，身体痛，手足寒，骨节痛，脉沉者，附子汤主之

【类症要点】

少阴病，身体痛，手足寒，骨节痛，脉沉者，附子汤主之。(305)

本条所述之“手足寒”为阳气虚弱，不能充达于四肢所致。如成无已言：“少阴肾水而主骨节，身体疼痛，肢冷脉沉者，寒盛于阴也。身疼骨痛，若脉浮，手足热，则可发汗，此手足寒，脉沉，故当与附子汤温经。”钱天来言：“四肢为诸阳之本，阳虚不能充实于四肢，所以手足寒，此皆沉脉之见证也，

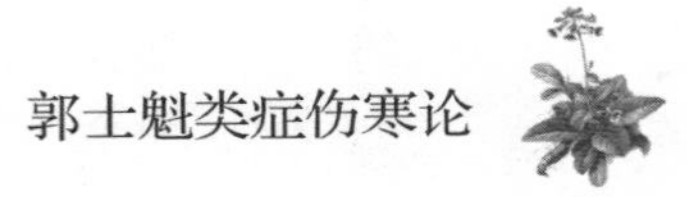

故谓之少阴病，而以附子汤主之，以温补其虚寒也。”

27.10 手足冷

手足冷：同厥冷。

主症	篇次	目次	兼症	原文
手足冷	太阳病篇（下）	148	头汗出，微恶寒，心下满，口不欲食，大便硬，脉细	伤寒五六日，头汗出，微恶寒，手足冷，心下满，口不欲食，大便硬，脉细者，此为阳微结，必有表，复有里也，脉沉亦在里也。汗出为阳微，假令纯阴结，不得复有外证，悉入在里，此为半在里半在外也。脉虽沉紧，不得为少阴病。所以然者，阴不得有汗，今头汗出，故知非少阴也，可与小柴胡汤。设不了了者，得屎而解

【类症要点】

伤寒五六日，头汗出，微恶寒，手足冷，心下满，口不欲食，大便硬，脉细者，此为阳微结，必有表，复有里也，脉沉亦在里也。汗出为阳微，假令纯阴结，不得复有外证，悉入在里，此为半在里半在外也。脉虽沉紧，不得为少阴病。所以然者，阴不得有汗，今头汗出，故知非少阴也，可与小柴胡汤。设不了了者，得屎而解。(148)

小柴胡汤所治之“手足冷”的典型病机为阳微结。如柯韵伯言：“故能食，此谓纯阳结；邪在少阳，阳微故不欲食，此谓阳微结，宜属小柴胡矣。然欲与柴胡汤，必究其病在半表。而微恶寒，亦可属少阴。”成无己言：“浅，故日阳微结。脉沉虽为在里，若纯阴结则更无头汗、恶寒之表证，诸阴脉皆至颈胸中而还，不上循头，今头汗出，知非少阴也。与小柴胡汤以除半表半里之邪。”

27.11 手足逆冷

手足逆冷：同厥逆，程度较重。

主症	篇次	目次	兼症	原文
手足逆冷	少阴病篇	309	吐利，烦躁欲死	少阴病，吐利，手足逆冷，烦躁欲死者，吴茱萸汤主之
手足逆冷	厥阴病篇	337	厥	凡厥者，阴阳气不相顺接，便为厥。厥者，手足逆冷者是也

【类症要点】

少阴病，吐利，手足逆冷，烦躁欲死者，吴茱萸汤主之。(309)

本条所述之“手足逆冷”为中虚肝逆，浊阴上犯之症。如成无已言：“吐利、手足厥冷，则阴寒气甚，烦躁欲死者，阳气内争。与吴茱英汤，助阳散寒。”尤在泾：“此寒中少阴，而复上攻阳明之证，吐利厥冷，烦躁欲死者，阴邪盛极，而阳气不胜也，故以吴茱萸汤温里散寒为主。”

凡厥者，阴阳气不相顺接，便为厥。厥者，手足逆冷者是也。(337)

本条所述之“手足逆冷”为阴气和阳气不相顺接所致。如方中行言：“阴主寒，阳主热，故阳气内陷，不与阴气相顺接，则手足厥冷也。然手足为四肢，主之者脾也，脾为阴，阳不与阴相顺接，而手足逆冷，又可知也。”陈平伯言：“盖阳受气于四胶，阴受气于五脏，阴阳之气相贯，如环无端。若寒厥则阳不与阴相顺接，热厥则阴不与阳相顺接也。”

27.12 手足厥冷

手足厥冷：同厥逆，程度较重。

主症	篇次	目次	兼症	原文
手足厥冷	厥阴病篇	335	发热	伤寒一二日至四五日厥者，必发热。前热者，后必厥；厥深者，热亦深；厥微者，热亦微。厥应下之，而反发汗者，必口伤烂赤
手足厥冷	厥阴病篇	343	脉微，烦躁	伤寒六七日，脉微，手足厥冷，烦躁，灸厥阴，厥不还者，死

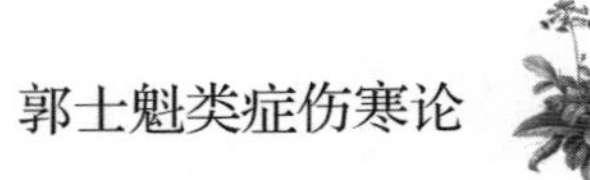

续表

主症	篇次	目次	兼症	原文
手足厥冷	厥阴病篇	362	下利	下利，手足厥冷，无脉者，灸之不温，若脉不还，反微喘者，死。少阴负趺阳者，为顺也
手足厥冷	厥阴病篇	368	下利，手足温	下利后脉绝，手足厥冷，晬时脉还，手足温者，生，脉不还者，死
手足厥冷	霍乱病篇	388	吐利，汗出，发热，恶寒，四肢拘急	吐利汗出，发热恶寒，四肢拘急，手足厥冷者，四逆汤主之

【类症要点】

伤寒一二日至四五日厥者，必发热。前热者，后必厥；厥深者，热亦深；厥微者，热亦微。厥应下之，而反发汗者，必口伤烂赤。(335)

本条论述之手足厥冷乃热邪郁伏于内，阳不外达所致。成无已认为："前厥后发热者，寒极生热也；前热后厥者，阳气内陷也；厥深热深，厥微热微，随阳气陷之深浅也。"程郊倩认为："厥深则发热亦深，厥微则发热亦微，而发热中兼烦渴不下利之里证，总由阳陷于内，菀其阴于外，而不相接也。"

伤寒六七日，脉微，手足厥冷，烦躁，灸厥阴，厥不还者，死。(343)

本条所述之手足厥冷乃阴盛阳衰所致。成无已认为："若反脉微而厥，则阴胜阳也。"程郊倩认为："脉微厥冷而烦躁，即是前条中所引脏厥之证，六七日前无是也。今已至是，虽欲扶阳，无可扶矣。"尤在泾认为："传经之邪至厥阴者，阴气不绝则不死；直中之邪入厥阴者，阳气不复则不生也。"

下利，手足厥冷，无脉者，灸之不温，若脉不还，反微喘者，死。少阴负趺阳者，为顺也。(362)

本条所述之手足厥冷乃阴盛阳绝所致。成无已认为："下利，手足厥逆，无脉者，阴气独胜，阳气大虚也。"钱天来认为："阴寒下利而手足厥冷，至于无脉，是真阳已竭，已成死证。"汪苓友认为："此条乃阴盛阳绝之证，下利手足厥冷，此厥阴中寒之常，至无脉，则真阳之气脱矣。”

下利后脉绝，手足厥冷，晬时脉还，手足温者，生，脉不还者，死。(368)

本条所述之手足厥冷乃暴泻后，津液骤失，阳气一时脱绝所致。钱天来认为：“寒邪下利而六脉已绝，手足厥冷，万无更生之理，而仲景犹云周时脉还，手足温者生，何也？夫利有新久，若久利脉绝而至手足厥冷，则阳气以渐而虚，直至山穷水尽，阳气磨灭殆尽，脉气方绝，岂有复还之时。”喻嘉言认为：“厥利无脉，阳去而难于返矣。然在根本坚固者，生机尚存一线，经一周时，脉还手足复温者生，否则死矣。”

吐利汗出，发热恶寒，四肢拘急，手足厥冷者，四逆汤主之。(388)

本条论述霍乱吐利汗出后，亡阳脱液之证。阳虚，则恶寒，四肢失温致手足厥冷；虚阳外浮则见发热，津液骤失则筋脉失养，则四肢拘急。故用四逆汤回阳驱寒。

27.13　手足厥寒

手足厥寒：同厥逆，程度较重。

主症	篇次	目次	兼症	原文
手足厥寒	厥阴病篇	351	脉细欲绝	手足厥寒，脉细欲绝者，当归四逆汤主之

【类症要点】

手足厥寒，脉细欲绝者，当归四逆汤主之。(351)

本条所述之手足厥寒乃血虚寒凝，四肢失于温养所致。成无己认为：“手足厥寒者，阳气外虚，不温四末；脉细欲绝者，阴血内弱，脉行不利。”钱天来认为：“四肢为诸阳之本，邪入阴经，致手足厥而寒凉，则真阳衰弱可知。”黄元御认为：“肝司营血，流经络而注肢节，厥阴之温气亏败，营血寒涩，不

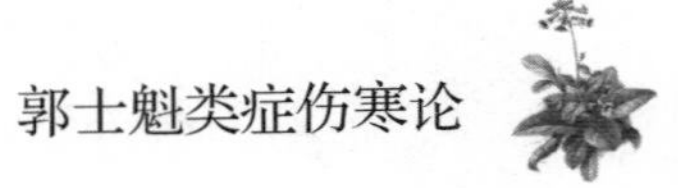

能暖肢节而充经络，故手足厥寒，脉细欲绝。”

27.14 手足厥

手足厥：同厥。

主症	篇次	目次	兼症	原文
手足厥	阳明病篇	197	无汗，小便利，呕，咳	阳明病，反无汗，而小便利，二三日呕而咳，手足厥者，必苦头痛。若不咳不呕，手足不厥者，头不痛

【类症要点】

阳明病，反无汗，而小便利，二三日呕而咳，手足厥者，必苦头痛。若不咳不呕，手足不厥者，头不痛。（197）

本条所述之手足厥乃阳虚四肢不温所致。程郊倩认为：“阳明病，反无汗，阳虚不必言矣。而小便利，阳从下泄，中谁与温？积之稍久，胃中独治之寒，厥逆上攻，故二三日呕而咳，手足厥。”林观子认为：“须识阳明亦有手足厥证，胃主四肢，中虚气寒所致也。”

（徐玮璐，刘童童，党迎迎，郑月平，苏庆民）

28 咽中干类症

类症：咽中干，咽喉干燥，咽燥，咽喉不利，口干咽烂，口干舌燥，口干燥，口干鼻燥，咽中伤生疮，咽痛，咽中痛，口伤烂赤，口燥烦，口苦咽干，口燥但欲漱水不欲嚥，口不仁而面垢，咽燥口苦。

28.1 咽中干

咽中干：口腔、鼻腔之后，食管以上的空腔处干燥。

主症	篇次	目次	兼症	原文
咽中干	太阳病篇（上）	29	烦躁吐逆	伤寒脉浮，自汗出，小便数，心烦，微恶寒，脚挛急，反与桂枝欲攻其表，此误也，得之便厥。咽中干，烦躁吐逆者，作甘草干姜汤与之，以复其阳。若厥愈足温者，更作芍药甘草汤与之，其脚即伸。若胃气不和谵语者，少与调胃承气汤。若重发汗复加烧针者，四逆汤主之
咽中干	太阳病篇（上）	30	厥逆，烦躁，阳明内结，谵语烦乱	问曰：证象阳旦，按法治之而增剧，厥逆、咽中干、两胫拘急而谵语。师曰：言夜半手足当温，两脚当伸。后如师言，何以知此？答曰：寸口脉浮而大；浮为风，大为虚，风则生微热，虚则两胫挛。病形象桂枝，因加附子参其间，增桂令汗出，附子温经，亡阳故也。厥逆、咽中干、烦躁、阳明内结、谵语烦乱，更饮甘草干姜汤，夜半阳气还，两足当热，胫尚微拘急，重与芍药甘草汤，尔乃胫伸。以承气汤微溏，则止其谵语，故知病可愈

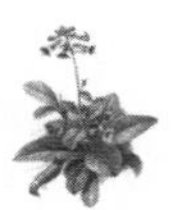

【类症要点】

伤寒脉浮，自汗出，小便数，心烦，微恶寒，脚挛急，反与桂枝欲攻其表，此误也，得之便厥。咽中干，烦躁吐逆者，作甘草干姜汤与之，以复其阳。若厥愈足温者，更作芍药甘草汤与之，其脚即伸。若胃气不和谵语者，少与调胃承气汤。若重发汗复加烧针者，四逆汤主之。（29）

问曰：证象阳旦，按法治之而增剧，厥逆、咽中干、两胫拘急而谵语。师曰：言夜半手足当温，两脚当伸。后如师言，何以知此？答曰：寸口脉浮而大；浮为风，大为虚，风则生微热，虚则两胫挛。病形象桂枝，因加附子参其间，增桂令汗出，附子温经，亡阳故也。厥逆、咽中干、烦躁、阳明内结、谵语烦乱，更饮甘草干姜汤，夜半阳气还，两足当热，胫尚微拘急，重与芍药甘草汤，尔乃胫伸。以承气汤微溏，则止其谵语，故知病可愈。（30）

此两条所述之咽中干是因伤寒阴阳两虚证误治后阴虚所致，平时素体阴阳气血俱虚之人感受风寒外邪，但是妄用发汗之法，导致阴阳俱伤，阴液亏损则咽干。汪苓友认为："乃阴极似阳之证。"徐灵胎认为："亡阳之兆……阳越在上。"但是尤在泾认为："皆阴虚阳逆之象……夫既阴虚于下，而又阳逆于上。"

28.2 咽喉干燥

咽喉干燥：喉，又称喉头。咽喉干燥，指咽中干有热。

主症	篇次	目次	兼症	原文
咽喉干燥	太阳病篇（中）	83		咽喉干燥者，不可发汗

【类症要点】

咽喉干燥者，不可发汗。（83）

太阳病偶有津液不足得表现，成无己说："津液不足也。"刘渡舟认为太阳病津液不足，而咽喉必须有足够得阴液来充养，故津液不足的时候或见咽喉干燥。

28.3 咽燥

咽燥：同咽喉干燥。

主症	篇次	目次	兼症	原文
咽燥	太阳病篇（中）	115	吐血	脉浮，热甚，而反灸之，此为实。实以虚治，因火而动，必咽燥、吐血

【类症要点】

脉浮，热甚，而反灸之，此为实。实以虚治，因火而动，必咽燥、吐血。(115)

太阳脉浮而热重，本为热证，再加上艾灸，则火上加火，热盛炎上，伤津耗液故咽燥。张卿子曰："脉浮热甚为表实，医以脉浮为虚，用火灸之，因火气动血，迫血上行，故咽燥唾血。"柯韵伯曰："咽燥者，肾为膀胱之合，入肺中。循喉咙舌本也。"

28.4 咽喉不利

咽喉不利：咽喉疼痛，吞咽不适。

主症	篇次	目次	兼症	原文
咽喉不利	厥阴病篇	357	手足厥逆，唾脓血，泄利不止	伤寒六七日，大下后，寸脉沉而迟，手足厥逆，下部脉不至，喉咽不利，唾脓血，泄利不止者，为难治。麻黄升麻汤主之

【类症要点】

伤寒六七日，大下后，寸脉沉而迟，手足厥逆，下部脉不至，喉咽不利，唾脓血，泄利不止者，为难治。麻黄升麻汤主之。(357)

麻黄升麻汤所治之咽喉不利是因正虚阳郁，上热下寒所致。本证伤寒后，表证未解，部分邪气入里。热郁于上，灼伤津液，则咽喉不利。成无己曰："厥阴之脉，贯膈上注肺，循喉咙。在厥阴随经射肺，因亡津液，遂成肺痿，咽喉不利而唾脓血也。"柯韵伯曰："咽喉不利，水谷之道绝矣。汁液不化而成脓血，下濡而上逆。此为下厥上竭，阴阳离决之候，生气将绝于内也。"尤在泾曰："阳气陷，故寸脉沉而迟。阴气虚，故下部脉不至……而阳邪之内入者，方上淫而下溢，为咽喉不利。"

28.5　口干咽烂

口干咽烂：烂，破损。口干咽烂，指口干咽部破损。

主症	篇次	目次	兼症	原文
口干咽烂	太阳病篇（中）	111	腹满微喘	太阳病中风，以火劫发汗。邪风被火热，血气流溢，失其常度，两阳相熏灼，其身发黄。阳盛则欲衄，阴虚小便难。阴阳俱虚竭，身体则枯燥，但头汗出，剂颈而还。腹满微喘，口干咽烂，或不大便，久则谵语，甚者至哕、手足躁扰、捻衣摸床。小便利者，其人可治

【类症要点】

太阳病中风，以火劫发汗。邪风被火热，血气流溢，失其常度，两阳相熏灼，其身发黄。阳盛则欲衄，阴虚小便难。阴阳俱虚竭，身体则枯燥，但头汗出，剂颈而还。腹满微喘，口干咽烂，或不大便，久则谵语，甚者至哕、手足躁扰、捻衣摸床。小便利者，其人可治。(111)

本条所论述的口干咽烂，是由于感受阳邪，再受热药，热盛于内所致。成无己认为风为阳邪，因火热之气，则邪风愈甚，热气炎上，搏阳而不搏于阴也。热气内郁也，火气内发，上为口干咽烂者，是由火热上熏所致。刘渡舟认为由"两阳相熏灼"到"久则谵语"，是阳邪不断发展的状态，邪气发展，邪气对正气津液的危害也在加重，然后邪热出不去，难以得汗而解，只能从头部而出，而热邪上行，侵犯咽喉，故口干咽烂。

28.6 口干舌燥

口干舌燥：口舌干燥。

主症	篇次	目次	兼症	原文
口干舌燥	阳明病篇	222	渴欲饮水	若渴欲饮水，口干舌燥者，白虎加人参汤主之

【类症要点】

若渴欲饮水，口干舌燥者，白虎加人参汤主之。(222)

本条所述之口干舌燥是由阳明热盛，津伤气耗或暑病见气津两伤所致。热在气分，阳明气分热证之里热已伤到胃阴，故渴欲饮水，口干舌燥。在白虎汤基础上加人参，既清阳明之燥热，又能益气生津。

对此诸医家所见略同，如成无己曰："上为口干咽烂者，火热上熏也。"方有执曰："口干，阴虚而津液不足也；咽烂，炎蒸而成腐坏也。"成无己认为火热上蒸可致口干舌燥；方有执认为口干舌燥由火热内伐，伤血耗津腐肉所致，治宜益清热生津。

28.7 口干燥

口干燥：口干有热。

主症	篇次	目次	兼症	原文
口干燥	少阴病篇	321	自利清水，色纯青，心下必痛	少阴病，自利清水，色纯青，心下必痛，口干燥者，可下之，宜大承气汤

【类症要点】

少阴病，自利清水，色纯青，心下必痛，口干燥者，可下之，宜大承气汤。（321）

本条所述之口干燥为热结旁流，火炽津枯所致。本条文中“口干燥”既有燥实内结，灼伤津液之因，又有肾阴不足之果。本方大黄通实、芒硝润燥、枳实消痞、厚朴除满，共奏“釜底抽薪，急下存阴”之功。

方有执曰：“口燥咽干者，少阴之脉，循喉咙，夹舌本，邪热客于经，而肾水为之枯竭也，然水干则土燥，土燥则水愈干。”成无己曰：“是邪热已甚，肾水干也。”大便干结，灼烧阴液，肾水干涸，急需移除病因，釜底抽薪，急下存阴。

28.8 口干鼻燥

口干鼻燥：口鼻干有热。

主症	篇次	目次	兼症	原文
口干鼻燥	阳明病篇	227	发热，能食	脉浮发热，口干鼻燥，能食者则衄

【类症要点】

脉浮发热，口干鼻燥，能食者则衄。（227）

本条所述之口干鼻燥为阳明经热所致。阳明经中有热，热邪循经而为患，但是腑气充足，邪气不能入里，故而口干鼻燥，还能食。张氏认为：“口干鼻燥者，热在经也。”柯韵伯进一步解释：“阳明经起于鼻，系于口齿。阳明病则津液不足，故口鼻干燥。”胃足阳明之脉，起于鼻，系于口齿，所以口干鼻燥。

28.9 咽中伤生疮

咽中伤生疮：疮，破损。咽中伤生疮，指咽部破损。

主症	篇次	目次	兼症	原文
咽中伤生疮	少阴病篇	312	不能语言，声不出	少阴病，咽中伤，生疮，不能语言，声不出者。苦酒汤主之

【类症要点】

少阴病，咽中伤，生疮，不能语言，声不出者。苦酒汤主之。(312)

苦酒汤主治邪热与痰浊郁闭于咽喉所致之证。本证为阴虚火浮之证，苦酒味酸入肝，引木气下行，半夏降肺气使肺中浊气得去，鸡蛋清之甘寒可润燥止痛，三者结合，达到散结祛痰、清热消肿、敛疮止痛之效。

成无己认为："热伤于络，则经络干燥，使咽中伤，生疮。"尤在泾认为："少阴热气，随经上冲，咽伤生疮。"

28.10 咽痛

咽痛：咽部疼痛。

主症	篇次	目次	兼症	原文
咽痛	太阳病篇（下）	140	脉紧	太阳病，下之，其脉促，不结胸者，此为欲解也；脉浮者，必结胸；脉紧者，必咽痛；脉弦者，必两胁拘急；脉细数者，头痛未止；脉沉紧者，必欲呕；脉沉滑者，协热利；脉浮滑者，必下血
咽痛	少阴病篇	283	复吐利	病人脉阴阳俱紧，反汗出者，亡阳也。此属少阴，法当咽痛而复吐利
咽痛	少阴病篇	310	下利、胸满、心烦	少阴病，下利、咽痛、胸满、心烦，猪肤汤主之
咽痛	少阴病篇	311	不瘥	少阴病二三日，咽痛者，可与甘草汤；不差，与桔梗汤
咽痛	少阴病篇	317	下利清谷，里寒外热，手足厥逆，脉微欲绝，身反不恶寒，面色赤	少阴病，下利清谷，里寒外热，手足厥逆，脉微欲绝，身反不恶寒，其人面色赤；或腹痛，或干呕，或咽痛，或利止脉不出者，通脉四逆汤主之

【类症要点】

太阳病，下之，其脉促，不结胸者，此为欲解也；脉浮者，必

结胸；脉紧者，必咽痛；脉弦者，必两胁拘急；脉细数者，头痛未止；脉沉紧者，必欲呕；脉沉滑者，协热利；脉浮滑者，必下血。（140）

本条所述之咽痛是由太阳病误下后火热内伤所致。

尤在泾曰："太阳之邪传入少阴之络，故必咽痛。"黄元御曰："脉紧者，表热被束，邪火上燔，必苦咽痛。"

病人脉阴阳俱紧，反汗出者，亡阳也。此属少阴，法当咽痛而复吐利（283）

本条所述之咽痛是由少阴亡阳所致。

柯韵伯认为："亡阳者，虚阳不归，其邪皆由少阴不藏所致。故上焦从火化而咽痛呕吐，下焦从阴虚而下利不止也。"

少阴病，下利、咽痛、胸满、心烦，猪肤汤主之。（310）

本条所述之咽痛为少阴阴虚，虚火上扰所致。猪皮能滋润肺肾，清少阴浮游之火，其性虽润，却无滑肠之弊，加入白蜜、熟米，则清热润燥而不滋腻，对咽痛之阴虚热不甚者，最为相宜。

成无己曰："少阴之脉，从肾上贯肝膈，入肺中，则循喉咙；其支别者，从肺出，络心注胸中，邪自阳经传于少阴，阴虚客热，下利，咽痛、胸满、心烦也。"方有执曰："咽痛、胸满、心烦，脏病与经病具见也。"

少阴病二三日，咽痛者，可与甘草汤；不差，与桔梗汤。（311）

本条所治之咽痛为少阴客热所致。手少阴脉，"其支者上夹咽"；足少阴脉，"循喉咙"。邪热客于少阴经脉，循经上扰而致咽痛。病轻而浅时，只用生甘草一味清热解毒止痛。若不愈，乃肺窍不利，气道不宣之故，宜加桔梗宣肺豁痰、利咽止痛。

尤在泾曰："热传少阴。"简要总结为热邪侵扰少阴。而不瘥者则是"阴虚客热"，不完全是实邪。俞根初曰："少阴之脉循喉咙，在初得病二三日，为阳邪结于会厌，但用生甘草解毒，桔梗排脓。"邪热循经而扰，故咽喉不适，也从用药角度阐明了不瘥的原因，此为脓已成。

少阴病，下利清谷，里寒外热，手足厥逆，脉微欲绝，身反不恶寒，其人面色赤；或腹痛，或干呕，或咽痛，或利止脉不出者，通脉四逆汤主之。(317)

本条所述之咽痛为阴盛格阳所致。阴盛于内，格阳于上，突出表现为里寒外热，故而或有咽痛等，似有热邪咽痛之证，实为寒实。

成无己曰："咽中如结。"方有执曰："咽痛，气结也。"尤在泾曰："咽痛者，阳气上结也。"

【小结】

以"咽痛"为主症的条文共5条：太阳病篇1条、少阴病篇4条。太阳病症为误下后火热内伤所致。少阴病症包括虚火循经上炎；少阴客热；少阴病阴盛阳衰，虚阳循经上越，郁于咽嗌所致。

总计经方4个：猪肤汤、甘草汤、桔梗汤、通脉四逆汤。

28.11 咽中痛

咽中痛：同咽痛。

主症	篇次	目次	兼症	原文
咽中痛	少阴病篇	313		少阴病，咽中痛，半夏散及汤主之
咽中痛	厥阴病篇	334	出汗	伤寒，先厥后发热，下利必自止。而反汗出，咽中痛者，其喉为痹。发热无汗，而利必自止；若不止，必便脓血。便脓血者，其喉不痹

【类症要点】

少阴病，咽中痛，半夏散及汤主之。(313)

本条所述之咽中痛是由于少阴客寒所致。风寒阻滞少阴经脉，同时痰湿阻络所致咽中痛，用本方以散风寒，化痰湿。临床上，以本方与桂枝汤或麻黄汤合用，治疗外感风寒所致的咽痛，疗效较佳。

成无己曰："主少阴客寒咽痛也。"认为是寒证的咽痛。方有执曰："此以风邪热甚，痰上壅而痹痛者言也。”认为是风热咽痛夹痰。柯韵伯曰：“此必有恶寒欲呕证，故加桂枝以散寒，半夏以除呕。”

伤寒，先厥后发热，下利必自止。而反汗出，咽中痛者，其喉为痹。发热无汗，而利必自止；若不止，必便脓血。便脓血者，其喉不痹（334）

本条所述之咽中痛为阳复太过，上灼咽喉所致。

成无己认为：“伤寒先厥而利，阳寒气胜也。寒极变热后发热，下利必自止，而反汗出，咽中痛，其喉为痹者，热气上行也。”

28.12 口伤烂赤

口伤烂赤：口腔破损色红甚。

主症	篇次	目次	兼症	原文
口伤烂赤	厥阴病篇	335	发汗	伤寒一二日至四五日厥者，必发热；前热者，后必厥。厥深者热亦深，厥微者热亦微。厥应下之，而反发汗者，必口伤烂赤

【类症要点】

伤寒一二日至四五日厥者，必发热；前热者，后必厥。厥深者热亦深，厥微者热亦微。厥应下之，而反发汗者，必口伤烂赤。（335）

本条所述之口伤烂赤是由于热厥当下却反以热药发汗所致，犯了虚虚实实之戒，无异于火上浇油，则热势更甚，热邪上攻则口舌溃烂。

《伤寒贯珠集》曰：“盖以蕴隆之热，而被升浮之气，不从下出而从上逆故耳。”柯韵伯曰：“若发汗只能引火上升，不能逐热外散，故令口伤。”

28.13 口燥烦

口燥烦：口干燥甚。

主症	篇次	目次	兼症	原文
口燥烦	太阳病篇（下）	156	渴，小便不利	本以下之，故心下痞；与泻心汤，痞不解。其人渴而口燥烦、小便不利者，五苓散主之

【类症要点】

本以下之，故心下痞；与泻心汤，痞不解。其人渴而口燥烦、小便不利者，五苓散主之。(156)

本条所述之口渴是由津液分布不均匀，凝聚于下，水蓄下焦所致。临床以小便不利、微热、消渴为辨证要点。

成无己曰："为水饮内蓄，津液不行。"汪苓友曰："此为水饮内蓄膀胱，热结津液不行，故口燥烦渴。"尤在泾曰："乃热邪与水蓄而不行也，水蓄不行，则土失其润而口燥烦渴。"

28.14　口苦咽干

口苦咽干：口中感觉有苦味，咽部干燥。

主症	篇次	目次	兼症	原文
口苦咽干	阳明病篇	189	腹满，微喘，发热，恶寒	阳明中风，口苦咽干，腹满微喘，发热恶寒，脉浮而紧。若下之，则腹满小便难也
口苦咽干	少阳病篇	263	目眩	少阳之为病，口苦咽干目眩也

【类症要点】

阳明中风，口苦咽干，腹满微喘，发热恶寒，脉浮而紧。若下之，则腹满小便难也。(189)

本条所述之口苦咽干属阳明胃实证，由于内热翻灼，热盛伤津所致。成无己曰："热传于里也。"尤在泾曰："口苦咽干，阳邪内侵也。"

少阳之为病，口苦咽干目眩也。(263)

本条所述之口苦咽干属于胆腑热盛，热气上熏，胆汁之味儿随之而出，故口苦不已，热盛津亏，故咽干。《内经》记载："有病口苦者，名曰胆瘅。"方有执曰："苦，胆之味也；咽，胆之使也。口苦、咽干，热聚于胆也。"

28.15　口燥但欲漱水不欲咽

口燥但欲漱水不欲咽：漱，含水荡洗口腔。口燥但欲漱水不欲咽，指口干燥，含水而不愿意咽下。

主症	篇次	目次	兼症	原文
口燥但欲漱水不欲咽	阳明病篇	202		阳明病，口燥但欲漱水，不欲咽者，此必衄

【类症要点】

阳明病，口燥但欲漱水，不欲咽者，此必衄。（202）

本条所述之口燥但欲漱水不欲咽为阳明经热，而胃肠热势不重的表现。热盛伤津则口咽干燥，但是胃肠不热，或热邪还未侵袭胃肠，胃中津液未伤，故仅有口干，饮水不多。成无己曰："此口燥但欲漱水不欲咽者，是热在经而里无热也。"尤在泾曰："阳明口燥，欲饮水者，热在气而属腑，口燥但欲漱水不欲咽者，热在血而属经，经中热甚。"

28.16　口不仁而面垢

口不仁而面垢：口不仁，口中麻木；面垢，面部如蒙尘垢。

主症	篇次	目次	兼症	原文
口不仁而面垢	阳明病篇	219	谵语，遗尿	三阳合病，腹满身重，难以转侧，口不仁面垢，谵语遗尿。发汗则谵语；下之则额上生汗，手足逆冷。若自汗出者，白虎汤主之

【类症要点】

三阳合病，腹满身重，难以转侧，口不仁面垢，谵语遗尿。发

汗则谵语，下之则额上生汗，手足逆冷。若自汗出者，白虎汤主之。(219)

三阳合病以阳明之热为主，热邪郁于内，阳明有热，故出现口不辨识五味而面垢。热邪很盛，自汗出，用白虎汤清热生津。主药石膏，辛甘大寒，以制阳明(气分)内盛之热；知母苦寒质润，一能助石膏清肺胃之热，二能润燥以滋阴；甘草、粳米，既能益胃护津，又可防大寒伤中之弊，共为佐使。

尤在泾曰："口不仁而面垢，谵语遗尿，及但欲眠睡，目合则汗，皆为里为热之征也。"方有执曰："阳明主胃，胃主肌肉而通窍于口，不仁，胃不正而饮食不利便，无口之知觉也。"

28.17 咽燥口苦

咽燥口苦：咽喉干燥，口苦。

主症	篇次	目次	兼症	原文
咽燥口苦	阳明病篇	221	腹满而喘、发热汗出、不恶寒反恶热、身重	阳明病，脉浮而紧，咽燥口苦，腹满而喘，发热汗出，不恶寒反恶热，身重，若发汗则躁，心愦愦，反谵语；若加温针，必怵惕烦躁不得眠；若下之，则胃中空虚，客气动膈，心中懊侬。舌上胎者，栀子豉汤主之

【类症要点】

阳明病，脉浮而紧，咽燥口苦，腹满而喘，发热汗出，不恶寒反恶热，身重，若发汗则躁，心愦愦，反谵语；若加温针，必怵惕烦躁不得眠；若下之，则胃中空虚，客气动膈，心中懊侬。舌上胎者，栀子豉汤主之。(221)

本条所述之咽燥口苦是由于余热郁于胸膈所致。脏腑郁热传于胸中，故发热汗出、咽燥口苦。本条一开始"脉浮而紧"，为太阳伤寒证，后出现"咽燥口苦"的少阳证，最后舌上也有了苔，皆为内生之热，故用栀子豉汤

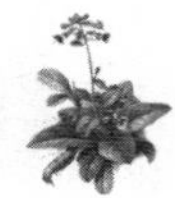

泄热除烦。

成无己曰："咽燥口苦，为热在经。"尤在泾曰："咽燥口苦……阳明入里之证然也，是为邪已入里"。

（侯彦宏，苏庆民）

29 下利类症

类症：下利，利，下利不止，利下不止，自下利，自利，自利益甚，自便利，大下利，利遂不止，微利，泄利不止，协热利，热利，协热便脓血，微溏，大便溏，下血，血自下，便血，清血，清脓血，下利便脓血，便脓血，下利清谷，自利清水。

29.1 下利

下利：泄泻。

主症	篇次	目次	兼症	原文
下利	太阳病篇（下）	129	如结胸状，寸脉浮、关脉小细沉紧	何谓脏结？答曰：如结胸状，饮食如故，时时下利，寸脉浮、关脉小细沉紧，名曰脏结。舌上白胎滑者，难治
下利	太阳病篇（下）	152	呕逆，汗出，头痛，心下痞硬满，胁下痛，短气	太阳中风，下利、呕逆，表解者，乃可攻之。其人漐漐汗出，发作有时，头痛，心下痞硬满，引胁下痛，干呕，短气，汗出不恶寒者，此表解里未和也，十枣汤主之
下利	太阳病篇（下）	157	心下痞硬，干噫食臭，胁下有水气，腹中雷鸣	伤寒汗出，解之后，胃中不和，心下痞硬，干噫食臭，胁下有水气，腹中雷鸣，下利者，生姜泻心汤主之
下利	太阳病篇（下）	158	腹中雷鸣，心下痞硬满，干呕心烦	伤寒中风，医反下之，其人下利，日数十行，谷不化，腹中雷鸣，心下痞硬而满，干呕心烦不得安。医见心下痞，谓病不尽，复下之，其痞益甚。此非结热，但以胃中虚，客气上逆，故使硬也。甘草泻心汤主之

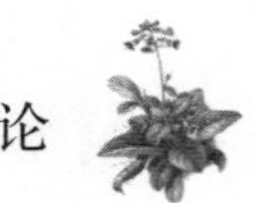

续表

主症	篇次	目次	兼症	原文
下利	太阳病篇（下）	165	心中痞硬，呕吐	伤寒发热，汗出不解，心中痞硬，呕吐而下利者，大柴胡汤主之
下利	阳明病篇	210	直视，谵语，喘满	夫实则谵语，虚则郑声。郑声者，重语也；直视、谵语、喘满者死，下利者亦死
下利	阳明病篇	256	脉滑而数，有宿食	阳明少阳合病，必下利。其脉不负者，为顺也；负者，失也。互相克贼，名为负也。脉滑而数者，有宿食也，当下之，宜大承气汤
下利	太阴病篇	278	手足温	伤寒脉浮而缓，手足自温者，系在太阴。太阴当发身黄；若小便自利者，不能发黄。至七八日，虽暴烦下利，日十余行，必自止。以脾家实，腐秽当去故也
下利	少阴病篇	284	咳，谵语	少阴病，咳而下利、谵语者，被火气劫故也。小便必难，以强责少阴汗也
下利	少阴病篇	287	脉暴微，手足温，烦	少阴病，脉紧，至七八日自下利，脉暴微，手足反温，脉紧反去者，为欲解也，虽烦、下利，必自愈
下利	少阴病篇	288	利止，恶寒而卧，手足温	少阴病，下利，若利自止，恶寒而蜷卧，手足温者，可治
下利	少阴病篇	297	头眩，自冒	少阴病，下利止而头眩，时时自冒者，死
下利	少阴病篇	310	咽痛，胸满，心烦	少阴病，下利，咽痛，胸满，心烦，猪肤汤主之
下利	少阴病篇	314		少阴病，下利，白通汤主之
下利	少阴病篇	315	脉微；或厥逆无脉，干呕，烦	少阴病，下利，脉微者，与白通汤；利不止，厥逆无脉，干呕，烦者，白通加猪胆汁汤主之。服汤，脉暴出者死；微续者生
下利	少阴病篇	316	咳，小便利，呕	少阴病，二三日不已，至四五日，腹痛，小便不利，四肢沉重疼痛，自下利者，此为有水气。其人或咳，或小便利，或下利，或呕者，真武汤主之

续表

主症	篇次	目次	兼症	原文
下利	少阴病篇	319	咳，呕，渴，心烦，不得眠	少阴病，下利六七日，咳而呕、渴，心烦、不得眠者，猪苓汤主之
下利	少阴病篇	325	脉微涩，呕而汗出	少阴病，下利，脉微涩，呕而汗出，必数更衣，反少者，当温其上，灸之
下利	厥阴病篇	334	汗出，咽痛；或无汗，便脓血	伤寒，先厥后发热，下利必自止。而反汗出，咽中痛者，其喉为痹。发热无汗，而利必自止；若不止，必便脓血。便脓血者，其喉不痹
下利	厥阴病篇	344	伤寒发热，厥逆，躁不得卧	伤寒发热，下利、厥逆、躁不得卧者，死
下利	厥阴病篇	345	伤寒发热	伤寒发热，下利至甚，厥不止者，死
下利	厥阴病篇	348	热厥	发热而厥，七日下利者，为难治
下利	厥阴病篇	353	大汗出，热不去，四肢疼，厥逆恶寒	大汗出，热不去，内拘急，四肢疼，又下利，厥逆而恶寒者，四逆汤主之
下利	厥阴病篇	360	微热而渴，脉弱	下利有微热而渴，脉弱者，今自愈
下利	厥阴病篇	361	脉数，微热汗出	下利脉数，有微热汗出，今自愈；设复紧，为未解
下利	厥阴病篇	362	手足厥冷，无脉	下利，手足厥冷，无脉者，灸之不温，若脉不还，反微喘者，死。少阴负趺阳者，为顺也
下利	厥阴病篇	363	脉浮数	下利，寸脉反浮数，尺中自涩者，必清脓血
下利	厥阴病篇	365	脉沉弦	下利，脉沉弦者，下重也；脉大者，为未止；脉微弱数者，为欲自止，虽发热不死
下利	厥阴病篇	366	脉沉迟，面少赤，身微热	下利脉沉而迟，其人面少赤，身有微热，下利清谷者，必郁冒汗出而解，病人必微厥，所以然者，其面戴阳，下虚故也
下利	厥阴病篇	367	脉数，渴	下利脉数而渴者，今自愈；设不差，必清脓血，以有热故也
下利	厥阴病篇	368	脉绝，手足厥冷	下利后，脉绝，手足厥冷，晬时脉还，手足温者生；脉不还者死

续表

主症	篇次	目次	兼症	原文
下利	厥阴病篇	369	脉实	伤寒下利日十余行，脉反实者，死
下利	厥阴病篇	372	腹胀满，身疼痛	下利腹胀满，身体疼痛者，先温其里，乃攻其表；温里宜四逆汤，攻表宜桂枝汤
下利	厥阴病篇	373	欲饮水，有热	下利欲饮水者，以有热故也，白头翁汤主之
下利	厥阴病篇	374	谵语，有燥屎	下利谵语者，有燥屎也，宜小承气汤
下利	霍乱病篇	384	脉微涩，呕吐，大便硬	伤寒，其脉微涩者，本是霍乱，今是伤寒，却四五日，至阴经上，转入阴必利。本呕下利者，不可治也；欲似大便，而反失气，仍不利者，此属阳明也，便必硬，十三日愈，所以然者，经尽故也。下利后，当便硬，硬则能食者愈。今反不能食，到后经中，颇能食，复过一经能食，过之一日当愈；不愈者，不属阳明也

【类症要点】

何谓脏结？答曰：如结胸状，饮食如故，时时下利，寸脉浮、关脉小细沉紧，名曰脏结。舌上白胎滑者，难治。(129)

本条主要论述脏结证的脉证。尤在泾认为：“然胸高而脏下，胸阳而脏阴，病状异同，而所处之位则不同，是以结胸不能食，脏结则饮食如故，结胸不必不利，脏结则时时下利。”黄元御认为：“脏结如结胸状，病因阴邪逆冲，即太阴之心下结硬，而上无热者也，其脉寸浮关沉，亦与结胸无异，加以脉小细紧，则阴邪独结而无阳也。”

太阳中风，下利、呕逆，表解者，乃可攻之。其人漐漐汗出，发作有时，头痛，心下痞硬满，引胁下痛，干呕，短气，汗出不恶寒者，此表解里未和也，十枣汤主之。(152)

十枣汤所治之下利乃有形水饮之邪上下走窜，内外充斥，泛溢横流，为患在里之胃肠所致。成无己认为：“下利呕逆，里受邪也。邪在里者可下，亦须待表解者，乃可攻之。”柯韵伯认为：“若表既解而水气泛溢，不用十枣攻之，胃气大虚，后难为力矣。然下利呕逆，固为里证，而本于中风，不可不细审其表也。”尤在泾认为：“下利呕逆，饮之上攻而复下注也，然必风邪已解，而后可攻其饮。”

伤寒汗出，解之后，胃中不和，心下痞硬，干噫食臭，胁下有水气，腹中雷鸣，下利者，生姜泻心汤主之。(157)

生姜泻心汤所治之下利乃伤寒汗出，表证虽解，但脾胃受损，或平日脾胃虚弱，外邪乘虚内陷，寒热互阻于中，与无形之气相结，使脾胃升降失常，气机痞塞，纳运失常所致。陈修园认为：“盖胃之所司者，水谷也，胃气和则谷消而水化矣，兹则谷不消而作腐，故为食臭，水不化而横流，故为胁下有水气。腹中雷鸣下利者，水谷不消，糟粕未成而遽下，逆其势则不平，所谓物不得其平则鸣者是也。”尤在泾认为：“胁下有水气，腹中雷鸣下利者，土德不及，而水邪为殃也。”汪苓友认为：“夫阴阳不和，则清浊亦不分，湿热下注而为利也。”

伤寒中风，医反下之，其人下利，日数十行，谷不化，腹中雷鸣，心下痞硬而满，干呕心烦不得安。医见心下痞，谓病不尽，复下之，其痞益甚。此非结热，但以胃中虚，客气上逆，故使硬也。甘草泻心汤主之。(158)

甘草泻心汤所治之下利乃误用下法，中焦虚，寒饮聚，水走肠间，水谷不别所致。成无己认为：“邪气在表，医反下之，虚其肠胃，则邪气内陷，其人下利日十数行，谷不化，腹中雷鸣，肠胃里虚可知，心下痞硬而满，干呕心烦不安，邪热之气内陷可知，此条痞证硬满，乃下后中气受伤，而作虚硬虚满。”尤在泾认为：“邪盛于表而反下之，为下利谷不化，腹中雷鸣，为心下痞硬而满，为干呕心烦不得安，是表邪内陷心间，而复上攻下注，非中气空虚，何至邪气淫溢至此哉！”

伤寒发热，汗出不解，心中痞硬、呕吐而下利者，大柴胡汤主之。(165)

大柴胡汤所治之下利乃燥热逼迫肠中津液下渗，而出现的热结旁流之症。成无已认为：“呕吐而下利，心下痞硬者，是里实也。”程郊倩认为：“心中痞硬，呕吐而下利，较之心腹濡软，呕吐而下利为里虚者不同……其痞不因下后而成，并非阳邪陷入之痞，而里气内聚之痞，痞气填入心中，以致上下不交，故呕吐而下利也。”黄元御认为：“呕吐而下利者，是戊土迫于甲木，上下二脘，不能容纳水谷也。”

夫实则谵语，虚则郑声。郑声者，重语也；直视、谵语、喘满者死，下利者亦死。(210)

本条所述之下利为阳热实邪而致谵语时，若兼见下利则为死候。《尚论篇·阳明经中篇》中叙述：“下利者，邪聚阴位而下夺，正不胜邪，气从下脱，故主死也。”程郊倩认为：“直视谵语，尚非死证，即带微喘，亦有脉弦者生一条，唯兼喘满，兼下利，则真气脱而难回矣。”尤在泾认为：“若喘满，则邪内盛，或下利，则阴内泄，皆死证也。”

阳明少阳合病，必下利。其脉不负者，为顺也；负者，失也。互相克贼，名为负也。脉滑而数者，有宿食也，当下之，宜大承气汤。(256)

本条所述之下利乃阳明邪热下迫，少阳胆热下注，两热相合所致。成无已认为：“阳明土，少阴木，二经合病，气不相和，则必下利。”《脉经》中曰：“滑者，为病食也。”又曰：“滑数则胃气实。下利者，脉当微厥，今脉滑数，知胃有宿食，与大承气汤以下除之。”

伤寒脉浮而缓，手足自温者，系在太阴。太阴当发身黄；若小便自利者，不能发黄。至七八日，虽暴烦下利，日十余行，必自止。以脾家实，腐秽当去故也。(278)

本条所述之下利乃脾阳恢复，祛邪外出的表现。尤在泾认为：“至七八日暴烦下利者，正气内作，邪气欲去也。虽日十余行，继必自止，所以然者，脾家本有秽腐当去，故为自利，秽腐尽，则利亦必自止矣。”成无已认为：“下利烦躁者死，此为脾气和，逐邪下泄，故虽暴烦，下利日十余行，而利必自止。”

程郊倩认为："阴欲郁而阳必驱，至七八日，虽暴烦下利日十余行，必自止。"

少阴病，咳而下利、谵语者，被火气劫故也。小便必难，以强责少阴汗也。（284）

本条所述之下利乃火邪下迫为利。姚球认为："火乘肺则咳，火下注则利，火盛则胃燥而谵语。被火气劫故者，言咳利谵语，总被火气劫夺阴津之故耳。阴津被截，故小便必难。盖少阴主二便，因强责汗伤津液也。"方中行认为："下利者，少阴属水，其脏虚寒，劫迫则滑脱也。滑脱而虚，故生热乱而谵语也。"

少阴病，脉紧，至七八日自下利，脉暴微，手足反温，脉紧反去者，为欲解也，虽烦、下利，必自愈。（287）

本条所述之下利，是少阴病，脉紧，病至七八日后，证见自下利，且脉象突然间转微，若手足不冷反温，脉紧已解，为胃气尚强之征，虽烦躁下利，但为胃气尚可与邪交争之象，必自愈。成无己认为："至七八日，传经尽，欲解之时，自下利，脉暴微者，寒气得泄也。若阴寒胜正，阳虚而泄者，则手足厥而脉紧不去。"柯韵伯认为："此亦是脾家实，露出太阴底板，与太阴七八日暴烦下利自止同。盖少阴来复之阳，微则转属太阴，而秽腐自去；盛则转属阳明，而糟粕不传。"尤在泾认为："虽烦下利，必自止者，邪气转从下出，与太阴之秽腐当去而下利者同意。设邪气尽，则烦与利，亦必自止耳。"

少阴病，下利，若利自止，恶寒而蜷卧，手足温者，可治。（288）

本条所述的下利乃阴盛阳虚所致。成无己认为："少阴病，下利，恶寒、蜷卧，寒极而阴盛也；利自止，手足温者，里和阳气得复，故为可治。"钱天来认为："下文恶寒蜷卧而手足逆冷者，即为真阳败绝而成不治矣。"张隐庵认为："下利者，病少阴阴寒在下，若利自止，下焦之火气自生矣。"

少阴病，下利止而头眩，时时自冒者，死。（297）

本条所述的下利，是少阴病，并于太阴而下利，而如今胃气不复，精气泄尽而利止，头眩时时冒者，为血虚上竭之征，必死。本条的利止，而反见到头

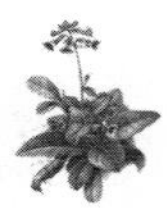

眩和时时自冒的现象，可知这一利止不是阳气来复，而是由于阴液已竭，阴既竭于下，则阳失依附飞越于上，此时阴竭阳脱在即，因此断为死候。钱天来认为："此则下利止而头眩，头眩者，头目眩晕也，且时时自冒，冒者，蒙冒昏晕也，虚阳上冒于颠顶，则阳已离根而上脱，下利无因而自止，则阴寒凝闭而下竭。"舒驰远认为："下利止而阳回者，自必精神爽，饮食有味，手足温和，病真愈也，所谓阳回利止者生。若利虽止，依然食不下，烦躁不安，四肢厥冷，真阳未回，下利何由自止，势必阴精竭绝，真死证也，故曰阴尽利止者死。"

少阴病，下利，咽痛，胸满，心烦，猪肤汤主之。(310)

猪肤汤所治之下利乃阴虚虚热内生，虚热迫津下趋所致。尤在泾认为："少阴之脉，从肾上贯肝膈，入肺中，循喉咙，其支别者，从肺出络心，注胸中，阳邪传入少阴，下为泄利，上为咽痛，胸满心烦。"程郊倩认为："下利虽是阴邪，咽痛实为急候，况兼胸满心烦，谁不曰急则治标哉，然究其由来，实是阴中阳乏，液从下溜，而不能上蒸，故有此。"

少阴病，下利，白通汤主之。(314)

白通汤所治之下利乃阴盛在下，虚阳在上而致上下不通，肠胃失于蠕动所致。汪苓友曰："此方与四逆汤相类，独去甘草，盖驱寒欲其速，辛烈之性取其骤发，直达下焦，故不欲甘以缓之也。而犹重在葱白，少阴之阴，天之寒气亦为阴，两阴相合而偏于下利，则与阳气隔绝不通，姜、附之力，虽能益阳，不能使真阳之气必入于阴中，惟葱白味辛，能通阳气，令阴得阳而利，庶可愈矣。盖大辛、大热之药，不过借以益人阳气，非有以通之，令真阳和会，而何以有济也耶？"方中行曰："少阴病而加下利者，不独在经而亦在脏，寒甚而阴胜也。"张路玉认为："下利无阳证者，纯阴之象，恐阴盛而格绝其阳，最急之兆也，故于四逆汤中去甘草之缓，而加葱白于姜附之中，以通其阳而消其阴。"

少阴病，下利，脉微者，与白通汤；利不止，厥逆无脉，干呕，烦者，白通加猪胆汁汤主之。服汤，脉暴出者死；微续者生。(315)

白通加猪胆汁汤所治之下利乃阳气虚于下，阴寒充斥于下所致。姚球认为："脉微，少阴本脉也。今但言微，微则无鼓动之力，似有若无，而真阳虚矣，故下利也。"钱天来认为："下利而脉微，足见阳气愈微，故与白通汤以恢复真阳，消除寒气，不谓服汤之后，利仍不止，反见四肢厥逆而无脉，阴邪上逆而干呕，虚阳受迫而作烦闷者，此非药之误也，以阴寒太盛，热药不得骤入，阴邪纵肆猖獗。"

少阴病，二三日不已，至四五日，腹痛，小便不利，四肢沉重疼痛，自下利者，此为有水气。其人或咳，或小便利，或下利，或呕者，真武汤主之。(316)

真武汤所治之下利乃下焦虚寒，不能制水所致。柯韵伯认为："腹痛下利，四肢沉重疼痛，皆水气为患，因小便不利所致。然小便不利，实由坎中之无阳。坎中火用不宣，故肾家水体失职，是下焦虚，有寒，不能制水故也。"尤在泾认为："水寒相搏，浸淫内外，为四肢沉重疼痛，为自下利，皆水气乘寒气而动之故也。其人或咳，或小便利，或下利，或呕者，水寒之气或聚或散或上。"方中行认为："自下利者，湿既甚而水不行，则与后不分清，故曰此为有水气也。"柯韵伯和尤在泾都认为此乃下焦虚寒不能制水也，方中行未提及寒，只说湿甚。

少阴病，下利六七日，咳而呕、渴，心烦、不得眠者，猪苓汤主之。(319)

猪苓汤所治之下利乃是虚热内生而下迫所致。成无己认为："此下利呕渴，知非里寒，心烦不得眠，知协热也，与猪苓汤渗利小便，分别水谷。"张隐庵认为："凡此皆为阳热下利，故以猪苓汤主之。"方中行认为："下利固乃阴寒甚而无水制。"成无己和张隐庵均认为此下利乃有热也，而方中行认为是阴寒甚也。

少阴病，下利，脉微涩，呕而汗出，必数更衣，反少者，当温其上，灸之。(325)

本条所述之下利为虚寒性下利。尤在泾认为："少阴病，下利脉微涩，阴

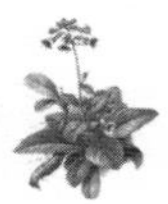

伤于下也。”喻嘉言认为：“是证阳虚，本当用温，然阴弱复不宜于温，一药之中，既欲救阳，又欲护阴，漫难区别，故于顶之上百会穴中灸之，以温其上而升其阳，庶阳不至下陷以逼迫其阴，然后阴得安静不扰而下利自止耳。”程郊倩认为：“少阴病下利，阳微可知，乃其脉微而且涩，则不但阳微，而阴且竭矣。”尤在泾认为此下利乃阴伤于下，喻嘉言和程郊倩更提出不止阴伤，阳也微。

伤寒，先厥后发热，下利必自止。而反汗出，咽中痛者，其喉为痹。发热无汗，而利必自止；若不止，必便脓血。便脓血者，其喉不痹。(334)

本条所述的下利，是下焦虚寒下利，阳气渐复。成无已认为：“伤寒先厥而利，阴寒气胜也。寒极变热，后发热，下利必自止，而反汗出，咽中痛，其喉为痹者，热气上行也。”尤在泾认为：“厥已而热，下利自止者，阴邪转而之阳也。设得汗出，其邪必解，而咽中痛者，未尽之热，厥而上行也，故其喉为痹。”章虚谷认为：“发热则邪从阳胜，故下利必自止。”

伤寒发热，下利、厥逆、躁不得卧者，死。(344)

本条所述之下利为阴寒内盛之虚寒下利，阳气渐脱。柯韵伯认为：“厥利不止，脏腑气绝矣。躁不得卧，精神不治矣。微阳不久留，故死。”尤在泾认为：“伤寒发热，下利厥逆者，邪气从外之内，而盛于内也，至躁不得卧，则阳气有立亡之象，故死。”喻嘉言认为：“厥证但发热则不死，以发热则邪出于表，而里证自除，下利自止也。若反下利厥逆，烦躁有加，则其发热又为阳气外散之候，阴阳两绝，亦主死也。”张路玉认为：“大抵下利而手足厥冷者，皆为危候，以四肢为诸阳之本故也。加以发热，躁不得卧，不但虚阳发露，而真阴亦烁尽无余矣，安得不死乎。”

伤寒发热，下利至甚，厥不止者，死。(345)

本条所述之下利，乃下利太甚，致阴液亡竭，阳气外浮而不复，症见发热、肢厥的死候。钱天来认为：“发热则阳气已回，利当自止，而反下利至甚，厥冷不止者，是阴气盛极于里，逼阳外出，乃虚阳浮越于外之热，非阳回之发热，故必死也。”成无已认为：“六腑气绝于外者，手足寒，五脏气绝于内者，利下不禁。伤寒发热，为邪气独甚，下利至甚，厥不止，为腑脏气绝，故死。”周禹载认为：“厥利止而发热为阳复，若仍厥利者，为阳脱也。阳既绝，则虽不烦躁，而亦主死矣。”

发热而厥，七日下利者，为难治。（348）

本条所述之下利乃邪盛里虚，不能固摄津液所致。尤在泾认为：“发热而厥者，身发热而手足厥，病属阳而里适虚也。至七日，正渐复而邪欲退，则当厥先已而热后除，乃厥热如故，而反加下利，是正不复而里益虚矣。夫病非阴寒，则不可辛甘温其里，而内虚不足，复不可以苦寒坚其下，此其所以为难治也。”钱天来认为：“厥多而寒盛于里，复至下利，则腔腹之内，脏腑经络，纯是阴邪，全无阳气，虽真武、四逆、白通等温经复阳之法，恐亦未能挽回阳气，故曰难治。”喻嘉言认为：“发热而厥七日，是热者自热，厥利者自厥利，两造其偏，漫无相协之期。”

大汗出，热不去，内拘急，四肢疼，又下利，厥逆而恶寒者，四逆汤主之。（353）

四逆汤所治之下利乃阳气虚弱，阴寒内生所致。柯韵伯认为：“治之失宜，虽大汗出而热不去，恶寒不止，表未除也。内拘急而下利，里寒已发，四肢疼而厥冷，表寒又见矣。可知表热里寒者，即表寒亡阳者矣。”方中行认为：“下利厥逆而恶寒者，亡阳而阴寒内甚也。”柯韵伯认为：“内拘急而下利，里寒已发。”汪苓友认为：“疼者即拘急而疼，总属寒邪入里之状，又下利厥逆者，乃寒邪深入厥阴，前热已去而但恶寒，此恶寒非表寒，乃里寒而直达于四肢手足之末也。”

下利有微热而渴，脉弱者，今自愈。（360）

本条所述的是，当下利兼有微渴时，提示里有热减弱，邪已衰，乃阳复之兆。成无已认为：“下利，阴寒之疾，反大热者逆。有微热而渴，里气方温也。经曰：诸弱发热，脉弱者，阳气得复也，今必自愈。”程扶生认为：“言下利以阳复邪微为愈也。微热而渴，证已转阳，然正恐阳邪未尽也。”

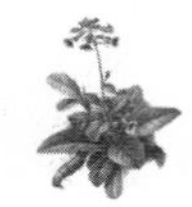

下利脉数，有微热汗出，今自愈；设复紧，为未解。（361）

本条所述的是，当下利兼有脉数，微热汗出时，提示热随汗出而解，邪去阳复，利亦自愈。成无已认为：“下利，阴病也。脉数，阳脉也。阴病见阳脉者生，微热汗出，阳气得通也，利必自愈。诸紧为寒，设复脉紧，阴气犹胜，故云未解。”程郊倩认为：“下利脉数，寒邪已化热也；微热而汗出，邪从热化以出表，故令自愈。”钱天来认为：“此条又言下利，微热而脉数，若汗出者，亦可自愈。”

下利，手足厥冷，无脉者，灸之不温，若脉不还，反微喘者，死。少阴负趺阳者，为顺也。（362）

本条所述的下利，兼见手足厥冷且无脉，为阴极虚欲脱之候。姚球认为：“灸之不温，脉不还，已为死症。然或根柢未绝，亦未可知。设孤阳随火气上逆，胸有微喘，则孤阳上脱，而必至死矣。”成无已认为：“下利，手足厥逆，无脉者，阴气独胜，阳气大虚也。”钱天来认为：“阴寒下利而手足厥冷，至于无脉，是真阳已竭，已成死证，故虽灸之，亦不温也。”

下利，寸脉反浮数，尺中自涩者，必清脓血。（363）

本条所述的是，当下利兼见寸脉浮数，尺脉独涩时，为阳复太过，易发生便脓血的变证。下利病在里，脉当沉，而今反浮数，为热邪亢盛之象。现尺脉独涩，涩主亡血，为热伤下焦血络，则出现便脓血。周禹载认为：“今云反浮数，虽则下利，安知不转出阳分有汗而解；然合尺中自涩观之，则精血受伤，正气难复。”对于本条的论述历代医家多集中在对脉象的注解，而此下利是虚寒阳虚所致。

下利，脉沉弦者，下重也；脉大者，为未止；脉微弱数者，为欲自止，虽发热不死。（365）

本条所述的是，下利若见脉象沉弦，沉主里，弦为急，下重为里急后重，故下利脉沉弦，知其为里急后重，即滞下痢疾；下利若见脉象大，则意为邪盛，故下利未止。下利，若脉微弱，则邪已衰，故利欲止，虽暂时发热，也不至于死。钱天来认为：“寒邪下利，其脉本当沉迟虚细，然沉主下焦，弦则坚劲，故脉沉则阴寒在下，脉弦则里寒未解。”黄元御认为：“下利而脉沉弦者，肝木郁陷而后重也。设其脉大者，是利亡肝脾之阳，枯木贼土，利为未止。是即当归四逆证之浮革。若脉微弱数者，是脾阳欲复，肝邪将退，为欲自止，虽外见发热，然续将自还，不至死也。”

下利脉沉而迟，其人面少赤，身有微热，下利清谷者，必郁冒汗出而解，病人必微厥，所以然者，其面戴阳，下虚故也。(366)

本条所述的下利乃阴盛阳微所致。黄元御认为：“下利而脉沉迟，脏阴盛而腑阳虚也，乃其人面色少赤，身有微热者，是微阳欲复，为阴邪所遏，郁于皮腠而不能透发也。”成无己认为：“下利清谷，脉沉而迟，里有寒也。面少赤，身有微热，表未解也。”张路玉认为：“此下利脉沉迟而面见少赤，身见微热，乃阴寒格阳于外则身微热，格阳于上则面少赤。”

下利脉数而渴者，今自愈；设不差，必清脓血，以有热故也。(367)

本条所述的是下利之后，若脉微数而口渴者，是将愈之兆，若不愈则可能发生大便脓血。虚寒性下利，在其恢复过程中，若脉微数，口微渴，乃是阳复之候，若阳亢伤阴，则脉数甚渴甚，且热伤下焦血络，从而酿成便下脓血的变证。程郊倩认为：“经所云‘脉数不解，而下利不止，必协热而便脓血’是也。”尤在泾认为：“此亦阴邪下利，而阳气已复至证。脉数而渴，与下利有微热而渴同义。”汪苓友认为：“下利而渴者热也，脉数为热未解。”

下利后，脉绝，手足厥冷，晬时脉还，手足温者生；脉不还者死。(368)

本条所述的下利，指的急性暴泻，津液骤然过度丧失，阳气一时脱绝，以致手足厥冷与脉伏不见，这种属于暂时性的暴脱，故经周时之后，有阳气来复的可能，因此要关注其肢体温度，随时观察病情。钱天来认为：“夫利有新久，若久利脉绝而至手足厥冷，则阳气以渐而虚，直至山穷水尽，阳气磨灭殆尽，脉气方绝，岂有复还之时。惟暴注下泄，忽得之骤利，而厥冷脉绝者，则真阳未至陡绝，一时为暴寒所中，致厥利脉伏，真阳未至陡绝，故阳

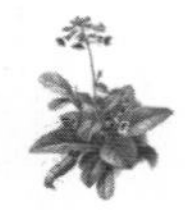

气尚有还期。此条乃寒中厥阴，非久利也。”喻嘉言认为：“厥利无脉，阳去而难于返矣。然在根本坚固者，生机尚存一线，经一周时，脉还手足复温者生，否则死矣。”

伤寒下利日十余行，脉反实者，死。（369）

本条所述的下利乃虚寒性下利。钱天来认为：“伤寒而至下利，则里寒而胃阳不守可知其脉自当沉迟微弱矣，况一日十余行，则其利已甚，脉当大虚，宁有反实之理。”张隐庵曰：“气虚而脉反实者，乃真元下脱，不能柔和之胃脉也，故死。”郑重光认为：“脉实则胃气失和缓之状，而真脏之脉独见，邪盛正脱矣。”

下利腹胀满，身体疼痛者，先温其里，乃攻其表；温里宜四逆汤，攻表宜桂枝汤。（372）

本条所述之下利乃表里同病之下利。彭子益认为：“太阴脾脏与荣卫同时为病，当先用四逆汤以温脾脏，俟脾脏之下利腹胀愈后，乃用桂枝汤以解荣卫之表，此大法也。”张景岳认为：“此一条乃言表里俱病而下利者，虽有表证，所急在里，盖里有不实，则表邪愈陷，即欲表之，而中气无力亦不能散。”汪苓友认为：“下利至腹胀满，必下利久，中气虚寒而作胀满，其人既虚，风寒复袭，故身体疼痛，此系利后之兼证，非初病起而身疼痛也。”

下利欲饮水者，以有热故也，白头翁汤主之。（373）

白头翁汤所治之下利乃湿热下迫大肠，气滞壅塞，秽浊之物欲出而不能之湿热疫毒痢。喻嘉言认为：“凡见下利欲饮水者，与脏寒利而不渴自殊，乃热邪内耗津液，纵未显下重之候，亦当以前汤胜其热矣。”程扶生认为：“少阴自利而渴，亦有虚而饮水自救者，犹当以小便之赤白，脉之迟数，种种细辨也。”

下利谵语者，有燥屎也，宜小承气汤。（374）

小承气汤所治之下利乃是邪热与肠中糟粕相搏结，大肠腑气被有形之物所阻滞，邪热逼迫津液从旁而下所致。喻嘉言认为：“此与阳明经谵语、胃中燥屎正同，乃不用大承气，而用小承气者，以下利肠虚，兼之厥阴脏寒，所以但用小承气微攻其胃，全无大下之条耳。”沈目南认为：“厥阴热乘入胃，逼迫水谷下奔则利，燥屎抟结，邪逆冲心，故发谵语。然利而谵语，乃利者自利，结者自结也。第下利者，肠胃必虚，所以不敢峻攻，仅宜小承气微和肠胃之实。”

伤寒，其脉微涩者，本是霍乱，今是伤寒，却四五日，至阴经上，转入阴必利。本呕下利者，不可治也；欲似大便，而反失气，仍不利者，此属阳明也，便必硬，十三日愈，所以然者，经尽故也。下利后，当便硬，硬则能食者愈。今反不能食，到后经中，颇能食，复过一经能食，过之一日当愈；不愈者，不属阳明也。(384)

本条所述的下利，是霍乱的伤寒变证之下利，与霍乱本证微别。成无己认为：“却四五日，邪传阴经之时，里虚遇邪，必作自利。本呕者，邪甚于上，又利者，邪甚于下。”尤在泾认为：“本是霍乱，今是伤寒者，吐下止复更发热，如前条所云也。”

【小结】

以“下利”为主症的条文共36条，太阳病篇5条、阳明病篇2条、太阴病篇1条、少阴病篇10条、厥阴病篇17条、霍乱病篇1条。太阳病气血相结于脏；悬饮下注于肠；脾胃不和，升降失常之下利或热壅气滞，热邪迫津。阳明病阳热实邪谵语；宿食内结，热迫津液之下利。太阴病脾阳恢复，驱邪外出之下利。少阴病火邪下迫、阴虚内热迫津下趋、阴盛于下、阴盛格阳、肾阳虚弱，阳不制水、虚热下迫或虚寒性下利。厥阴病有伤寒后下焦虚寒；阴寒内盛之虚寒下利；正虚不能固摄津液之下利；阳气衰弱，阴寒内盛之阳虚厥利；下利太过之厥证；下利后阳复太过之便脓血证，湿热下迫大肠、热结旁流之下利。霍乱病伤寒变证之下利。

总计经方14个：十枣汤、生姜泻心汤、甘草泻心汤、大柴胡汤、大承气汤、猪肤汤、白通汤、白通加猪胆汁汤、真武汤、猪苓汤、四逆汤、桂枝汤、白头翁汤、小承气汤。

29.2 利

利：泄泻。

主症	篇次	目次	兼症	原文
利	太阳病篇（中）	40	干呕，咳，渴，小便不利，少腹满，喘	伤寒，表不解，心下有水气，干呕、发热而咳，或渴，或利，或噎，或小便不利、少腹满，或喘者，小青龙汤主之
利	少阴病篇	292	吐，手足发热	少阴病，吐利，手足不逆冷，反发热者，不死。脉不至者，灸少阴七壮
利	少阴病篇	295	恶寒，手足逆冷	少阴病，恶寒，身蜷而利，手足逆冷者，不治
利	少阴病篇	296	吐，躁烦	少阴病，吐利躁烦，四逆者死
利	厥阴病篇	331	四肢厥逆	伤寒，先厥后发热而利者，必自止，见厥复利
利	厥阴病篇	332	能食，不发热；发热，脉数	伤寒，始发热六日，厥反九日而利。凡厥利者，当不能食；今反能食者，恐为除中。食以索饼。不发热者，知胃气尚在，必愈。恐暴热来出而复去也。后日脉之，其热续在者，期之旦日夜半愈。所以然者，本发热六日，厥反九日，复发热三日，并前六日，亦为九日，与厥相应，故期之旦日夜半愈。后三日脉之，而脉数，其热不罢者，此为热气有余，必发痈脓也
利	厥阴病篇	346	发热，汗出不止	伤寒六七日不利，便发热而利，其人汗出不止者，死，有阴无阳故也
利	厥阴病篇	377	呕，脉弱，身微热	呕而脉弱，小便复利，身有微热，见厥者，难治，四逆汤主之
利	霍乱病篇	382	吐	问曰：病有霍乱者何？答曰：呕吐而利，此名霍乱
利	霍乱病篇	385	恶寒，脉微	恶寒脉微而复利，利止，亡血也，四逆加人参汤主之
利	霍乱病篇	389	吐，大汗，脉微欲绝	既吐且利，小便复利而大汗出，下利清谷，内寒外热，脉微欲绝者，四逆汤主之

【类症要点】

伤寒，表不解，心下有水气，干呕、发热而咳，或渴，或利，或噎，或小便不利、少腹满，或喘者，小青龙汤主之。(40)

小青龙汤所治之利，乃水留肠间，水谷不别所致。柯韵伯认为："水性动，其变多，水气下而不上，则或渴或利；上而不下，则或噎或喘；留而不行，则小便不利而小腹因满也。"黄元御认为："伤寒表证不解，而水停心下，阻肺胃降路，胃气上逆，而生干呕，肺气上逆，而生咳嗽，或火升金燥而为渴，或气阻肺胀而为喘，或浊气上嗳而为噫，或清气下泄而为利，或小便不利而少腹满急。"柯韵伯认为此利乃水性多动，可上可下。黄元御认为此利乃停滞于体内的水液阻滞了气体的升降出入，阻清气上升，而下泄为利。

少阴病，吐利，手足不逆冷，反发热者，不死。脉不至者，灸少阴七壮。(292)

本条所述的利，是少阴病阴盛阳微的一个症状。少阴病吐利，是阴盛阳微的见证。方中行认为："阴寒吐利，法当厥逆，以无阳也。"程郊倩认为："少阴病吐而且利，里阴胜矣，以胃阳不衰，故手足不逆冷。"喻嘉言认为："《内经》曰，下利发热者死，此论其常也，仲景曰：下利手足不逆冷，反发热者，不死。此论其暴也。"

少阴病，恶寒，身蜷而利，手足逆冷者，不治。(295)

本条所述之利，是指少阴病纯阴无阳证的一个症状。柯韵伯认为："若利而手足仍温，是阳回，故可治；若利不止而手足逆冷，是纯阴无阳，所谓六腑气绝于外者，手足寒，五脏气绝于内者，下利不禁矣。"程郊倩认为："阳受气于四肢，虽主于脾，实肾中生阳之气所奉，故手足之温与逆，关于少阴者最重。"

少阴病，吐利躁烦，四逆者死。(296)

本条所述的利，是少阴病阳气衰竭的死候中的一个症状。周禹载认为："脏真之气，若未伤尽，或吐利而不至躁烦，或吐利躁烦而不至于四逆，今寒邪自经侵脏，少阴脏中只有寒邪，逼神外越。"程郊倩认为："此与吴茱萸汤证，只从躁逆先后上辨，一则阴中尚现阳神，一则尽唯存阴魂耳。黄元御认为："吐利烦躁，则微阳飞走，本根欲断。倘其四末阳回，犹有生望，再加四肢厥逆，死不可医也。"

伤寒，先厥后发热而利者，必自止，见厥复利。（331）

本条所述的利，是指伤寒先四肢厥冷，后转热的，虽有下利也必会自然停止；如果又见四肢厥冷的，就会再发生腹泻。柯韵伯认为："先厥利而后发热者，寒邪盛而阳气微，阳为阴抑故也。其始也，无热恶寒而复厥利，疑为无阳，其继也。发热而厥利自止，是为晚发，此时阴阳自和则愈。若阴气胜，则虚热外退，而真寒内生，厥利复作矣。厥与利相应则甚，与热相应则思，是阳消阴长之机。"成无己认为："阴气盛则厥逆而利，阳气复则发热，利必自止，见厥，则阴气还胜而复利也。"

伤寒，始发热六日，厥反九日而利。凡厥利者，当不能食；今反能食者，恐为除中。食以索饼。不发热者，知胃气尚在，必愈。恐暴热来出而复去也。后日脉之，其热续在者，期之旦日夜半愈。所以然者，本发热六日，厥反九日，复发热三日，并前六日，亦为九日，与厥相应，故期之旦日夜半愈。后三日脉之，而脉数，其热不罢者，此为热气有余，必发痈脓也。（332）

伤寒六七日不利，便发热而利，其人汗出不止者，死，有阴无阳故也。（346）

本条所述的利，是阴邪太甚，真阳亡外时伴见的一个症状。成无己认为："始不下利，而暴忽发热下利，汗出不止者，邪气胜正，阳气脱也，故死。"尤在泾认为："伤寒六七日，本不下利，而忽热与利俱见，此非阳复而热也，阴内盛而阳亡也。"魏念庭认为："其人忽而热发利行，汗出且不止，则孤阳为盛阴所逼，自内而出亡于外。"

呕而脉弱，小便复利，身有微热，见厥者，难治，四逆汤主之。（377）

既吐且利，小便复利而大汗出，下利清谷，内寒外热，脉微欲

绝者，四逆汤主之。（389）

四逆汤主治之利乃阴盛格阳所致。对于377条，汪苓友认为："厥阴之脉挟胃，经中之寒侵胃，胃虚气逆，则呕而脉弱，小便复利者，真气虚寒，不能摄水也。"程郊倩认为："小便复利，少阴寒也。"对于389条，成无已认为："吐利亡津液，则小便当少，小便复利而大汗出，津液不禁，阳气大虚也。"钱天来认为："吐利则寒邪在里，小便复利，无热可知。而大汗出者，真阳衰而卫气不密。"

问曰：病有霍乱者何？答曰：呕吐而利，此名霍乱。（382）

本条所述的下利，是霍乱中的一个证候特点。霍乱主要指急性吐泻交作，挥霍之间便致缭乱，故称乱。成无已认为："三焦者，水谷之道路，邪在上焦，则吐而不利；邪在下焦，则利而不吐，邪在中焦，则既吐且利。"黄元御认为："水谷不消，在上脘者，则胃逆而为吐，在下脘者，则脾陷而为利，或吐或利，不并作也。若风寒外束，经迫腑郁，则未消之饮食，不能容受，于是吐利俱作。"

恶寒脉微而复利，利止，亡血也，四逆加人参汤主之。（385）

四逆加人参汤是治亡阴利止之方。本条所述的是霍乱阳虚液亡的证治，原来症见恶寒脉微而又下利，此时下利已止，恶寒脉微依然，此乃津液枯竭之兆，宜用四逆加人参汤回阳益阴。临床症见四肢厥逆、恶寒蜷卧、脉微。成无已认为："恶寒脉微而利者，阳虚阴胜也。利止则津液内竭，故云亡血。"张路玉认为："此以利后恶寒不止，阳气下脱已甚，故用四逆汤以复阳为急也。"

【小结】

以"利"为主症的条文共11条：太阳病篇1条，少阴病篇3条，厥阴病篇4条，霍乱病篇3条。包括：太阳病心下有水气，水流肠间之利。少阴病阴盛阳微；阴盛格阳；阳气衰竭之利。厥阴病除中；阴邪太甚，真阳亡外；元阳大虚，肾气不固之利。霍乱病阳虚液亡，元阳大虚；肾气不固之利。总计经方3个：小青龙汤、四逆汤、四逆加人参汤。

29.3 下利不止

下利不止：泄泻不止。

主症	篇次	目次	兼症	原文
下利不止	太阳病篇（下）	150	心下硬，水浆不下，心烦	太阳少阳并病，而反下之，成结胸，心下硬，下利不止，水浆不下，其人心烦
下利不止	太阳病篇（下）	159	心下痞硬	伤寒，服汤药，下利不止，心下痞硬。服泻心汤已，复以他药下之，利不止。医以理中与之，利益甚。理中者，理中焦，此利在下焦，赤石脂禹余粮汤主之。复不止者，当利其小便
下利不止	少阴病篇	307	腹痛，小便不利，便脓血者	少阴病，二三日至四五日，腹痛，小便不利，下利不止，便脓血者，桃花汤主之

【类症要点】

太阳少阳并病，而反下之，成结胸，心下硬，下利不止，水浆不下，其人心烦。（150）

本条“下利不止”是太阳少阳并病误用下法引起的变证。误下损伤脾胃，脾虚气陷则下利不止。此系正虚邪实之危候，须及时救治。汪苓友认为：“太阳病在经者，不可下，少阳病下之，亦所当禁，故以下之为反也。下入于肠，则利不止。”成无己认为：“太阳少阳并病，为邪气在半表半里也，而反下之，二经之邪乘虚而入，少阳里邪乘虚下于肠胃，遂利不止。”

伤寒，服汤药，下利不止，心下痞硬。服泻心汤已，复以他药下之，利不止。医以理中与之，利益甚。理中者，理中焦，此利在下焦，赤石脂禹余粮汤主之。复不止者，当利其小便。（159）

本条所述之下利不止乃伤寒误下导致下元不固，滑脱不禁所致，尤在泾认为：“汤药，亦下药也。下后下利痞硬，泻心汤是已。而复以他药下之，以益虚，邪气虽去，下焦不约，利无止期，故不宜参、术、姜、草之安中，而宜赤脂、余粮之固下也。乃服之而利犹不止，则是下焦分注之所清浊不别故也，故当利其小便。”成无己认为：“此利由下焦不约，与赤石脂禹余粮汤以涩洞泄。下焦主分清浊，下利者，水谷不分也。”

少阴病，二三日至四五日，腹痛，小便不利，下利不止，便脓血者，桃花汤主之。(307)

桃花汤下利所治之不止乃寒邪内入，脾肾阳衰，统摄无权，滑脱不禁所致。成无己认为：“二三日以至四五日，寒邪入里深也。腹痛者，里寒也；小便不利者，水谷不别也；下利不止便脓血者，肠胃虚弱，下焦不固也。与桃花汤，固肠止利也。”方中行认为：“腹痛，寒伤胃也；小便不利，下利不止者，胃伤而土不能制水也。”

【小结】

以“下利不止”为主症的条文共3条：太阳病篇2条，少阴病篇1条。包括：太阳少阳并病误下后伤其里阳，脾虚气陷而致下利不止；伤寒误下导致下元不固、滑脱不禁；少阴虚寒下利致下痢日久不愈。

29.4 利下不止

利下不止：泄泻不止。

主症	篇次	目次	兼症	原文
利下不止	太阳病篇（下）	163	心下痞硬，表里不解	太阳病，外证未除，而数下之，遂协热而利，利下不止，心下痞硬，表里不解者，桂枝人参汤主之

【类症要点】

太阳病，外证未除，而数下之，遂协热而利，利下不止，心下痞硬，表里不解者，桂枝人参汤主之。(163)

桂枝人参汤所治利下不止是由表证误下，伤及内阳所致。黄坤载认为：“太阳病外证未解而数下之，外热不退，而内寒亦增，逐协合外热而为下利。

利下不止，清阳既陷。”成无己认为：“外证未除而数下之，为重虚其里，邪热乘虚而入，里虚协热，遂利不止而心下痞。”

29.5 自下利

自下利：非因误治引起的下利。

主症	篇次	目次	兼症	原文
自下利	太阳病篇（中）	32		太阳与阳明合病者，必自下利。葛根汤主之
自下利	太阳病篇（中）	105	脉微厥	伤寒十三日，过经谵语者，以有热也，当以汤下之。若小便利者，大便当硬，而反下利，脉调和者，知医以丸药下之，非其治也。若自下利者，脉当微厥；今反和者，此为内实也。调胃承气汤主之
自下利	太阳病篇（中）	110	振栗	太阳病二日，反躁，凡熨其背，而大汗出，火热入胃，胃中水竭，躁烦，必发谵语。十余日，振栗，自下利者，此为欲解也。故其汗从腰以下不得汗，欲小便不得，反呕欲失溲，足下恶风，大便硬，小便当数，而反不数，及不多，大便已，头卓然而痛，其人足心必热，谷气下流故也
自下利	太阳病篇（下）	172		太阳与少阳合病，自下利者，与黄芩汤；若呕者，黄芩加半夏生姜汤主之
自下利	少阴病篇	287	脉暴微，手足反温	少阴病，脉紧，至七八日，自下利，脉暴微，手足反温，脉紧反去者，为欲解也，虽烦，下利必自愈
自下利	少阴病篇	316	腹痛，小便不利，四肢沉重疼痛	少阴病，二三日不已，至四五日，腹痛，小便不利，四肢沉重疼痛，自下利者，此为有水气。其人或咳，或小便利，或下利，或呕者，真武汤主之

【类症要点】

太阳与阳明合病者，必自下利。葛根汤主之。(32)

葛根汤所治之下利乃太阳与阳明合病所致。黄元御认为：“太阳表寒外束，经络壅迫，郁遏阳明胃气，不能容纳水谷，已化之食，必当注泄而下，葛根、麻黄，泻二阳之卫郁，以松里气也。”尤在泾认为：“伤寒之邪，在上则为喘满，入里则为下利，两阳合病，邪气盛大，不特充斥于上，抑且浸淫于里，故曰必自下利。”

伤寒十三日，过经谵语者，以有热也，当以汤下之。若小便利者，大便当硬，而反下利，脉调和者，知医以丸药下之，非其治也。若自下利者，脉当微厥；今反和者，此为内实也。调胃承气汤主之。(105)

调胃承气汤所治之自下利乃热甚伤津，热结旁流所致，尤在泾认为：“脉微厥，脉乍不至也，言自下利者，里气不守，脉当微厥。”黄元御认为：“若内虚而自下利者，脉当微厥而不调，脉法厥者，初来大，渐渐小，更来渐渐大是也。”

太阳病二日，反躁，凡熨其背，而大汗出，大热入胃，胃中水竭，躁烦，必发谵语。十余日，振栗，自下利者，此为欲解也。故其汗从腰以下不得汗，欲小便不得，反呕欲失溲，足下恶风，大便硬，小便当数，而反不数，及不多，大便已，头卓然而痛，其人足心必热，谷气下流故也。(110)

本条所述之自下利乃火邪渐衰，津液渐复，阳气通达也，是正胜邪却，病将向愈的佳兆。成无己认为：“至十余日振栗自下利者，火邪势微，阴气复生，津液得复也，故为欲解，火邪去，大汗出则愈。”黄元御认为：“若十余日后，微阴内复，忽振栗而自下利，则胃热下泄，此为欲解也。”

太阳与少阳合病，自下利者，与黄芩汤；若呕者，黄芩加半夏生姜汤主之。(172)

黄芩汤所治之自下利乃少阳邪热内迫大肠，大肠传导失职所致。汪昂认为："自利者，不因攻下而泻泄也。自利故多可温，然肠胃有积结，与下焦客热，又非温剂所能止，或分利之，或攻泄之，可也。"成无己认为："此太阳少阳合病，自下利为半表半里，非汗下所宜，故与黄芩汤以和解半表半里之邪。"汪苓友认为："太少合病而至自利，则在表之寒邪悉郁而为里热矣，里热不实，故与黄芩汤以清热益阴，使里热清而阴气得复，斯在表之阳热自解。"

少阴病，脉紧，至七八日，自下利，脉暴微，手足反温，脉紧反去者，为欲解也，虽烦，下利必自愈。（287）

本条所述之自下利乃阴寒内盛，寒邪凝敛所致。方有执认为："紧，寒邪也。自下利，脉暴微者，阴寒内泄也。"成无己认为："少阴病脉紧者，寒甚也。至七八日，传经尽，欲解之时，自下利，脉暴微者，寒气得泻。"周禹载认为："始病脉紧，阴寒实盛，可以必其下利，盖真阳退舍，势必下走也。"

少阴病，二三日不已，至四五日，腹痛，小便不利，四肢沉重疼痛，自下利者，此为有水气。其人或咳，或小便利，或下利，或呕者，真武汤主之。（316）

真武汤所治之自下利乃水停下焦，阳虚气化不行所致。尤在泾认为："水寒相搏，浸淫内外，为四肢沉重疼痛，为自下利，皆水气乘寒气而动之故也。"方中行认为："自下利者，湿既甚而水不行，则与后不分清，故曰'此为有水气'也。"

【小结】

以"自下利"为主症的条文共6条：太阳病篇4条、少阴病篇2条。包括：太阳阳明合病，或阳明里实误用丸药攻下，或少阳郁热内迫阳明。少阴病阳回自愈或水停下焦，阳虚气化不行亦可致自下利。总计经方4个：葛根汤、调胃承气汤、黄芩汤、真武汤。

29.6 自利

自利：自，自行；利，通利。自利，指大或小便自行通利。

主症	篇次	目次	兼症	原文
自利	太阳病篇（中）	124	表证仍在，脉微而沉，反不结胸，其人发狂，少腹当硬满	太阳病六七日，表证仍在，脉微而沉，反不结胸，其人发狂者，以热在下焦，少腹当硬满。小便自利者，下血乃愈。所以然者，以太阳随经，瘀热在里故也，抵当汤主之
自利	太阳病篇（中）	125	其人如狂	太阳病，身黄，脉沉结，少腹硬，小便不利者，为无血也；小便自利，其人如狂者，血证谛也，抵当汤主之
自利	太阳病篇（下）	174	大便硬	伤寒八九日，风湿相搏，身体疼烦，不能自转侧，不呕不渴，脉浮虚而涩者，桂枝附子汤主之，若其人大便硬，小便自利者，去桂加白术汤主之
自利	阳明病篇	187	身不发黄	伤寒脉浮而缓，手足自温者，是为系在太阴。太阴者，身当发黄，若小便自利者，不能发黄。至七八日，大便硬者，为阳明病也
自利	阳明病篇	233	自欲大便	阳明病，自汗出，若发汗，小便自利者，此为津液内竭，虽硬不可攻之，当须自欲大便，宜蜜煎导而通之。若土瓜根及大猪胆汁，皆可为导
自利	太阴病篇	273	腹满而吐，食不下，时腹自痛	太阴之为病，腹满而吐，食不下，自利益甚，时腹自痛。若下之，必胸下结硬
自利	太阴病篇	277	不渴	自利不渴者，属太阴，以其脏有寒故也。当温之，宜服四逆辈
自利	太阴病篇	278	身不发黄	伤寒脉浮而缓，手足自温者，系在太阴。太阴当发身黄，若小便自利者，不能发黄。至七八日，虽暴烦下利日十余行，必自止，以脾家实，腐秽当去故也
自利	少阴病篇	282	引水自救	少阴病，欲吐不吐，心烦，但欲寐，五六日自利而渴者，属少阴也，虚故引水自救；若小便色白者，少阴病形悉具，小便白者，以下焦虚有寒，不能制水，故令色白也

续表

主症	篇次	目次	兼症	原文
自利	少阴病篇	300	脉微细沉，但欲卧，汗出不烦，自欲吐	少阴病，脉微细沉，但欲卧，汗出不烦，自欲吐。至五六日，自利，复烦躁不得卧寐者，死
自利	少阴病篇	321	色纯青，心下痛，口干燥者	少阴病，自利清水，色纯青，心下必痛，口干燥者，急下之，宜大承气汤
自利	厥阴病篇	358	腹中痛	伤寒四五日，腹中痛，若转气下趋少腹者，此欲自利也

【类症要点】

太阳病六七日，表证仍在，脉微而沉，反不结胸，其人发狂者，以热在下焦，少腹当硬满。小便自利者，下血乃愈。所以然者，以太阳随经，瘀热在里故也，抵当汤主之。(124)

太阳病，身黄，脉沉结，少腹硬，小便不利者，为无血也；小便自利，其人如狂者，血证谛也，抵当汤主之。(125)

抵当汤所治之自利乃瘀热互结，蓄血所致。成无己认为："身黄，脉沉结，少腹硬，小便自利，其人如狂者，非胃中瘀热，为热结下焦而为蓄血也，与抵当汤以下蓄血。"黄元御认为："若是小便自利，是热结血分，下血乃愈。"彭子益认为："荣卫之中，有太阳之经，腑热则经热入里。"程郊倩认为："小便自利，故知其热不结于下焦之气分，而结于下焦之血分也。"

伤寒八九日，风湿相搏，身体疼烦，不能自转侧，不呕不渴，脉浮虚而涩者，桂枝附子汤主之，若其人大便硬，小便自利者，去桂加白术汤主之。(174)

桂加白术汤所治之小便自利乃感受风湿之邪所致。成无己认为："脉得浮虚而涩，身有疼烦，知风湿但在经也，与桂枝附子汤，以散表中风湿。桂发汗走津液，此小便利，大便硬，为津液不足，去桂加术。"尤在泾认为："若大便硬，小便自利，知其人在表之阳虽弱，而在里之气自治，则表中之湿，所当驱之于里，使从水道而出。"

伤寒脉浮而缓，手足自温者，是为系在太阴。太阴者，身当发黄，若小便自利者，不能发黄。至七八日，大便硬者，为阳明病也。(187)

本条所述之下利乃太阴证，若小便自利则身不会发黄。程郊倩认为："小便不利者，湿蒸热瘀而发黄，以其人胃中原无燥气也；小便自利者，胃干便硬而成实，以其人胃中本有燥气也。"成无已认为："太阴，土也，为邪蒸之，则色现于外，当发身黄；小便自利者，热不内蓄，不能发黄。"喻嘉言认为："但太阴者，阴湿也，身当发黄；若小便自利者，脾能行泄其水湿，故不能发黄。"

阳明病，自汗出，若发汗，小便自利者，此为津液内竭，虽硬不可攻之，当须自欲大便，宜蜜煎导而通之。若土瓜根及大猪胆汁，皆可为导。(233)

本条所述之自利乃阳明病，本自汗出，如果再用汗法则必伤津液，加之小便自利，这就会造成津液内竭，以致便秘。黄元御认为："本自汗出，若又发其汗，或小便自利者，此为津液内竭，非胃热土燥可比，大便虽硬，不可攻之，当须自欲大便，结而不下，宜蜜煎导而通之。"《医宗金鉴》中记载："阳明病，自汗出，或发汗，小便自利者，此为津液内竭，虽大便硬而无满痛之苦，不可攻之。当待津液还胃，自欲大便。"

太阴之为病，腹满而吐，食不下，自利益甚，时腹自痛。若下之，必胸下结硬。(273)

本条所述之自利乃脾阳虚弱，运化失职所致。程郊倩认为："阳邪亦有下利，然乍微乍甚，而痛随利减，今下利益甚，时腹自痛，则肠虚而寒益留中也。"尤在泾认为："太阴之腹满为肠胃外郁寒湿，故下利而满仍不除也。"成无已认为："下不得升者，自利益甚，时腹自痛。阴寒在内而为腹痛者，则为常痛，此阳邪干里，虽痛而亦不常痛，但时时腹自痛也。"

自利不渴者，属太阴，以其脏有寒故也。当温之，宜服四逆辈。(277)

四逆汤类所治之自利乃脾阳虚弱，运化失职，寒湿内盛，水湿下渗所致。

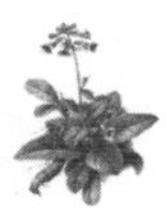

程扶生认为："太阴自利为寒，宜温者也。少阴属肾水，热入而耗其水，故自利而渴。太阴属脾土，寒入而从其湿，则不渴而利，故太阴自利当温也。"尤在泾认为："自利不渴者，太阴本自有寒，而阴邪又中之也，曰属太阴，其脏有寒，明非阳经下利及传经热病之必，法当温脏祛寒。"成无己认为："自利不渴者属太阴，为寒在中焦。"

伤寒脉浮而缓，手足自温者，系在太阴。太阴当发身黄，若小便自利者，不能发黄。至七八日，虽暴烦下利日十余行，必自止，以脾家实，腐秽当去故也。(278)

本条所述之自利乃湿有出路，则寒湿不能郁阻于内，故会发黄。可见小便利与不利，是太阴病能否形成发黄的先决条件。张云岐认为："或谓伤寒发黄，惟阳明、太阴两经有之，俱言小便利者，不能发黄，何也？盖黄者土之正色，以阳明太阴俱属土，故发黄也。其黄之理，外不能汗，里不得小便，脾胃之土，为热所蒸，故见于外为黄也。若小便利者，热不内蓄，故不能变黄也，其有别经发黄者，亦由脾胃之土，兼受邪故也。"成无己认为："此以脾气和，逐邪下泄，故虽暴烦，下利日十余行，而利必自止。"陆渊雷认为："今暴烦下利，乃正气奋起驱除肠中之有害物，故云脾家实，腐秽去，实，谓正气恢复也。"

少阴病，欲吐不吐，心烦，但欲寐，五六日自利而渴者，属少阴也，虚故引水自救；若小便色白者，少阴病形悉具，小便白者，以下焦虚有寒，不能制水，故令色白也。(282)

本条所述之自利乃下焦虚所致。周禹载认为："乃因循至五六日之久，邪深于内，势必利而且渴，然渴者，非少阴有热也，虚故引水自救。吾知渴必不为水止，利且不为便消，则是饮水终难自救；小便不因利短也，其色白，少阴纯寒之象，无一不备。总由下焦既虚，复有寒邪，遂令膀胱气化亦属虚寒，证之危殆，更何如邪！"成无己认为："自利不可者，寒在中焦，属太阴。"

少阴病，脉微细沉，但欲卧，汗出不烦，自欲吐。至五六日，自利，复烦躁不得卧寐者，死。(300)

本条所述之自利乃阳衰阴盛甚所致。喻嘉言认为：“欲吐系阴邪上逆，正当急温之时，失此不图，至五六日自利有加，复烦躁不得卧寐，非外邪至此转增，正少阴肾中真阳扰乱。”黄元御认为：“微阳上越，而根本未拔，是以不烦。至五六日，寒水愈旺，下见自利，复烦不得卧寐，则阳根脱泄，必死无救也。”

少阴病，自利清水，色纯青，心下必痛，口干燥者，急下之，宜大承气汤。(321)

大承气汤所治之自利乃燥屎内结，迫液旁流所致。陆渊雷认为：“自利清水，即后人所谓热结旁流也。因肠中有燥屎，刺激肠黏膜，使肠液分泌异常亢进所致。色纯青，则胆汁之分泌亦亢进矣。体液之分泌及排除两皆过速，大伤阴液，急下所以存阴也。”周禹载认为：“热邪传至少阴，往往自利，至清水而无渣滓，明系旁流之水可知。”钱天来认为：“此亦少阴之变例也，自利，寒邪在里也，自利清水，即前篇所谓清水完谷，此则并无完谷而止利清水，其色且纯青矣。”陆渊雷认为此自利乃里有热也，周禹载认为此自利乃热邪传至少阴，钱天来认为此自利乃寒邪在里。

伤寒四五日，腹中痛，若转气下趋少腹者，此欲自利也。(358)

本条所述之自利乃脾阳不足，运化不利，水谷不消所致。张路玉认为：“转气下趋少腹者，言寒邪盛而胃阳不守，水谷不别，声响下奔，故为欲作自利也。”成无己认为：“伤寒四五日，邪气传里之时，腹中痛，转气下趋少腹者，里虚遇寒，寒气下行，欲作自利也。”汪苓友认为：“里其虚而遇热邪，故不上结于胸，遂下移于肠，欲作自利之证。”

【小结】

以“自利”为主症的条文共12条：太阳病篇3条，阳明病篇2条，太阴病篇3条，少阴病篇3条，厥阴病篇1条。包括：太阳病下焦蓄血症。阳明病津液内竭，胃中干燥。太阴病为中焦虚寒，清阳不升。少阴病少阴寒化证；阴寒更盛，阳气欲脱；热结旁流。厥阴病邪气传里，里虚遇寒，寒气下迫。

29.7 自利益甚

自利益甚：疑为下之益甚。

主症	篇次	目次	兼症	原文
自利益甚	太阴病篇	273	腹满而吐，食不下，时腹自痛	太阴之为病，腹满而吐，食不下，自利益甚，时腹自痛。若下之，必胸下结硬

【类症要点】

太阴之为病，腹满而吐，食不下，自利益甚，时腹自痛。若下之，必胸下结硬。(273)

本条所述之自利益甚乃脾阳虚弱，运化失职，升降失常所致。山田正珍认为："寒邪在里，脏腑失职，是以腹满而吐，食不下，自利益甚，时腹自痛也。"程郊倩认为："今下利益甚，时腹自痛，则肠虚而寒益留中也。"成无己认为："下不得升者，自利益甚，时腹自痛。阴寒在内而腹痛者，则为常痛，此阳邪干里，虽痛而亦不常痛，但时时腹自痛也。"

29.8 自便利

自便利：指大便自行通利。

主症	篇次	目次	兼症	原文
自便利	太阴病篇	280	腹痛无力，脉弱	太阴为病，脉弱，其人续自便利，设当行大黄、芍药者，宜减之，以其人胃气弱，易动故也

【类症要点】

太阴为病，脉弱，其人续自便利，设当行大黄、芍药者，宜减之，以其人胃气弱，易动故也。(280)

此条所述之“自便利”为太阴病胃气弱，下焦虚寒所导致。应结合上文，论述太阴病胃气弱时当慎用寒凉药物。前文论至太阳病误用下法，而致腹满时痛，此属太阴虚痛，当用桂枝加芍药汤；若为实痛，与桂枝加大黄汤。太阴病主证为虚寒下利，如其提纲证所云“自利益甚，时腹自痛”。按条文意，出现腹满腹痛时，考虑用大黄、芍药之类，然其“续自便利”，大便仍尚可，不秘结，此时宜“减之”。后世医家对此处如何用药众说纷纭，成无己及大部分医家认为此句指大黄、芍药的分量应当减少，而治太阴，尤当以胃气为本。脾气虚陷而清阳不升，即使有腹痛甚至大实痛者，仍应针对中焦虚弱的体质，适当减其分量，否则必导致其体更虚而下利不止。

29.9　大下利

大下利：下利程度较重。

主症	篇次	目次	兼症	原文
大下利	厥阴病篇	354	大汗，四肢厥冷	大汗，若大下利而厥冷者，四逆汤主之

【类症要点】

大汗，若大下利而厥冷者，四逆汤主之。(354)

此条所述之大下利为大汗后，其亡津液损伤阳气，阳虚阴盛，火不暖土，腐熟无权所导致。陈亮斯曰：“汗而云大，则阳亡于表；下利云大，则阳气亡于里矣。”刘渡舟曰：“大汗出或大下利，不仅伤阴，更可伤阳。今大汗、大下利后出现厥冷，知为阳气大伤，阴寒内盛所致。”

29.10　利遂不止

利遂不止：下利持续，不能停止。

主症	篇次	目次	兼症	原文
利遂不止	太阳病篇（中）	34	脉促，喘而汗出	太阳病，桂枝证，医反下之，利遂不止，脉促者，表未解也；喘而汗出者，葛根黄芩黄连汤主之
利遂不止	阳明病篇	205	阳明病，心下硬满	阳明病，心下硬满者，不可攻之。攻之，利遂不止者死；利止者愈

【类症要点】

太阳病，桂枝证，医反下之，利遂不止，脉促者，表未解也；喘而汗出者，葛根黄芩黄连汤主之。(34)

此条所述之“利遂不止”，为太阳病误用下法，导致表热入里而导致。成无已：“桂枝证者，邪在表也，而反下之，虚其肠胃，为热所乘，遂利不止，邪在表，则见阳脉，邪在里，则见阴脉。下利脉迟微，邪在里也。”周扬俊：“桂枝证误下，利遂不止者，因邪未入里，而胃已受伤，设使脉促，则虽下利，而表邪尚在，仍当与桂枝矣。”李培生：“葛根芩连汤证之下利，自属热利，亦即《内经》所谓暴注下迫，皆属于热。”曹颖甫《经方实验录》有云：“桂枝汤证因下伤津，利不止亦伤津，而脉促近于浮，为表未解，故宜葛根汤，以解其表，而养其津。若表解之后，内热甚炽，肺受热灼而喘，汗受热蒸而出者，当用葛根芩连汤以直折之。”

阳明病，心下硬满者，不可攻之。攻之，利遂不止者死；利止者愈。(205)

本条所述之利遂不止，为阳明病误下，损伤脾胃之气而导致。成无已：“阳明病腹满者，为邪气入府，可下之。心下硬满，则邪气尚浅，未全入府，不可便下之。得利止者，为邪气去，正气安，正气安则愈。若因下利不止者，为正气脱而死。”钱天来：“……攻之则里虚邪陷，随其误下之势。利遂不止者，正气不守，真元暴亡，所以死也。”尤在泾曰：“阳明虽可下之例。然必表证全无，而热结在肠中者，方可攻之。……其淫溢于下者，则下利不止。”

【小结】

以“利遂不止”为主症的条文共2条，分别列于太阳病篇和阳明病篇。

太阳表虚证误下、表邪内陷入里为热利。阳明病误下后造成脾胃衰败而“利遂不止”，预后不良。

29.11 微利

微利：下利程度较轻。

主症	篇次	目次	兼症	原文
微利	太阴病篇	104	胸胁满而呕，日晡所发潮热	伤寒十三日不解，胸胁满而呕，日晡所发潮热，已而微利。此本柴胡证，下之以不得利；今反利者，知医以丸药下之，此非其治也。潮热者，实也。先宜服小柴胡汤以解外，后以柴胡加芒硝汤主之

【类症要点】

伤寒十三日不解，胸胁满而呕，日晡所发潮热，已而微利。此本柴胡证，下之以不得利；今反利者，知医以丸药下之，此非其治也。潮热者，实也。先宜服小柴胡汤以解外，后以柴胡加芒硝汤主之。(104)

本条所述之微利，为少阳病以丸药或苦寒之品误下所致，然其性缓，不能荡涤胃肠燥实，反见微利。丹波元坚曰：“此证既是兼里，乃似宜早从大柴胡双解法，而先用小柴胡者，盖以丸药误下，不欲以快药，仍姑清和，以待胃安也。且其下利，故壅实轻于大柴胡证，而燥结则有甚，是以不藉大黄之破实，而殊取芒硝之软坚矣。”陆渊雷曰：“伤寒用下剂而适宜，则畅利二三次后，热解而利亦自止。今下之，始则不得利，继乃微利不止者，知前医所用下剂，是丸药而非汤药，下法不适宜故也。下法不适，则热毒自在，故利虽不止，而潮热之实证依然未除，是当消息复下之。但以其呕多，故先宜小柴胡解外，此字，指少阳，对潮热为里实而言。又以曾经丸药峻下，不宜再用大柴胡，故用柴胡加芒硝汤主之。经文但云柴胡证，以其本有潮热证，且承前条而言也。”

29.12 泄利不止

泄利不止：同利遂不止。

主症	篇次	目次	兼症	原文
泄利不止	厥阴病篇	357	手足厥逆，喉咽不利，唾脓血，寸脉沉迟	伤寒六七日，大下后，寸脉沉而迟，手足厥逆，下部脉不至，喉咽不利，唾脓血，泄利不止者，为难治。麻黄升麻汤主之

【类症要点】

伤寒六七日，大下后，寸脉沉而迟，手足厥逆，下部脉不至，喉咽不利，唾脓血，泄利不止者，为难治。麻黄升麻汤主之。(357)

此条所述之“泄利不止”为表邪误下，导致肝虚寒甚，清气下陷所致。喻嘉言曰：“按寸脉沉而迟，明是阳去入阴之故，非阳气衰微可拟，故虽手足厥逆，下部脉不至，泄利不止，其不得为纯阴无阳可知。”麻黄升麻汤以发越郁阳，清上沉下。此方药味极多，初看不易抓住病机，其根本在于寒热表里证候错杂，读者需提纲挈领，仔细揣摩。

29.13 协热利

协热利：寒饮协同表邪下利。

主症	篇次	目次	兼症	原文
协热利	太阳病篇	139	不能卧，心下结	太阳病二三日，不能卧，但欲起，心下必结，脉微弱者，此本有寒分也。反下之，若利止。必作结胸；未止者，四日复下之，此作协热利也

续表

主症	篇次	目次	兼症	原文
协热利	太阳病篇	140	脉沉滑	太阳病下之，其脉促，不结胸者，此为欲解也；脉浮者，必结胸，脉紧者，必咽痛；脉弦者，必两胁拘急；脉细数者，头痛未止；脉沉紧者，必欲呕，脉沉滑者，协热利；脉浮滑者，必下血

【类症要点】

太阳病二三日，不能卧，但欲起，心下必结，脉微弱者，此本有寒分也。反下之，若利止。必作结胸；未止者，四日复下之，此作协热利也。（139）

本条讲述表热里寒之协热利。陈亦人解释协热利为“表热未尽”之下利。太阳病二三日提示病程较短，邪仍在表。心下结满，卧则气壅，因此可见不能卧，但欲起。心下结满的原因是由于寒气留于脾胃，纳运失调。如果不审虚实，将痞满误认为燥屎已成而运用下法，则出现两种转归。其一为不下利，即病邪停留于胸部，成结胸病。其二为下利，即病邪停留于胃肠，成协热利。

太阳病下之，其脉促，不结胸者，此为欲解也；脉浮者，必结胸，脉紧者，必咽痛；脉弦者，必两胁拘急；脉细数者，头痛未止；脉沉紧者，必欲呕，脉沉滑者，协热利；脉浮滑者，必下血。（140）

本条讲述的是太阳病误下后，表邪传里化热之协热利。本条看似辨结胸之成因，实际上揭示太阳病经误下后可能产生的后果。脉促为阳气充盛，太阳病误下后阳气未损，也并未留结胸部，提示正气仍能抗邪外出，因此称之为“欲解”。浮为病位在上，病邪经误下后仍盘踞于上部，可以判断病位在胸，因此很有可能为结胸病。紧为寒邪收引，正如《素问·缪刺论》提出“邪客于足少阴之络，令人嗌痛”，指的是误下后病邪传于足少阴肾经，凝滞气血导致咽痛。脉弦为肝胆病、痛症，太阳病误下后，邪气结于半表半里之少阳，而足少阳胆经循胁肋，因此可能表现为两胁拘急。《素问·脉要精微论》云“细则气

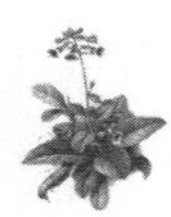

少”，脉数为表热有余，气少而表热有余提示太阳病经下后邪仍在表，正邪时有交争，因此头痛不止。沉为在里，紧为寒邪，里寒结于内则浊阴上逆，因此可能出现呕吐。沉为在里，滑为里热有余，提示太阳病经下后病邪入于胃肠而化热，出现下利、肛门灼热等症状。脉浮为表热有余，滑为里热有余，表里合热则三焦热盛，迫血妄行，可能出现便血、衄血、呕血等症状。

【小结】

“协热利”为太阳病误用下法后引邪入里，邪热下迫肠胃所致大便不止。

29.14　热利

热利：热毒及湿热下利。

主症	篇次	目次	兼症	原文
热利	厥阴病篇	371	下重	热利，下重者，白头翁汤主之

【类症要点】

热利，下重者，白头翁汤主之。(371)

本条讲述热毒壅肠之热利。《素问·至真要大论》认为：“诸呕吐酸，暴注下迫，皆属于热。”从病因学上将其暴利归为热毒所致。热毒壅滞大肠，导致气机传导失常，发为里急后重。陆渊雷认为热利“不必指身热，但脉舌腹候有热象者皆是”，具有临床指导意义。本方故用白头翁苦辛除邪气为君，佐以黄连黄芩清热解毒之品，共奏苦寒坚阴、厚肠止利之效。秦皮不仅能解毒、收涩止利，而且柯韵伯认为“秦皮木小而高，得清阳之气，佐白头以升阳”，本方为“热利下重之宣剂”，提示在治疗本条热利时不可一味清热，凝滞气血运行。

29.15　协热便脓血

协热便脓血：热利及有脓血。

主症	篇次	目次	兼症	原文
协热便脓血	阳明病篇	258	下不止，脉数	若脉数不解，而下不止，必协热便脓血也

【类症要点】

若脉数不解，而下不止，必协热便脓血也。(258)

本条讲述热迫血行之协热便脓血。深刻理解本条的含义，需要结合上一条共同分析。病人无表里证，发热七八日，脉浮数为阳盛不解，必伤阴络，故或为蓄血或为出血。运用下法后，脉数不解而不大便，是热不得泄，蓄积于下而成蓄血；相反，脉数不解而利下不止，是热走肠间，迫血妄行而成出血。陈亦人认为便脓血的机制是“瘀血被热所蒸腐”，较成无已“热得下泄，迫血下行”之见解更为深入，强调了瘀热在发病中的作用，为临床上应用凉血活血化瘀药提供了理论基础。

29.16　微溏

微溏：下利轻者。

主症	篇次	目次	兼症	原文
微溏	太阳病篇（上）	30		问曰：证象阳旦，按法治之而增剧，厥逆，咽中干，两胫拘急而谵语。师曰：言夜半手足当温，两脚当伸。后如师言。何以知此？答曰：寸口脉浮而大，浮为风，大为虚，风则生微热，虚则两胫挛，病形象桂枝，因加附子参其间，增桂令汗出，附子温经，亡阳故也。厥逆，咽中干，烦躁，阳明内结，谵语烦乱，更饮甘草干姜汤。夜半阳气还，两足当热，胫尚微拘急，重与芍药甘草汤，尔乃胫伸。以承气汤微溏，则止其谵语，故知病可愈
微溏	太阳病篇（中）	81		凡用栀子汤，病人旧微溏者，不可与服之

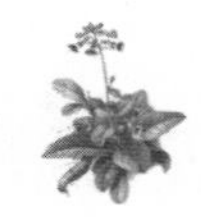

续表

主症	篇次	目次	兼症	原文
微溏	太阳病篇（中）	123	心下温温欲吐，胸中痛	太阳病，过经十余日，心下温温欲吐，而胸中痛，大便反溏，腹微满，郁郁微烦，先此时自极吐下者，与调胃承气汤。若不尔者，不可与。但欲呕，胸中痛，微溏者，此非柴胡汤证，以呕，故知极吐下也

【类症要点】

问曰：证象阳旦，按法治之而增剧，厥逆，咽中干，两胫拘急而谵语。师曰：言夜半手足当温，两脚当伸。后如师言。何以知此？答曰：寸口脉浮而大，浮为风，大为虚，风则生微热，虚则两胫挛，病形象桂枝，因加附子参其间，增桂令汗出，附子温经，亡阳故也。厥逆，咽中干，烦躁，阳明内结，谵语烦乱，更饮甘草干姜汤。夜半阳气还，两足当热，胫尚微拘急，重与芍药甘草汤，尔乃胫伸。以承气汤微溏，则止其谵语，故知病可愈。（30）

本条为热去邪尽之微溏。陈亦人分析：“把阳明内结、谵语烦乱和厥逆咽中干、烦躁连在一起，既是阳虚，又是热盛，怎么会同时出现，更是于理不合。”该观点是片面的。少阴病以阳虚为主要矛盾，然而在病情转归的过程中出现了“少阴三急下”的条文，说明两者并非存在绝对的区别。柯雪帆认为两者在一定条件下可以相互转化，如“先是少阴病，阳虚寒盛，肠胃或其他脏腑气机受阻，气郁化热，邪热蕴结而出现阳明可下症”，此处承接上文“若胃气不和，谵语者，少与调胃承气汤”。

凡用栀子汤，病人旧微溏者，不可与服之。（81）

本条为体质虚寒之微溏。病人发病之前已有长期腹泻病史，其体质必定属于虚寒，如今虽有心烦、懊侬、不寐等栀子汤证表现，但是由于脾胃不能耐受栀子寒凉之性，因此不可服用该药。符合《灵枢·病本》“先泄而后生他病者，治其本，必且调之，乃治其他病”的精神，突出呵护胃气的重要性。此外，尤在泾认为若中气不固之人服用该药，"恐药气乘虚下泄，而不能上达，则膈热反因之而深入"，使疾病迁延不愈。

太阳病，过经十余日，心下温温欲吐，而胸中痛，大便反溏，腹微满，郁郁微烦，先此时自极吐下者，与调胃承气汤。若不尔者，不可与。但欲呕，胸中痛，微溏者，此非柴胡汤证，以呕，故知极吐下也。(123)

本条为阳明误下之微溏。太阳病已过经十余日，多为传阳明或少阳。郁郁微烦、欲呕、胸中痛、微溏与柴胡汤的适应证类似，然而柴胡证为胸中烦而不痛、大便微结而不溏、腹中痛而不满。本条实际上属于经过剧烈吐下后的阳明病坏病。尤在泾认为，经吐法后上气不得下降，经下法后下气不得上升，与欲呕、自溏不同，是"病在中气"，当从中焦而治，不可使用小柴胡汤。太阳病传阳明，内热将成，下不得法，虽然经过剧烈吐下，大便已溏，但是仍有余热困扰，中气失和，因此可见心下温温欲吐。此时只宜用调胃承气汤从轻图治。

【小结】

以"微溏"为主症的条文共3条，均见于太阳病篇。"桂枝汤证汗出亡阳后，或是予患者承气汤治阳明内结后的表现，"微溏而谵语止"说明热退邪尽；或脾胃阳虚体质，因栀子苦寒，故此类患者禁用栀子豉汤。

29.17 大便溏

大便溏：下利轻者，较微溏重。

主症	篇次	目次	兼症	原文
大便溏	阳明病篇	229	潮热，小便自可，胸胁满	阳明病，发潮热，大便溏，小便自可，胸胁满不去者，与小柴胡汤

【类症要点】

阳明病，发潮热，大便溏，小便自可，胸胁满不去者，与小柴胡汤。(229)

本条讲述枢机不利之大便溏。阳明病发潮热，如果伴有腹满而喘、身重、谵语等症状，应当使用攻下的方法。然而本条大便溏、小便自可，说明在内津液并未损耗，不足以成痞满燥实之大承气汤证。陈修园将本症与典型阳明病作比较："阳明病发潮热，则大便应硬，小便应利矣。今大便溏而小便自可，知其气不涉于大小二便，止逆于胸胁之间也。"成无己补充论述认为胸胁满不去，提示病邪并未传于阳明之腑，而是传于半表半里之少阳。便溏为三焦枢机不利，津液停聚所致，因此使用小柴胡汤后，可以使上焦得通，津液得下，胃气和而诸症痊愈。

29.18　下血

下血：血下行，或便脓血。

主症	篇次	目次	兼症	原文
下血	太阳病篇（中）	124	发狂，少腹硬满，小便自利，脉微而沉	太阳病六七日，表证仍在，脉微而沉，反不结胸，其人发狂者，以热在下焦，少腹当硬满。小便自利者，下血乃愈。所以然者，以太阳随经，瘀热在里故也，抵当汤主之
下血	太阳病篇（下）	140		太阳病下之，其脉促，不结胸者，此为欲解也；脉浮者，必结胸，脉紧者，必咽痛；脉弦者，必两胁拘急；脉细数者，头痛未止；脉沉紧者，必欲呕，脉沉滑者，协热利；脉浮滑者，必下血
下血	阳明病篇	216	谵语，但头汗出，濈然汗出	阳明病，下血谵语者，此为热入血室，但头汗出者，刺期门，随其实而泻之，濈然汗出则愈

【类症要点】

太阳病六七日，表证仍在，脉微而沉，反不结胸，其人发狂者，以热在下焦，少腹当硬满。小便自利者，下血乃愈。所以然者，以太阳随经，瘀热在里故也，抵当汤主之。（124）

本条讲述太阳蓄血之下血。太阳病表证仍在时误用下法，致使邪热入里传于同名之腑，故见脉沉。太阳经少气多血，邪热与血分互结成瘀热有形之邪，而膀胱隶属于下焦，络脑，因此称热在下焦，少腹当硬满，其人发狂。成无己提出“小便不利”属于“血证谛也”，因为小便自利提示不在膀胱气分，在于血分。瘀热蓄积迫血妄行，因此可见到下血症状。伴随下利出血，蓄积之热由此而出，病情减轻故称有痊愈的可能。如果不下血，病情继续发展危害严重，可以运用抵当汤治疗。柯韵伯称方中水蛭、虻虫“水陆之善取血者”，可以用来攻逐瘀血，佐以桃仁、大黄以清热祛瘀，生成新血。值得注意的是本方服药方法，要求得下即止，取祛邪不伤正之意。

太阳病下之，其脉促，不结胸者，此为欲解也；脉浮者，必结胸，脉紧者，必咽痛；脉弦者，必两胁拘急；脉细数者，头痛未止；脉沉紧者，必欲呕，脉沉滑者，协热利；脉浮滑者，必下血。(140)

本条讲述太阳病误下后，表邪传里化热之下血。本条看似辨结胸之成因，实际上揭示太阳病经误下后可能产生的后果。详见“协热利”中。浮为表热有余，滑为里热有余，表里合热则三焦热盛，迫血妄行，可能出现便血、衄血、呕血等症状。

阳明病，下血谵语者，此为热入血室，但头汗出者，刺期门，随其实而泻之，濈然汗出则愈。(216)

本条讲述热入血室之下血。阳明病谵语多见于里实热证，气分邪热扰乱心神。而阳明经为多气多血之经，除气分热盛外，还会出现血分热盛的病机。血分伏热内盛于阳明，外及于冲任二经，迫血妄行，故称为热入血室。阳明病本当多汗，因血分煎熬不能作汗，故见但头汗出。期门属肝经募穴，通过针刺泻法可以将冲任血室之热透达外解，借汗而愈。热入血室之下血的临床表现与太阳蓄血之下血相类似，区别在于热入血室多发于女性，常伴有经期的明显改变，治疗时运用柴胡类方加减效果较好。

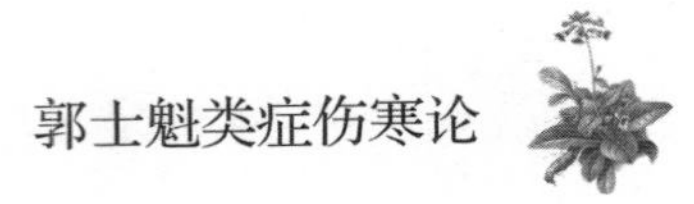

29.19　血自下

血自下：未经治疗而血下行者。

主症	篇次	目次	兼症	原文
血自下	太阳病篇（中）	106	其人如狂	太阳病不解，热结膀胱，其人如狂，血自下，下者愈。其外不解者，尚未可攻，当先解其外。外解已，但少腹急结者，乃可攻之，宜桃核承气汤

【类症要点】

太阳病不解，热结膀胱，其人如狂，血自下，下者愈。其外不解者，尚未可攻，当先解其外。外解已，但少腹急结者，乃可攻之，宜桃核承气汤。(106)

本条讲述太阳蓄血之血自下。太阳为少气多血之经，故邪热入里，与血分相结于同名之腑。陈亦人认为下血“邪热可随血下出而解，这是蓄血轻症机转的一个方面”。柯雪帆分析“瘀血阻络，血行紊乱则出血”是下血的主要病机。血热蓄积于内，无论是热迫血行而血自下，还是用攻逐之剂排出瘀热，目的都是使热随血泄，预后转佳。其人如狂，不同于发狂；少腹急结，不同于少腹硬满，以上两点提示此时蓄血程度较轻，不宜用抵当汤重剂，而是以桃核承气汤为主。桃核承气汤在调胃承气汤的基础上，增加了桂枝、桃仁以宣解畅行血分。因本病邪在太阳，外证未解，表里俱盛，不可单用攻下。妙在桂枝一物可兼二用，既可以辛温解表，又可辛通经络。符合《素问·至真要大论》“从外之内而盛于内者，先治其外而后调其内”的治疗原则。本病可与124条抵当汤证下血互参。

29.20　便血

便血：血从肛门排出。

主症	篇次	目次	兼症	原文
便血	太阳病篇（中）	84	淋，汗出	淋家，不可发汗，汗出必便血
便血	少阴病篇	293	一身手足尽热	少阴病八九日，一身手足尽热者，以热在膀胱，必便血也
便血	厥阴病篇	339	热少微厥，指头寒，默默不欲食，烦躁	伤寒热少微厥，指头寒，默默不欲食，烦躁。数日，小便利，色白者，此热除也，欲得食，其病为愈；若厥而呕，胸胁烦满者，其后必便血

【类症要点】

淋家，不可发汗，汗出必便血。(84)

本条所述之便血，是由汗后伤津所致。成无己认为："膀胱里热则淋，反以汤药发汗，亡耗津液，增益客热，膀胱虚燥，必小便血。"《医宗金鉴》记载："淋家者，湿热蓄于膀胱，水道涩痛之病也。若发其汗，湿随汗去，热必独留，水腑告匮，迫其本经之血，从小便而出矣。"

少阴病八九日，一身手足尽热者，以热在膀胱，必便血也。(293)

本条所述之便血，是由热伤膀胱所致。成无己认为："膀胱里热则淋，反以汤药发汗，亡耗津液，增益客热，膀胱虚燥，必小便血。"柯韵伯认为："到八日以上，反大发热者，肾移热于膀胱，膀胱热则太阳经皆热……太阳经多血，血得热则行。阳病者，上行极而下，故尿血也。"

伤寒热少微厥，指头寒，默默不欲食，烦躁。数日，小便利，色白者，此热除也，欲得食，其病为愈；若厥而呕，胸胁烦满者，其后必便血。(339)

本条所述之便血，是由热厥轻证转剧，损伤阴络所致。成无己认为："厥阴肝主血，后数日热不去，又不得外泄，迫血下行，必致便血。"柯韵伯认为："热深厥深，不早治之，致热伤阴络，其后必便血也。"以上均认为"热甚伤阴络"为便血的主要原因。至于治法，各家意见不同，柯韵柏认为热微者宜小柴胡汤和之，热深者宜大柴胡汤下之；万密斋认为厥而呕，胸胁烦满者，用大柴胡汤，便血者用桃仁承气汤；现代普遍认为以四逆散宣郁清热为贴切。

【小结】

以“便血”为主症的条文共3条，分列于太阳病篇、少阴病篇、厥阴病篇。包括：太阳病淋家汗后之便血；少阴病阴虚热化，热移膀胱之便血；霍乱病热厥加重之便血。

29.21　清血

清血：便血。

主症	篇次	目次	兼症	原文
清血	太阳病篇（中）	114	躁	太阳病，以火熏之，不得汗，其人必躁。到经不解，必清血，名为火邪

【类症要点】

太阳病，以火熏之，不得汗，其人必躁。到经不解，必清血，名为火邪。(114)

本条所述之清血，是由太阳病误火劫，热迫血下行所致。成无己认为：“此火邪迫血而血下行者也。”曹颖甫认为：“七日不解，阳热内陷，伤其阴络，遂致圊血。”柯韵伯认为：“此条以火熏不得汗而圊血，是阳邪下陷入阴分。”此清血是由于火邪内迫，深入营血，损伤阴络，迫血下行而致。

29.22　清脓血

清脓血：便脓血。

主症	篇次	目次	兼症	原文
清脓血	厥阴病篇	363	下利，寸脉浮数，尺中涩	下利，寸脉反浮数，尺中自涩者，必清脓血
清脓血	厥阴病篇	367	下利，脉数，渴	下利，脉数而渴者，今自愈。设不差，必清脓血，以有热故也

【类症要点】

下利，寸脉反浮数，尺中自涩者，必清脓血。(363)

下利，脉数而渴者，今自愈。设不差，必清脓血，以有热故也。(367)

此两条所述之清血，均是由阳复太过所致。对于363条，成无己认为："下利者，脉当沉而迟，反浮数者，里有热也。涩为无血，尺中自涩者，肠胃血散也，随利下，必便脓血。"黄元御曰："阳盛必俯侵阴位，郁蒸营分，而圊脓血也。"曹颖甫认为："上有热，下有瘀，故必圊脓血也。"可见，以上均以"热"为清血主要原因，成氏认为是"胃肠血散"，黄氏认为"郁蒸营血"，曹氏认为是"上热下瘀"故也。对于367条，黄元御认为："设利不差，必圊脓血，以其阳复之过，而有余热以伤阴也。"其病机明确，为内热伤阴，损及血络。

29.23 下利便脓血

下利便脓血：下利并伴脓血。

主症	篇次	目次	兼症	原文
下利便脓血	少阴病篇	306		少阴病，下利，便脓血者，桃花汤主之
下利便脓血	少阴病篇	307	腹痛，小便不利	少阴病，二三日至四五日，腹痛，小便不利，下利不止，便脓血者，桃花汤主之
下利便脓血	少阴病篇	308		少阴病，下利，便脓血者，可刺

【类症要点】

少阴病，下利便脓血者，桃花汤主之。(306)

少阴病，二三日至四五日，腹痛，小便不利，下利不止，便脓血者，桃花汤主之。(307)

少阴病，下利，便脓血者，可刺。(308)

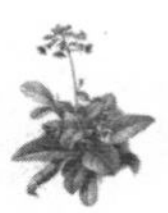

此三条均为少阴病下利便脓血的条目，桃花汤所治之下利便脓血是由少阴虚寒所致，可以刺法治之。成无己认为：“少阴病下利便脓血者，下焦不约而里寒也。”“二三日以至四五日，寒邪入里深也……下利不止便脓血者，肠胃虚弱下焦不固也。”黄元御在《伤寒悬解》中说：“少阴水脏，下利而便脓血，总是湿寒，万无湿热之理，桃花汤实为主方，不可易也。”

然《医宗金鉴》云：“此少阴下利便脓血者，是热伤荣也，而不径用苦寒者，盖以日久热随血去，肾受其邪，关门不固也，故以桃花汤主之。”“今下利昼夜不止，而便脓血，则其热已随利减，而下焦滑脱可知矣。”柯韵伯也认为“此便脓血，是为有火气矣。”俞昌、程知、魏荔彤也已少阴有热而论。

笔者认为，桃花汤乃固涩滑脱之剂，其中赤石脂、干姜偏于温、热性，粳米甘以养胃。桃花汤所治之下利便脓血，表现应为色泽晦暗，或血色浅淡，其气不臭而腥冷，泻时滑脱不禁，无里急后重及肛门灼热感。应为脾阳虚衰故下利不止，阳虚气陷不能摄血则便脓血。虽便脓血多以湿热为因，但以仲景方剂探讨，虚寒似乎更为确切。下利便脓血可采用的刺法仍需要临床进一步探讨。

【小结】

以“下利便脓血”为主症的条文共3条，列于少阴病篇。少阴虚寒下利，阳气亡失致阳虚不能统血可继发便脓血；而“下利便脓血”为少阴热性下利者，宜用针刺泻之。

29.24　便脓血

便脓血：大便有脓血。

主症	篇次	目次	兼症	原文
便脓血	阳明病篇	258	脉数，下不止，协热	若脉数不解，而下不止，必协热便脓血也

续表

主症	篇次	目次	兼症	原文
便脓血	厥阴病篇	334	厥，发热，下利，咽痛	伤寒先厥后发热，下利必自止，而反汗出，咽中痛者，其喉为痹。发热无汗，而利必自止，若不止，必便脓血，便脓血者，其喉不痹
便脓血	厥阴病篇	341	厥，发热	伤寒发热四日，厥反三日，复热四日，厥少热多者，其病当愈；四日至七日，热不除者，必便脓血

【类症要点】

若脉数不解，而下不止，必协热便脓血也。(258)

此条所述之便脓血是阳明血分瘀热下后所致。成无已认为："若下后，脉数不解而下利不止者，为热得下泄，迫血下行，必便脓血。"任应秋认为："本条为急性痢疾，所以排出含有脓血的粪便，而脉数协热亦为急性痢固有的证型，应服用白头翁汤。"以上均认为本条所述之便脓血属里热，成氏强调"热迫血下行"，任应秋亦认为属"热"。

伤寒先厥后发热，下利必自止，而反汗出，咽中痛者，其喉为痹。发热无汗，而利必自止，若不止，必便脓血，便脓血者，其喉不痹。(334)

伤寒发热四日，厥反三日，复热四日，厥少热多者，其病当愈；四日至七日，热不除者，必便脓血。(341)

此两条所述之便脓血均是厥阴阳复太过所致。关于其便脓血，汪苓友认为："便脓血者，此热伤下焦血分也。"柯韵伯认为："若厥止而热与利不止，是阳邪下陷，必便脓血。"黄元御认为："若其不止，则内蒸营阴，必便脓血。"曹颖甫认为："若先厥后发热而无汗，利以当止而不止，血分之热直与肠中湿邪混杂而便脓血。"

29.25 下利清谷

下利清谷：清谷，下利有不消化食物。

主症	篇次	目次	兼症	原文
下利清谷	太阳病篇（中）	91	身疼痛	伤寒，医下之，续得下利清谷不止，身疼痛者，急当救里。后身疼痛，清便自调者，急当救表。救里，宜四逆汤；救表，宜桂枝汤
下利清谷	阳明病篇	225	脉浮而迟	脉浮而迟，表热里寒，下利清谷者，四逆汤主之
下利清谷	少阴病篇	317	里寒外热，手足厥逆，脉微欲绝，面色赤	少阴病，下利清谷，里寒外热，手足厥逆，脉微欲绝，身反不恶寒，其人面色赤。或腹痛，或干呕，或咽痛，或利止脉不出者。通脉四逆汤主之
下利清谷	厥阴病篇	364	胀满	下利清谷，不可攻表，汗出必胀满
下利清谷	厥阴病篇	366	脉沉迟，面少赤，身微热，微厥	下利，脉沉而迟，其人面少赤，身有微热，下利清谷者，必郁冒汗出而解，病人必微厥。所以然者，其面戴阳，下虚故也
下利清谷	厥阴病篇	370	里寒外热，汗出，厥	下利清谷，里寒外热，汗出而厥者，通脉四逆汤主之
下利清谷	霍乱病篇	389	吐利，小便复利，大汗出，内寒外热，脉微欲绝	既吐且利，小便复利而大汗出，下利清谷，内寒外热，脉微欲绝者，四逆汤主之

【类症要点】

伤寒，医下之，续得下利清谷不止，身疼痛者，急当救里。后身疼痛，清便自调者，急当救表。救里，宜四逆汤；救表，宜桂枝汤。(91)

脉浮而迟，表热里寒，下利清谷者，四逆汤主之。(225)

既吐且利，小便复利而大汗出，下利清谷，内寒外热，脉微欲

绝者，四逆汤主之。(389)

四逆汤所治之下利清谷是由于里虚有寒，中焦不能腐熟水谷所致。喻嘉言曰："下利清谷者，脾中阳气衰微，而饮食不能腐化也。"钱天来曰："下利清水完谷，胃寒不能杀谷也。"成无己认为："下利清谷者，里寒甚也，与四逆汤，温里散寒。"曹颖甫认为："里寒者，胃中虚也。胃虚则脾湿聚之，脾湿重滞，由小肠下陷大肠，乃并胃中未化之谷食，倾泄而出。"诸医家均认为四逆汤所治之下利清谷是由里有寒所致，虽此三条病因及病程进展不同，但其下利清谷均为阳虚里寒所致，以四逆汤温补真阳。元阳大虚，阴寒尤甚，又有张路玉所说："设四逆不足以杀其势，其用通脉四逆，具见言外矣。"山田正珍曰："此是虚寒盛于内，而阴气脱去也，四逆上脱通脉二字也。"丹波元坚曰："据少阴篇、厥阴篇之例，此条所主，当是通脉四逆汤。"

因 91 条桂枝汤不是治疗下利清谷的方剂，故在此不加赘述。

少阴病，下利清谷，里寒外热，手足厥逆，脉微欲绝，身反不恶寒，其人面色赤。或腹痛，或干呕，或咽痛，或利止脉不出者。通脉四逆汤主之。(317)

下利清谷，里寒外热，汗出而厥者，通脉四逆汤主之。(370)

通脉四逆汤所治之下利清谷是由于阴盛里寒甚所致。柯韵伯认为："下利清谷，阴盛于里也。"曹颖甫认为："少阴为病，水寒而血败。水渗肠胃，则中脘阳衰，不能消融入胃之饮食，而完谷不化。""水夹谷食未消者，下走十二指肠，由回肠直趋而下，是为里寒。"

下利清谷，不可攻表，汗出必胀满。(364)

本条所述之下利清谷是因阳虚寒盛所致。《医宗金鉴》曰："脉沉而迟，下利清谷，是里有阴寒也，若其人面有少赤色，身有微热，又属表有阳热也。"汪苓友认为："清谷者，谷色不变而完出，乃胃中无火，不能传化水谷也。"《医宗金鉴》指明此条为"太阴寒邪传少阴"，汪氏以"胃中无火"为因。

下利，脉沉而迟，其人面少赤，身有微热，下利清谷者，必郁冒汗出而解，病人必微厥。所以然者，其面戴阳，下虚故也。(366)

本条所述之下利清谷是因戴阳轻证所致。成无己认为："下利清谷，脉沉而迟，里有寒也。"柯韵伯认为："面赤为戴阳，阳在上也。因其戴阳，故郁冒而汗出；因其下虚，故下利清谷而厥逆。"

【小结】

以"下利清谷"为主症的条文共7条：太阳病篇1条，阳明病篇1条，少阴病篇1条，厥阴病篇3条，霍乱病篇1条。包括：太阳病表证误下后脾阳衰惫、运化无权之下利清谷。阳明病表热里寒之下利清谷。少阴病少阴寒化，真阳衰微，阴盛格阳之下利清谷。厥阴病脾肾阳虚不能运化，下焦肾阳虚衰，真阳亏虚，阴盛格阳之下利清谷。霍乱病阴盛亡阳之下利清谷。

总计经方3个：四逆汤、桂枝汤、通脉四逆汤。

29.26 自利清水

自利清水：大便自下如水样。

主症	篇次	目次	兼症	原文
自利清水	少阴病篇	321	心下痛，口干燥	少阴病，自利清水，色纯青，心下必痛，口干燥者，急下之，宜大承气汤

【类症要点】

少阴病，自利清水，色纯青，心下必痛，口干燥者，急下之，宜大承气汤。(321)

大承气汤所治之自利清水是由燥实阻结所致。成无己认为："少阴，肾水也。青，肝色也。"《医宗金鉴》云："少阴病自利清水，谓下利无糟粕也。色纯青，谓所下者皆污水也。下无糟粕，纯是污水，此属少阴实热。"柯韵伯认为："自利而渴者，属少阴。今自利清水，疑其为寒矣，而利清水时，必心下痛，必口燥舌干，是土燥火炎。"观其注解，《医宗金鉴》认为下利清水的原因是"少阴实热"，柯韵伯认为是"土燥火炎"。唯成无己指出自利清水之"色青"的原因是"肝邪乘肾"。

大承气汤主治阳明腑气实燥屎已成的病变。此自利清水色纯青是阳明腑实，燥屎内结，热结旁流的表现。因肠中燥屎硬结，故清水自四旁而下，燥结不去，下利不止，津液有欲竭之危，故急用承气攻下，以存阴液，亦即《内经》所论“通因通用”之意。本证除条文所述之证外，必有腹痛拒技、下利臭秽难闻、舌红苔燥、脉沉迟有力等表现，以此与少阴阳虚下利鉴别。

（牛露娜，党迎迎，何欢，张震，苏庆民）

30 腰痛类症

类症：腰痛，汗从腰以下不得汗，腰以下重而痹，腰以下有水气。

30.1 腰痛

腰痛：腰，身体胯上胁下的部分。腰痛，指腰部疼痛。

主症	篇次	目次	兼症	原文
腰痛	太阳病篇（中）	35	头痛发热，身疼，骨节疼痛，恶风，无汗，喘	太阳病，头痛发热，身疼腰痛，骨节疼痛，恶风无汗而喘者，麻黄汤主之

【类症要点】

太阳病，头痛发热，身疼腰痛，骨节疼痛，恶风无汗而喘者，麻黄汤主之。（35）

麻黄汤所治之腰痛是由风寒之邪郁滞气血所致。成无己认为："此太阳伤寒也，寒则伤荣，头痛、身疼、腰痛，以至牵连骨节疼痛者，太阳经，营血不利也。"柯韵伯认为："太阳主一身之表，风寒外束，阳气不伸，故一身尽疼；太阳脉抵腰中，故腰痛……太阳为开，立麻黄汤以开之，诸证悉除矣。"尤在泾认为："足之太阳，其脉上际颠顶，而下连腰足。而寒之为气，足以外闭卫阳，而内郁营血，故其为病，有头痛发热、身疼腰痛、骨节疼痛、恶风无汗而喘之证。然惟骨痛、脉紧、无汗为麻黄汤的证，其余则太阳中风亦得有之。"

30.2　汗从腰以下不得汗

汗从腰以下不得汗：上半身出汗，腰以下不出汗。

主症	篇次	目次	兼症	原文
汗从腰以下不得汗	太阳病篇（中）	110	欲小便不得，反呕，欲失溲，足下恶风，大便硬	太阳病，二日反躁，凡熨其背，而大汗出，大热入胃，胃中水竭，躁烦，必发谵语。十余日振栗自下利者，此为欲解也。故其汗从腰以下不得汗，欲小便不得，反呕，欲失溲，足下恶风，大便硬，小便当数，而反不数，及不多，大便已，头卓然而痛，其人足心必热，谷气下流故也

【类症要点】

太阳病，二日反躁，凡熨其背，而大汗出，大热入胃，胃中水竭，躁烦，必发谵语。十余日振栗自下利者，此为欲解也。故其汗从腰以下不得汗，欲小便不得，反呕，欲失溲，足下恶风，大便硬，小便当数，而反不数，及不多，大便已，头卓然而痛，其人足心必热，谷气下流故也。(110)

本条论述太阳病兼里热，误火后的两种变证及自愈机转，其中所述之汗从腰以下不得汗是由火邪内壅，阳气上逆而不得下达所致。黄坤载认为：“太阳病，皮毛被感，表郁为热；内尚无热，俟其表热传胃，日久失清，乃见烦躁，今二日之内，方入阳明，不应躁而反躁，其胃阳素盛可知，乃不用清凉，反熨其背而大汗出，火炎就燥，邪热入胃，胃中水竭，乃生烦躁，燥热蒸心，必发谵语。若十余日后，微阴内复，忽振栗而自下利，则胃热下泄，此为欲解也。方熨其背取汗，火热熏腾，上虽热而下则寒，故从腰以下绝无汗意。”成无己认为：“太阳病二日，则邪在表，不当发躁，而反躁者，热气行于里也。反熨其背而发汗，大汗出，则胃中干燥，火热入胃，胃中燥热，躁烦而谵语，至十余日，振栗、自下利者，火邪势微，阴气复生，津液得复也，故为欲解。火邪

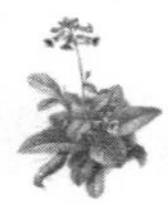

去，大汗出，则愈。若从腰以下不得汗，则津液不得下通，故欲小便不得，热气上逆而反呕也。”

30.3 腰以下重而痹

腰以下重而痹：痹，麻痹。腰以下重而痹，指腰以下沉重麻痹不仁。

主症	篇次	目次	兼症	原文
腰以下重而痹	太阳病篇（中）	116	脉浮	微数之脉，慎不可灸，因火为邪，则为烦逆，追虚逐实，血散脉中，火气虽微，内攻有力，焦骨伤筋，血难复也。脉浮，宜以汗解，用火灸之，邪无从出，因火而盛，病从腰以下，必重而痹，名火逆也。欲自解者，必当先烦，烦乃有汗而解。何以知之？脉浮，故知汗出解

【类症要点】

微数之脉，慎不可灸，因火为邪，则为烦逆，追虚逐实，血散脉中，火气虽微，内攻有力，焦骨伤筋，血难复也。脉浮，宜以汗解，用火灸之，邪无从出，因火而盛，病从腰以下，必重而痹，名火逆也。欲自解者，必当先烦，烦乃有汗而解。何以知之？脉浮，故知汗出解。（116）

本条论虚热或表证不解，误用灸法的各种变证。程郊倩认为：“脉浮在表，汗解为宜矣，用火灸之，不能得汗，则邪无出路，因火而盛，虽不必焦骨伤筋，而火阻其邪，阴气渐竭。下焦乃营血所治，营气竭而莫运，必重著而为痹，名曰火逆。则欲治其痹者，宜先治其火矣……如诊得脉浮，即是邪还于表之兆，切勿妄治其烦，使汗却而当解者反不解也。”成无已认为：“微数之脉，则为热也。灸则除寒，不能散热，是慎不可灸也。若反灸之，热因火则甚，遂为烦逆。灸本以追虚，而复逐热为实。热则伤血，又加火气，使血散脉中。气主煦之，血主濡之，气血消散，不能濡润筋骨，致焦骨伤筋，血散而难复也。脉浮在表，宜以汗解之，医以火灸取汗，而不得汗，邪无从出，又加火气相助，则热愈甚。身半以上，同天之阳，身半以下，同地之阴，火性炎上，则腰以下阴气独治，故从腰以下必重而痹也。烦，热也，邪气还表，则为烦热汗出而解。以脉浮故为邪还表也。”

30.4 腰以下有水气

腰以下有水气：腰以下水肿或有肿胀感。

主症	篇次	目次	兼症	原文
腰以下有水气	阴阳易差后劳复病篇	395		大病差后，从腰以下有水气者，牡蛎泽泻散主之

【类症要点】

大病差后，从腰以下有水气者，牡蛎泽泻散主之。(395)

牡蛎泽泻散所治之腰以下有水气是因湿热壅滞，下焦气化失常，以致水气留于下部。钱天来认为：“大病后，若气虚则头面皆浮，脾虚则胸腹胀满，此因大病之后，下焦之气化失常，湿热壅滞，膀胱不泻，水性下流，故但从腰已下水气壅积，膝胫足跗皆肿重也。以未犯中上二焦，中气未虚，为有余之邪，脉必沉数有力，故但用排决之法，而以牡蛎泽泻散主之。”喻嘉言认为：“腰以下有水气者，水渍为肿也。《金匮》曰‘腰以下肿，当利小便’，此定法矣。乃大病后脾土告困，不能摄水，以致水气泛溢，用牡蛎泽泻散峻攻，何反不顾其虚耶？正因水势未犯身半以上，急驱其水，所全甚大，设用轻剂，则阴水必袭入阳界，驱之无及，城之不没者三版，亦云幸矣……庸工遇大病后悉用温补，自以为善，孰知其为卤莽灭裂哉！”成无己认为：“大病差后，脾胃气虚，不能制约肾水，水溢下焦，腰以下为肿也。”

（徐玮璐，秦文钰）

31 骨节疼痛类症

类症：骨节疼痛，骨节疼，骨节痛，支节烦痛，骨节疼烦，四肢烦疼，四肢沉重疼痛，四肢疼。

31.1 骨节疼痛、骨节疼、骨节痛、支节烦痛、骨节疼烦

以上类症均指筋骨关节疼痛。

主症	篇次	目次	兼症	原文
骨节疼痛	太阳病篇（中）	35	头痛，发热，身疼腰痛，恶风无汗，喘	太阳病，头痛发热，身疼腰痛，骨节疼痛，恶风无汗而喘者，麻黄汤主之
骨节疼	阳明病篇	192	小便不利，翕翕如有热状，奄然发狂，濈然汗出	阳明病，初欲食，小便反不利，大便自调，其人骨节疼，翕翕如有热状，奄然发狂，濈然汗出而解者，此水不胜谷气，与汗共并，脉紧则愈
骨节痛	少阴病篇	305	体痛，手足寒	少阴病，身体痛，手足寒，骨节痛，脉沉者，附子汤主之
支节烦痛	太阳病篇（下）	146	发热微恶寒，微呕，心下支结	伤寒六七日，发热微恶寒，支节烦疼，微呕，心下支结，外证未去者，柴胡桂枝汤主之
骨节疼烦	太阳病篇（下）	175	掣痛不得屈伸，近之则痛剧，汗出短气，小便不利，恶风，身微肿	风湿相搏，骨节疼烦，掣痛不得屈伸，近之则痛剧，汗出短气，小便不利，恶风，不欲去衣，或身微肿者，甘草附子汤主之

【类症要点】

太阳病，头痛发热，身疼腰痛，骨节疼痛，恶风无汗而喘者，麻黄汤主之。(35)

麻黄汤所治之骨节疼痛为太阳经气不利，寒闭营郁所致。尤在泾认为："足之太阳，其脉上际颠顶，而下连腰足，而寒之为气，足以外闭卫阳，而内郁营血，故为病，有头痛发热，身疼腰痛，骨节疼痛，恶风无汗而喘之证。然惟骨痛脉紧无汗，为麻黄汤的证，其余则太阳中风亦有之。"柯韵伯认为："太阳主一身之表，风寒外束，阳气不伸，故一身尽疼；太阳脉抵腰中，故腰痛；太阳主筋所生病，诸筋者皆属于节，故骨节疼痛。"

阳明病，初欲食，小便反不利，大便自调，其人骨节疼，翕翕如有热状，奄然发狂，濈然汗出而解者，此水不胜谷气，与汗共并，脉紧则愈。(192)

本条论述水湿郁滞关节所致之骨节疼痛。邪渍关节则骨节痛；邪郁肌表则翕翕如有热状，不伴有恶寒说明非伤寒表证；水湿既滞则小便反不利；食欲如常、大便自调说明胃气尚和，这是可能有自愈转归的主要条件。由是知正能胜邪，所以说"水不胜谷气"。突然出现狂躁不安，是正气奋起驱邪的反映，及至濈然汗出，说明正胜邪却，水湿之邪从汗而解。脉紧实有力说明正气不虚，足以驱邪外出，所以为愈候。尤在泾认为："此阳明风湿为痹之证，《金匮》云：湿痹之候，小便不利，大便反快。又湿病关节疼痛而烦是也。奄然发狂者，胃中阳胜，所谓怒狂生于阳也；濈然汗出者，谷气内盛，所为汗出于谷也。谷气盛而水湿不能胜之，则随汗外出，故曰与汗共并。汗出邪解，脉气自和，故曰脉紧则愈。"

少阴病，身体痛，手足寒，骨节痛，脉沉者，附子汤主之。(305)

附子汤所治之骨节痛为脾肾阳虚、寒湿凝滞痹阻经脉所致。成无己认为："少阴肾水而主骨节，身体疼痛，肢冷脉沉者，寒盛于阴也。"钱天来认为："身体骨节痛，乃太阳寒伤营之表证也。然在太阳，则脉紧而无手足寒之证，故有麻黄汤发汗之治；此以脉沉而手足寒，则知寒邪过盛，阳气不流，营阴滞涩，故身体骨节皆痛耳。”

伤寒六七日，发热微恶寒，支节烦疼，微呕，心下支结，外证未去者，柴胡桂枝汤主之。(146)

柴胡桂枝汤所治之肢节烦疼为太阳表证未罢、风寒犹留连于表所致；治宜太少两解，即用半量的小柴胡汤和解少阳、宣展气机，半量的桂枝汤调和营卫、解肌散邪。成无己认为：“发热微恶寒，肢节烦疼，为外证未去，不可攻里，与柴胡桂枝汤以和解之。”王晋三亦认为肢节烦疼是太阳之邪虽轻未尽。

风湿相搏，骨节疼烦，掣痛不得屈伸，近之则痛剧，汗出短气，小便不利，恶风，不欲去衣，或身微肿者，甘草附子汤主之。(175)

甘草附子汤所治之骨节疼烦为表里阳气俱虚，风寒湿流注经络关节所致。成无己认为：“风则伤卫，湿流关节，风湿相搏，两邪乱经，故骨节疼烦掣痛，不得屈伸，近之则痛剧也。”喻嘉言认为：“风则上先受之，湿则下先受之，逮至两相搏聚，注经络，流关节，渗骨体躯壳之间，无处不到，则无处不痛也。”

31.2　四肢烦疼、四肢沉重疼痛、四肢疼

以上类症均指四肢疼痛。

主症	篇次	目次	兼症	原文
四肢烦疼	太阴病篇	274		太阴中风，四肢烦疼，阳微阴涩而长者，为欲愈
四肢沉重疼痛	少阴病篇	316	腹痛，小便不利，自下利，咳，呕	少阴病，二三日不已，至四五日，腹痛，小便不利，四肢沉重疼痛，自下利者，此为有水气。其人或咳，或小便利，或下利，或呕者，真武汤主之
四肢疼	厥阴病篇	353	大汗出，热不去，下利，厥逆，恶寒	大汗出，热不去，内拘急，四肢疼，又下利，厥逆而恶寒者，四逆汤主之

【类症要点】

太阴中风，四肢烦疼，阳微阴涩而长者，为欲愈。(274)

本条论述太阴中风欲愈的脉证特点。太阴属脾，脾主四肢，感受风邪，故见四肢疼痛。此证较轻，经过适当治疗或自身阳气来复可转愈，并可通过脉象测知。外受风邪，应当脉浮，今浮取而微，说明邪气渐轻，外邪将解；脉沉取而涩，乃脾气虚弱夹有湿邪，脉行不畅之故；由涩转长，标志着正气来复，邪去正复，因此说“脉阳微阴涩而长者，为欲愈”。正如成无已所云：“太阴，脾也，主营四末。太阴中风，四肢烦疼者，风淫末疾也。表邪少则微，里向和则涩而长，长者阳也，阴病见阳脉则生，以阴得阳则解，故云欲愈。”

少阴病，二三日不已，至四五日，腹痛，小便不利，四肢沉重疼痛，自下利者，此为有水气。其人或咳，或小便利，或下利，或呕者，真武汤主之。(316)

真武汤所治之四肢沉重疼痛为阳虚寒凝，水气不化，水邪浸渍肌肉所致。方中行认为：“腹痛小便不利，阴寒内甚，湿胜而水不行也；四肢沉重疼痛，寒湿内渗，又复外薄也。”尤在泾认为：“少阴中寒，二三日不已，至四五日，邪气递深，而脏受其病矣。脏寒故腹痛，寒盛而阳不行，故小便不利。于是水寒相搏，浸渍内外，为四肢沉重疼痛，为自下利，皆水气乘寒气而动之故也。其人或咳，或小便利，或下利，或呕者，水寒之气或聚或散或上。”

大汗出，热不去，内拘急，四肢疼，又下利，厥逆而恶寒者，四逆汤主之。(353)

本条论述阳气由虚而脱发展为寒厥。其症见四肢疼痛，为少阴阳虚、寒邪浸淫内外所致。“大汗出，热不去”是亡阳的表现，如果是实证、热证，大汗出后热就要退去；大汗出而热不去意味着阳气不能潜藏于内，反亡失于外。凡阳之亡于外者，必然是阴之亡于内，里寒外热，故见内拘急，即腹部拘挛疼痛，寒主收引所致。四肢为诸阳之本，阳虚寒盛，寒邪浸淫于内外，所以不但内拘急而且四肢也疼痛。下利、厥逆及恶寒也是阳虚的表现。

（刘梦阳，翁维良）

32 胁痛类症

类症：胁痛，胁下痛，胁下痞硬，胁下素痞，胁下满痛，胁下满，胁下硬满，两胁拘急，引胁下痛，胁下有水气，胁下及心痛。

32.1 胁痛

胁痛：腋下到肋骨尽处的部分疼痛。

主症	篇次	目次	兼症	原文
胁痛	太阳病篇（中）	37	嗜卧胸满	太阳病，十日以去，脉浮细而嗜卧者，外已解也。设胸满胁痛者，与小柴胡汤。脉但浮者，与麻黄汤

【类症要点】

太阳病，十日以去，脉浮细而嗜卧者，外已解也。设胸满胁痛者，与小柴胡汤。脉但浮者，与麻黄汤。(37)

本条所述之“胁痛”为邪传少阳，少阳枢机不利所致。尤在泾认为：“太阳病，至十余日之久，脉浮不紧而细，人不躁烦而嗜卧，所谓紧去人安，其病为已解矣。下二段是就未解时说，谓脉浮细，不嗜卧，而胸满胁痛者，邪已入少阳，为未解也，当与小柴胡汤……”周禹载亦在《伤寒论三注》中提及：“设胸满胁痛，属少阳传经也……”故治宜小柴胡汤和解少阳。

32.2 胁下痛

胁下痛：同协痛。

主症	篇次	目次	兼症	原文
胁下痛	太阳病篇（下）	160	虚烦，心下痞硬，气上冲咽喉，眩冒，经脉动惕	伤寒吐下后，发汗，虚烦，脉甚微，八九日心下痞硬，胁下痛，气上冲咽喉，眩冒，经脉动惕者，久而成痿

【类症要点】

伤寒吐下后，发汗，虚烦，脉甚微，八九日心下痞硬，胁下痛，气上冲咽喉，眩冒，经脉动惕者，久而成痿。(160)

本条所述之“胁下痛”为伤寒吐、下、汗后，阳虚阴逆所致。医者误吐下汗后，阳气大虚，运化不利则津停为饮，饮邪上逆则见心下痞硬、胁下痛。尤在泾认为：“至八九日，正气复，邪气退则愈，乃反心下痞硬，胁下痛，气上冲咽喉，眩冒者，邪气抟饮，内聚而上逆也。”喻嘉言认为：“胁下痛，少阳之邪挟饮上逆也。”

32.3 胁下满痛

胁下满痛：胁下胀满疼痛。

主症	篇次	目次	兼症	原文
胁下满痛	太阳病篇（中）	98	不能食，面目及身黄，颈项强，小便难	得病六七日，脉迟浮弱，恶风寒，手足温。医二三下之，不能食，而胁下满痛，面目及身黄，颈项强，小便难者，与柴胡汤，后必下重。本渴饮水而呕者，柴胡汤不中与之，食谷者哕

【类症要点】

得病六七日，脉迟浮弱，恶风寒，手足温。医二三下之，不能

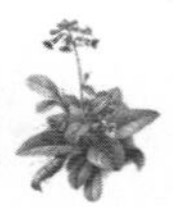

食，而胁下满痛，面目及身黄，颈项强，小便难者，与柴胡汤，后必下重。本渴饮水而呕者，柴胡汤不中与之，食谷者哕。(98)

本条所述之“胁下满痛”为太阳表证兼里气虚寒误下后，土虚木贼、肝木横逆所致。吴谦认为：“得病六七日，少阳入太阴之时也。脉迟，太阴脉也，浮弱，太阳脉也。恶风寒，太阳证也，手足温，太阴证也。医不以柴胡桂枝汤解而和之，反二三下之，表里两失矣。今不食，胁下满痛，虽似少阳之证，而实非少阳也……若更以少阳胁下满痛之一证不必悉具，而又误与柴胡汤，则后下必重，是使邪更进于太阴也。虽有渴证，乃系数下夺津之渴，其饮水则呕，亦非少阳本证之呕，缘误下所致，故柴胡汤不中与也。”

32.4 引胁下痛

引胁下痛：引起胁下疼痛。

主症	篇次	目次	兼症	原文
引胁下痛	太阳病篇（下）	152	漐漐汗出，头痛，心下痞硬满，干呕，短气	太阳中风，下利呕逆，表解者，乃可攻之。其人漐漐汗出，发作有时，头痛，心下痞硬满，引胁下痛，干呕短气，汗出不恶寒者，此表解里未和也，十枣汤主之

【类症要点】

太阳中风，下利呕逆，表解者，乃可攻之。其人漐漐汗出，发作有时，头痛，心下痞硬满，引胁下痛，干呕短气，汗出不恶寒者，此表解里未和也，十枣汤主之。(152)

本条所述之“引胁下痛”为胸胁悬饮所致。成无已认为：“头痛，心下痞硬满引胁下痛，干呕短气者，邪热内郁而有伏饮，是里未和也，与十枣汤下热逐饮。”吕震名认为：“心下痞硬满，引胁下痛，干呕短气诸证，全是水邪内壅之状。”

32.5 胁下及心痛

胁下及心痛：心，剑突周围部分。胁下及心痛，指胁下和剑突周围痛。

主症	篇次	目次	兼症	原文
胁下及心痛	阳明病篇	231	短气腹满，鼻干，嗜卧，身目悉黄，小便难，潮热，哕，耳前后肿	阳明中风，脉弦浮大而短气，腹都满，胁下及心痛，久按之气不通，鼻干不得汗，嗜卧，一身及目悉黄，小便难，有潮热，时时哕，耳前后肿，刺之小差，外不解，病过十日，脉续浮者，与小柴胡汤

【类症要点】

阳明中风，脉弦浮大而短气，腹都满，胁下及心痛，久按之气不通，鼻干不得汗，嗜卧，一身及目悉黄，小便难，有潮热，时时哕，耳前后肿，刺之小差，外不解，病过十日，脉续浮者，与小柴胡汤。(231)

阳明、少阳二经邪热炽盛，经气郁闭，邪无出路故到处攻窜。尤在泾认为："阳明闭郁，故短气腹满，鼻干不得汗，嗜卧，一身及面目悉黄，小便难，有潮热。少阳郁闭，故胁下及心痛，久按之气不通，时时哕，耳前后肿。"程郊倩对此条文分析极为透彻："此条所中之气，兼有温邪在内，故脉弦浮大。里阳为表阳闭遏，万物所归之经气阻塞不通，怫之极则扰之极，故卒难用治，唯照依《内经·刺热篇》中之刺法泄去其热，此刺不专为耳肿设。小差，外不解者，内势渐杀，所不解者，外不得汗，仍潮热耳。犹须俟过十日者，恐小差之热势去之未尽，不无因升发之药而复盈也。脉续浮弦者，尚接弦大之浮，热未能尽去也，故用小柴胡汤双解之。"

32.6 胁下痞硬

胁下痞硬：胁下痞满胀硬。

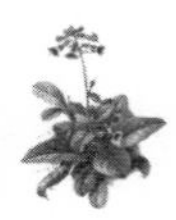

主症	篇次	目次	兼症	原文
胁下痞硬	太阳病篇（中）	96	往来寒热，胸胁苦满，默默不欲饮食，心烦喜呕	伤寒五六日中风，往来寒热，胸胁苦满，默默不欲饮食，心烦喜呕，或胸中烦而不呕，或渴，或腹中痛，或胁下痞硬，或心下悸，小便不利，或不渴，身有微热，或咳者，小柴胡汤主之

【类症要点】

伤寒五六日中风，往来寒热，胸胁苦满，默默不欲饮食，心烦喜呕，或胸中烦而不呕，或渴，或腹中痛，或胁下痞硬，或心下悸，小便不利，或不渴，身有微热，或咳者，小柴胡汤主之。(96)

本条“胁下痞硬”为小柴胡汤证的或然证，为少阳枢机不利、气血郁滞过甚所致。胁下痞硬实为胸胁苦满的另一种表现形式。柯韵伯认为：“寒热往来，胸胁苦满，是无形之半表；心烦喜呕，默默不欲饮食，是无形之半里……惟胁下痞硬属少阳。”胡希恕认为，痞硬表示痞块之意，为有肿结的地方，这与肝和脾相关，所以胁下痞硬涉及肝脾两脏。

32.7 胁下素痞

胁下素痞：胁下痞块内结，痼疾久延。

主症	篇次	目次	兼症	原文
胁下素痞	太阳病篇（下）	167	痛引少腹入阴筋	病胁下素有痞，连在脐旁，痛引少腹，入阴筋者，此名脏结，死

【类症要点】

病胁下素有痞，连在脐旁，痛引少腹，入阴筋者，此名脏结，死。(167)

本条“胁下素痞”，连在脐旁，乃有形癥结，实际是肝脾肿大。黄坤载认为："肝木行于两胁，素有痞者，肝气之郁结也。"张隐庵认为："胁下乃厥阴之痞。"

32.8　胁下满

胁下满：胁下胀满不适。

主症	篇次	目次	兼症	原文
胁下满	太阳病篇（中）	99	身热恶风，胁下满，渴	伤寒四五日，身热恶风，颈项强，胁下满，手足温而渴者，小柴胡汤主之

【类症要点】

伤寒四五日，身热恶风，颈项强，胁下满，手足温而渴者，小柴胡汤主之。(99)

本条所述之"胁下满"为表邪入里渐传少阳所致。方中行认为："身热恶风，太阳表也，颈项强，有阳明也，胁下满，少阳也，然则三阳具见病矣，手足温而渴者，邪凑半表半里而里证见也。夫以三阳具见病，而独从少阳之小柴胡以为治者，太阳阳明之邪微，少阳近里而里证见，故从少阳，一于和而三善则皆得也。"汪苓友认为："此条系三阳经齐病，当是少阳之邪居多，惟胁下满，为少阳经专证。"

32.9　胁下硬满

胁下硬满：胁下胀满而硬。

主症	篇次	目次	兼症	原文
胁下硬满	阳明病篇	230	不大便，呕，舌上白胎	阳明病，胁下硬满，不大便而呕，舌上白胎者，可与小柴胡汤。上焦得通，津液得下，胃气因和，身濈然汗出而解
胁下硬满	少阳病篇	266	干呕不能食，往来寒热	本太阳病，不解，转入少阳者，胁下硬满，干呕不能食，往来寒热，尚未吐下，脉沉紧者，与小柴胡汤

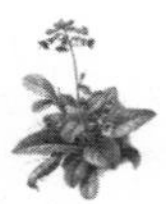

【类症要点】

阳明病，胁下硬满，不大便而呕，舌上白胎者，可与小柴胡汤。上焦得通，津液得下，胃气因和，身濈然汗而解。(230)

本条所述之“胁下硬满”为阳明少阳兼病，少阳气滞所致。成无己认为：“阳明病，腹满不大便，舌上苔黄者，为邪热入腑，可下；若胁下硬满，虽不大便而呕，舌上白苔者，为邪未入腑，在表里之间，与小柴胡汤以和解之。”方中行认为：“此承上条而言，即使不大便，而胁下硬满在，若有呕与舌苔，则少阳为多，亦当从小柴胡。”

本太阳病，不解，转入少阳者，胁下硬满，干呕不能食，往来寒热，尚未吐下，脉沉紧者，与小柴胡汤。(266)

本条所述之“胁下硬满”为太阳病转入少阳，少阳枢机不利所致。尤在泾认为：“本太阳脉浮头痛恶寒之证，而转为胁下硬满，干呕不能食，往来寒热者，太阳不解，而传入少阳也。”张隐庵认为：“此太阳受病而转入少阳也。胁下者，少阳所主之分部，病入少阳，枢转不得，故胁下硬满。”

32.10 两胁拘急

两胁拘急：两胁下不适，活动不便。

主症	篇次	目次	兼症	原文
两胁拘急	太阳病篇（下）	140		太阳病，下之，其脉促，不结胸者，此为欲解也。脉浮者，必结胸；脉紧者，必咽痛；脉弦者，必两胁拘急；脉细数者，头痛未止；脉沉紧者，必欲呕；脉沉滑者，协热利；脉浮滑者，必下血

【类症要点】

太阳病，下之，其脉促，不结胸者，此为欲解也。脉浮者，必结胸；脉紧者，必咽痛；脉弦者，必两胁拘急；脉细数者，头痛未止；脉沉紧者，必欲呕；脉沉滑者，协热利；脉浮滑者，必下血。(140)

本条所述之“两胁拘急”为太阳病误下后邪陷少阳所致。尤在泾认为：“脉弦者，太阳之邪传入少阳之经，故必两胁拘急。”张隐庵认为：“脉弦者必两胁拘急，以内减之脉，而见少阳两胁之证。”

32.11　胁下有水气

胁下有水气：胁下有水饮停留。

主症	篇次	目次	兼症	原文
胁下有水气	太阳病篇（下）	157	心下痞硬，干噫食臭，腹中雷鸣，下利	伤寒，汗出解之后，胃中不和，心下痞硬，干噫食臭，胁下有水气，腹中雷鸣下利者，生姜泻心汤主之

【类症要点】

伤寒，汗出解之后，胃中不和，心下痞硬，干噫食臭，胁下有水气，腹中雷鸣下利者，生姜泻心汤主之。(157)

本条所述之“胁下有水气”为胃虚饮食不化，水气旁渗胁下所致。陈修园认为：“盖胃之所司者，水谷也，胃气和则谷消而水化矣，兹则谷不消而作腐，故为食臭，水不化而横流，故为胁下有水气。”尤在泾认为：“胁下有水气，腹中雷鸣下利者，土德不及，而水邪为殃也。”汪苓友认为：“胁下有水气者，中州土虚，不能渗湿散热，以故成水而旁渗于胁下也。”

（郭晓梅，翁维良）

33 筋惕肉瞤类症

类症：筋惕肉瞤，身振振摇，身瞤动，振振欲擗地，蒸蒸而振，振栗自下利，肤瞤，经脉动惕

33.1 筋惕肉瞤

筋惕肉瞤：筋肉不自主地惕然瘛动。

主症	篇次	目次	兼症	原文
筋惕肉瞤	太阳病篇（中）	38	汗出恶风，厥逆	太阳中风，脉浮紧，发热恶寒，身疼痛，不汗出而烦躁者，大青龙汤主之。若脉微弱，汗出恶风者，不可服之。服之则厥逆，筋惕肉瞤，此为逆也

【类症要点】

太阳中风，脉浮紧，发热恶寒，身疼痛，不汗出而烦躁者，大青龙汤主之。若脉微弱，汗出恶风者，不可服之。服之则厥逆，筋惕肉瞤，此为逆也。(38)

本条所述之筋惕肉瞤是由误服大青龙汤后过汗亡阳脱液，筋肉得不到温煦所致。《素问·生气通天论》云："阳气者，精则养神，柔则养筋。"尤在泾认为："若脉微弱，汗出恶风，则表虚不实，设与大青龙汤发越阳气，必致厥逆筋惕肉瞤，甚则汗多而阳亡矣。"程郊倩认为："若脉微弱，汗出恶风者，虽有烦躁证，乃少阴亡阳之象，全非汗不出而郁蒸者比，误服之遂有厥逆，筋惕肉瞤之变。"

33.2　身振振摇

身振振摇：振振欲擗地轻者。

主症	篇次	目次	兼症	原文
身振振摇	太阳病篇（中）	67	心下逆满，气上冲胸，头眩	伤寒若吐、若下后，心下逆满，气上冲胸，起则头眩，脉沉紧，发汗则动经，身为振振摇者，茯苓桂枝白术甘草汤主之

【类症要点】

伤寒若吐、若下后，心下逆满，气上冲胸，起则头眩，脉沉紧，发汗则动经，身为振振摇者，茯苓桂枝白术甘草汤主之。(67)

苓桂术甘汤所治之身振振摇是由阳虚水饮侵凌所致。成无己认为："发汗则外动经络，损伤阳气，阳气外虚，则不能主持诸脉，身为振振摇也。与此汤以和经益阳。"尤在泾认为："此伤寒邪解而饮发之证，饮停于中则满；逆于上则气冲而头眩；入于经则身振振而动摇。"唐容川认为："若不发其汗，则内虽有寒水，而经脉不伤，可免振寒之证，若再发汗，泄其表阳，则寒气浸淫，动其经脉，身遂为振振摇……"

33.3　身瞤动

身瞤动：(肌肉）抽缩跳动，肌肉掣动。

主症	篇次	目次	兼症	原文
身瞤动	太阳病篇（中）	82	发热，心下悸，头眩，振振欲擗地	太阳病发汗，汗出不解，其人仍发热，心下悸，头眩，身瞤动，振振欲擗地者，真武汤主之

【类症要点】

太阳病发汗，汗出不解，其人仍发热，心下悸，头眩，身瞤动，振振欲擗地者，真武汤主之。(82)

真武汤所治之身瞤动是阳虚水泛所致。成无已认为："发汗不解，仍发热，邪气未解也。心下悸，头眩，身瞤动，振振欲擗地者，汗出亡阳也。"尤在泾认为："发汗过多，不能解太阳之邪，而反动少阴之气，于是身仍发热，而悸眩瞤动等证候作矣，少阴之气，水气也，心属火而水乘之，故悸；头为阳而阴加之，故眩，经脉纲维一身，以行血气，故水入之，则振振瞤动也。"徐灵胎认为："若发汗太过，动其营血，大汗虽出而卫邪反内伏，所以病仍不解，观前桂枝汤下服法，可推而知也。其人仍发热，表邪仍在。心下悸，下焦肾水因心液不足，随阳而上犯。头眩身瞤动，振振欲擗地者，阳气泄则虚浮无依著。真武汤主之，此方镇伏肾水，挽回阳气。"

33.4　振振欲擗地

振振欲擗地：身体振颤，欲倒于地。

主症	篇次	目次	兼症	原文
振振欲擗地	太阳病篇（中）	82	发热，心下悸，头眩，身瞤动	太阳病发汗，汗出不解，其人仍发热，心下悸，头眩，身瞤动，振振欲擗地者，真武汤主之

【类症要点】

太阳病发汗，汗出不解，其人仍发热，心下悸，头眩，身瞤动，振振欲擗地者，真武汤主之。(82)

本条所述之振振欲擗地为阳虚水泛所致。钱天来认为振振欲擗地"因卫分之真阳丧失于外，故命门之龙火飞越于上，与误服大青龙之变无异矣。焉得不以真武汤收其散失之阳，导使归源，令龙潜海底，方得波恬浪息也"。成无已认为："心下悸，头眩，身瞤动，振振欲擗地者，汗出亡阳也。"徐灵胎认为："头眩身瞤动，振振欲擗地者，阳气泄则虚浮无依著。真武汤主之，此方镇伏肾水，挽回阳气。"而黄元御却认为："振振欲擗地者，风动神摇，欲穴地以自安也，木郁风动，原于土湿而水寒。"

33.5 蒸蒸而振

蒸蒸而振：蒸蒸内热貌，内热振栗。

主症	篇次	目次	兼症	原文
蒸蒸而振	太阳病篇（中）	101		伤寒中风，有柴胡证，但见一证便是，不必悉具。凡柴胡汤病证而下之，若柴胡证不罢者，复与柴胡汤，必蒸蒸而振，却复发热汗出而解
蒸蒸而振	太阳病篇（下）	149		伤寒五六日，呕而发热者，柴胡汤证具，而以他药下之，柴胡证仍在者，复与柴胡汤。此虽已下之，不为逆，必蒸蒸而振，却发热汗出而解。若心下满而硬痛者，此为结胸也，大陷胸汤主之。但满而不痛者，此为痞，柴胡不中与之，宜半夏泻心汤

【类症要点】

伤寒中风，有柴胡证，但见一证便是，不必悉具。凡柴胡汤病证而下之，若柴胡证不罢者，复与柴胡汤，必蒸蒸而振，却复发热汗出而解。(101)

伤寒五六日，呕而发热者，柴胡汤证具，而以他药下之，柴胡证仍在者，复与柴胡汤。此虽已下之，不为逆，必蒸蒸而振，却发热汗出而解。若心下满而硬痛者，此为结胸也，大陷胸汤主之。但满而不痛者，此为痞，柴胡不中与之，宜半夏泻心汤。(149)

此两条所述之蒸蒸而振是由误下后再服柴胡汤后正邪交争，正胜邪却，战汗而解所致。尤在泾认为："蒸蒸而振者，气内作而邪争胜，则发热汗出而邪解也。"程郊倩认为："复与小柴胡汤，使邪气得还于表，而阳神内复，自当蒸蒸而振，振后却发热汗出解。"黄坤载认为："若其证不罢，复与柴胡汤，必蒸蒸而振栗，却发热汗出而解。阳气欲发，为阴邪所束，郁勃鼓动，故振栗战摇，顷之透发肌表，则汗而解矣。"汪苓友认为："得汤必蒸蒸而振，振者，战也，战而后发热，故云蒸蒸，互词以见义也。正气与邪气相争，正气胜则邪气还表，故汗出而解。"

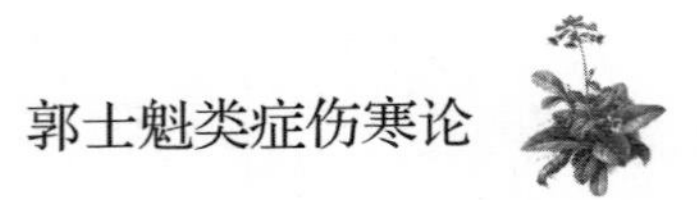

33.6 振栗自下利

振栗自下利：振栗，颤抖。振栗自下利：颤抖下利。

主症	篇次	目次	兼症	原文
振栗自下利	太阳病篇（中）	110		太阳病，二日，反躁，凡熨其背，而大汗出，大热入胃，胃中水竭，躁烦，必发谵语。十余日振栗自下利者，此为欲解也。故其汗从腰以下不得汗，欲小便不得，反呕，欲失溲，足下恶风，大便硬，小便当数，而反不数及不多，大便已，头卓然而痛，其人足心必热，谷气下流故也

【类症要点】

太阳病，二日，反躁，凡熨其背，而大汗出，大热入胃，胃中水竭，躁烦，必发谵语。十余日振栗自下利者，此为欲解也。故其汗从腰以下不得汗，欲小便不得，反呕，欲失溲，足下恶风，大便硬，小便当数，而反不数及不多，大便已，头卓然而痛，其人足心必热，谷气下流故也。(110)

本条所述之振栗自下利是由火疗误治产生坏证后正气渐复，正邪交争，邪从下解的向愈之象。吴谦认为："十有余日，邪正相持，持久必争，争必振栗作解，然解非汗出及下利，邪无从解也。若自下利，此为欲从里解也。"程郊倩认为："十余日，则正气渐复，忽焉振栗者，邪正争也，自下利者，正胜而邪不能容，火势从大肠下夺也，火邪势微，津液得复，此为欲解之象。"黄坤载认为："若十余日后，微阴内复，忽振栗而自下利，则胃热下泄，此为欲解也。"

33.7 肤瞤

肤瞤：皮肤跳动。

主症	篇次	目次	兼症	原文
肤瞤	太阳病篇（下）	153	胸烦，面色青黄	太阳病，医发汗，遂发热恶寒，因复下之，心下痞，表里俱虚，阴阳气并竭，无阳则阴独，复加烧针，因胸烦，面色青黄，肤瞤者，难治；今色微黄，手足温者，易愈

【类症要点】

太阳病，医发汗，遂发热恶寒，因复下之，心下痞，表里俱虚，阴阳气并竭，无阳则阴独，复加烧针，因胸烦，面色青黄，肤瞤者，难治；今色微黄，手足温者，易愈。(153)

本条所述之肤瞤为太阳病经汗下烧针后发生变证，土虚木贼所致。成无已认为:“伤寒之病，以阳为主，其人面色青，肤肉瞤动者，阳气大虚，故云难治；若面色微黄，手足温者，即阳气得复，故云易愈。”吴谦认为:“况无阳则阴不生，阴独则阳不化，而复加烧针，火气内攻，阴阳皆病，故胸满而烦，面色青黄，肌肤动也。见证如此错杂，故为难治。若面色微黄不青，手足不厥而温，则为阴阳之气未竭，故曰易治也。”黄坤载认为:“若面色青黄，皮肤瞤动者，是土败木贼，风动而经郁也，其病难治。若色微黄而不青，手足温暖而不冷，是土气续复而无木邪，四末阳回而非独阴，其病易愈也。”

33.8　经脉动惕

经脉动惕：经脉疾速跳动。

主症	篇次	目次	兼症	原文
经脉动惕	太阳病篇（下）	160	虚烦，心下痞硬，胁下痛，气上冲咽喉，眩冒	伤寒吐下后，发汗，虚烦，脉甚微，八九日心下痞硬，胁下痛，气上冲咽喉，眩冒，经脉动惕者，久而成痿

【类症要点】

伤寒吐下后，发汗，虚烦，脉甚微，八九日心下痞硬，胁下痛，气上冲咽喉，眩冒，经脉动惕者，久而成痿。(160)

本条所述之经脉动惕为伤寒误治后阳虚阴损兼水饮所致。尤在泾认为："夫经脉者，资血液以为用者也，汗吐下后，血液之所存几何，而复抟结为饮，不能布散诸经，譬如鱼之失水，能不为之时时动惕耶！且经脉者，所以纲维一身者也，今既失浸润于前，又不能长养于后，必将筋膜干急而挛，或枢折胫纵而不任地，如《内经》所云脉痿、筋痿之证也。"吴谦认为："伤寒吐下后，复发其汗，治失其宜矣，故令阳气阴液两虚也。阴液虚，故虚烦，阳气虚，故脉微，阳气微而不升，故目眩冒，阴液虚而不濡，故经脉动惕也。"成无己认为："经脉动惕者，经络之气虚极。"

（李权，翁维良）

34 咳类症

咳：咳嗽。

主症	篇次	目次	兼症	原文
咳	太阳病篇（中）	40	心下有水气，干呕发热	伤寒表不解，心下有水气，干呕发热而咳，或渴，或利，或噎，或小便不利、少腹满，或喘者，小青龙汤主之
咳	太阳病篇（中）	41	心下有水气，微喘，发热	伤寒，心下有水气，咳而微喘，发热不渴，服汤已渴者，此寒去欲解也，小青龙汤主之
咳	太阳病篇（中）	96	往来寒热，胸胁苦满，默默不欲饮食，心烦喜呕	伤寒五六日中风，往来寒热，胸胁苦满，默默不欲饮食，心烦喜呕，或胸中烦而不呕，或渴，或腹中痛，或胁下痞硬，或心下悸，小便不利，或不渴，身有微热，或咳者，小柴胡汤主之
咳	阳明病篇	197	无汗，呕，手足厥，头痛	阳明病，反无汗，而小便利，二三日呕而咳，手足厥者，必苦头痛。若不咳不呕，手足不厥者，头不痛
咳	阳明病篇	198	头眩，咽痛	阳明病，但头眩，不恶寒，故能食而咳，其人咽必痛。若不咳者，咽不痛
咳	少阴病篇	284	下利谵语，小便难	少阴病，咳而下利谵语者，被火气劫故也，小便必难，以强责少阴汗也
咳	少阴病篇	316	腹痛，小便不利，四肢沉重疼痛，呕	少阴病，二三日不已，至四五日，腹痛，小便不利，四肢沉重疼痛，自下利者，此为有水气。其人或咳，或小便利，或下利，或呕者，真武汤主之
咳	少阴病篇	318	四逆	少阴病，四逆，其人或咳，或悸，或小便不利，或腹中痛，或泄利下重者，四逆散主之

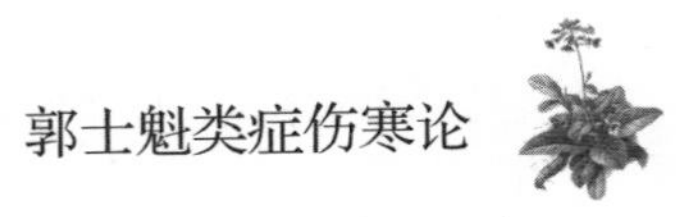

续表

主症	篇次	目次	兼症	原文
咳	少阴病篇	319	下利，呕渴，心烦不得眠	少阴病，下利六七日，咳而呕渴，心烦不得眠者，猪苓汤主之

【类症要点】

伤寒表不解，心下有水气，干呕发热而咳，或渴，或利，或噎，或小便不利、少腹满，或喘者，小青龙汤主之。(40)

伤寒，心下有水气，咳而微喘，发热不渴，服汤已渴者，此寒去欲解也，小青龙汤主之。(41)

小青龙汤所治之咳为饮停心下兼伤寒表证之咳，即水饮侵肺，肺失宣降所致。柯韵伯认为："咳者水气射肺也，皮毛者肺之合，表寒不解，寒水已留其合也。心下之水气，又上至于肺则肺寒，内外合邪，故咳也。"汪昂认为："水寒射肺，故咳而喘。"成无已认为："咳而微喘者，水寒射肺也，发热不渴者，表证未罢也，与小青龙汤发表散水。服汤已渴者，里气温，水气散，为欲解也。"

伤寒五六日中风，往来寒热，胸胁苦满，默默不欲饮食，心烦喜呕，或胸中烦而不呕，或渴，或腹中痛，或胁下痞硬，或心下悸，小便不利，或不渴，身有微热，或咳者，小柴胡汤主之。(96)

小柴胡汤所治之咳为气逆饮停，夹有郁火之咳。小柴胡汤主治少阳枢机不利，因邪在表里之间，病势不定，故病症变化多端。咳乃原文所提到的七个或然症之一，即胆失疏泄，三焦气化不利，津液不通，水饮内停，并夹少阳郁火犯肺致咳。正如唐容川在《血证论·咳嗽》中所言："《内经》云五脏六腑皆有咳嗽，而无不聚于胃关于肺，上条分肺胃治已详。兹有一方，可以统治肺胃者，则莫如小柴胡汤……盖小柴胡能通水津，散郁火，升清降浊，左宜右有，加减合法，则曲尽其妙。"

阳明病，反无汗，而小便利，二三日呕而咳，手足厥者，必苦头痛。若不咳不呕，手足不厥者，头不痛。(197)

本条所述之咳为阳明中寒，寒饮内蕴，上逆犯肺所致。阳明病，本应多汗，今阳明中寒，中阳不运，水气不布，故反无汗。寒饮留滞中焦而无关下焦气化，故小便尚正常。若病情进一步发展，中焦寒饮上逆则为呕，犯肺则为咳，阻遏胃阳，使中阳不达四末，则手足厥冷。头为诸阳之会，水寒之气上逆，直犯清阳，必苦头痛。若胃阳尚可温运，中焦寒饮不甚，既未上逆，也未阻遏胃阳，自然是不咳、不呕、不厥、头不痛。正如程郊倩所言："阳明病，反无汗，阳虚不必言矣。而小便利，阳从下泄，中谁与温？积之稍久，胃中独治之寒，厥逆上攻，故二三日呕而咳，手足厥，一皆阴邪用事。"治宜温中散寒，使寒饮得化不上逆为患。仲景未出方治，据证论方，似以吴茱萸汤或茯苓甘草汤为宜。

阳明病，但头眩，不恶寒，故能食而咳，其人咽必痛。若不咳者，咽不痛。(198)

本条所述为阳明风热之咳。阳明中风，感受外邪后入里化热，热邪上扰于肺，肺失宣肃，故见咳嗽。临床可兼见痰黄质稠、不恶寒但恶热、能食、咽痛、大便秘结等阳明风热之象。咽喉乃呼吸之门户，与肺胃相应，肺受热扰，影响及咽，则咽必痛；若不咳，说明肺胃未受影响，所以其咽不痛。章虚谷认为："阳明中风，故能食；风邪上冒而头眩，其邪化热，则不恶寒。《内经》言胃中悍气直上冲头者，循咽上走空窍，其风热入胃，随气上冲，故咳而咽必痛。"

少阴病，咳而下利谵语者，被火气劫故也，小便必难，以强责少阴汗也。(284)

本条论述少阴病火劫误汗，津伤化燥之咳。曹颖甫认为："惟咳而谵语，则为少阴证所本无。揆其所以至此变证者，则以火劫发汗之故。火劫发汗则阳气张，燥热上薄于肺则咳，燥热迫胃中津液外泄，则胃热上蒙脑气，昏暗而为谵语。阳热张于上，吸其下行之水道，故小便难……此节当云'少阴病，下利，咳而谵语者，被火气劫故也'。则本病变病，较然分晰。窃意咳而谵语，当用调胃承气汤，使腑滞下行，则燥热之气除，而咳与谵语可止，如是，则火气不吸引于上而小便通矣。”

少阴病，二三日不已，至四五日，腹痛，小便不利，四肢沉重疼痛，自下利者，此为有水气。其人或咳，或小便利，或下利，或呕者，真武汤主之。(316)

本方所治之咳为真阳亏虚，水饮射肺之咳。尤在泾认为：“少阴中寒，二三日不已，至四五日，邪气递深，而脏受其病矣。脏寒故腹痛，寒盛而阳不行，故小便不利。于是水寒相搏，浸渍内外，为四肢沉重疼痛，为自下利，皆水气乘寒气而动之故也。其人或咳，或小便利，或下利，或呕者，水寒之气或聚或散或上。”汪苓友认为：“真武汤，专治少阴里寒停水，君主之药当是附子一味，为其走肾温经而散寒也。水来侮土，则腹痛下利，故用苓、术、芍药，以渗停水、止腹痛；四肢沉重是湿，疼痛是寒，此略带表邪，故用生姜以散寒邪……若咳者，水寒射肺既加细辛、干姜以散水寒。”

少阴病，四逆，其人或咳，或悸，或小便不利，或腹中痛，或泄利下重者，四逆散主之。(318)

四逆散所治之咳为肝气犯肺，气郁饮停所致。成无已认为：“伤寒邪在三阳，手足必热……及至厥阴，则手足厥冷，是又甚于逆，四逆散以散传阴之热也……肺寒气逆则咳。”吴谦认为：“凡少阴四逆，虽属阴盛不能外温，然亦有阳为阴郁，不得宣达而令四肢逆冷者……今但四逆而无诸寒热证，是既无可温之寒，又无可下之热，唯宜疏畅其阳，故用四逆散主之……或咳或下利者，饮邪上下为病……”本方疏肝理脾、透邪解郁，俾气机畅达，升降有序，阳气敷布则气行饮化，咳止肢温。

少阴病，下利六七日，咳而呕渴，心烦不得眠者，猪苓汤主之。(319)

猪苓汤所治之咳为水热互结下焦，水性变动不居，上逆射肺，肺气不利所致。林观子认为：“下利则邪并于下矣，其呕而且咳何也？盖至六七日，渴而心烦不眠，则传邪之上客者又盛。渴则必恣饮，多饮必停水，是邪热既不能解，而下蓄之证复作也……况又有水寒射肺之为咳可兼察乎！以是知必有夹饮于内耳。”《伤寒论方古今临床》中说：“猪苓汤用于阳明客热津伤或少阴阴虚受邪的水热互结之证。邪客膀胱，水热互结，气化失司，小便不利；水热上逆肺胃，故咳呕；虚热上扰心神，心烦不眠；水渗大肠，故下利；余热未清，脉浮发热。”

【小结】

以“咳”为主症的条文共9条：太阳病篇3条，阳明病篇2条，少阴病篇4条。

包括：太阳病饮停心下兼伤寒表证或气逆饮停，夹有郁火致咳。阳明病阳明中寒或阳明风热致咳。少阴病火劫误汗，津伤化燥致咳；真阳亏虚，水饮射肺致咳；肝气犯肺，气郁饮停致咳；及阴虚水热互结，水邪犯肺致咳。

总计经方5个：小青龙汤、小柴胡汤、真武汤、四逆散、猪苓汤。

（刘梦阳，翁维良）

35　少腹满类症

类症：少腹满，少腹硬满，少腹硬，少腹急结，少腹里急，小腹满按之痛，脐下悸，绕脐痛，腹胀满，腹满，胀满，腹胀，腹满痛，腹满时痛，腹中急痛，时腹自痛，腹痛，腹中雷鸣，腹大满不通，大实痛，腹中痛，腹微满。

35.1　少腹满、少腹硬满、少腹硬、小腹满按之痛、少腹急结、少腹里急

少腹满：少腹胀满。少腹位于脐与骨盆之间，又称小腹。

少腹硬满：少腹部坚硬胀满。

少腹硬：少腹部坚硬

小腹满，按之痛：小腹胀满，按之有痛感。

少腹急结：自觉小腹如物结聚，急迫不适，而按之有轻度硬紧之感。

少腹里急：腹中拘急疼痛。

主症	篇次	目次	兼症	原文
少腹满	太阳病篇（中）	40	心下有水气，干呕发热，咳	伤寒表不解，心下有水气，干呕发热而咳，或渴，或利，或噎，或小便不利、少腹满，或喘者，小青龙汤主之
少腹满	太阳病篇（中）	126	有热	伤寒有热，少腹满，应小便不利，今反利者，为有血也，当下之，不可余药，宜抵当丸

续表

主症	篇次	目次	兼症	原文
少腹硬满	太阳病篇（中）	124	发狂	太阳病六七日，表证仍在，脉微而沉，反不结胸，其人发狂者，以热在下焦，少腹当硬满，小便自利者，下血乃愈。所以然者，以太阳随经，瘀热在里故也，抵当汤主之
少腹硬	太阳病篇（中）	125	身黄	太阳病，身黄，脉沉结，少腹硬，小便不利者，为无血也。小便自利，其人如狂者，血证谛也，抵当汤主之
小腹满，按之痛	厥阴病篇	340	手足厥冷	病者手足厥冷，言我不结胸，小腹满，按之痛者，此冷结在膀胱关元也
少腹急结	太阳病篇（中）	106	如狂	太阳病不解，热结膀胱，其人如狂，血自下，下者愈。其外不解者，尚未可攻，当先解其外；外解已，但少腹急结者，乃可攻之，宜桃核承气汤
少腹里急	阴阳易差后劳复病篇	392	身体重，少气，热上冲胸，头重，眼中生花，膝胫拘急	伤寒阴阳易之为病，其人身体重，少气，少腹里急，或引阴中拘挛，热上冲胸，头重不欲举，眼中生花，膝胫拘急者，烧裈散主之

【类症要点】

伤寒表不解，心下有水气，干呕发热而咳，或渴，或利，或噎，或小便不利、少腹满，或喘者，小青龙汤主之。(40)

本条所述之“少腹满”为小便不利所致。柯韵伯认为：“水性动，其变多，水气下而不上，则或渴或利；上而不下，则或噎或喘；留而不行，则小便不利而小腹因满也。”汪昂认为：“水蓄下焦，则小便不利而少腹满。”陈亦人教授也认为此处“少腹满”为水气留于下、小便不利所致。

太阳病六七日，表证仍在，脉微而沉，反不结胸，其人发狂者，以热在下焦，少腹当硬满，小便自利者，下血乃愈。所以然者，以太阳随经，瘀热在里故也，抵当汤主之。(124)

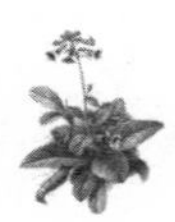

太阳病，身黄，脉沉结，少腹硬，小便不利者，为无血也。小便自利，其人如狂者，血证谛也，抵当汤主之。(125)

伤寒有热，少腹满，应小便不利，今反利者，为有血也，当下之，不可余药，宜抵当丸。(126)

此三条所述之“少腹硬满”“少腹硬”“少腹满”均为下焦蓄血所致。程郊倩认为：“少腹为膀胱所注之地，少腹硬满，故知其热在下焦也；小便自利，故知其热不结于下焦之气分，而结于下焦之血分也。热结于气分，则为溺涩，热结于血分，则为蓄血。”成无己认为：“身黄脉沉结，少腹硬，小便不利者，胃热发黄也，可与茵陈汤。身黄脉沉结，少腹硬，小便自利，其人如狂者，非胃中瘀热，为热结下焦而为蓄血也，与抵当汤以下蓄血。”柯韵伯认为：“有热即表证仍在，少腹满而未硬，其人未发狂，只以小便自利，预知其为有蓄血，故小其制而丸以缓之。”由此可见，下焦蓄血所致少腹部或“满”或“硬”，可兼见发狂、如狂、发黄，但前提是小便自利且无心下悸、苦里急等水停之象。

此外，抵当汤、抵当丸均具破血下瘀之功，适用于瘀热互结于下焦的蓄血证。丸剂力缓，用于瘀结深但病势缓，治疗不可不攻，又不可峻攻；汤剂适用于瘀血已结，深而重，全无下通之机。

太阳病不解，热结膀胱，其人如狂，血自下，下者愈。其外不解者，尚未可攻，当先解其外；外解已，但少腹急结者，乃可攻之，宜桃核承气汤。(106)

本条所述“少腹急结”为下焦蓄血所致。然此为蓄血轻证，即血热初结、热重瘀轻。成无己认为：“太阳多热，热在膀胱，必与血相搏，若血不为蓄，为热迫之，则血自下，血下则热随血出而愈。若血不下，则血为热搏，蓄积于下，而少腹急结，乃可攻之，与桃核承气汤下热散血。”汪苓友认为：“膀胱乃小腹中之物，膀胱热结，其气蒸于少腹，则血不流利，故作急结之形，为下焦蓄血之证谛也。”

伤寒阴阳易之为病，其人身体重，少气，少腹里急，或引阴中

拘挛，热上冲胸，头重不欲举，眼中生花，膝胫拘急者，烧裈散主之。(392)

此条所治“少腹里急”为津亏筋失濡养所致。陈亦人教授认为“阴阳易一证，历来注家意见迄未统一。若审证求因推测，则‘女劳复’似乎近妥。因这一证候，全属津亏火炽之象。体重少气，为形气两虚；少腹里急，引阴中拘挛，膝胫间拘急，为津亏筋失濡养；热上冲胸，头重不欲举，眼中生花，亦为虚火上炎所致……”

病者手足厥冷，言我不结胸，小腹满，按之痛者，此冷结在膀胱关元也。(340)

本条论述之“小腹满，按之痛”为寒邪内结、元阳不振所致。尤在泾认为：“少腹满，按之痛者，是阴冷内结、元阳不振，病在膀胱关元之间，必以甘辛温药，如四逆白通之属，以救阳气而驱阴邪也。”周禹载在《伤寒论三注》中指出：“小腹满，按之痛，知为阴邪必结于阴位也。”

【小结】

少腹症状所涉及的条文共 7 条。

以“少腹满”为主要表现的条文有 4 条，分别位于太阳病篇 3 条、厥阴病篇 1 条。太阳病小便不利，或下焦蓄血；厥阴病寒邪内结、元阳不振均可致小腹满按之痛。

以“少腹硬”为主要表现的条文见于太阳病篇，为下焦蓄血所致。以“少腹急结”为主要表现的条文见于太阳病篇，亦为下焦蓄血所致。

以“少腹里急”为主要表现的条文见于于阴阳易差后劳复篇，为津亏筋失濡养所致。

总计经方 5 个：小青龙汤、抵当丸、抵当汤、桃核承气汤、烧裈散。

35.2　腹满、腹胀满、胀满、腹胀、腹大满不通、腹微满

腹满：腹部胀满。

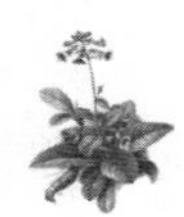

主症	篇次	目次	兼症	原文
腹满	太阳病篇（中）	79	心烦，卧起不安	伤寒下后，心烦腹满，卧起不安者，栀子厚朴汤主之
腹满	太阳病篇（中）	111	发黄，欲衄，小便难，但头汗出，剂颈而还，微喘，口干咽烂，谵语，哕，手足躁扰，捻衣摸床	太阳病中风，以火劫发汗，邪风被火热，血气流溢，失其常度。两阳相熏灼，其身发黄。阳盛则欲衄，阴虚小便难。阴阳俱虚竭，身体则枯燥，但头汗出，剂颈而还，腹满微喘，口干咽烂，或不大便，久则谵语，甚者至哕，手足躁扰，捻衣摸床。小便利者，其人可治
腹满	太阳病篇（中）	108	谵语	伤寒，腹满谵语，寸口脉浮而紧，此肝乘脾也，名曰纵，刺期门
腹满	太阳病篇（中）	109	发热，恶寒，大渴欲饮，汗出	伤寒发热，啬啬恶寒，大渴欲饮水，其腹必满，自汗出，小便利，其病欲解，此肝乘肺也，名曰横，刺期门
腹满	阳明病篇	189	口苦咽干，微喘，发热恶寒	阳明中风，口苦咽干，腹满微喘，发热恶寒，脉浮而紧，若下之，则腹满小便难也
腹满	阳明病篇	195	微烦，头眩，小便难	阳明病，脉迟，食难用饱，饱则微烦头眩，必小便难，此欲作谷疸。虽下之，腹满如故。所以然者，脉迟故也
腹满	阳明病篇	208	汗出，身重，短气，喘	阳明病，脉迟，虽汗出不恶寒者，其身必重，短气，腹满而喘，有潮热者，此外欲解，可攻里也。手足濈然汗出者，此大便已硬也，大承气汤主之。若汗多，微发热恶寒者，外未解也，其热不潮，未可与承气汤。若腹大满不通者，可与小承气汤，微和胃气，勿令至大泄下
腹满	阳明病篇	219	身重，口不仁，面垢，谵语，遗尿	三阳合病，腹满，身重，难以转侧，口不仁，面垢，谵语，遗尿。发汗则谵语，下之则额上生汗，手足逆冷。若自汗出者，白虎汤主之
腹满	阳明病篇	221	咽燥，口苦，喘，发热汗出，恶热，身重	阳明病，脉浮而紧，咽燥口苦，腹满而喘，发热汗出，不恶寒，反恶热，身重。若发汗则躁，心愦愦反谵语。若加温针，必怵惕，烦躁不得眠。若下之，则胃中空虚，客气动膈，心中懊憹，舌上胎者，栀子豉汤主之

续表

主症	篇次	目次	兼症	原文
腹满	阳明病篇	231	短气，胁下及心痛，鼻干，嗜卧，身目悉黄，小便难，潮热，哕，耳前后肿	阳明中风，脉弦浮大，而短气，腹都满，胁下及心痛，久按之气不通，鼻干不得汗，嗜卧，一身及目悉黄，小便难，有潮热，时时哕，耳前后肿，刺之小差，外不解，病过十日，脉续浮者，与小柴胡汤
腹满	阳明病篇	232	不尿，哕	脉但浮，无余证者，与麻黄汤。若不尿，腹满加哕者，不治
腹满	阳明病篇	255		腹满不减，减不足言，当下之，宜大承气汤
腹满	太阴病篇	273	吐，食不下，自利益甚，时腹自痛	太阴之为病，腹满而吐，食不下，自利益甚，时腹自痛。若下之，必胸下结硬
腹满	厥阴病篇	381	哕	伤寒，哕而腹满，视其前后，知何部不利，利之即愈
腹胀满	太阳病篇（中）	66		发汗后，腹胀满者，厚朴生姜半夏甘草人参汤主之
腹胀满	阳明病篇	249		伤寒吐后，腹胀满者，与调胃承气汤
腹胀满	厥阴病篇	372	下利，身体疼痛	下利，腹胀满，身体疼痛者，先温其里，乃攻其表。温里宜四逆汤，攻表宜桂枝汤
胀满	阳明病篇	209	不能食，哕	阳明病，潮热，大便微硬者，可与大承气汤。不硬者，不可与之。若不大便六七日，恐有燥屎，欲知之法，少与小承气汤，汤入腹中，转失气者，此有燥屎也，乃可攻之。若不转失气者，此但初头硬，后必溏，不可攻之，攻之必胀满不能食也。欲饮水者，与水则哕。其后发热者，必大便复硬而少也，以小承气汤和之。不转失气者，慎不可攻也
胀满	厥阴病篇	364		下利清谷，不可攻表，汗出必胀满
腹胀	少阴病篇	322	不大便	少阴病，六七日，腹胀不大便者，急下之，宜大承气汤

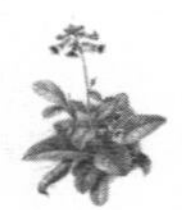

续表

主症	篇次	目次	兼症	原文
腹大满不通	阳明病篇	208		阳明病，脉迟，虽汗出不恶寒者，其身必重，短气，腹满而喘，有潮热者，此外欲解，可攻里也。手足濈然汗出者，此大便已硬也，大承气汤主之。若汗多，微发热恶寒者，外未解也，其热不潮，未可与承气汤。若腹大满不通者，可与小承气汤，微和胃气，勿令至大泄下
腹微满	太阳病篇（中）	123	欲吐，胸中痛，大便溏，微烦	太阳病，过经十余日，心下温温欲吐，而胸中痛，大便反溏，腹微满，郁郁微烦。先此时自极吐下者，与调胃承气汤。若不尔者，不可与。但欲呕，胸中痛，微溏者，此非柴胡汤证，以呕故知极吐下也
腹微满	阳明病篇	238	初头硬，后必溏	阳明病，下之，心中懊憹而烦，胃中有燥屎者，可攻。腹微满，初头硬，后必溏，不可攻之。若有燥屎者，宜大承气汤
腹微满	阳明病篇	260	身黄如橘子色，小便不利	伤寒七八日，身黄如橘子色，小便不利，腹微满者，茵陈蒿汤主之

【类症要点】

伤寒下后，心烦腹满，卧起不安者，栀子厚朴汤主之。(79)

本条所述之“腹满”为邪热内壅胸腹所致。成无已认为：“下后，但腹满而不心烦，即邪气入里为里实，但心烦而不腹满，即邪气在胸中为虚烦，既烦且满，则邪气壅于胸腹间也。”张隐庵认为：“夫热留于胸则心烦，留于腹则腹满，留于胃则卧起不安，栀子之苦寒，能泄心下之热烦，厚朴之苦温，能消脾家之腹满，枳实之苦寒，能解胃中之热结。”

太阳病中风，以火劫发汗，邪风被火热，血气流溢，失其常度。两阳相熏灼，其身发黄。阳盛则欲衄，阴虚小便难。阴阳俱虚竭，身体则枯燥，但头汗出，剂颈而还，腹满微喘，口干咽烂，或不大便，久则谵语，甚者至哕，手足躁扰，捻衣摸床。小便利者，其人可治。(111)

本条所述之“腹满”为阳邪壅盛所致。成无己认为:“《内经》云:‘诸腹胀大，皆属于热。’腹满微喘者，热气内郁也。”程郊倩认为:“由是而风热内郁，则腹满微喘。”

伤寒，腹满谵语，寸口脉浮而紧，此肝乘脾也，名曰纵，刺期门。(108)

本条所述之“腹满”为肝木乘脾，脾困失运所致。成无己认为:“腹满谵语者，脾胃疾也；浮而紧者，肝脉也，脾病见肝脉，木行乘土也……期门者，肝之募，刺之以泻肝经盛气。”尤在泾认为:“腹满谵语，里之实也，其脉当沉实，而反浮紧，则非里实，乃肝邪乘脾，气窒而热也。”

伤寒发热，啬啬恶寒，大渴欲饮水，其腹必满，自汗出，小便利，其病欲解，此肝乘肺也，名曰横，刺期门。(109)

本条所述之“腹满”为肝木乘肺，水停气郁所致。尤在泾认为:“发热恶寒，表有邪也，其病不当而渴，而反大渴，则非内热，乃肝邪乘肺，气郁而燥也，以里无热，不能消水，故腹满。”柯韵伯认为:“发热恶寒，寒为在表；渴欲饮水，热为在里。其腹因饮多而满，非太阴之腹满，亦非厥阴之消渴矣。此肝邪夹火而克金，脾精不上归于肺，故大渴；肺气不能通调水道，故腹满。”

阳明中风，口苦咽干，腹满微喘，发热恶寒，脉浮而紧，若下之，则腹满小便难也。(189)

此条所述之“腹满”为阳明热壅气滞所致。方中行认为:“腹满，热入阳明也。”《医宗金鉴》云:“腹满，阳明热证也。”

阳明病，脉迟，食难用饱，饱则微烦头眩，必小便难，此欲作谷疸。虽下之，腹满如故。所以然者，脉迟故也。(195)

此条所述之“腹满”为阳明虚寒所致。程郊倩认为:“此则谷气不得宣泄，属胃气虚寒使然，下之益虚其虚矣，故腹满如故。”钱天来认为:“谷疸者，寒在中焦，胃不能化，脾不能运，谷食壅滞，中满发黄也。”

阳明病，脉迟，虽汗出不恶寒者，其身必重，短气，腹满而喘，有潮热者，此外欲解，可攻里也。手足濈然汗出者，此大便已硬也，

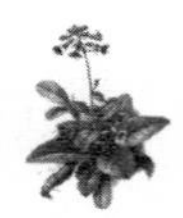

大承气汤主之。若汗多，微发热恶寒者，外未解也，其热不潮，未可与承气汤。若腹大满不通者，可与小承气汤，微和胃气，勿令至大泄下。（208）

本条所述之“腹满”为阳明腑实所致。成无己认为：“阳明病脉迟，虽汗出多，微发热恶寒者，表未解也；若脉迟，虽汗出而不恶寒者，表证罢也；身重短气，腹满而喘，有潮热者，热入腑也；四肢诸阳之本，津液足，为热蒸之，则周身汗出，津液不足，为热蒸之，其手足濈然而汗出，知大便已硬也，与大承气汤以下胃热。”尤在泾认为：“此汗出不恶寒，身重短气，腹满而喘，潮热，皆里证也。脉虽迟，犹可攻之，以腹满便秘，里气不行，故脉为之濡滞不利，非可比于迟则为寒之例也。若手足濈然汗出者，阳明热甚，大便已硬，欲攻其病，非大承气不为攻矣。”

三阳合病，腹满，身重，难以转侧，口不仁，面垢，谵语，遗尿。发汗则谵语，下之则额上生汗，手足逆冷。若自汗出者，白虎汤主之。（219）

本条所述之“腹满”为阳明气分热盛所致。《医宗金鉴》云：“太阳主背，阳明主腹，少阳主侧，今一身尽为三阳热邪所困，故身重难以转侧也。胃之窍出于口，热邪上攻，故口不仁也。阳明主面，热邪蒸越，故面垢也。热结于里则腹满，热盛于胃故谵语也，热迫膀胱则遗尿，热蒸肌腠故自汗也。证虽属于三阳，而热皆聚胃中，故当从阳明热证主治之。”程郊倩认为：“腹满身重者，阳盛于经，里气莫支也。”

阳明病，脉浮而紧，咽燥口苦，腹满而喘，发热汗出，不恶寒，反恶热，身重。若发汗则躁，心愦愦反谵语。若加温针，必怵惕，烦躁不得眠。若下之，则胃中空虚，客气动膈，心中懊憹，舌上胎者，栀子豉汤主之。（221）

本条所述之“腹满”为阳明热盛，里气壅滞所致。柯韵伯认为：“脉证与阳明中风同，彼以恶寒，故名中风，此反恶热，故名阳明病……胃家初实，尚未燥硬，不可以喘满恶热而攻下。”成无己认为：“脉浮发热，为邪在表；咽燥口苦，为热在经；脉紧腹满而喘，汗出不恶寒，反恶热，身重，为邪在里。”

阳明中风，脉弦浮大，而短气，腹都满，胁下及心痛，久按之气不通，鼻干不得汗，嗜卧，一身及目悉黄，小便难，有潮热，时时哕，耳前后肿，刺之小差，外不解，病过十日，脉续浮者，与小柴胡汤。(231)

本条所述之“腹满”为阳明邪热炽盛，经气郁闭所致。尤在泾认为：“阳明闭郁，故短气腹满，鼻干不得汗，嗜卧，一身及面目悉黄，小便难，有潮热。少阳郁闭，故胁下及心痛，久按之气不通，时时哕，耳前后肿。”程郊倩对此条文分析极为透彻：“此条所中之气，兼有温邪在内，故脉弦浮大。里阳为表阳闭遏，万物所归之经气阻塞不通，佛之极则扰之极，故卒难用治，唯照依《内经》刺热篇中之刺法泄去其热，此刺不专为耳肿设。小差，外不解者，内势渐杀，所不解者，外不得汗，仍潮热耳。犹须俟过十日者，恐小差之热势去之未尽，不无因升发之药而复盈也。脉续浮弦者，尚接弦大之浮，热未能尽去也，故用小柴胡汤双解之。”

脉但浮，无余证者，与麻黄汤。若不尿，腹满加哕者，不治。(232)

本条所述之“腹满”为中气衰败，热壅气室所致。尤在泾认为：“若不得尿，故腹加满，哕加甚者，正气不化，而邪气独盛，虽欲攻之，神不为使，亦无益矣，故曰不治。”程郊倩认为：“不尿腹满加哕，俱指刺后言，非指用柴胡、麻黄而言。刺之而诸证小差，唯此不差，哕且有加，则腑热已经攻脏，而谷气垂亡，不治之势已成，虽小柴胡、麻黄汤，不必用矣。”

伤寒吐后，腹胀满者，与调胃承气汤。(249)

本条所述之“腹胀满”为邪热入胃所致。成无已认为：“《内经》曰：诸胀腹大，皆属于热。热在上焦则吐，吐后不解，复腹胀满者，邪热入胃也，与调胃承气汤下其胃热。”喻嘉言认为：“吐后而腹胀满，则邪不在胸，其为里实可知，然但胀满而不痛，自不宜用急下之法，少与调胃承气可耳。”

阳明病，脉迟，虽汗出不恶寒者，其身必重，短气，腹满而喘，

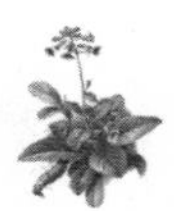

有潮热者，此外欲解，可攻里也。手足濈然汗出者，此大便已硬也，大承气汤主之。若汗多，微发热恶寒者，外未解也，其热不潮，未可与承气汤。若腹大满不通者，可与小承气汤，微和胃气，勿令至大泄下。（208）

本条所述之“腹大满不通”亦为阳明腑实所致。陈亦人教授认为“虽然气滞腹满，甚至大满不通，但是其热不潮，表明燥结的程度尚不太甚，只可用小承气汤以和胃气，不可峻攻，以避免大泄下损伤胃气……大小承气的运用区别，视肠腑燥结的程度而定，大承气证之日晡潮热，手足濈然汗出，皆燥屎硬结之征；小承气证无潮热，无手足濈然汗出，是燥结的程度尚较轻微，所以虽腹大满不通，只宜小承气汤，正体现着具体分析、灵活论治的精神。”

阳明病，潮热，大便微硬者，可与大承气汤。不硬者，不可与之。若不大便六七日，恐有燥屎，欲知之法，少与小承气汤，汤入腹中，转失气者，此有燥屎也，乃可攻之。若不转失气者，此但初头硬，后必溏，不可攻之，攻之必胀满不能食也。欲饮水者，与水则哕。其后发热者，必大便复硬而少也，以小承气汤和之。不转失气者，慎不可攻也。（209）

此条所述之“腹满”为误用峻攻，中气受损所致。成无己认为：“若不转失气，是胃中无燥屎，但肠间少硬耳，止初头硬，后必溏，攻之则虚其胃气，致腹胀满不能食也。”陈亦人教授认为：“如果不当攻而误攻，势必损伤中气，发生胀满不能食，以至欲饮水者，饮水则呃逆等变证。”

腹满不减，减不足言，当下之，宜大承气汤。（255）

本条所述之“腹满”为阳明燥实所致。成无己认为：“腹满不减，邪气实也。经曰：大满大实，自可除下之，大承气汤下其满实。若腹满时减，非内实也，则不可下。”陈亦人教授认为：“实热腹满，由于燥屎阻结，气滞不通，因而腹满无轻减之时。”

太阳病，过经十余日，心下温温欲吐，而胸中痛，大便反溏，腹微满，郁郁微烦。先此时自极吐下者，与调胃承气汤。若不尔者，

不可与。但欲呕，胸中痛，微溏者，此非柴胡汤证，以呕故知极吐下也。(123)

本条所述之“腹微满”为剧烈吐下后邪热内陷所致。尤在泾认为:“设见腹满郁郁微烦，知其热积在中者尤甚，则必以调胃承气以尽其邪矣。”陈亦人教授认为:“根据上述的许多症状，可能是因治疗失当而产生的变证，如果在前一阶段曾用过剧烈的吐下方法，则不难推知心下温温欲吐、胸中痛，是大吐所致，腹微满、郁郁微烦，乃大下所致，由于误用吐下，正气损伤，邪热内陷，结于肠胃之间，欲泄越而不得泄越，所以才发生这一系列错综复杂、疑似难明的证候，正气伤而邪实不去，因此治宜和胃泄热的调胃承气汤。”

阳明病，下之，心中懊憹而烦，胃中有燥屎者，可攻。腹微满，初头硬，后必溏，不可攻之。若有燥屎者，宜大承气汤。(238)

此处之“腹微满”为邪热内蕴，阻滞气机但燥结未成所致。尤在泾认为:“若腹微满，初头硬，后必溏者，热而不实，邪未及结，则不可攻。”方中行认为:“腹微满以下，以不转失气言，头硬后溏，里热轻也，故曰不可攻之。”

伤寒七八日，身黄如橘子色，小便不利，腹微满者，茵陈蒿汤主之。(260)

本条所述之“腹微满”为湿热郁滞所致。钱天来认为:“小便不利，则水湿内蓄；邪实壅滞，而腹微满也。以湿热实于胃，故以茵陈蒿汤主之。”陈亦人教授认为:“由于湿热郁滞，所以小便不利，腹部微满，病势偏重于里，故以茵陈蒿汤主治。”

太阴之为病，腹满而吐，食不下，自利益甚，时腹自痛。若下之，必胸下结硬。(273)

本条所述之“腹满”为脾土虚寒所致。程郊倩认为:“阳邪亦有腹满，得吐则满去而食可下；今腹满而吐，食不下，则满为寒胀，吐与食不下，总为寒格也。阳邪亦有下利，然乍微乍甚，而痛随利减；今下利益甚，时腹自痛，则肠虚而寒益留中也。”陈亦人教授认为:“由于脾司大腹，脾虚则运化无权，寒湿不化，所以腹满。”

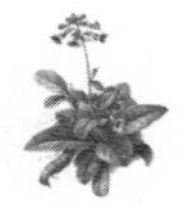

伤寒，哕而腹满，视其前后，知何部不利，利之即愈。（381）

本条所述之“腹满”为邪实阻滞所致。吴谦认为：“伤寒哕而不腹满者，为正气虚，吴茱萸汤证也；哕而腹满者，为邪气实，视其二便，何部不利，利之则愈也。”张令韶认为：“《玉机真脏论》曰：‘脉盛，皮热，腹胀，前后不通，闷瞀，此为五实，身汗，得后利，则实者活。’今哕而腹满，前后不利，五实中之二实也。实者泻之，视其前后两部之中，何部不利，利之则气得通，下泄则不上逆，哕则愈矣。”

发汗后，腹胀满者，厚朴生姜半夏甘草人参汤主之。（66）

本条所述之“腹胀满”为脾虚气滞所致。成无己认为：“腹胀满知非里实，由脾胃津液不足，气涩不通，壅而为满，与此汤和脾胃而降气。”尤在泾认为：“发汗后，表邪虽解，而腹胀满者，汗多伤阳，气窒不行也。”

下利，腹胀满，身体疼痛者，先温其里，乃攻其表。温里宜四逆汤，攻表宜桂枝汤。（372）

本条所述之“腹胀满”为中气虚寒所致。汪苓友认为：“下利至腹胀满，必下利久，中气虚寒而作胀满。”陈亦人教授认为：“腹胀满则是脾胃阳气衰微。”

下利清谷，不可攻表，汗出必胀满。（364）

本条所述之“腹胀满”为阳虚气滞所致。汪苓友认为：“厥阴下利为里寒，清谷者，色不变而完出，乃胃中无火，不能传化水谷也。此际惟以温胃为治利之本，不可误攻其表而使汗出，汗本胃中水谷之气而成，胃气重伤，则大虚极寒，必生胀满。”钱天来认为：“若不知而妄发其汗，汗出则阳气随汗而泄，胃阳大损而里寒更甚，故必胀满也。”

少阴病，六七日，腹胀不大便者，急下之，宜大承气汤。（322）

本条所述之“腹胀”为阳明燥实所致。尤在泾认为：“腹胀不大便，土实之征也。土实则水干，故非急下不可。”汪苓友认为：“此条病，虽系少阴，实则阳明实热证之显见者也，少阴邪热传入阳明胃腑，成注云：阳明内热壅甚，腹满不大便，阳明病土胜，肾水则干，急与大承气汤，以救肾水。”

【小结】

该类症涉及的条文共24条，分别列于太阳病篇6条、阳明病篇13条、太阴病篇1条、厥阴病篇3条、少阴病篇1条。

太阳病脾虚气滞、热郁胸腹、阳邪壅盛、肝木乘脾脾困失运、肝木乘肺、水停气郁等均可致腹满。阳明病热壅气滞、虚寒、阳明腑实、气分热盛、阳明热盛里气壅滞、阳明邪热炽盛、经气郁闭、中气衰败热壅气室、邪热入胃、误用峻攻、中气受损、阳明燥实、邪热内蕴阻滞气机、湿热郁滞均可致腹满。太阴病脾土虚寒可致腹满。厥阴病邪实阻滞、中气虚寒、阳虚气滞可致腹满。少阴病阳明燥实可致腹胀。

涉及经方共12个：厚朴生姜半夏甘草人参汤、栀子厚朴汤、大承气汤、小承气汤、白虎汤、栀子豉汤、小柴胡汤、麻黄汤、调胃承气汤、四逆汤、桂枝汤、茵陈蒿汤。

35.3　腹痛、绕脐痛、腹满痛、腹满时痛、腹中急痛、时腹自痛、大实痛、腹中痛

腹痛：腹部疼痛。

主症	篇次	目次	兼症	原文
绕脐痛	阳明病篇	239	烦躁，不大便	病人不大便五六日，绕脐痛，烦躁，发作有时者，此有燥屎，故使不大便也
腹满痛	阳明病篇	241	不大便，烦	大下后，六七日不大便，烦不解，腹满痛者，此有燥屎也。所以然者，本有宿食故也，宜大承气汤
腹满痛	阳明病篇	254		发汗不解，腹满痛者，急下之，宜大承气汤
腹满时痛	太阴病篇	279		本太阳病，医反下之，因而腹满时痛者，属太阴也，桂枝加芍药汤主之。大实痛者，桂枝加大黄汤主之

续表

主症	篇次	目次	兼症	原文
腹中急痛	太阳病篇（中）	100		伤寒，阳脉涩，阴脉弦，法当腹中急痛，先与小建中汤。不差者，小柴胡汤主之
时腹自痛	太阴病篇	273	腹满，吐，食不下，自利益甚	太阴之为病，腹满而吐，食不下，自利益甚，时腹自痛。若下之，必胸下结硬
腹痛	少阴病篇	307	小便不利，下利便脓血	少阴病，二三日至四五日，腹痛，小便不利，下利不止，便脓血者，桃花汤主之
腹痛	少阴病篇	316	小便不利，四肢沉重疼痛，自下利，咳，呕	少阴病，二三日不已，至四五日，腹痛，小便不利，四肢沉重疼痛，自下利者，此为有水气。其人或咳，或小便利，或下利，或呕者，真武汤主之
腹痛	少阴病篇	317	下利清谷，手足厥逆，面色赤，干呕，咽痛	少阴病，下利清谷，里寒外热，手足厥逆，脉微欲绝，身反不恶寒，其人面色赤。或腹痛，或干呕，或咽痛，或利止脉不出者。通脉四逆汤主之
大实痛	太阴病篇	279		本太阳病，医反下之，因尔腹满时痛者，属太阴也，桂枝加芍药汤主之。大实痛者，桂枝加大黄汤主之
腹中痛	太阳病篇（中）	96	往来寒热，胸胁苦满，默默不欲饮食，心烦喜呕	伤寒五六日中风，往来寒热，胸胁苦满，默默不欲饮食，心烦喜呕，或胸中烦而不呕，或渴，或腹中痛，或胁下痞硬，或心下悸，小便不利，或不渴，身有微热，或咳者，小柴胡汤主之
腹中痛	太阳病篇（下）	173	欲呕吐	伤寒胸中有热，胃中有邪气，腹中痛，欲呕吐者，黄连汤主之
腹中痛	少阴病篇	318	四逆	少阴病，四逆，其人或咳，或悸，或小便不利，或腹中痛，或泄利下重者，四逆散主之
腹中痛	厥阴病篇	358	转气下趋少腹	伤寒四五日，腹中痛，若转气下趋少腹者，此欲自利也

【类症要点】

病人不大便五六日，绕脐痛，烦躁，发作有时者，此有燥屎，故使不大便也。(239)

本条所述之“绕脐痛”为肠中燥屎阻结所致。程郊倩认为：“但使绕脐痛，则知肠胃干，屎无去路，故滞涩在一处而作痛。”张隐庵认为：“病人不大便五六日，则热邪在里。绕脐痛者，入于胃下，近于大肠也。烦躁者，阳明火热之气化，心烦而口燥也。发作有时者，随阳明气旺之时而发也。此有燥屎在肠胃，故使不大便也。”

大下后，六七日不大便，烦不解，腹满痛者，此有燥屎也。所以然者，本有宿食故也，宜大承气汤。(241)

本条所述之“腹满痛”仍为肠中燥屎阻结所致。成无己认为：“大下之后，则胃弱不能消谷，至六七日不大便，则宿食已结不消，故使烦热不解而腹满痛，是知有燥屎也，与大承气汤以下除之。”陈亦人认为：“大下后又六七日不大便，同时烦躁不解，而且腹满胀痛，这是燥屎复结，仍当再进攻下，不可因已用大下而印定眼目，遽尔改弦易辙，反而因循致误。”

发汗不解，腹满痛者，急下之，宜大承气汤。(254)

本条所述之“腹满痛”为肠中燥结，气机阻滞所致。程郊倩认为：“发汗不解，津液已经外夺。腹满痛者，胃热遂尔迅攻。邪阳盛实而弥漫，不急下之，热毒里蒸，糜烂速及肠胃矣，阴虚不任阳填也。”黄坤载认为：“发汗不解，是非表证，乃胃阳之实也。汗之愈亡其阴，燥屎阻其胃火，伤及太阴，故腹满而痛。”

本太阳病，医反下之，因而腹满时痛者，属太阴也，桂枝加芍药汤主之。大实痛者，桂枝加大黄汤主之。(279)

本条所述之“腹满时痛”为脾伤气滞络瘀所致；本条所述之“大实痛”为脾伤气滞络瘀兼有肠中积滞所致。方中行认为：“腹满时痛者，脾受误伤而失其职司，故曰属太阴也。以本太阳病而反下之，故仍用桂枝以解之。以太阴之被伤而致痛也，故倍芍药以和之……此承上条而又以胃家本来实者言。本来实者，

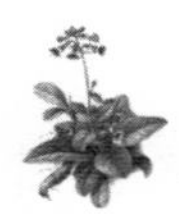

旧有宿食也，所以实易作而痛速，故不曰阳明而曰大实，例之变也。桂枝加大黄者，因变以制宜也。”张隐庵认为：“本太阳病，医反下之，因而腹满时痛者，乃太阳之邪入于地土而脾络不通，故宜桂枝加芍药汤主之，此即小建中汤治腹中急痛之义也。大实痛者，乃腐秽有余而不能去，故以桂枝加大黄汤主之。”

伤寒，阳脉涩，阴脉弦，法当腹中急痛，先与小建中汤。不差者，小柴胡汤主之。（100）

本条所述之“腹中急痛”为太阴虚寒、肝脾失调所致。陈亦人教授认为：“此少阳伤寒里虚腹痛，治宜先补后和。小柴胡汤本来也可治疗木邪干土的腹痛，但因本证太阴虚寒较著，里虚者先治其里，因而宜用小建中汤以温养中气，且方中重用芍药，亦能制木舒挛、缓急止痛，土建木平，而腹痛可止，假使未止，再用小柴胡汤以疏泄肝胆，清解少阳之邪，这一治疗步骤，即先补后和，从内到外的法则。”汪苓友认为：“此条乃少阳病兼夹里虚之证，伤寒脉弦者，弦本少阳之脉，宜与小柴胡汤。兹但阴脉弦，而阳脉则涩，此阴阳以浮沉言，脉浮取之则涩而不流利，沉取之又弦而不和缓，涩主气血虚少，弦又主痛，法当腹中急痛，与建中汤者，以温中补虚，缓其痛而兼散其邪也。先温补矣，而弦脉不除，痛犹未止者，为不差，此为少阳经有留邪也，后与小柴胡汤去黄芩加芍药以和解之，盖腹中痛，亦柴胡证中之一候也。”

太阴之为病，腹满而吐，食不下，自利益甚，时腹自痛。若下之，必胸下结硬。（273）

本条所述之“时腹自痛”为脾虚寒凝所致。程郊倩认为：“今下利益甚，时腹自痛，则肠虚而寒益留中也。”陈亦人教授认为：“因脾土虚寒，阳气忽通忽闭，则腹痛亦时作时止。”

少阴病，二三日至四五日，腹痛，小便不利，下利不止，便脓血者，桃花汤主之。（307）

本条所述之“腹痛”为阳虚寒凝所致。成无己认为：“二三日以至四五日，寒邪入里深也。腹痛者，里寒也；小便不利者，水谷不别也；下利不止便脓血者，肠胃虚弱，下焦不固也。与桃花汤，固肠止利也。”方中行认为：“腹痛，寒伤胃也；小便不利，下利不止者，胃伤而土不能制水也；便脓血者，下焦滑脱也。”

少阴病，二三日不已，至四五日，腹痛，小便不利，四肢沉重疼痛，自下利者，此为有水气。其人或咳，或小便利，或下利，或呕者，真武汤主之。(316)

本条所述之“腹痛”为阳虚夹寒饮浸渍所致。尤在泾认为：“脏寒故腹痛，寒胜而阳不行，故小便不利。”方中行认为：“腹痛小便不利，阴寒内甚，湿胜而水不行也。”

少阴病，下利清谷，里寒外热，手足厥逆，脉微欲绝，身反不恶寒，其人面色赤。或腹痛，或干呕，或咽痛，或利止脉不出者，通脉四逆汤主之。(317)

本条所述之“腹痛”为脾肾阳虚，气血凝滞所致。汪苓友认为：“或问腹中痛，系里寒甚，何以加芍药？余答云：芍药之性平，用入芩、连等剂，则和血分之热，用入姜、附等剂，则和血分之寒，在配合之得其宜耳，且上文云，腹中痛，系寒伤营，少阴之邪侵入中焦，脾气虚寒，故加白芍药于四逆汤中。”陈修园认为：“腹中痛者，脾络不和也，去葱加芍药以通脾络。”

伤寒五六日中风，往来寒热，胸胁苦满，默默不欲饮食，心烦喜呕，或胸中烦而不呕，或渴，或腹中痛，或胁下痞硬，或心下悸，小便不利，或不渴，身有微热，或咳者，小柴胡汤主之。(96)

本条所述之“腹中痛”为木郁于土，脾络不和所致。陈亦人教授认为：“胆木犯脾土而脾络不和，则腹中痛。”程郊倩认为：“其余或之云云者，木体曲直，邪之所凑，凡表里经络之罅，皆能随其虚而见之，不定之邪也。”

伤寒胸中有热，胃中有邪气，腹中痛，欲呕吐者，黄连汤主之。(173)

本条所述之“腹中痛”为肠寒凝滞所致。成无己认为：“此伤寒邪气传里，而为下寒上热也。胃中有邪气，使阴阳不交，阴不得升而独治于下，为下寒腹中痛；阳不得降而独治于上，为胸中热欲呕吐。”陈亦人教授认为：“胃中有热而气逆，所以欲呕；肠中有寒邪而气滞，所以腹中痛。”

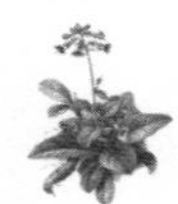

少阴病，四逆，其人或咳，或悸，或小便不利，或腹中痛，或泄利下重者，四逆散主之。(318)

本条所述之“腹中痛”为肝木乘脾所致。陈亦人教授认为：“肝木有病，每易侮土，腹痛泄利下重，正是木邪乘土，肝气不舒的表现，所以用四逆散疏肝理气，透达郁阳。”张隐庵认为：“此言少阴四逆，不必尽属阳虚，亦有土气郁结，胃气不舒，而为四逆之证，所以结四逆之义也。”

伤寒四五日，腹中痛，若转气下趋少腹者，此欲自利也。(358)

本条所述之“腹中痛”为阳虚寒盛所致。成无己认为：“伤寒四五日，邪气传里之时，腹中痛，转气下趋少腹者，里虚遇寒，寒气下行，欲作自利也。”钱天来认为：“伤寒四五日，邪气入里传阴之时也。腹中痛，寒邪入里，胃寒而太阴脾土病也。转气下趋少腹者，言寒邪盛而胃阳不守，水谷不别，声响下奔，故为欲作自利也。”

【小结】

该类症所涉及的《伤寒论》条文共14条：阳明病篇3条、太阳病篇3条、太阴病篇3条、少阴病篇4条、厥阴病篇1条。

太阳病木郁于土脾络不和、肠寒凝滞可致腹痛。阳明病肠中燥屎阻结、气机阻滞可致腹痛。太阴病脾虚寒凝、太阴虚寒肝脾失调、脾伤气滞络瘀及脾伤气滞络瘀兼有肠中积滞可致腹痛。少阴病阳虚寒凝、阳虚夹寒饮浸渍、脾肾阳虚、气血凝滞、肝木乘脾可致腹痛。厥阴病阳虚寒盛可致腹痛。

总计经方10个：大承气汤、桂枝加芍药汤、桂枝加大黄汤、小建中汤、小柴胡汤、桃花汤、真武汤、通脉四逆汤、黄连汤、四逆散。

35.4 脐下悸

脐下悸：脐下急剧跳动。悸，急剧跳动。

主症	篇次	目次	兼症	原文
脐下悸	太阳病篇(中)	65		发汗后，其人脐下悸者，欲作奔豚，茯苓桂枝甘草大枣汤主之

【类症要点】

发汗后，其人脐下悸者，欲作奔豚，茯苓桂枝甘草大枣汤主之。(65)

本条论述之“脐下悸”为汗后心阳虚，肾气发动欲作奔豚所致。成无己认为：“今脐下悸为肾气发动，故云欲作奔豚，与茯苓桂枝甘草大枣汤以降肾气。”程郊倩认为：“若发汗后，其人脐下一悸，便知肾气发动，水邪已不安于其位，欲逆冲而作奔豚。”治宜茯苓桂枝甘草大枣汤温复心阳、培土制水。

35.5 腹中雷鸣

腹中雷鸣：肠鸣音亢进，漉漉有声。

主症	篇次	目次	兼症	原文
腹中雷鸣	太阳病篇（下）	157	心下痞硬，干噫食臭，胁下有水气，下利	伤寒，汗出解之后，胃中不和，心下痞硬，干噫食臭，胁下有水气，腹中雷鸣，下利者，生姜泻心汤主之
腹中雷鸣	太阳病篇（下）	158	下利谷不化，心下痞硬满，干呕，心烦	伤寒中风，医反下之，其人下利，日数十行，谷不化，腹中雷鸣，心下痞硬而满，干呕，心烦不得安。医见心下痞，谓病不尽，复下之，其痞益甚。此非结热，但以胃中虚，客气上逆，故使硬也。甘草泻心汤主之

【类症要点】

伤寒，汗出解之后，胃中不和，心下痞硬，干噫食臭，胁下有水气，腹中雷鸣，下利者，生姜泻心汤主之。(157)

本条论述之“腹中雷鸣”为胃虚水谷不消，水气下渍所致。尤在泾认为：“胁下有水气，腹中雷鸣下利者，土德不及，而水邪为殃也。”陈修园认为：“腹中雷鸣下利者，水谷不消，糟粕未成而遽下，逆其势则不平，所谓物不得其平则鸣者是也，以生姜泻心汤主之。”生姜泻心汤为半夏泻心汤减二两干姜，加四两生姜而成，重在和胃散水。

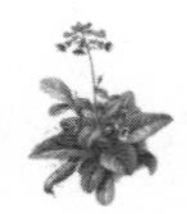

伤寒中风，医反下之，其人下利，日数十行，谷不化，腹中雷鸣，心下痞硬而满，干呕，心烦不得安。医见心下痞，谓病不尽，复下之，其痞益甚。此非结热，但以胃中虚，客气上逆，故使硬也。甘草泻心汤主之。(158)

本条论述之“腹中雷鸣”为中焦虚损，脾气不升所致。尤在泾认为:“邪盛于表而反下之，为下利谷不化，腹中雷鸣，为心下痞硬而满，为干呕心烦不得安，是表邪内陷心间，而复上攻下注，非中气空虚，何至邪气淫溢至此哉！”汪苓友认为:“腹中雷鸣，总是虚气，非若前条之有水气也。”甘草泻心汤由半夏泻心汤加炙甘草而成，重在益气缓中。

【小结】

以“腹中雷鸣”为主症的条文共2条，均位于太阳病篇，为胃虚水谷不消、水气下渍所致，或中焦虚损、脾气不升所致。

（钱真真，刘梦阳，翁维良）

36 目瞑类症

类症：目瞑，眼中生花，目眩，目赤，目中不了了。

36.1 目瞑

目瞑：瞑，《集韵》：目不明也。目合不欲开。

主症	篇次	目次	兼症	原文
目瞑	太阳病篇（中）	46	无汗发热，身疼痛，发烦，衄	太阳病，脉浮紧，无汗，发热，身疼痛，八九日不解，表证仍在，此当发其汗。服药已微除，其人发烦目瞑，剧者必衄，衄乃解。所以然者，阳气重故也。麻黄汤主之

【类症要点】

太阳病，脉浮紧，无汗，发热，身疼痛，八九日不解，表证仍在，此当发其汗。服药已微除，其人发烦目瞑，剧者必衄，衄乃解。所以然者，阳气重故也。麻黄汤主之。（46）

麻黄汤所治之目瞑是由阳气重盛，热郁于营所致。尤在泾认为：“其人发烦目瞑者，卫中之邪得解，而营中之热未除也。”成无己认为：“肝受血而能视，始者气伤荣，寒既变热，则血为热搏，肝气不治，故目瞑也。”而胡希恕认为：“服麻黄汤后，病人感觉较好，症状有所减轻，但是同时发生发烦目瞑，就是心烦而目闭，是因为病重日久或体虚误治时，服药中病后的瞑眩状态。”《说文解字》曰：“瞑，翕目也。”目瞑的本意是闭目、入睡，如《灵

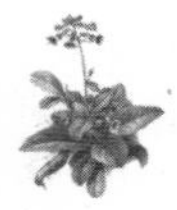

枢·口问》云："阳气尽，阴气盛，则目瞑；阴气尽而阳气盛，则寤矣。"目瞑引申意为瞑眩、视物昏眩而不敢睁眼，如《金匮要略》血痹虚劳病篇曰："男子脉虚沉弦，无寒热，短气里急，小便不利，面白，时目瞑，兼衄，少腹满，此为劳使之然。"

36.2 眼中生花

眼中生花：目眩，眼花。

主症	篇次	目次	兼症	原文
眼中生花	阴阳易差后劳复病篇	392	身体重，少气，少腹里急，热上冲胸，头重，膝胫拘急	伤寒阴阳易之为病，其人身体重，少气，少腹里急，或引阴中拘挛，热上冲胸，头重不欲举，眼中生花，膝胫拘急者，烧裈散主之

【类症要点】

伤寒阴阳易之为病，其人身体重，少气，少腹里急，或引阴中拘挛，热上冲胸，头重不欲举，眼中生花，膝胫拘急者，烧裈散主之。(392)

成无己认为："眼中生花者，感动之毒，所易之气，熏蒸于上也，与烧裈散以导阴气。"尤在泾认为："眼中生花，则热气熏蒸，而且上淆清阳矣。裈裆得阴浊最多，以类相入，导其热气，俾从阴而入者，仍从阴而出也。"陈亦人认为：热上冲胸、眼中生花等是由于精竭火动，虚火上炎所致。治以烧裈散，裈裆处得浊阴之气最多，烧灰以取其洁净，有同类相求、导邪外出的作用。

36.3 目眩

目眩：头目昏眩。

主症	篇次	目次	兼症	原文
目眩	少阳病篇	263	口苦，咽干	少阳之为病，口苦咽干目眩也

【类症要点】

少阳之为病，口苦咽干目眩也。（263）

黄元御认为：“足少阳之经，起于目锐眦，下颈，合缺盆，口、咽、目，皆少阳经脉之所循。少阳以下行为顺，病则经气壅遏，逆循头面，相火燔腾，故见证如此。苦者火之味，炎上作苦也。眩者相火离根，升浮旋转之象也。”成无己认为：“少阳之脉，起于目锐眦。少阳受邪，故口苦、咽干、目眩。”胡希恕认为：“少阳病，就是半表半里之阳证，阳热在胸腹腔间，半表半里之处，既不可入里，又不可出表，只可向上行于孔窍之间，故口苦、咽干、目眩。”

36.4 目赤

目赤：目珠红。

主症	篇次	目次	兼症	原文
目赤	少阳病篇	264	两耳无所闻，胸中满烦	少阳中风，两耳无所闻，目赤，胸中满而烦者，不可吐下，吐下则悸而惊

【类症要点】

少阳中风，两耳无所闻，目赤，胸中满而烦者，不可吐下，吐下则悸而惊。（264）

尤在泾认为：“少阳受邪，壅热于经，故耳聋目赤，胸中满而烦也。”成无己认为：“风伤气，风则为热。少阳中风，气壅而热，故耳聋、目赤、胸满而烦。”

36.5 目中不了了

目中不了了：眼睛视物不清。

主症	篇次	目次	兼症	原文
目中不了了	阳明病篇	252	大便难，微热	伤寒六七日，目中不了了，睛不和，无表里证，大便难，身微热者，此为实也。急下之，宜大承气汤

【类症要点】

伤寒六七日，目中不了了，睛不和，无表里证，大便难，身微热者，此为实也。急下之，宜大承气汤。(252)

本条所述之“目中不了了”为邪热内灼、津液枯槁、阴精不得上注于目所致。尤在泾云:“目中不了了者，目光不精而视物不明也。”成无已认为:“目中不了了，睛不和者，邪热内甚，上熏于目也。”程扶生认为:“目中不了了，睛不和，邪热内甚，上熏于目，而水液欲枯也……无表里证，似乎不急，而实热上逼则急矣。《针经》曰:‘热病目不明，热不已者，死。’故知目睛不明为最危恶之证也，宜急下以救将绝之阴。”提示临证应详审病情、见微知著，及时截断病势，防止传变。

（张桂睿，翁维良）

37 短气类症

类症：短气，少气。

37.1 短气

短气：气不足。

主症	篇次	目次	兼症	原文
短气	太阳病篇（中）	48	微汗出，面色缘缘正赤，躁烦	二阳并病，太阳初得病时，发其汗，汗先出不彻，因转属阳明，续自微汗出，不恶寒。若太阳病证不罢者，不可下，下之为逆，如此可小发汗。设面色缘缘正赤者，阳气怫郁在表，当解之熏之。若发汗不彻不足言，阳气怫郁不得越，当汗不汗，其人躁烦，不知痛处，乍在腹中，乍在四肢，按之不可得，其人短气但坐，以汗出不彻故也，更发汗则愈。何以知汗出不彻？以脉涩故知也
短气	太阳病篇（下）	134	膈内拒痛，躁烦，心中懊侬，心下硬	太阳病，脉浮而动数，浮则为风，数则为热，动则为痛，数则为虚。头痛发热，微盗汗出，而反恶寒者，表未解也。医反下之，动数变迟，膈内拒痛，胃中空虚，客气动膈，短气躁烦，心中懊侬，阳气内陷，心下因硬，则为结胸，大陷胸汤主之。若不结胸，但头汗出，余处无汗，剂颈而还，小便不利，身必发黄

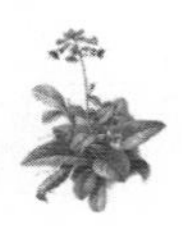

续表

主症	篇次	目次	兼症	原文
短气	太阳病篇（下）	152	漐漐汗出，头痛，心下痞硬满，引胁下痛，干呕	太阳中风，下利呕逆，表解者，乃可攻之。其人漐漐汗出，发作有时，头痛，心下痞硬满，引胁下痛，干呕短气，汗出不恶寒者，此表解里未和也。十枣汤主之
短气	太阳病篇（下）	175	骨节疼烦，掣痛，近之则痛剧，汗出，小便不利，恶风，身微肿	风湿相搏，骨节疼烦，掣痛不得屈伸，近之则痛剧，汗出短气，小便不利，恶风，不欲去衣，或身微肿者，甘草附子汤主之
短气	阳明病篇	208	汗出身重，腹满，喘	阳明病，脉迟，虽汗出不恶寒者，其身必重，短气，腹满而喘，有潮热者，此外欲解，可攻里也。手足濈然汗出者，此大便已硬也，大承气汤主之。若汗多，微发热恶寒者，外未解也，其热不潮，未可与承气汤，若腹大满不通者，可与小承气汤微和胃气，勿令至大泄下
短气	阳明病篇	231	腹满，胁下及心痛，鼻干，嗜卧，身目悉黄，小便难，潮热，哕，耳前后肿	阳明中风，脉弦浮大而短气，腹都满，胁下及心痛，久按之气不通，鼻干，不得汗，嗜卧，一身及目悉黄，小便难，有潮热，时时哕，耳前后肿。刺之小差，外不解，病过十日，脉续浮者，与小柴胡汤

【类症要点】

二阳并病，太阳初得病时，发其汗，汗先出不彻，因转属阳明，续自微汗出，不恶寒。若太阳病证不罢者，不可下，下之为逆，如此可小发汗。设面色缘缘正赤者，阳气怫郁在表，当解之熏之。若发汗不彻不足言，阳气怫郁不得越，当汗不汗，其人躁烦，不知痛处，乍在腹中，乍在四肢，按之不可得，其人短气但坐，以汗出不彻故也，更发汗则愈。何以知汗出不彻？以脉涩故知也。(48)

本条所述为太阳阳明并病，太阳病汗出不透，转属阳明，表不解，肺气遏阻，气往上涌，故见短气。汪苓友认为：“短气者，邪热壅而气促急也。”尤在泾认为：“短气者，表不得泄，肺气不宣也。”章虚谷认为：“肺气郁逆，故短气。”

太阳病，脉浮而动数，浮则为风，数则为热，动则为痛，数则为虚。头痛发热，微盗汗出，而反恶寒者，表未解也。医反下之，动数变迟，膈内拒痛，胃中空虚，客气动膈，短气躁烦，心中懊侬，阳气内陷，心下因硬，则为结胸，大陷胸汤主之。若不结胸，但头汗出，余处无汗，剂颈而还，小便不利，身必发黄。(134)

大陷胸汤所治短气为邪结热扰、气机阻滞所致，非气虚不足。喻嘉言认为：“动数变迟三十六字，形容结胸之状殆尽。盖动数为欲传之脉，而变迟则力绵势缓而不能传，且有结而难开之象，膈中之气与外入之邪两相格斗，故为拒痛。胃中水谷所生之精悍，因误下而致空虚，则不能借之以冲开外邪，反为外邪冲动其膈，于是正气往返邪逼之界，觉短气不足以息，更烦躁有加……”

太阳中风，下利呕逆，表解者，乃可攻之。其人漐漐汗出，发作有时，头痛，心下痞硬满，引胁下痛，干呕短气，汗出不恶寒者，此表解里未和也。十枣汤主之。(152)

十枣汤所治短气为水邪上迫于肺，肺气不利所致。成无己认为：“干呕短气者，邪热内郁而有伏饮，是里未和也。”吕震名认为：“干呕短气诸证，全是水邪内壅之状。”

风湿相搏，骨节疼烦，掣痛不得屈伸，近之则痛剧，汗出短气，小便不利，恶风，不欲去衣，或身微肿者，甘草附子汤主之。(175)

甘草附子汤主治湿胜阳微，表里阳气俱虚之证。短气与汗出、恶风不欲去衣等并见，乃表里阳气俱虚的表现。短气与肺金不利有关，黄元御曰：“汗出短气，小便不利，湿土中郁，肺金不得降敛，故气短而汗泄。”

阳明病，脉迟，虽汗出不恶寒者，其身必重，短气，腹满而喘，有潮热者，此外欲解，可攻里也。手足濈然汗出者，此大便已硬也，

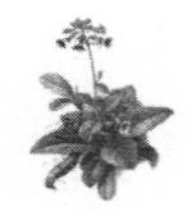

大承气汤主之。若汗多，微发热恶寒者，外未解也，其热不潮，未可与承气汤，若腹大满不通者，可与小承气汤微和胃气，勿令至大泄下。（208）

大承气汤主治短气为肠腑壅滞、阻滞气机所致。成无己认为："身重短气，腹满而喘，有潮热者，热入腑也。"尤在泾认为："此汗出不恶寒，身重短气，腹满而喘，潮热，皆里证也。"

阳明中风，脉弦浮大而短气，腹都满，胁下及心痛，久按之气不通，鼻干，不得汗，嗜卧，一身及目悉黄，小便难，有潮热，时时哕，耳前后肿。刺之小差，外不解，病过十日，脉续浮者，与小柴胡汤。（231）

小柴胡汤所治短气为阳明少阳邪热郁闭所致。邪热炽盛，经气郁闭，邪无出路故到处攻窜。尤在泾认为："阳明闭郁，故短气腹满，鼻干不得汗，嗜卧，一身及面目悉黄，小便难，有潮热。少阳郁闭，故胁下及心痛，久按之气不通，时时哕，耳前后肿。"程郊倩对此条文分析极为透彻："此条所中之气，兼有温邪在内，故脉弦浮大。里阳为表阳闭遏，万物所归之经气阻塞不通，怫之极则扰之极，故卒难用治，唯照依《内经·刺热篇》中之刺法泄去其热，此刺不专为耳肿设。小差，外不解者，内势渐杀，所不解者，外不得汗，仍潮热耳。犹须俟过十日者，恐小差之热势去之未尽，不无因升发之药而复盈也。脉续浮弦者，尚接弦大之浮，热未能尽去也，故用小柴胡汤双解之。"

【小结】

以"短气"为主症的条文共6条：太阳病篇4条，阳明病篇2条。包括：太阳病误下邪气陷于胸膈及外感表邪兼胸胁悬饮水邪犯肺，或湿邪内阻气化失宣，或太阳阳明并病，表气郁闭，肺气郁遏而致短气。阳明病燥屎内结阻滞气机，或阳明少阳邪热郁阻而致短气。

总计经方6个：十枣汤、大陷胸汤、甘草附子汤、大承气汤、小承气汤、小柴胡汤。

37.2 少气

少气：气不足。

主症	篇次	目次	兼症	原文
少气	太阳病篇（中）	76	虚烦不得眠，反复颠倒，心中懊侬	发汗后，水药不得入口为逆。若更发汗，必吐下不止。发汗吐下后，虚烦不得眠，若剧者，必反复颠倒，心中懊侬，栀子豉汤主之。若少气者，栀子甘草豉汤主之；若呕者，栀子生姜豉汤主之
少气	阴阳易差后劳复病篇	392	身体重，少腹里急，热上冲胸，头重，眼中生花，膝胫拘急	伤寒阴阳易之为病，其人身体重，少气，少腹里急，或引阴中拘挛，热上冲胸，头重不欲举，眼中生花，膝胫拘急者，烧裈散主之
少气	阴阳易差后劳复病篇	397	虚羸，气逆欲吐	伤寒解后，虚羸少气，气逆欲吐，竹叶石膏汤主之

【类症要点】

发汗后，水药不得入口为逆。若更发汗，必吐下不止。发汗吐下后，虚烦不得眠，若剧者，必反复颠倒，心中懊侬，栀子豉汤主之。若少气者，栀子甘草豉汤主之；若呕者，栀子生姜豉汤主之。(76)

栀子甘草豉汤所治少气为无形邪热陷于胸膈兼中气不足所致。成无已认为：“少气者，热伤气也，加甘草以益气。”

伤寒阴阳易之为病，其人身体重，少气，少腹里急，或引阴中拘挛，热上冲胸，头重不欲举，眼中生花，膝胫拘急者，烧裈散主之。(392)

伤寒解后，虚羸少气，气逆欲吐，竹叶石膏汤主之。(397)

竹叶石膏汤所治之虚羸少气为伤寒病后气液两伤所致。张隐庵认为：“伤寒解后，津液内竭，故虚羸；中土不足，故少气。”喻嘉言认为：“身中津液为热邪所耗，余热不清，必致虚羸少气，难于康复。”尤在泾认为：“大邪虽解，元气未复，余邪未尽，气不足则因而生痰，热不除则因而上逆，是以虚羸少气，而气逆欲吐也。”

【小结】

以“少气”为主症的条文共3条：太阳病篇1条，阴阳易差后劳复病篇2条。方用栀子甘草豉汤、烧裈散、竹叶石膏汤。

（孟云辉，翁维良）

38　不大便类症

类症：不大便，大便硬，大便微硬，硬，大便复硬而少，便硬，胃家实，脾约，大便难，大便初硬后溏，初头硬后必溏，大便乍难乍易。

38.1　不大便

不大便：不能排大便。

主症	篇次	目次	兼症	原文
不大便	太阳病篇（中）	56	头痛	伤寒不大便六七日，头痛有热者，与承气汤。其小便清者，知不在里，仍在表也，当须发汗。若头痛者，必衄。宜桂枝汤
不大便	太阳病篇（中）	111	身黄，欲衄，小便难，但头汗出，剂颈而还，腹满微喘，口干咽烂，谵语，哕，手足燥扰，捻衣摸床	太阳病中风，以火劫发汗，邪风被火热，血气流溢，失其常度。两阳相熏灼，其身发黄。阳盛则欲衄，阴虚小便难。阴阳俱虚竭，身体则枯燥，但头汗出，剂颈而还，腹满微喘，口干咽烂，或不大便，久则谵语，甚者至哕，手足躁扰，捻衣摸床。小便利者，其人可治
不大便	太阳病篇（下）	137	舌上燥而渴，日晡所小有潮热，从心下至少腹硬满而痛	太阳病，重发汗而复下之，不大便五六日，舌上燥而渴，日晡所小有潮热，从心下至少腹硬满，而痛不可近者，大陷胸汤主之

续表

主症	篇次	目次	兼症	原文
不大便	阳明病篇	209	转失气	阳明病，潮热，大便微硬者，可与大承气汤；不硬者，不可与之。若不大便六七日，恐有燥屎，欲知之法，少与小承气汤，汤入腹中，转失气者，此有燥屎也，乃可攻之。若不转失气者，此但初头硬，后必溏，不可攻之，攻之必胀满不能食也。欲饮水者，与水则哕。其后发热者，必大便复硬而少也，以小承气汤和之。不转失气者，慎不可攻也
不大便	阳明病篇	212	潮热，独语	伤寒若吐若下后不解，不大便五六日，上至十余日，日晡所发潮热，不恶寒，独语如见鬼状。若剧者，发则不识人，循衣摸床，惕而不安，微喘直视，脉弦者生，涩者死。微者，但发热谵语者，大承气汤主之。若一服利，则止后服
不大便	阳明病篇	214		阳明病，谵语发潮热，脉滑而疾者，小承气汤主之。因与承气汤一升，腹中转气者，更服一升，若不转气者，勿更与之。明日又不大便，脉反微涩者，里虚也，为难治，不可更与承气汤也
不大便	阳明病篇	230	胁下硬满，呕，舌上白胎	阳明病，胁下硬满，不大便而呕，舌上白胎者，可与小柴胡汤。上焦得通，津液得下，胃气因和，身濈然汗出而解
不大便	阳明病篇	239	绕脐痛，烦躁	病人不大便五六日，绕脐痛，烦躁，发作有时者，此有燥屎，故使不大便也
不大便	阳明病篇	241	烦，腹满痛	大下后，六七日不大便，烦不解，腹满痛者，此有燥屎也。所以然者，本有宿食故也，宜大承气汤
不大便	阳明病篇	257	消谷善饥	病人无表里证，发热七八日，虽脉浮数者，可下之。假令已下，脉数不解，合热则消谷善饥，至六七日不大便者，有瘀血，宜抵当汤
不大便	少阴病篇	322	腹胀	少阴病，六七日，腹胀不大便者，急下之，宜大承气汤

【类症要点】

伤寒不大便六七日，头痛有热者，与承气汤。其小便清者，知不在里，仍在表也，当须发汗。若头痛者，必衄。宜桂枝汤。(56)

本条根据小便情况辨表里证治，主症为阳明肠腑燥结之不大便。伤寒不大便六七日，出现头痛有热的证候，此种情况既可以是阳明里实热证，亦可以是太阳表证：如果是阳明里实热证，肠燥津枯则“不大便”，热盛于内，循经上扰清窍则头痛发热，此时燥热内盛，伤津耗液，小便必短赤，此时当用承气汤攻下泄热，热除痛自愈；若阳明热邪旺盛，会导致阳络损伤出现鼻衄的表现。张路玉认为：“六七日不大便，明系里热，况有热以证之，更无可疑，故虽头痛，必是阳明热蒸，可与承气汤。”柯韵伯认为：“六七日是病解之期，七日来仍不大便，病为在里，则头痛身热属阳明，外不解由于内不通也，下之里和而表自解矣。”

如果此时小便当清长，则表明病在表而不在里，当须使用汗法治疗。太阳表证，外邪袭表，太阳经气不利，则头痛；卫阳御邪于外而亢奋则发热；正气于肌表抗邪，不能固护于里则不大便。虽不大便，余无所苦，故用桂枝汤，既可养营敛阴，又可发汗解表。

太阳病中风，以火劫发汗，邪风被火热，血气流溢，失其常度。两阳相熏灼，其身发黄。阳盛则欲衄，阴虚小便难。阴阳俱虚竭，身体则枯燥，但头汗出，剂颈而还，腹满微喘，口干咽烂，或不大便，久则谵语，甚者至哕，手足躁扰，捻衣摸床。小便利者，其人可治。(111)

太阳病，重发汗而复下之，不大便五六日，舌上燥而渴，日晡所小有潮热，从心下至少腹硬满，而痛不可近者，大陷胸汤主之。(137)

本条论述结胸重证的表现及证治，主症为结胸重证所致不大便。喻嘉言所言甚是：“不大便，烦渴，日晡潮热，少腹硬满，证与阳明颇同，但小有潮热，则不以阳明大热，从心下至少腹手不可近，则阳明又不似此大痛，因是辨

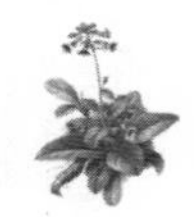

其为太阳结胸，兼阳明内实也。”胃热津伤，肠内燥结则见本条主症“不大便”五六日，舌上燥而渴，日晡微有潮热等阳明里实证表现；而水热互结于胸膈，气机阻滞不畅，实邪弥漫全腹，故从心下至少腹硬满而痛不可近，此非阳明里实证，而为结胸重证之象，当用大陷胸汤以泄热逐水破结。尤在泾曾云：“以愚观之，仲景所云心下者，正胃之谓。胃为都会，水谷并居，清浊未分，邪气入之，夹痰杂食，相结不解，则成结胸。大陷胸助肠中燥粪，并主心下水。水食在胃，必兼破饮之长，故用甘遂。”

阳明病，潮热，大便微硬者，可与大承气汤；不硬者，不可与之。若不大便六七日，恐有燥屎，欲知之法，少与小承气汤，汤入腹中，转失气者，此有燥屎也，乃可攻之。若不转失气者，此但初头硬，后必溏，不可攻之，攻之必胀满不能食也。欲饮水者，与水则哕。其后发热者，必大便复硬而少也，以小承气汤和之。不转失气者，慎不可攻也。（209）

此条论述了大、小承气汤的证治及具体使用方法，主症为邪热阻滞胃肠，气机不畅，伤津耗液所致不大便。柯韵伯云：“夫诸病皆因于气，秽物之不去，由于气之不顺，故攻积之剂必用行气之药以主之。亢则害，承乃制，此承气之所由；又病去而元气不伤，此承气之义也。夫方分大小，有二义焉，厚朴倍大黄，是气药为君，名大承气；大黄倍厚朴，是气药为臣，名小承气也，故名曰小。”临床上大承气汤多用于治疗阳明腑实证、热结旁流证及热厥、发狂等里实热证，症状表现虽有区别，但邪热阻滞胃肠，气机不畅，伤津耗液致“不大便”的病机基本相同，故以大承气汤峻下热结；小承气汤由于攻下之力较轻，故多用于治疗阳明热结轻证。

伤寒若吐若下后不解，不大便五六日，上至十余日，日晡所发潮热，不恶寒，独语如见鬼状。若剧者，发则不识人，循衣摸床，惕而不安，微喘直视，脉弦者生，涩者死。微者，但发热谵语者，大承气汤主之。若一服利，则止后服。（212）

本条论阳明腑实重证的证候表现与预后以及轻证的辨证治疗，主症为阳明腑实证之不大便。成无已曰："若吐若下，皆伤胃气，不大便五六日，上至十余日，亡津液，胃气虚，邪热内结也。"阳明热盛，逢其旺时而增剧，故发热有时，如潮水定时而至，此时身热而不恶寒。热盛扰伤心神，故胡言乱语，若有所见，声高时惊呼，谓之独语如见鬼状。如果病情更加严重，热极耗竭阴津致神乱，则出现不识人、循衣摸床、惊惕不安的症状；津液枯竭，热炎亢盛，损及肺肾之阴，故见微喘直视。若脉弦，表明气血津液未耗竭，尚有一线生机；如果脉涩，表明津液枯竭，属于死证。病情尚不严重，仅表现为发热、谵语等症时，津液并未耗竭，则可用大承气汤以攻下热结。若一服而有下利的表现则不用继续服用，此为对下法当谨慎使用之意。

阳明病，谵语发潮热，脉滑而疾者，小承气汤主之。因与承气汤一升，腹中转气者，更服一升，若不转气者，勿更与之。明日又不大便，脉反微涩者，里虚也，为难治，不可更与承气汤也。(214)

本条论阳明腑实轻证的表现与治法及禁例，主症为里虚之不大便。柯韵伯云："明日而仍不大便，其胃家似实，而脉反微涩，微则无阳，涩则少血，此为里虚，故阳证反见阴脉也。"尤在泾云："若明日不大便而脉反微涩，则邪气未去，而正气先衰，补则碍邪，攻则伤正，故曰难治，便虽未通，岂可更以承气攻之哉！"

阳明病，胁下硬满，不大便而呕，舌上白胎者，可与小柴胡汤。上焦得通，津液得下，胃气因和，身濈然汗出而解。(230)

本条论少阳阳明并病的证治及治从少阳的作用机理，主症为少阳阳明并病之不大便。陈修园云："下焦不通，津液不下而为不大便。"程郊倩云："上焦既窒，则津液为热搏结，徒熏蒸于膈上，不得下滋于胃腑，故舌上白苔而不大便。"可见二位注家均认为病因为下焦不通。本方和解少阳枢机，疏理肝胆，通利三焦。服汤已，上焦气机通畅而不郁结，下焦津液得以润下，胃气调和而便自下，呕自止。三焦通畅，气血津液运行无阻，则濈然汗出而病解。

小柴胡汤主治邪在半表半里的伤寒少阳证、热入血室证，亦可治疗本条出现"不大便"等证的少阳阳明并病。成无已曰："伤寒邪气在表者，必渍形

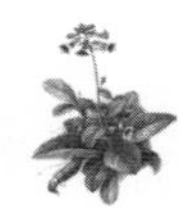

以为汗；邪气在里者，必荡涤以为利；其于不外不内，半表半里，既非发汗之所宜，又非吐下之所对，是当和解则可矣。小柴胡汤为和解表里之剂也。”小柴胡汤为临床常用方，以往来寒热、胸胁苦满、默默不欲饮食、心烦喜呕、口苦、咽干、苔白、脉弦为辨证要点。临证时只需找到主症中一二点即可，不必所有证候悉具。

病人不大便五六日，绕脐痛，烦躁，发作有时者，此有燥屎，故使不大便也。(239)

本条辨阳明腑实燥屎内结证，主症为阳明腑实证之不大便。

大下后，六七日不大便，烦不解，腹满痛者，此有燥屎也。所以然者，本有宿食故也，宜大承气汤。(241)

本条论下后燥屎复结的证治，主症为宿食已结不消所致之不大便。成无己认为：“大下之后，则胃弱不能消谷，至六七日不大便，则宿食已结不消，故使烦热不解而腹满痛，是只有燥屎也，与大承气汤以下除之。”

病人无表里证，发热七八日，虽脉浮数者，可下之。假令已下，脉数不解，合热则消谷善饥，至六七日不大便者，有瘀血，宜抵当汤。(257)

本条辨阳明腑实与有瘀血的证治，主症为下焦蓄血重症所致之不大便。《医宗金鉴》曰：“至六七日又不大便，若不能消谷善饥，是胃实热也，以大承气汤下之。今既能消谷善饥，是胃和合热，非胃邪合热，故屎硬，色必黑，乃有瘀血热结之不大便也，宜用抵当汤下之。”

抵当汤为治疗下焦蓄血重症的常用方，汤中水蛭、虻虫为虫类药物，二药咸苦相配，活血逐瘀。再加大黄、桃仁，大黄荡涤，推陈出新破血结；桃仁滑利，行血中瘀滞。四药相合，为破血逐瘀之峻剂。明代许宏言：“太阳病者，膀胱之经也。若太阳之病不解，至六七日，热气内甚，结于膀胱，必为血证也。若脉微而沉，反不结胸者，其人小便自利，少腹硬满者，此为内蓄血证也。更其人发狂，以热在下焦，必下血乃能愈也。所以然者，以太阳随经，瘀热在里故也。”临床以少腹硬满、喜忘、大便色黑、脉沉结、小便自利为辨证要点。抵当汤证，病势急，瘀重于热，故以破血逐瘀之峻剂治疗。

少阴病，六七日，腹胀不大便者，急下之，宜大承气汤。(322)

本条论述少阴急下证的证治，主症为阳明燥实之不大便。钱天来认为："少阴病而至六七日，邪入已深。然少阴每多自利，而反腹胀不大便者，此少阴之邪复还阳明也。所谓阳明中土，万物所归，无所复传之地，故当急下，与阳明篇腹满痛者急下之，无异也。"尤在泾认为："腹胀不大便，土实之征也。土实则水干，故非急下不可。"黄坤载认为："腹胀不大便，是阳明燥盛而灼脾阴也。"由此可见，注家均认为本条主症乃阳明燥实之不大便。

大承气汤为治疗阳明腑实证的主方，亦可治疗热结旁流证及里实热证。正如柯韵柏所言："盖生者气锐而先行，熟者气钝而缓，张仲景欲使芒硝先化燥屎，大黄继通地道，而后枳、朴除其痞满。"

承气汤为临床常用之良方，历代医家辨证施治，以承气汤加减变化运用而获奇效的例子举不胜举。柯韵伯云："夫诸病皆因于气，秽物之不去，由于气之不顺，故攻积之剂必用行气之药以主之。亢则害，承乃制，此承气之所由；又病去而元气不伤，此承气之义也。夫方分大小，有二义焉，厚朴倍大黄，是气药为君，名大承气；大黄倍厚朴，是气药为臣，名小承气也，故名曰小。"临床上大承气汤多用于治疗阳明腑实证、热结旁流证及热厥、发狂等里实热证，症状表现虽有区别，但邪热阻滞胃肠，气机不畅，伤津耗液致"不大便"的病机基本相同，故以大承气汤峻下热结；小承气汤由于攻下之力较轻，故多用于治疗阳明热结轻证。

【小结】

以"不大便"为主症的条文共11条：太阳病篇3条，阳明病篇7条，少阴病篇1条。包括：太阳病太阳中风误以火劫发汗后热盛伤阴，结胸重证所致不大便。阳明病阳明内热，燥屎阻结，表邪误治转为阳明里实热证、里虚致不大便。少阳阳明并病时，肠中燥屎内结，因宿食致燥屎复结。阳明血分瘀热内结致不大便。

总计经方6个：桂枝汤、大陷胸汤、大承气汤、小承气汤、小柴胡汤、抵当汤。

38.2 大便硬

大便硬：大便质硬。

主症	篇次	目次	兼症	原文
大便硬	太阳病篇（下）	148	头汗出，微恶寒，手足冷，心下满，口不欲食	伤寒五六日，头汗出，微恶寒，手足冷，心下满，口不欲食，大便硬，脉细者，此为阳微结，必有表，复有里也，脉沉亦在里也。汗出为阳微，假令纯阴结，不得复有外证，悉入在里，此为半在里半在外也。脉虽沉紧，不得为少阴病。所以然者，阴不得有汗，今头汗出，故知非少阴也，可与小柴胡汤。设不了了者，得屎而解
大便硬	太阳病篇（中）	110	汗从腰以下不得汗，欲小便不得，反呕，欲失溲，足下恶风，头卓然而痛	太阳病，二日反躁，凡熨其背，而大汗出，大热入胃，胃中水竭，躁烦必发谵语。十余日振栗自下利者，此为欲解也。故其汗从腰以下不得汗，欲小便不得，反呕，欲失溲，足下恶风，大便硬，小便当数，而反不数，及不多，大便已，头卓然而痛，其人足心必热，谷气下流故也
大便硬	太阳病篇（下）	174	身体烦疼，不能自转侧	伤寒八九日，风湿相搏，身体烦疼，不能自转侧，不呕，不渴，脉浮虚而涩者，桂枝附子汤主之。若其人大便硬，小便自利者，去桂加白术汤主之
大便硬	阳明病篇	187		伤寒脉浮而缓，手足自温者，是为系在太阴。太阴者，身当发黄，若小便自利者，不能发黄。至七八日大便硬者，为阳明病也
大便硬	阳明病篇	203	汗出，微烦	阳明病，本自汗出，医更重发汗，病已差，尚微烦不了了者，此必大便硬故也。以亡津液，胃中干燥，故令大便硬。当问其小便日几行，若本小便日三四行，今日再行，故知大便不久出。今为小便数少，以津液当还入胃中，故知不久必大便也

续表

主症	篇次	目次	兼症	原文
大便硬	阳明病篇	208	手足濈然汗出	阳明病，脉迟，虽汗出不恶寒者，其身必重，短气，腹满而喘，有潮热者，此外欲解，可攻里也。手足濈然汗出者，此大便已硬也，大承气汤主之。若汗多，微发热恶寒者，外未解也，其热不潮，未可与承气汤。若腹大满不通者，可与小承气汤，微和胃气，勿令至大泄下
大便硬	阳明病篇	213	多汗，谵语	阳明病，其人多汗，以津液外出，胃中燥，大便必硬，硬则谵语，小承气汤主之。若一服谵语止者，更莫复服
大便硬	阳明病篇	244	小便数，渴	太阳病，寸缓关浮尺弱，其人发热汗出，复恶寒，不呕，但心下痞者，此以医下之也。如其不下者，病人不恶寒而渴者，此转属阳明也。小便数者，大便必硬，不更衣十日，无所苦也。渴欲饮水，少少与之，但以法救之。渴者，宜五苓散
大便硬	阳明病篇	245	汗出多	脉阳微而汗出少者，为自和也，汗出多者，为太过。阳脉实，因发其汗，出多者，亦为太过。太过者，为阳绝于里，亡津液，大便因硬也
大便硬	阳明病篇	247	小便数，脾约	趺阳脉浮而涩，浮则胃气强，涩则小便数，浮涩相搏，大便则硬，其脾为约，麻子仁丸主之
大便硬	阳明病篇	250	微烦，小便数	太阳病，若吐若下若发汗后，微烦，小便数，大便因硬者，与小承气汤和之，愈

【类症要点】

伤寒五六日，头汗出，微恶寒，手足冷，心下满，口不欲食，大便硬，脉细者，此为阳微结，必有表，复有里也，脉沉亦在里也。汗出为阳微，假令纯阴结，不得复有外证，悉入在里，此为半在里

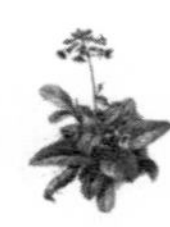

半在外也。脉虽沉紧，不得为少阴病。所以然者，阴不得有汗，今头汗出，故知非少阴也，可与小柴胡汤。设不了了者，得屎而解。(148)

本条辨阳微结的脉证治法及其与纯阴结的鉴别，主症为阳微结证所致大便硬。成无己认为："大便硬为阳结，此邪热虽传于里，然以外带表邪，则邪结尤浅，故曰阳微结。"本方为和解少阳的代表方剂。小柴胡汤主治伤寒少阳证，邪在半表半里，少阳经脉循胸布胁，位于太阳与阳明经之间。成无己曰："伤寒邪气在表者，必渍形以为汗；邪气在里者，必荡涤以为利；其于不外不内，半表半里，既非发汗之所宜，又非吐下之所对，是当和解则可矣。小柴胡汤为和解表里之剂也。"

太阳病，二日反躁，凡熨其背，而大汗出，大热入胃，胃中水竭，躁烦必发谵语。十余日振栗自下利者，此为欲解也。故其汗从腰以下不得汗，欲小便不得，反呕，欲失溲，足下恶风，大便硬，小便当数，而反不数，及不多，大便已，头卓然而痛，其人足心必热，谷气下流故也。(110)

本条论太阳病误火后的变证及自愈的转机，主症为太阳病误火后变证之大便硬。成无己云："津液漏渗令大便硬者，小便当数，经曰：小便数者，大便必硬也。"黄坤载则认为："水枯则大便干硬，便干肠结，胃热不得下达。"待大便后，津液得复，脏腑通利，阳气瞬时通达，由于太过迅速而不适应则出现头卓然而痛的表现。胃阳谷气得以下达，温煦肢端则足心热。

伤寒八九日，风湿相搏，身体烦疼，不能自转侧，不呕，不渴，脉浮虚而涩者，桂枝附子汤主之。若其人大便硬，小便自利者，去桂加白术汤主之。(174)

本条论风寒湿邪痹着于肌表的证治，主症为阳虚肌痹所致大便硬。正如《医宗金鉴》所述："如其人有是证，虽大便硬，小便自利，而不议下者，以其非邪热入里之硬，乃风燥湿去之硬，故仍以桂枝附子汤，去桂枝，以大便硬，小便自利，不欲其发汗再夺津液也。加白术，以身重著，湿在肉分，用以佐附子，逐湿气于肌也。”而成无已则认为：“大便硬，为津液不足，去桂加术。”

伤寒脉浮而缓，手足自温者，是为系在太阴。太阴者，身当发黄，若小便自利者，不能发黄。至七八日大便硬者，为阳明病也。(187)

本条论太阴病转属阳明的临床特征，主症为太阳病转属阳明病之大便硬。喻嘉言云：“但脾湿既行，胃益干燥，胃燥则大便必硬，因复转为阳明内实，而成可下之证也。”

阳明病，本自汗出，医更重发汗，病已差，尚微烦不了了者，此必大便硬故也。以亡津液，胃中干燥，故令大便硬。当问其小便日几行，若本小便日三四行，今日再行，故知大便不久出。今为小便数少，以津液当还入胃中，故知不久必大便也。(203)

本条根据小便次数推测大便状况，主症为阳明病误用汗法致肠燥内结之大便硬。尤在泾曰：“兹已汗复汗，重亡津液，胃燥便硬。”程郊倩曰：“大便硬者，亡津液，胃中干燥故也。”方中行注最为详尽：“盖水谷入胃，其清者为津液，粗者为渣滓，津液之渗而外出者为汗，潴而下行者为小便，故汗与小便出多，皆能令人亡津液，所以渣滓之为大便者，干燥结硬而难出也。”

阳明病，脉迟，虽汗出不恶寒者，其身必重，短气，腹满而喘，有潮热者，此外欲解，可攻里也。手足濈然汗出者，此大便已硬也，大承气汤主之。若汗多，微发热恶寒者，外未解也，其热不潮，未可与承气汤。若腹大满不通者，可与小承气汤，微和胃气，勿令至大泄下。(208)

本条论阳明病可攻与不可攻及大小承气汤的证治要点，大便硬为阳明里热所致。柯韵伯云：“盖生者气锐而先行，熟者气钝而缓，张仲景欲使芒硝先化燥屎，大黄继通地道，而后枳、朴除其痞满。”“夫诸病皆因于气，秽物之不去，由于气之不顺，故攻积之剂必用行气之药以主之。亢则害，承乃制，此承气之所由；又病去而元气不伤，此承气之义也。夫方分大小，有二义焉，厚朴倍大黄，是气药为君，名大承气；大黄倍厚朴，是气药为臣，名小承气也，故

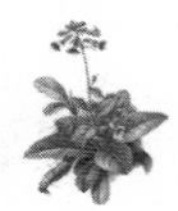

名曰小。”临床上大承气汤多用于治疗阳明腑实证、热结旁流证及热厥、发狂等里实热证，症状表现虽有区别，但邪热阻滞胃肠，气机不畅，伤津耗液致“不大便”的病机基本相同，故以大承气汤峻下热结；小承气汤由于攻下之力较轻，故多用于治疗阳明热结轻证。

阳明病，其人多汗，以津液外出，胃中燥，大便必硬，硬则谵语，小承气汤主之。若一服谵语止者，更莫复服。(213)

本条论阳明病汗多津伤所致便硬谵语的证治。尤在泾云：“津液出于阳明，而阳明亦借养于津液，故阳明多汗，则胃中无液而燥也。胃燥则大便硬，大便硬则谵语，是宜小承气汤以和胃而去实。”故此时小承气汤轻下热结，疏通腑气则谵语自止，若一服有效，谵语止，便可停药，继续服用恐伤及正气。

太阳病，寸缓关浮尺弱，其人发热汗出，复恶寒，不呕，但心下痞者，此以医下之也。如其不下者，病人不恶寒而渴者，此转属阳明也。小便数者，大便必硬，不更衣十日，无所苦也。渴欲饮水，少少与之，但以法救之。渴者，宜五苓散。(244)

本条论太阳中风后不同转归及证治，主症为阳明津液偏渗于小便所致之大便硬。喻嘉言认为：“不恶寒而渴，邪入阳明审矣。然阳明津液既偏渗于小便，则大肠失其润，而不便之硬与肠中热结自是不同，所以旬日不更衣亦无苦也。”五苓散利水渗湿、温阳化气，主治太阳蓄水证、痰饮及水湿内停证。明代许宏云：“发汗后，烦渴饮水，脉洪大者，属白虎汤；发汗后，烦渴饮水，内热实，脉沉实者，属承气汤；今此发汗后，烦渴欲饮水，脉浮，或有表，小便不利者，属五苓散主之。五苓散乃汗后一解表药也，此以方中云覆取微汗是也。故用茯苓为君、猪苓为臣，二者之甘淡，以渗泄水饮内蓄，而解烦渴也。以泽泻为使，咸味泄肾气，不令生消渴也；桂枝为使，外能散不尽之表，内能解有余之结，温肾而利小便也。白术为佐，以其能燥脾土而逐水湿也。故此五味之剂，皆能逐水而祛湿。是曰五苓散，以其苓者令也，通行津液，克伐肾邪，号令之主也。”临床常以水肿、小便不利、烦渴欲饮、舌苔白、脉浮等为辨证要点。

脉阳微而汗出少者，为自和也，汗出多者，为太过。阳脉实，因发其汗，出多者，亦为太过。太过者，为阳绝于里，亡津液，大便因硬也。(245)

本条辨汗出过多，津液受损导致大便硬之证。脉阳微指脉浮取微弱缓和，表明邪气不甚，伴汗出少，表明正胜邪退，营卫自调，表里自和；如果汗出过多，则为里热盛，损伤正气、津液之象，消耗大则为太过。

阳脉实指脉浮取实而有力，与脉阳微相对。邪在表本应发汗，但是如果发汗太过，损伤正气及津液，也为太过；阴阳本调和，汗出太过，津液损伤致阴气不足，阳气相对偏盛，无以濡润胃肠则为津枯肠燥，故大便硬。正如尤在泾所云："夫阳为津液之源，津液为阳之根，汗出过多，津液竭矣，阳气虽存，根本则离，故曰阳绝，阳绝津亡，大便焉得不硬耶！"

趺阳脉浮而涩，浮则胃气强，涩则小便数，浮涩相搏，大便则硬，其脾为约，麻子仁丸主之。(247)

本条辨脾约脉证及治法，主症为脾约所致之大便硬。钱天来认为："浮涩两相搏聚，则知胃气热而津液枯矣，所以大便难而其脾为约也。"成无已认为："今胃强脾弱，约束津液，不得四布，但输膀胱，致小便数，大便难。"此时当用麻子仁丸以润肠泄热、行气通便。麻子仁丸为润肠缓下之剂，主治脾约便秘，胃肠燥热之证。成无已云："约者，结约之约，又约束之约也。《内经》曰：饮入于胃，游溢精气，上输于脾，脾气散精，上归于肺，通调水道，下输膀胱，水精四布，五经并行。是脾主为胃行其津液者也。今胃强脾弱，约束津液，不得四布，但输膀胱，致小便数而大便硬，乃言其脾为约。"

太阳病，若吐若下若发汗后，微烦，小便数，大便因硬者，与小承气汤和之，愈。(250)

本条论太阳病误治后伤津热结的证治，主症为误治热耗津液所致之大便硬。柯韵伯云："此亦太阳之坏病，转属阳明者也。微烦，小便数，大便尚不当硬，因妄治亡津液而硬也。用小承气和之，润其燥也。此见小承气亦和剂，不是下剂。"黄元御云："吐、下、发汗，伤其津液，微觉心烦，小便数行，大便因硬者，此将来之大承气证。宜早以小承气汤和之，即愈也。”

【小结】

以“大便硬”为主症的条文共11条：太阳病篇3条，阳明病篇8条。包括：太阳病阳微结证、太阳病误火后里热盛、风寒湿邪痹着于肌表而津液偏渗所致大便硬。阳明病之太阳病转属阳明病、误用汗法致肠燥内结、脾约所致大便硬。

总计经方7个：小柴胡汤、桂枝附子汤、去桂加白术汤、大承气汤、小承气汤、五苓散、麻子仁丸。

38.3 大便微硬

大便微硬：大便稍微发硬。

主症	篇次	目次	兼症	原文
大便微硬	阳明病篇	209	潮热	阳明病，潮热，大便微硬者，可与大承气汤；不硬者，不可与之。若不大便六七日，恐有燥屎，欲知之法，少与小承气汤，汤入腹中，转失气者，此有燥屎也，乃可攻之。若不转失气者，此但初头硬，后必溏，不可攻之，攻之必胀满不能食也。欲饮水者，与水则哕。其后发热者，必大便复硬而少也，以小承气汤和之。不转失气者，慎不可攻也

【类症要点】

阳明病，潮热，大便微硬者，可与大承气汤；不硬者，不可与之。若不大便六七日，恐有燥屎，欲知之法，少与小承气汤，汤入腹中，转失气者，此有燥屎也，乃可攻之。若不转失气者，此但初头硬，后必溏，不可攻之，攻之必胀满不能食也。欲饮水者，与水则哕。其后发热者，必大便复硬而少也，以小承气汤和之。不转失气者，慎不可攻也。(209)

此条论述了大小承气汤的证治及使用小承气汤试探的方法，主症为阳明潮热所致大便微硬。成无己云："潮热者实，得大便微硬者，便可攻之，若不硬者，则热为成实，虽有潮热，亦未可攻。"柯韵柏言："盖生者气锐而先行，熟者气钝而缓，张仲景欲使芒硝先化燥屎，大黄继通地道，而后枳、朴除其痞满。"

38.4　硬

硬：同大便硬。

主症	篇次	目次	兼症	原文
硬	阳明病篇	215	谵语，潮热，不能食	阳明病，谵语有潮热，反不能食者，胃中必有燥屎五六枚也。若能食者，但硬耳，宜大承气汤下之
硬	阳明病篇	233	汗出	阳明病，自汗出，若发汗，小便自利者，此为津液内竭，虽硬不可攻之，当须自欲大便，宜蜜煎导而通之。若土瓜根及大猪胆汁，皆可为导
硬	阳明病篇	237	喜忘	阳明证，其人喜忘者，必有蓄血。所以然者，本有久瘀血，故令喜忘。屎虽硬，大便反易，其色必黑者，宜抵当汤下之

【类症要点】

阳明病，谵语有潮热，反不能食者，胃中必有燥屎五六枚也。若能食者，但硬耳，宜大承气汤下之。(215)

本条以能食与否辨阳明腑实大便硬结微甚的证治，主症为阳明腑证伤津燥结之便硬。本条有倒装用法，"宜大承气汤下之"应置于"胃中必有燥屎五六枚也"之后。阳明病，出现谵语、潮热等阳明腑实证的表现，却因胃热炽盛与有形糟粕互结为燥屎，壅滞气机，堵塞肠道，因而出现不能食的症状，此时应该使用大承气汤以攻下热结。若尚能食，只是质地略硬，未至燥坚的程度，原文虽为注明，但仔细辨证不难判断当用小承气汤轻下治疗。

阳明病，自汗出，若发汗，小便自利者，此为津液内竭，虽硬不可攻之，当须自欲大便，宜蜜煎导而通之。若土瓜根及大猪胆汁，

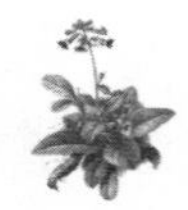

皆可为导。(233)

本条论津伤便硬不解者宜用导法，主症为津液内结之便硬。《医宗金鉴》曰："阳明病，自汗出，或发汗，小便自利者，此为津液内竭，虽大便硬而无满痛之苦，不可攻之。"此时当使用蜜煎方或土瓜根或猪胆汁通导使病人自行大便。

蜜煎方、土瓜根方及猪胆汁方有外润肠燥，通导大肠之气下行之功，临床以大便"硬结难下"，近于肛门，时有便意而坠胀，又难于排解，小便自利为辨证要点。《医宗金鉴》曰："阳明病，自汗出，或发汗。小便自利者，此为津液内竭，虽大便硬，而无满痛之苦，不可攻之。当待津液还胃，自欲大便，燥屎已近直肠，难出肛门之时，则用蜜煎润窍滋燥，导而利之。或土瓜根宣气通燥，或猪胆汁清热润燥，皆可为引导法，择而用之可也。"

阳明证，其人喜忘者，必有蓄血。所以然者，本有久瘀血，故令喜忘。屎虽硬，大便反易，其色必黑者，宜抵当汤下之。(237)

本条论阳明蓄血证的成因及其证治，主症为阳明蓄血证之便硬。柯韵伯对此分析云："屎硬为阳明病，硬则大便当难而反易，此病机之变易见矣，原其故必有宿血，以血主濡也。"

抵当汤主治太阳蓄血证。方中水蛭、虻虫为虫类药物，二药咸苦相配，活血逐瘀，再加大黄、桃仁，大黄荡涤，推陈出新破血结，桃仁滑利，行血中瘀滞。四药相合，为破血逐瘀之峻剂。

抵当汤为治疗下焦蓄血重证的常用方。明代许宏言："太阳病者，膀胱之经也。若太阳之病不解，至六七日，热气内甚，结于膀胱，必为血证也。若脉微而沉，反不结胸者，其人小便自利，少腹硬满者，此为内蓄血证也。更其人发狂，以热在下焦，必下血乃能愈也。所以然者，以太阳随经，瘀热在里故也。"临床以少腹硬满、喜忘、大便色黑、脉沉结、小便自利为辨证要点。抵当汤证，病势急，瘀重于热，故以破血逐瘀之峻剂治疗。

【小结】

以"硬"为主症的条文共3条，均位于阳明病篇。包括：阳明腑证津液内竭或阳明蓄血证之便硬。

总计经方 5 个：大承气汤、蜜煎方、土瓜根方、猪胆汁方、抵当汤。

38.5 大便复硬而少

大便复硬而少：大便质硬且排出量少。

主症	篇次	目次	兼症	原文
大便复硬而少	阳明病篇	209	发热	阳明病，潮热，大便微硬者，可与大承气汤；不硬者，不可与之。若不大便六七日，恐有燥屎，欲知之法，少与小承气汤，汤入腹中，转失气者，此有燥屎也，乃可攻之。若不转失气者，此但初头硬，后必溏，不可攻之，攻之必胀满不能食也。欲饮水者，与水则哕。其后发热者，必大便复硬而少也，以小承气汤和之。不转失气者，慎不可攻也

【类症要点】

阳明病，潮热，大便微硬者，可与大承气汤；不硬者，不可与之。若不大便六七日，恐有燥屎，欲知之法，少与小承气汤，汤入腹中，转失气者，此有燥屎也，乃可攻之。若不转失气者，此但初头硬，后必溏，不可攻之，攻之必胀满不能食也。欲饮水者，与水则哕。其后发热者，必大便复硬而少也，以小承气汤和之。不转失气者，慎不可攻也。(209)

此条论述了大小承气汤的证治及使用小承气汤试探的方法，主症为阳明腑实证下后余邪复聚致大便复硬而少。成无己认为："其后却发热者，则热气乘虚，复还聚于胃中，胃燥得热，必大便复硬而少。"

38.6 便硬

便硬：同大便硬。

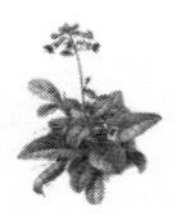

主症	篇次	目次	兼症	原文
便硬	霍乱病篇	384	失气	伤寒，其脉微涩者，本是霍乱，今是伤寒，却四五日至阴经，上转入阴，必利，本呕下利者，不可治也。欲似大便，而反失气，仍不利者，此属阳明也，便必硬，十三日愈。所以然者，经尽故也。下利后，当便硬，硬则能食者愈。今反不能食，到后经中，颇能食，复过一经能食，过之一日当愈，不愈者，不属阳明也

【类症要点】

伤寒，其脉微涩者，本是霍乱，今是伤寒，却四五日至阴经，上转入阴，必利，本呕下利者，不可治也。欲似大便，而反失气，仍不利者，此属阳明也，便必硬，十三日愈。所以然者，经尽故也。下利后，当便硬，硬则能食者愈。今反不能食，到后经中，颇能食，复过一经能食，过之一日当愈，不愈者，不属阳明也。（384）

本条论霍乱后外感风寒的脉证及其转归，主症为霍乱下利后，津液耗伤，肠内燥结所致便硬。成无己认为："若欲似大便，而反失气，仍不利者，利为虚，不利为实，欲大便而反失气，里气热也，此属阳明，必便硬也。"十三日为经气循环两周之时，胃气恢复，津液渐回，病情逐渐转愈。

霍乱下利后，津液耗伤，肠内燥结，大便当硬，如果胃气恢复，能消化水谷者可渐愈。如果不能食，表明胃气尚未恢复，待下一个经气来复时（六日），胃气恢复，可慢慢进食，一日过后病情应当转愈，否则虽能食，病情却不愈，不属于阳明也。

38.7　胃家实

胃家实：胃家，包括胃、大肠、小肠，《灵枢·本输》认为大、小肠皆属于胃。实，邪实。胃家实，指胃、大肠、小肠有实邪。为邪热结于阳明，津液受伤所出现的证候。主要症状为壮热、烦渴、大汗出、脉洪大；因邪热与肠中粪便互结，可出现潮热便秘、腹痛拒按等症。

主症	篇次	目次	兼症	原文
胃家实	阳明病篇	179		问曰：病有太阳阳明，有正阳阳明，有少阳阳明，何谓也？答曰：太阳阳明者，脾约是也；正阳阳明者，胃家实是也；少阳阳明者，发汗利小便已，胃中燥烦实，大便难是也
胃家实	阳明病篇	180		阳明之为病，胃家实是也

【类症要点】

问曰：病有太阳阳明，有正阳阳明，有少阳阳明，何谓也？答曰：太阳阳明者，脾约是也；正阳阳明者，胃家实是也；少阳阳明者，发汗利小便已，胃中燥烦实，大便难是也。(179)

本条论阳明病的成因。主症为阳明胃家实证。“正阳阳明”，由邪气直接侵犯阳明或胃肠，脏腑中有内热或宿食化热等，导致伤津化燥，腑气不通而形成阳明腑实之胃家实证。尤在泾云：“正阳阳明者，邪热入胃，糟粕内结，为阳明自病，《活人》所谓病人本谷盛气实是也。”

阳明之为病，胃家实是也。(180)

本条为阳明病的提纲证。“胃家”为胃肠之统称；“实”为邪气实，表实证；病邪入阳明，胃肠燥热，形成里实热证；故邪实于胃肠，发生阳明证候，即指“胃家实”。尤在泾云：“胃者，汇也，水谷之海，为阳明之腑也。胃家实者，邪热入胃，与糟粕相结而成，实非胃气自盛也。”

38.8 脾约

脾约：病证名，是便秘的一种。因胃无津液，脾气无以转输如同穷约。脾约多因燥热内结，阴津亏少，或脾虚失运，阴寒凝滞等，使肠道传导迟缓所致。是以经常大便干结、排便困难、排便间隔时间延长为主要表现的内脏痹病类疾病。

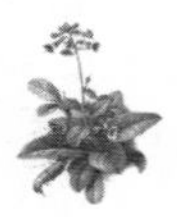

主症	篇次	目次	兼症	原文
脾约	阳明病篇	179		问曰：病有太阳阳明，有正阳阳明，有少阳阳明，何谓也？答曰：太阳阳明者，脾约是也；正阳阳明者，胃家实是也；少阳阳明者，发汗利小便已，胃中燥烦实，大便难是也
脾约	阳明病篇	247	小便数，大便硬	趺阳脉浮而涩，浮则胃气强，涩则小便数，浮涩相搏，大便则硬，其脾为约，麻子仁丸主之

【类症要点】

问曰：病有太阳阳明，有正阳阳明，有少阳阳明，何谓也？答曰：太阳阳明者，脾约是也；正阳阳明者，胃家实是也；少阳阳明者，发汗利小便已，胃中燥烦实，大便难是也。（179）

本条论阳明病的成因。主症为太阳阳明之脾约。“太阳阳明”，由太阳病误治导致邪气内陷，入里化热，耗伤津液，胃热肠燥而影响脾的功能，致大便秘结，形成“脾约”之证。尤在泾云：“太阳阳明者，病在太阳，而兼阳明内实，以其人胃阳素盛，脾阴不布，屎小而硬，病成脾约，于是太阳方受邪气，而阳明已成内实也。”

趺阳脉浮而涩，浮则胃气强，涩则小便数，浮涩相搏，大便则硬，其脾为约，麻子仁丸主之。（247）

本条辨脾约脉证及治法，主症为脾胃功能失司之脾约。古人以趺阳脉候胃，由于胃热鼓动气血浮盛于外则脉浮；小便数则耗伤津液，津血虚则脉涩；浮涩脉相兼则表明热盛伤津。胃热肠燥，津液不足则大便干燥而硬，由于脾功能受到约束故称“脾约”。此时当用麻子仁丸以润肠泄热、行气通便。正如钱天来所言：“所谓脾约者，胃无津液，脾气无精可散而穷约也。”

本方主治胃肠燥热，津液不足之“脾约”证。方中麻子仁润肠通便；杏仁上肃肺气，下润大肠；白芍养血柔肝，缓急止痛；大黄、枳实、厚朴相合则为小承气汤，轻下热结，缓解胃热肠燥之证；蜂蜜助麻子仁润肠通便且可缓和小承气汤之力。诸药合用，攻润相合，共奏润肠泄热、行气通便之功。

麻子仁丸为润肠缓下之剂，主治脾约便秘，胃肠燥热之证。成无己云："约者，结约之约，又约束之约也。《内经》曰：饮入于胃，游溢精气，上输于脾，脾气散精，上归于肺，通调水道，下输膀胱，水精四布，五经并行。是脾主为胃行其津液者也。今胃强脾弱，约束津液，不得四布，但输膀胱，致小便数而大便硬，故曰其脾为约。"本方泻而不峻，制丸如梧桐子大，且每次仅服十丸，无效渐加，意在润肠通便以缓下燥结。

38.9 大便难

大便难：排便困难。

主症	篇次	目次	兼症	原文
大便难	阳明病篇	179		问曰：病有太阳阳明，有正阳阳明，有少阳阳明，何谓也？答曰：太阳阳明者，脾约是也；正阳阳明者，胃家实是也；少阳阳明者，发汗利小便已，胃中燥烦实，大便难是也
大便难	阳明病篇	181		问曰：何缘得阳明病？答曰：太阳病，若发汗，若下，若利小便，此亡津液，胃中干燥，因转属阳明。不更衣，内实，大便难者，此名阳明也
大便难	阳明病篇	218		伤寒四五日，脉沉而喘满，沉为在里，而反发其汗，津液越出，大便为难，表虚里实，久则谵语
大便难	阳明病篇	220		二阳并病，太阳证罢，但发潮热，手足漐漐汗出，大便难而谵语者，下之则愈，宜大承气汤
大便难	阳明病篇	252	目中不了了，微热	伤寒六七日，目中不了了，睛不和，无表里证，大便难，身微热者，此为实也，急下之，宜大承气汤

【类症要点】

问曰：病有太阳阳明，有正阳阳明，有少阳阳明，何谓也？答

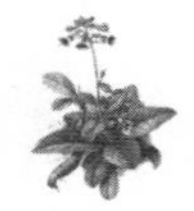

曰：太阳阳明者，脾约是也；正阳阳明者，胃家实是也；少阳阳明者，发汗利小便已，胃中燥烦实，大便难是也。（179）

本条论阳明病的成因。主症为少阳阳明之大便难，尤在泾认为："少阳阳明者，病从少阳，而转属阳明，得之发汗、利小便，津液去而胃燥实。"

问曰：何缘得阳明病？答曰：太阳病，若发汗，若下，若利小便，此亡津液，胃中干燥，因转属阳明。不更衣，内实，大便难者，此名阳明也。（181）

本条辨太阳病误治伤津转属阳明的证候。主症为阳明病之大便难。成无已云："胃无津液，加之蓄热，大便则难，为阳明里实也。"

伤寒四五日，脉沉而喘满，沉为在里，而反发其汗，津液越出，大便为难，表虚里实，久则谵语。（218）

本条论里证误用汗法致表虚里实的证候。主症为误用汗法后伤津耗液所致大便难。张路玉认为："伤寒四五日，正热邪传里之时，况见脉沉喘满，里证已具，而反汗之，必致燥结谵语矣。"

二阳并病，太阳证罢，但发潮热，手足漐漐汗出，大便难而谵语者，下之则愈，宜大承气汤。（220）

本条论述二阳并病转属阳明腑实的证治。主症为二阳并病转属阳明腑实之大便难。太阳与阳明并病时，如太阳证未罢，法当先解表。今太阳证罢，由于阳明热盛，里热蒸腾则发潮热；热盛逼迫津液外泄则手足不断汗出；如果津液耗伤严重则津枯肠燥致大便难；更加严重时，阳明热盛扰乱心神则谵语。成无已云："一身汗出为热越，今手足漐漐汗出，是热聚于胃也，必大便难而谵语。经曰：手足漐然而汗出者，必大便已硬也，与大承气汤以下胃中实热。"此时阳明腑实证已成，应当运用大承气汤以导滞泄热。

本方为治疗阳明腑实证的主方，亦可治疗热结旁流证及里实热证。

伤寒六七日，目中不了了，睛不和，无表里证，大便难，身微热者，此为实也，急下之，宜大承气汤。（252）

本条论伤寒目中不了了，睛不和，法当急下存阴，主症为阳明腑实证之大便难。伤寒六七日乃病邪传里之时，此时病人症见视物模糊不清，瞳孔目睛暗无光泽，无发热恶寒等表证及里实诸证，虽然只有大便难（里实热盛，灼伤阴液所致）、身微热的表现，实则热实盛极于里，外迫虽轻，但上攻剧烈，耗伤肝肾阴津，目睛失养，病势相当危重，此时需用大承气汤以急下存阴，拯救欲竭之津液。

38.10　大便初硬后溏

大便初硬后溏：大便时，先排出成形便，后反稀溏不成形。

主症	篇次	目次	兼症	原文
大便初硬后溏	阳明病篇	191	不能食，小便不利，手足濈然汗出	阳明病，若中寒者，不能食，小便不利，手足濈然汗出，此欲作固瘕，必大便初硬后溏。所以然者，以胃中冷，水谷不别故也

【类症要点】

阳明病，若中寒者，不能食，小便不利，手足濈然汗出，此欲作固瘕，必大便初硬后溏。所以然者，以胃中冷，水谷不别故也。(191)

本条辨阳明中寒欲作固瘕之证，主症为阳明中寒欲作固瘕证之大便初硬后溏。阳明中寒证，胃阳不足，胃不受纳则不能食，水谷不别则小便不利；胃中虚寒，阳气不固，故手足濈然冷汗出。《伤寒来苏集》曰："固瘕，即初硬后溏之谓，肛门虽固结，而肠中不全干也。溏即水谷不别之象，以癥瘕作解者谬矣。"以此知由于胃中虚寒，寒湿内结，致水谷不别，故出现大便初硬后溏之固瘕证。

38.11　初头硬后必溏

初头硬后必溏：同大便初硬后溏。

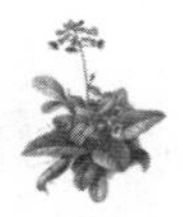

主症	篇次	目次	兼症	原文
初头硬后必溏	阳明病篇	209		阳明病，潮热，大便微硬者，可与大承气汤；不硬者，不可与之。若不大便六七日，恐有燥屎，欲知之法，少与小承气汤，汤入腹中，转失气者，此有燥屎也，乃可攻之。若不转失气者，此但初头硬，后必溏，不可攻之，攻之必胀满不能食也。欲饮水者，与水则哕。其后发热者，必大便复硬而少也，以小承气汤和之。不转失气者，慎不可攻也
初头硬后必溏	阳明病篇	238		阳明病，下之，心中懊憹而烦，胃中有燥屎者，可攻。腹微满，初头硬，后必溏，不可攻之。若有燥屎者，宜大承气汤
初头硬后必溏	阳明病篇	251	小便少	得病二三日，脉弱，无太阳柴胡证，烦躁，心下硬，至四五日，虽能食，以小承气汤，少少与微和之，令小安，至六日，与承气汤一升。若不大便六七日，小便少者，虽不受食，但初头硬，后必溏，未定成硬，攻之必溏；须小便利，屎定硬，乃可攻之，宜大承气汤

【类症要点】

阳明病，潮热，大便微硬者，可与大承气汤；不硬者，不可与之。若不大便六七日，恐有燥屎，欲知之法，少与小承气汤，汤入腹中，转失气者，此有燥屎也，乃可攻之。若不转失气者，此但初头硬，后必溏，不可攻之，攻之必胀满不能食也。欲饮水者，与水则哕。其后发热者，必大便复硬而少也，以小承气汤和之。不转失气者，慎不可攻也。(209)

此条论述了大小承气汤的证治及使用小承气汤试探的方法，主症为阳明腑实证未成时误用攻下法致大便初头硬后必溏。病人患阳明病，出现阳明腑实证时，有潮热、大便微硬等证候，可以使用大承气汤泄热去实；如果大便不硬，表明阳明里实证尚未形成，不可使用大承气汤攻下。

如果患病六七日而不大便，可能是阳明邪热与肠中宿食互结形成的燥屎，可以使用小剂量的小承气汤试探是否存在燥屎。服药后，如果肠中有气转动，时时放屁，说明肠中有燥屎，可以加大药力攻下。

若果没有上述症状，大便可能仅是初硬后溏，说明肠中无燥屎，不可使用攻下法治疗。如果误用攻下之法，必然会损伤胃气，脾胃运化功能失司，气机不利，出现胀满不能食之证，甚至饮水时也会出现呃逆。对此，成无己云："若不转失气，是胃中无燥屎，但肠间少硬耳，止初头硬，后必溏，攻之则虚其胃气，致腹胀满不能食也。"下后损伤津液，邪热复聚，再次出现发热的患者会出现化燥成实之证，只是因为使用下法后，肠中燥热内结不甚，因此大便虽然质硬却量少，此时需要运用小承气汤治疗。

阳明病，下之，心中懊憹而烦，胃中有燥屎者，可攻。腹微满，初头硬，后必溏，不可攻之。若有燥屎者，宜大承气汤。(238)

本条辨阳明病可攻与不可攻的证治。主症为阳明腑实证未成时误用攻下法致大便初头硬后必溏。阳明里实证，使用攻下法后，一种情况是病人表现为心中懊憹而烦，表明下后未完全清除里热，余热未尽，热扰心神，此时使用腹部按诊，病人疼痛拒按，则为燥屎内结，可使用大承气汤攻下导滞。而另一种情况是使用攻下法后，腹部微微胀满，大便初头硬后溏，表明此时未成阳明腑实证，无内结，仅需清宣里热，因此不可使用攻下法。正如尤在泾所云："若腹微满，初头硬，后必溏者，热而不实，邪未及结，则不可攻，攻之必胀满不能食也。"

本方为治疗阳明腑实证的主方，亦可治疗热结旁流证及里实热证。方中大黄苦寒泄热通便，推陈出新；芒硝苦咸寒，软坚散结，亦泄热通便；黄、硝二药相须为用，增强峻下热结之效。佐以枳实行气消痞，厚朴宽中理气、下气除满。四药合用，相辅相成，共奏攻下热结之功。

得病二三日，脉弱，无太阳柴胡证，烦躁，心下硬，至四五日，虽能食，以小承气汤，少少与微和之，令小安，至六日，与承气汤一升。若不大便六七日，小便少者，虽不受食，但初头硬，后必溏，未定成硬，攻之必溏；须小便利，屎定硬，乃可攻之，宜大承气汤。(251)

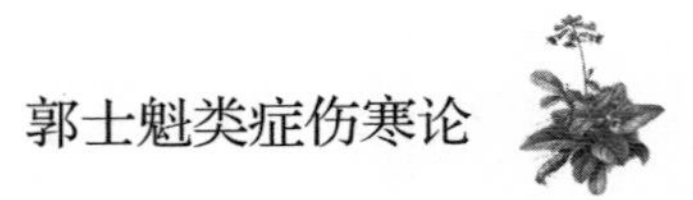

本条论大小承气汤的使用方法及辨小便以测大便的方法。主症为阳明腑实证未成时误用攻下法致大便初头硬后必溏。

38.12　大便乍难乍易

大便乍难乍易：大便通畅与便秘交替。

主症	篇次	目次	兼症	原文
大便乍难乍易	阳明病篇	242	小便不利，时有微热，喘冒不能卧	病人小便不利，大便乍难乍易，时有微热，喘冒不能卧者，有燥屎也，宜大承气汤

【类症要点】

病人小便不利，大便乍难乍易，时有微热，喘冒不能卧者，有燥屎也，宜大承气汤。(242)

本条论阳明燥屎内结喘冒不能卧的证治。主症为阳明腑实证津液未竭时之大便乍难乍易。张隐庵认为："病人小便不利，致大便乍难乍易，津液内亡，则大便乍难，小便不利，而津液当还入胃中，则大便乍易。"

（王旭杰，顾继昱，李秋艳）

39 如狂类症

类症：如狂，惊狂，发狂，奄然发狂，喜忘，静，不欲近衣。

39.1 如狂

如狂：形容烦躁不安，如同发狂一样。

主症	篇次	目次	兼症	原文
如狂	太阳病篇（中）	106	少腹急结	太阳病不解，热结膀胱，其人如狂，血自下，下者愈。其外不解者，尚未可攻，当先解其外；外解已，但少腹急结者，乃可攻之，宜桃核承气汤
如狂	太阳病篇（中）	125	身黄，少腹硬	太阳病身黄，脉沉结，少腹硬，小便不利者，为无血也。小便自利，其人如狂者，血证谛也，抵当汤主之

【类症要点】

太阳病不解，热结膀胱，其人如狂，血自下，下者愈。其外不解者，尚未可攻，当先解其外；外解已，但少腹急结者，乃可攻之，宜桃核承气汤。（106）

本条论述太阳蓄血轻证的证治及治禁。主症为太阳蓄血轻证之如狂。太阳病表证未解，邪气随经入腑化热，与血互结于下焦而形成太阳蓄血证。热在血分，扰乱心神，神明不安，故躁动不安，其人“如狂”。《医宗金鉴》曰：“太阳病不解，当传阳明，若不传阳明而邪热随经，瘀于膀胱荣分，则其人必如狂。如狂者，瘀热内结，心为所扰，有似于狂也。”由于血热初结，病证尚浅，

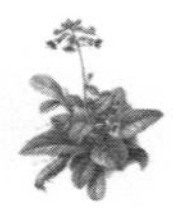

若正邪斗争而正胜，则邪热随瘀而去，病证即可自愈。如果表证未解，需要先治疗表证，待表证解除后，仍有蓄血证，少腹部瘀结紧张时，方可攻邪。

桃核承气汤是由调胃承气汤减芒硝量，加桃仁、桂枝而成。方中桃仁苦甘平，活血破瘀；大黄苦寒，下瘀泄热。两药合用，祛瘀泄热，共为君药。桂枝辛温，温通经脉、宣阳行气，助桃仁活血祛瘀；芒硝咸苦寒，泄热软坚，助大黄下瘀泄热。二者共为臣药。炙甘草护胃安中，缓和诸药之峻烈，为佐使。诸药共用，共奏活血祛瘀泄热之功。桃核承气汤主治太阳蓄血轻证。本方以活血祛瘀药配伍泄热攻下药，活血祛瘀与泄热并行，使邪有出路。临床以少腹急结、小便自利、神志如狂等为主症。柯韵伯云："若太阳病不解，热结膀胱，乃太阳随经之阳热瘀于里，致气留不行，是气先病也。气者血之用，气行则血濡，气结则血蓄，气壅不濡，是血亦病矣。小腹者，膀胱所居也，外邻冲脉，内邻于肝。阳气结而不化，则阴血蓄而不行，故少腹急结；气血交并，则魂魄不藏，故其人如狂。"

太阳病身黄，脉沉结，少腹硬，小便不利者，为无血也。小便自利，其人如狂者，血证谛也，抵当汤主之。（125）

本条承接124条，补充了蓄血重症的临床表现，主症为蓄血重症之如狂。瘀血停滞于下焦，营气不能输布，皮肤暗黄，小便不黄。血瘀气滞导致脉沉结，热与血结于下焦，故出现少腹硬。由于病邪不在膀胱气分，故小便自利。瘀热影响心神，使神志错乱，出现"如狂"的证候。对于本证，成无已认为："身黄脉沉结，少腹硬，小便自利，其人如狂者，非胃中瘀热，为热结下焦而为蓄血也，与抵当汤以下蓄血。"本条与124条所述症状相类，故云此"血证谛也"。明确为下焦蓄血证，故用抵当汤以破血逐瘀。而此处需要注意的是与湿热所致的发黄、小便不利相鉴别，此证由于表邪不解，热不得外泄，与湿邪熏蒸郁遏，阻碍肝胆疏泄而致。身黄为阳黄，目、身、小便俱黄。

抵当汤中水蛭、虻虫为虫类药物，二药咸苦相配，活血逐瘀；再加大黄、桃仁，大黄荡涤，推陈出新破血结，桃仁滑利，行血中瘀滞。四药相合，为破血逐瘀之峻剂。抵当汤为治疗下焦蓄血重症的常用方。明代许宏言："太阳病者，膀胱之经也。若太阳之病不解，至六七日，热气内甚，结于膀胱，必为血证也。若脉微而沉，反不结胸者，其人小便自利，少腹硬满者，此为内蓄血证也。更其人发狂，以热在下焦，必下血乃能愈也。所以然者，以太阳随经，瘀热在里故也。”临床以少腹硬满、喜忘、大便色黑、脉沉结、小便自利为辨证要点。抵当汤证，病势急，瘀重于热，故以破血逐瘀之峻剂治疗。

【小结】

以“如狂”为主症的条文共2条，均为太阳病蓄血证。根据蓄血轻重不同方用桃核承气汤、抵当汤。

39.2 惊狂、惊

惊狂、惊：癫狂，躁扰不宁。

主症	篇次	目次	兼症	原文
惊狂	太阳病篇（中）	112	卧起不安	伤寒脉浮，医以火迫劫之，亡阳必惊狂，卧起不安者，桂枝去芍药加蜀漆牡蛎龙骨救逆汤主之
惊	太阳病篇（中）	119		太阳伤寒者，加温针必惊也
惊	少阳病篇	264	两耳无所闻，目赤，胸中满烦，悸	少阳中风，两耳无所闻，目赤，胸中满而烦者，不可吐下，吐下则悸而惊

【类症要点】

伤寒脉浮，医以火迫劫之，亡阳必惊狂，卧起不安者，桂枝去芍药加蜀漆牡蛎龙骨救逆汤主之。(112)

本条论误用火法致心阳虚而发惊狂的证治。伤寒脉浮表明病邪在太阳之表，应辨证选方用辛温解表之法治疗。然而使用温针、火针等火疗强行发汗，心阳随汗液外泄，心神浮动；心阳重伤不能温化水饮，致痰浊蒙蔽心神，神明失守，则见“惊狂”。对于本条主症惊狂，成无已认为：“汗者，心之液，亡阳则心气虚。心恶热，火邪内迫，则心神浮越，故惊狂起卧不安。”张隐庵认为：

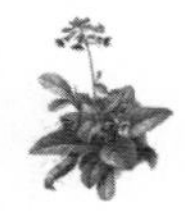

“伤寒脉浮，病在太阳之表，以火迫劫，则阳气外亡矣。亡阳则神失其养，必惊狂而起卧不安也。”

本方由桂枝汤去芍药加蜀漆、牡蛎、龙骨而成方。因芍药酸寒阴柔，不利于恢复心阳，故去之。桂枝、甘草合用，辛甘合阳，以复心阳；生姜、大枣，调和营卫，补益中焦，助桂枝、甘草复心阳；龙骨、牡蛎重镇安神以定惊；心阳已虚，常有痰浊水饮上犯神明，故加蜀漆涤痰化浊。因本证属于误用火法而致逆，故曰“救逆汤”。

桂枝去芍药加蜀漆牡蛎龙骨救逆汤主治心阳虚惊狂证，本方为温通心阳、重镇安神，兼涤痰之剂。临床以惊狂、卧起不安为主症。《医宗金鉴》曰：“伤寒脉浮，医不用麻桂之药，而以火劫取汗，汗过亡阳，故见惊狂、起卧不安之证。盖由火劫之误，热气从心，且大脱津液，神明失倚也。然不用附子四逆辈者。以其为火劫亡阳也。宜以桂枝汤去芍药加蜀漆牡蛎龙骨救逆汤主之。去芍药者，恐其阴性迟滞，兼制桂枝不能迅走其外，反失救急之旨。况既加龙、牡之固脱，亦不须芍药之酸收也。蜀漆气寒味苦，寒能胜热，苦能降逆，火邪错逆，在所必需也。”

太阳伤寒者，加温针必惊也。（119）

本条提示太阳伤寒误用温针疗法会导致惊狂。尤在泾认为：“寒邪在表，不以汗解，而以温针，心虚热入，必作惊也。”章虚谷认为：“太阳伤寒，邪闭营卫，阳气已郁，用药发汗，则外解而阳伸；妄用温针，不能解表，反使火气入营，内扰于心，则必惊，甚则狂也。”

少阳中风，两耳无所闻，目赤，胸中满而烦者，不可吐下，吐下则悸而惊。（264）

本条论述了少阳中风证候表现、治疗禁忌及误治后的变证。邪犯少阳，风从火化，循经上扰清窍，因而耳聋、目赤。邪气结于胸胁而致胸中满而烦。需要注意的是，上述所讲的胸胁部感到满而烦非有形之实邪所致，因此不可使用吐法或者下法，如果未能清晰变证，妄用吐下之法，会使得正气损伤，出现心悸、惊惕等症。对于本条主症，汪苓友认为：“上焦与心相近，误吐且下，则气血衰耗，而神明无主，以故忪然而悸，惕然而惊也。”

39.3　发狂

发狂：发生狂躁不安。

主症	篇次	目次	兼症	原文
发狂	太阳病篇（中）	124	少腹硬满	太阳病六七日，表证仍在，脉微而沉，反不结胸，其人发狂者，以热在下焦，少腹当硬满，小便自利者，下血乃愈。所以然者，以太阳随经，瘀热在里故也。抵当汤主之

【类症要点】

太阳病六七日，表证仍在，脉微而沉，反不结胸，其人发狂者，以热在下焦，少腹当硬满，小便自利者，下血乃愈。所以然者，以太阳随经，瘀热在里故也。抵当汤主之。(124)

本条讨论蓄血重症的病因病机、证候表现和治法方药，主症为蓄血重症所致发狂。太阳病六七日为表邪即将入里的时期，病情或愈或变。此处说明表证仍在，脉象微而沉表示外邪开始入里，表邪入里有偏上与偏下之分。若偏上结于胸膈，可形成结胸证；本条是表邪偏下深入下焦血分，瘀热互结形成太阳蓄血证。因此出现发狂、少腹硬满等证候。小便自利排除湿热病邪所致病证，因而使用抵当汤破瘀结、泄血热。

39.4　奄然发狂

奄然发狂：突然发狂。

主症	篇次	目次	兼症	原文
奄然发狂	阳明病篇	192	小便不利，骨节疼，翕翕如有热状，濈然汗出	阳明病，初欲食，小便反不利，大便自调，其人骨节疼，翕翕如有热状，奄然发狂，濈然汗出而解者，此水不胜谷气，与汗共并，脉紧则愈

【类症要点】

阳明病，初欲食，小便反不利，大便自调，其人骨节疼，翕翕如有热状，奄然发狂，濈然汗出而解者，此水不胜谷气，与汗共并，脉紧则愈。(192)

本条述太阳伤寒初传入里并发阳明病及其病愈表现。主症为水湿之邪郁滞肌表，正气祛邪向外所致奄然发狂。阳明病，里有热则欲进食，小便反而不利，说明体内尚有水湿之邪；大便通调，病人骨节疼痛，微有发热，表明表邪尚在，故此时乃太阳伤寒初传入里并发阳明病之时；突然发狂，汗出而病愈的，表明水湿邪气不能战胜水谷精气，湿邪随汗排出体外，脉来紧表明邪气将去，正气即将恢复。对于主症奄然发狂，钱天来认为："奄然发狂，郁伏之阳迅发，汗欲出而烦躁如狂也。"尤在泾认为："奄然发狂者，胃中阳盛，所谓怒狂生于阳也。"程郊倩认为："若其人骨节烦疼，翕翕如有热状，奄忽发狂者，此则经络间之寒邪，将欲还表而作汗，故先见郁蒸之象也。"

39.5 喜忘

喜忘：健忘，记忆力减退。

主症	篇次	目次	兼症	原文
喜忘	阳明病篇	237	硬	阳明证，其人喜忘者，必有蓄血。所以然者，本有久瘀血，故令喜忘。屎虽硬，大便反易，其色必黑者，宜抵当汤下之

【类症要点】

阳明证，其人喜忘者，必有蓄血。所以然者，本有久瘀血，故令喜忘。屎虽硬，大便反易，其色必黑者，宜抵当汤下之。(237)

本条论阳明蓄血证的成因及其证治。主症为阳明蓄血证所致喜忘。阳明蓄血证为阳明邪热与本在胃肠中的宿留瘀血结合而成。心主神明，主血，邪热与瘀血互结，血蓄于下焦，上虚下实，心神失养，心气不足而致喜忘。大便质地虽硬，但排出体外却易，加之便色为黑，表明邪热灼伤津液，因而质硬；瘀血离经，其性濡润，与硬便相合，则排出反易；大便潜血，故其色黑。上述均为太阳蓄血证的特征表现。

39.6 不欲近衣

不欲近衣：热而不欲穿衣。

主症	篇次	目次	兼症	原文
不欲近衣	太阳病篇（中）	121	烦	太阳病吐之，但太阳病当恶寒，今反不恶寒，不欲近衣，此为吐之内烦也

【类症要点】

太阳病吐之，但太阳病当恶寒，今反不恶寒，不欲近衣，此为吐之内烦也。(121)

本条论太阳病误用吐法后导致内烦的表现，主症为津伤里热所致不欲近衣。太阳病，风寒邪气侵袭体表，卫阳为邪气所伤，机表阳气温煦失司，故应出现恶寒的表现。今病人反而出现不恶寒，不欲近衣的表现，当为误用吐法治疗太阳表证，导致邪气入里化热而内烦的证候。对此，注家亦有不同见解，张隐庵认为：“太阳病反不恶寒，至不欲近衣，乃阳热盛而阴液消亡，此为吐之内烦者，言吐伤心主之气而烦也。”张令韶认为：“本论曰：反不欲近衣者，热在骨髓也，此非热在骨髓，乃吐伤上焦心主之气，阳无所附而内烦，故不欲近衣也。”

39.7 静

静：平静不发狂。

主症	篇次	目次	兼症	原文
静	太阳病篇（下）	130	舌上胎滑	脏结无阳证，不往来寒热，其人反静，舌上胎滑者，不可攻也

【类症要点】

脏结无阳证，不往来寒热，其人反静，舌上胎滑者，不可攻也。(130)

本条论脏结的证候特征及治禁。主症为阳气不振，无力抗邪之“静”。“脏结无阳证”表明无发热、心烦口渴等阳证证候；“不往来寒热”排除了少阳证；“其人反静”指病人无躁动之象，处于相对安静的状态，证本属阴，正虚邪盛；舌上苔滑表明阴寒内结，阳气虚微。病人正气已虚，不能抗邪，不可用攻伐之法再伤正气。正如尤在泾所云：“邪结在脏，必阳气内动，或邪气外达，而后可施攻取之法。若无阳证，不往来寒热，则内动外达之机俱泯，是以其人反静，其舌苔反滑，邪气伏而不发，正气弱而不振，虽欲攻之，无可攻已。”

（王旭杰，李秋艳）

40 疮、痈脓类症

类症：疮，痈脓。

40.1 疮

疮：肌腠疡肿或皮肤上粟堆样的肿块。

主症	篇次	目次	兼症	原文
疮	太阳病篇（中）	85	身疼痛	疮家虽身疼痛，不可发汗，汗出则痓

【类症要点】

疮家虽身疼痛，不可发汗，汗出则痓。(85)

本条为麻黄汤禁例，以疮家为例，示气血不足者禁汗。疮疡之证多为火热炽盛之热毒所致实证，而疮家身痛是因日久脓血腐败，气血耗伤失养所致，应治以清热解毒、调补气血。张令韶认为："疮家久失脓血，则充肤热肉之血虚矣。"

40.2 痈脓

痈脓：痈，指皮肤深部的感染肿物；脓，指肿物或肿物破溃出现的黄白或黄绿色黏液。

主症	篇次	目次	兼症	原文
痈脓	厥阴病篇	332		伤寒始发热六日，厥反九日而利。凡厥利者，当不能食，今反能食者，恐为除中。食以索饼，不发热者，知胃气尚在，必愈，恐暴热来出而复去也。后日脉之，其热续在者，期之旦日夜半愈。所以然者，本发热六日，厥反九日，复发热三日，并前六日，亦为九日，与厥相应，故期之旦日夜半愈。后三日脉之，而脉数，其热不罢者，此为热气有余，必发痈脓也
痈脓	厥阴病篇	376	呕	呕家有痈脓者，不可治呕，脓尽自愈

【类症要点】

伤寒始发热六日，厥反九日而利。凡厥利者，当不能食，今反能食者，恐为除中。食以索饼，不发热者，知胃气尚在，必愈，恐暴热来出而复去也。后日脉之，其热续在者，期之旦日夜半愈。所以然者，本发热六日，厥反九日，复发热三日，并前六日，亦为九日，与厥相应，故期之旦日夜半愈。后三日脉之，而脉数，其热不罢者，此为热气有余，必发痈脓也。（332）

本条论除中与否的辨别方法及厥热胜复证。主症为阳复太过，热气有余所致痈脓。开始发热六日，厥而下利九日表明先有发热而后厥，厥多热少，阳复不及为病进。体内阴寒内盛，中阳不足，脾胃运化功能失司而致不能食。但如今却能食，可能会有两种情况，一是胃气来复，二是除中。故用“食以索饼”以试探。如果不发热的人，是胃气尚在的表现，而后病必自愈；如果出现食后突然发热，且瞬间自逝而热降的表现，表明胃气将绝而除中，此为将绝之胃气完全显现于外的“回光返照”之象。后三日脉之有微热者，且发热平稳，表明阳气来复，即可预期其病在次日夜半自行缓解。因为原本发热六日，厥而下利九日，现在又发热三日，厥热相应，阴阳可能趋于平衡，故病自愈。后三日脉数且依然发热者，此为阳复太过，热气有余而致病从热化，邪热灼伤阴血，其后必发“痈脓”之证。对于本条主症痈脓，各注家观点相近，柯韵伯认为：“若续热三日而脉数，可知热之不止，是阳气有余，必有痈脓之患。便脓血，是阳邪下注于阴窍；发痈脓，是阳邪外溢于形身。俗所云伤寒留毒者是也。”黄元御认为：“若后三日脉之，而脉犹见数，其热不罢者，此为热气有余，必郁蒸血肉，而发痈脓也。”

呕家有痈脓者，不可治呕，脓尽自愈。（376）

本条论患痈脓而平素有呕吐的病人，不可治呕。因为病人体内有郁热，热腐血络而致“痈脓”壅滞，呕吐是排出痈脓之邪的通路，因此不可以治呕，痈脓邪气尽则呕吐自愈。正如尤在泾所云：“痈脓者，伤寒，热聚于胃口而不行，则生痈脓，而脓从呕出，痈不已则呕不止，是因痈脓而呕，故不可概以止呕之药治之。”

（王旭杰，李秋艳）

41 亡血类症

亡血

亡血：即失血。

主症	篇次	目次	兼症	原文
亡血	太阳病篇（中）	87		亡血家不可发汗，发汗则寒栗而振
亡血	厥阴病篇	347	厥	伤寒五六日，不结胸，腹濡，脉虚复厥者，不可下，此亡血，下之死
亡血	霍乱病篇	385		恶寒脉微而复利，利止亡血也，四逆加人参汤主之

【类症要点】

亡血家不可发汗，发汗则寒栗而振。（87）

本条以亡血家为例，示气血亏虚者禁止发汗。亡血家指代因各种病因导致气血亏虚之人。其人本已正气虚弱而易感邪，若使用汗法治之，会导致体内阳气随汗液而出，温煦功能失常，出现“寒栗震颤”的表现。

伤寒五六日，不结胸，腹濡，脉虚复厥者，不可下，此亡血，下之死。（347）

本条论血虚致厥及禁下。伤寒五六日，病人无里实结聚之结胸证，腹部按之柔软，脉虚弱而肢厥者，此为亡血之证。厥逆非实邪阻滞而成，而是由于阴血不足，阳气无法温煦四肢所致。不可使用下法，若下之则营阴更遭创伤，病情加重，甚者致死。对此，陈修园认为："伤寒五六日，六经已周也，不伤于气，而伤于血，故不结胸，既不结胸，则腹亦不硬而软濡，脉乃血脉，血虚则脉亦虚，阴血虚于内，不能与阳气相结于外，故手足复厥者，慎不可下，此厥不为热深，而为亡血。"

恶寒脉微而复利，利止亡血也，四逆加人参汤主之。(385)

本条讨论霍乱吐利后阳亡液脱的证治。主症亡血指津液内竭。霍乱吐利后，症见恶寒，脉微而复泻利，在泻利的过程中，阳气大衰，阴寒内盛。若见利止，看似病证转愈，实则因为泻利而致阳气衰微，津液内竭，水谷精微耗竭殆尽无所外排所致之象，古云利止亡血。对此，成无己所言甚是："利止则津液内竭，故云亡血。"

本方即四逆汤加人参而成。四逆汤证原有下利，如果利止而仍有四逆汤证，是气血大伤的缘故。因此，在四逆汤温补脾肾、回阳救逆的基础上加大补元气、益气固脱的人参会恢复阳气，使得阴血自生。

四逆加人参汤为回阳救逆、益气固脱之要方。成无己曰："恶寒脉微而利者，阳虚阴盛也。利止则津液内竭，故云亡血。《金匮玉函》曰：水竭则无血。与四逆汤温经助阳，加人参生津液益血。"本方临床以四肢厥逆、卧床蜷卧、脉微下利为主症。

【小结】

以"亡血"为主症的条文共3条：太阳病篇、厥阴病篇和霍乱病篇各1条。包括：太阳病心血虚者发汗后亡血；厥阴病血虚致厥及下后亡血；霍乱病吐利后阳亡液脱之亡血。

经方1个：四逆加人参汤。

（王旭杰，李秋艳）

42 不能食类症

类症：不能食，食不下，默默不欲饮食，默默不欲食，不喜糜粥，水浆不下。

42.1 不能食

不能食：不能吃饭。

主症	篇次	目次	兼症	原文
不能食	太阳病篇（中）	98	胁下满痛，面目及身黄，颈项强，小便难	得病六七日，脉迟浮弱，恶风寒，手足温，医二三下之，不能食，而胁下满痛，面目及身黄，颈项强，小便难者，与柴胡汤，后必下重；本渴饮水而呕者，柴胡不中与也，食谷者哕
不能食	太阳病篇（中）	120	自汗出，腹中饥	太阳病，当恶寒发热，今自汗出，反不恶寒发热，关上脉细数者，以医吐之过也。一二日吐之者，腹中饥，口不能食；三四日吐之者，不喜糜粥，欲食冷食，朝食暮吐。以医吐之所致也，此为小逆
不能食	阳明病篇	190		阳明病，若能食，名中风；不能食，名中寒
不能食	阳明病篇	191	小便不利，手足濈然汗出，大便初硬后溏	阳明病，若中寒者，不能食，小便不利，手足濈然汗出，此欲作固瘕，必大便初硬后溏。所以然者，以胃中冷，水谷不别故也
不能食	阳明病篇	194		阳明病，不能食，攻其热必哕。所以然者，胃中虚冷故也。以其人本虚，攻其热必哕

续表

主症	篇次	目次	兼症	原文
不能食	阳明病篇	209	胀满，哕	阳明病，潮热，大便微硬者，可与大承气汤；不硬者，不可与之。若不大便六七日，恐有燥屎，欲知之法，少与小承气汤，汤入腹中，转失气者，此有燥屎也，乃可攻之。若不转失气者，此但初头硬，后必溏，不可攻之，攻之必胀满不能食也。欲饮水者，与水则哕。其后发热者，必大便复硬而少也，以小承气汤和之。不转失气者，慎不可攻也
不能食	阳明病篇	215	谵语，潮热	阳明病，谵语有潮热，反不能食者，胃中必有燥屎五六枚也。若能食者，但硬耳，宜大承气汤下之
不能食	阳明病篇	226	哕	若胃中虚冷，不能食者，饮水则哕
不能食	阳明病篇	228	外有热，心中懊侬，但头汗出	阳明病，下之，其外有热，手足温，不结胸，心中懊侬，饥不能食，但头汗出者，栀子豉汤主之
不能食	少阳病篇	266	胁下硬满，干呕，往来寒热	本太阳病不解，转入少阳者，胁下硬满，干呕不能食，往来寒热，尚未吐下，脉沉紧者，与小柴胡汤

【类症要点】

得病六七日，脉迟浮弱，恶风寒，手足温，医二三下之，不能食，而胁下满痛，面目及身黄，颈项强，小便难者，与柴胡汤，后必下重；本渴饮水而呕者，柴胡不中与也，食谷者哕。(98)

本条论述太阳证兼里虚误下后出现的变证，以及中虚饮停禁用小柴胡汤。主症为误治后所致不能食。得病六七日时出现了脉迟浮弱、恶风寒之证，病人手足温，此为病人感受风寒且脾阳素虚的表现，表里同病，治当温中解表。而医者确认为是阳明病采用攻下法，以致病人中阳更加虚弱。由于脾阳虚弱，运化功能失司，寒湿邪气郁积于肝胆经，则见，“不能食”、胁下满痛；对于本条主症“不能食”，成无己认为：“邪气在半表半里，未为实，反二三下之，虚其胃气，损其津液，邪蕴于里，故不能食而胁下满痛。”方中行认为：“不能食，误下而里伤也；胁下满痛，邪搏少阳也。”可见二位注家均认为不能食是由于误下后损伤胃阳所致。肝胆失于疏泄，胆汁停滞致面目及身黄；表证未解，侵袭经络，因而颈项强；运化功能受损，水液不行则小便难。当治以温中健脾、散寒除湿。如果予小柴胡汤，会导致脾虚气馅，出现泄利下重之症。“本渴饮水而呕”是脾阳不足，运化失司，气不化津，水气内停所致之症，当治以健脾利水之法，不可误认为是少阳之呕而给予小柴胡汤。否则必伤中败胃，发生食谷即呃逆之证。

太阳病，当恶寒发热，今自汗出，反不恶寒发热，关上脉细数者，以医吐之过也。一二日吐之者，腹中饥，口不能食；三四日吐之者，不喜糜粥，欲食冷食，朝食暮吐。以医吐之所致也，此为小逆。（120）

本条论述太阳病误吐损伤脾胃的变证。主症为误治后所致不能食。太阳病，体表受邪，当恶寒发热。今患者自汗出而不恶寒发热，关脉细数，是因为医生误用吐法导致的。因为细数脉表明吐后伤及脾胃气机且营阴受损，虚火妄动，此为表未解里未和的表现。得病一二日的时候误吐，患者自感饥饿却“不能食”，表明患者胃气已伤。对于本条主症不能食，注家观点接近，程郊倩认为：“病一二日，邪气尚浅，吐之者，胃不尽伤，膈气早逆也，故腹中饥，口不能食。”钱天来认为：“一二日邪在太阳之经，因吐而散，故恶寒发热之表证皆去，虽误伤其胃中之阳气，而胃未大损，所以腹中犹饥，然阳气已伤，胃中虚冷，故口不能食。”

阳明病，若能食，名中风；不能食，名中寒。（190）

此条以能食、不能食辨阳明中风与中寒，主症为阳明中寒之不能食。阳明中风时，因风为阳邪，风阳伤胃阳，胃气从阳化热，阳能化谷，故患者能食；阳明中寒时，寒邪损伤胃阳，胃气从阴化寒，脾胃功能受损，故患者不能食。对此，成无己认为：“阳明病，以饮食别受风寒者，以胃为水谷之海，风为阳邪，阳杀谷，故中风者能食；寒为阴邪，阴邪不杀谷，故伤寒者不能食。”程郊倩注与成氏所言相近，其曰："本因有寒，则阴邪应之，阴不化谷，散不能食，就不能食者名之曰中寒，犹云寒则召寒，其实乃胃中虚冷证也。"

阳明病，若中寒者，不能食，小便不利，手足濈然汗出，此欲作固瘕，必大便初硬后溏。所以然者，以胃中冷，水谷不别故也。(191)

此条辨阳明中寒欲作固瘕之证，主症亦为阳明中寒之不能食。阳明中寒时，寒邪损伤胃阳，胃气从阴化寒，脾胃功能受损，故患者"不能食"（对主症解释同第 190 条）；中焦虚寒，转运功能失司，津液不能正常下注膀胱，则小便不利；且阳明主四肢，中焦虚寒时，阳不外固，故见手足濈然汗出。寒邪性凝滞收敛，损伤胃阳，脾胃功能失司，将胃肠中不化之水谷结聚成瘕，因为水湿胜而使之并未完全结硬，因此大便初硬后溏，欲作固瘕。

阳明病，不能食，攻其热必哕。所以然者，胃中虚冷故也。以其人本虚，攻其热必哕。(194)

此条论阳明中寒证禁用攻下法，主症为胃中虚冷之不能食。阳明病患者多见阳明腑实之证，潮热腹满而不大便，治多以攻下法以为效。但是对于本就胃中虚冷的患者，医生当仔细辨证论治，不可使用攻下法治疗，否则必然会损伤胃气，以致出现胃虚气逆的呃逆现象。阳明中寒时，寒邪损伤胃阳，胃气从阴化寒，脾胃功能受损，故患者不能食。（对主症解释同第 190 条）方有执曰："攻热皆寒药，故知必哕。胃中虚以不能食言，此亦戒谨之意。"柯韵伯曰："初受病便不能食，知其人本来胃虚，与中有燥屎而反不能食者有别也。哕为胃病，病深者其声哕矣。"

阳明病，潮热，大便微硬者，可与大承气汤；不硬者，不可与之。若不大便六七日，恐有燥屎，欲知之法，少与小承气汤，汤入腹中，转失气者，此有燥屎也，乃可攻之。若不转失气者，此但初头硬，后必溏，不可攻之，攻之必胀满不能食也。欲饮水者，与水则哕。其后发热者，必大便复硬而少也，以小承气汤和之。不转失气者，慎不可攻也。(209)

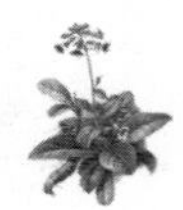

此条论述了大小承气汤的证治及使用小承气汤试探的方法，主症为阳明腑实证未成时误下损伤胃气之不能食。病人患阳明病，出现阳明腑实证时，有潮热、大便微硬等证候，可以使用大承气汤泄热去实；如果大便不硬，表明阳明里实证尚未形成，不可使用大承气汤攻下。如果患病六七日而不大便，可能是阳明邪热与肠中宿食互结形成的燥屎，可以使用小剂量的小承气汤试探是否存在燥屎。服药后，如果肠中有气转动，时时放屁，说明肠中有燥屎，可以加大药力攻下。若没有上述症状，大便可能仅是初硬后溏，说明肠中无燥屎，不可使用攻下法治疗。如果误用攻下之法，必然会损伤胃气，脾胃运化功能失司，气机不利，出现胀满“不能食”之症，甚至饮水时也会出现呃逆。正如成无己所言：“若不转失气，是胃中无燥屎，但肠间少硬耳，止初头硬，后必溏，攻之则虚其胃气，致腹胀满不能食也。”下后损伤津液，邪热复聚，再次出现发热的患者也会再次出现化燥成实之证，只是因为使用下法后，肠中燥热内结不甚，因此大便虽然质硬却量少，此时需要运用小承气汤治疗。

此条证明临床治疗需要仔细辨证论治，应用大承气汤须慎而又慎。

阳明病，谵语有潮热，反不能食者，胃中必有燥屎五六枚也。若能食者，但硬耳，宜大承气汤下之。(215)

本条以能食与否辨阳明腑实证燥结程度及治疗，主症为燥结甚而胃气壅滞之不能食。本条有倒装用法，“宜大承气汤下之”应置于“胃中必有燥屎五六枚也”之后。阳明病，出现谵语、潮热等阳明腑实证的表现，却因胃热炽盛与有形糟粕互结为燥屎，壅滞气机，堵塞肠道，因而出现“不能食”的症状，此时应该使用大承气汤以攻下热结。如张路玉所云：“胃热则能消谷，今反不能食，此必热伤胃中津液，气化不能下行，燥屎逆攻于胃之故。”若尚能食，只是质地略硬，未至燥坚的程度，原文虽为注明，但仔细辨证不难判断当用小承气汤轻下治疗。

大承气汤为治疗阳明腑实证的主方，亦可治疗热结旁流证及里实热证。方中大黄苦寒泄热通便，推陈出新；芒硝苦咸寒，软坚散结，亦泄热通便；黄、硝二药相须为用，增强峻下热结之效。佐以枳实行气消痞，厚朴宽中理气、下气除满。四药合用，相辅相成，共奏攻下热结之功。本方需要注意煎法，先煮枳实、厚朴，以行气于前；因大黄煎煮过久，会减缓泻下作用，故后煎大黄，以泄热结；最后入芒硝，以软坚化燥，从而达到荡涤肠胃、推陈出新之目的。正如柯韵柏所言："盖生者气锐而先行，熟者气钝而缓，张仲景欲使芒硝先化燥屎，大黄继通地道，而后枳、朴除其痞满。"

若胃中虚冷，不能食者，饮水则哕。(226)

本条论胃中虚冷饮水致哕，主症为胃中虚冷所致不能食。胃中虚冷的患者，胃气已伤，脾胃功能失司，气机不畅，胃失和降，因而"不能食"，饮水必上逆而呃逆。

阳明病，下之，其外有热，手足温，不结胸，心中懊侬，饥不能食，但头汗出者，栀子豉汤主之。(228)

本条论阳明病下后余热留扰胸膈的证治。主症为热扰胸膈，气机壅滞不畅所致不能食。阳明病，使用攻下法治疗，热邪未尽，漫散于体表及体内，故外有热且手足温；无结胸证的表现，邪热内扰心神，因而心中懊侬；胸膈靠近胃脘，热邪弥漫，胃脘亦受其扰，脾胃功能失司，故"饥不能食"；热邪上扰，蒸腾头部，仅头部有汗出。对此，章虚谷言简意赅："邪热肆扰，故饥不能食，其热由胃上蒸而出头汗。"治疗上焦胸膈郁热羁留，当用栀子豉汤以宣发郁热。栀子豉汤主要用于余热留扰胸膈证。栀子苦寒，清热除烦，豆豉宣透解郁，二药相伍，宣发胸膈郁热，乃治疗虚烦懊侬之妙方。

本太阳病不解，转入少阳者，胁下硬满，干呕不能食，往来寒热，尚未吐下，脉沉紧者，与小柴胡汤。(266)

本条论述太阳转入少阳的脉证治法，主症为少阳胆木受邪，伤及脾胃所致不能食。病在太阳阶段未能治愈，传入少阳，出现邪犯足少阳胆经而胁下硬满；胆热犯胃，胃失和降，气逆于上故干呕不能食；因病邪在半表半里，正邪相争，故可见往来寒热等典型的少阳热象；尚未误用吐下法治疗，故正气未伤，脉象沉紧。宜用小柴胡汤和解少阳。

本方为和解少阳的代表方剂。方中柴胡为君药，苦平入肝胆经，疏泄少阳

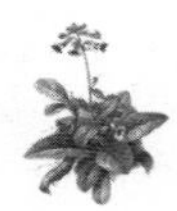

半表邪气；黄芩苦寒，清泄少阳半里之热，为臣药；两药相伍，柴胡升散配以黄芩降泄，为和解少阳的基本结构。佐以半夏、生姜和胃降逆止呕，人参、大枣益气健脾。炙甘草助参、草以扶正并调和诸药。诸药共用，和解少阳，扶正祛邪，邪气得除，枢机得解，诸症自除。

【小结】

以“不能食”为主症的条文共10条：太阳病篇2条，阳明病篇7条，少阳病篇1条。包括：太阳病兼里虚误下或误吐损伤脾胃所致不能食。阳明病阳明中寒，阳明腑实证未成时误下损伤胃气，燥结甚而胃气壅滞之不能食；胃中虚冷，热扰胸膈，气机壅滞不畅所致不能食。少阳病少阳胆木受邪，伤及脾胃所致不能食。

共计经方4个：大承气汤、小承气汤、栀子豉汤、小柴胡汤。

42.2 食不下

食不下：吃不下。

主症	篇次	目次	兼症	原文
食不下	太阴病篇	273	腹满而吐，自利益甚，时腹自痛	太阴之为病，腹满而吐，食不下，自利益甚，时腹自痛。若下之，必胸下结硬

【类症要点】

太阴之为病，腹满而吐，食不下，自利益甚，时腹自痛。若下之，必胸下结硬。(273)

本条即太阴病提纲，主症为太阴病之食不下。太阴里虚寒证，由于脾阳不振，运化失司，寒凝阻滞而致气机不畅，出现腹部胀满的表现；因脾虚失运，寒湿壅滞，脾气不升而胃失和降，邪气上逆表现为呕吐、“食不下”；脾阳不足，寒湿下注致自利益甚；又中阳不足，寒邪内盛，凝滞经络，不通则痛，因而时腹自痛。对此，张兼善认为：“太阴者脾也，以饮食生冷则伤脾，故腹满而吐，食不下，自利不渴，手足自温等证也。”尤在泾认为：“太阴之脉，入腹属脾络胃，上膈夹咽，故其病有腹满而吐、食不下、自利腹痛等证。”尤氏从经络走向循行的方面解释了为何出现上述胃肠系统症状，颇有启发。里虚寒证应温补中阳、健脾燥湿以治之，如误用攻下法，会损伤中阳，里虚益甚而致浊阴上逆，导致胸下结硬的证候。

42.3 默默不欲饮食、默默不欲食

默默不欲饮食（默默不欲食）：默默，心中不爽快，默不作声。默默不欲饮食（默默不欲食），指心情不畅，默不作声，不想喝水和进食。

主症	篇次	目次	兼症	原文
默默不欲饮食	太阳病篇（中）	96	往来寒热，胸胁苦满，心烦喜呕	伤寒五六日中风，往来寒热，胸胁苦满，默默不欲饮食，心烦喜呕，或胸中烦而不呕，或渴，或腹中痛，或胁下痞硬，或心下悸，小便不利，或不渴，身有微热，或咳者，小柴胡汤主之
默默不欲饮食	太阳病篇（中）	97	往来寒热，呕	血弱气尽，腠理开，邪气因入，与正气相搏，结于胁下，正邪分争，往来寒热，休作有时，默默不欲饮食，脏腑相连，其痛必下，邪高痛下，故使呕也，小柴胡汤主之。服柴胡汤已，渴者，属阳明，以法治之
默默不欲食	厥阴病篇	339	热少微厥，烦躁	伤寒热少微厥，指头寒，默默不欲食，烦躁，数日小便利，色白者，此热除也，欲得食，其病为愈。若厥而呕，胸胁烦满者，其后必便血

【类症要点】

伤寒五六日中风，往来寒热，胸胁苦满，默默不欲饮食，心烦喜呕，或胸中烦而不呕，或渴，或腹中痛，或胁下痞硬，或心下悸，小便不利，或不渴，身有微热，或咳者，小柴胡汤主之。(96)

本条论少阳病的证治，主症为少阳病之默默不欲饮食。太阳伤寒或中风，病期五六日，出现往来寒热、胸胁苦满、默默不欲饮食、心烦喜呕等症，表明

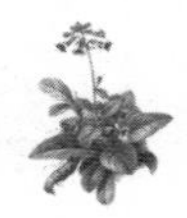

邪气已传入少阳。邪入少阳，正邪斗争，枢机不利，位于半表半里间，故往来寒热；足少阳胆经下胸中，贯膈，属胆络肝，循胸胁，邪气侵犯少阳经脉，滞碍经气，故胸胁苦满；肝胆受扰，疏泄失司，气机郁滞且邪气犯胃，故见“默默不欲饮食”；邪气郁而化热，上扰心神，故心烦；胆热犯胃，胃失和降，故欲呕吐。上述均为少阳病主症，如柯韵伯所言：“寒热往来，胸胁苦满，是无形之半表；心烦喜呕，默默不欲饮食，是无形之半里。”而邪犯少阳，枢机不利会导致病变影响表里内外，上、中、下三焦，出现诸多或然证。邪犯胸膈而未扰胃腑时，会胸中烦而不呕；热盛伤津致口渴；肝胆气滞不同，肝失疏泄而犯脾，出现腹中痛；胆经邪气重，阻滞经络，见胁下痞硬；邪犯三焦，三焦通调水道功能受阻，水液代谢失常，饮停心下则心下悸；饮停下焦，膀胱气化不利则小便不利；饮邪犯肺则咳；而当里和表邪未解时，会出现不渴、身有微热之症。如出现上述证候，当以小柴胡汤加减化裁以治疗。

小柴胡汤主治伤寒少阳证，邪在半表半里，少阳经脉循胸布胁，位于太阳与阳明经之间。成无己曰：“伤寒邪气在表者，必渍形以为汗；邪气在里者，必荡涤以为利；其于不外不内，半表半里，既非发汗之所宜，又非吐下之所对，是当和解则可矣。小柴胡汤为和解表里之剂也。”小柴胡汤为临床常用方，以往来寒热、胸胁苦满、默默不欲饮食、心烦喜呕、口苦、咽干、苔白、脉弦为辨证要点。临证时只需找到主症中一二点即可，不必所有证候悉具。

血弱气尽，腠理开，邪气因入，与正气相搏，结于胁下，正邪分争，往来寒热，休作有时，默默不欲饮食，脏腑相连，其痛必下，邪高痛下，故使呕也，小柴胡汤主之。服柴胡汤已，渴者，属阳明，以法治之。(97)

本条阐述了小柴胡汤证的病因病机及转属阳明的证治。主症为少阳病之默默不欲饮食。血弱气尽，表明病人正气不足，气血虚弱，因此肌表卫气不足，腠理不固，易于感邪。足少阳经循胸胁，故邪气与正气相抗争，结于胁下；正邪相争，各有胜负，故见往来寒热，休作有时；肝胆受扰，疏泄失司，气机郁滞且邪气犯胃，故见默默不欲饮食；对于主症，黄坤载认为：“分争之久，正气困乏，精神衰倦，静默无言，饮食不思，此默默不欲饮食之故也。”此注亦有助于对本条的理解。肝胆与脾胃在生理位置上相接近，肝胆位于上部，脾胃居下部，少阳受邪，病及肝胆，肝胆郁热，气机不畅，肝胆邪气侵犯脾胃，脾胃功能失司，故见腹痛、呕吐等证候。此时需要使用小柴胡汤和解少阳。若服汤后，口渴，热像较重，当以阳明病辨证施治。

伤寒热少微厥，指头寒，默默不欲食，烦躁，数日小便利，色白者，此热除也，欲得食，其病为愈。若厥而呕，胸胁烦满者，其后必便血。（339）

本条论述热厥轻证的转归，主症为热厥轻证之默默不欲食。“厥微者热亦微”，热少微厥表明阳气内郁不严重，仅见指头寒之微厥之证；郁热内闭，内热困脾，胃失和降，脾胃功能失司，故见“默默不欲食”；郁热上扰心神而烦躁；热伤津液，小便应短赤色黄，而数日见小便利、色白之象表明热邪已去，胃气得和，故热除而欲得食；对于主症，成无已认为：“默默不欲食，烦躁者，邪热初传里也。”程郊倩认为：“热既少，厥微而仅指头寒，虽属热厥之轻者，然热与厥并现，实与厥微热微者，同为热厥之例，故阴阳胜复，难以揣摩，但以默默不欲食、烦躁，定为阳盛。”成氏从传入时间方面解释，程氏阴阳胜复之理更有助于深刻理解本条主旨。但如果厥象加重，热邪无所出，会导致脾胃功能进一步被影响，出现呕吐的表现，热郁胸膈而胸胁烦满。若病情进一步加重，很可能因热伤血络而致便血之症。

【小结】

以“默默不欲饮食”及“默默不欲食”为主症的条文共3条：太阳病篇2条，厥阴病篇1条。“默默不欲饮食”及“默默不欲食”病因主要有两个方面：一为少阳病所致“默默不欲饮食”。邪气侵犯少阳经脉，滞碍经气，胸胁苦满，肝胆受扰，疏泄失司，气机郁滞且邪气犯胃则致“默默不欲饮食”，此类不欲食主要病因为气机不利。二为热厥轻证之“默默不欲食”。郁热内闭，内热困脾，胃失和降，脾胃功能失司，故见“默默不欲食”。

42.4　不喜糜粥

不喜糜粥：不想进食热粥。

主症	篇次	目次	兼症	原文
不喜糜粥	太阳病篇（中）	120	自汗出，欲食冷食，朝食暮吐	太阳病，当恶寒发热，今自汗出，反不恶寒发热，关上脉细数者，以医吐之过也。一二日吐之者，腹中饥，口不能食；三四日吐之者，不喜糜粥，欲食冷食，朝食暮吐。以医吐之所致也，此为小逆

【类症要点】

太阳病，当恶寒发热，今自汗出，反不恶寒发热，关上脉细数者，以医吐之过也。一二日吐之者，腹中饥，口不能食；三四日吐之者，不喜糜粥，欲食冷食，朝食暮吐。以医吐之所致也，此为小逆。(120)

本条论述太阳病误吐损伤脾胃的变证。主症为不喜糜粥。太阳病，体表受邪，表阳抗邪而受损，当恶寒发热。今患者自汗出而不恶寒发热，关脉细数，是因为医生误用吐法导致的。因为细数脉表明吐后伤及脾胃气机且营阴受损，虚火妄动，此为表未解里未和的表现。得病一二日的时候误吐，患者自感饥饿却不能食，表明患者胃气已伤。三四日的时候误吐，邪入已深，胃气损伤发展到胃中虚冷，胃阳虚躁，因此出现病人“不喜糜粥”，想进食冷食，朝食暮吐。以上证候均为误吐导致的，但尚不严重，故称为小逆。对于主症不喜糜粥，各注家认识相似，程郊倩认为：“病三四日，邪入渐深，吐之者，胃气大伤，阳浮在膈也，故不喜糜粥，欲食冷食，朝食暮吐。”钱天来认为：“三四日则邪已深入，较前已不用矣，若误吐之，损胃尤甚，胃气虚冷，状如阳明，若中寒不能食，故不喜糜粥也。”

42.5 水浆不下

水浆不下：流汁也无法进口。形容病重或劳伤过度。

主症	篇次	目次	兼症	原文
水浆不下	太阳病篇（下）	150	结胸，心下硬，下利不止，心烦	太阳少阳并病，而反下之，成结胸，心下硬，下利不止，水浆不下，其人心烦

【类症要点】

太阳少阳并病，而反下之，成结胸，心下硬，下利不止，水浆不下，其人心烦。(150)

本条论述太阳少阳并病误下后成结胸危证，主症为结胸危证之水浆不下。太阳病未解，邪入少阳，两经同病，故见太阳少阳并病。治法当和解少阳兼解表，如果误用下法，会导致正气被伤，邪气入里与有形之邪互结于心下，故成结胸，心下硬；下法过于峻猛，损伤脾胃，致功能失司，脾气虚弱，清阳不升则下利不止；胃失和降则水浆不下；正虚邪扰故心烦。对于主症，成无己认为："若邪结阴分，则饮食如故，而为脏结；此为阳邪内结，故水浆不下而心烦。"

（王旭杰，李秋艳）

43 下重类症

类症：下重，泄利下重，里急。

43.1 下重

下重：指排便时下腹部及肛门有沉重胀坠感，即所谓里急后重者，多见于痢疾及腹泻患者。

主症	篇次	目次	兼症	原文
下重	太阳病篇（中）	98	不能食，胁下满痛，面目及身黄，颈项强，小便难	得病六七日，脉迟浮弱，恶风寒，手足温，医二三下之，不能食，而胁下满痛，面目及身黄，颈项强，小便难者，与柴胡汤，后必下重；本渴饮水而呕者，柴胡汤不中与也，食谷者哕
下重	厥阴病篇	365	下利	下利，脉沉弦者，下重也；脉大者为未止；脉微弱数者，为欲自止，虽发热，不死
下重	厥阴病篇	371	热利	热利下重者，白头翁汤主之

【类症要点】

得病六七日，脉迟浮弱，恶风寒，手足温，医二三下之，不能食，而胁下满痛，面目及身黄，颈项强，小便难者，与柴胡汤，后必下重；本渴饮水而呕者，柴胡汤不中与也，食谷者哕。(98)

本条论述太阳病兼里虚误下后出现的变证，以及中虚饮停禁用小柴胡汤。主症为给予柴胡汤后所致下重。《医宗金鉴》云："若更以少阳胁下满痛之一证不必悉具，而又误与柴胡汤，则后必下重，是使邪更进于太阴也。”总览条文，太阳兼太阴论有助于深入了解本条内容。“本渴饮水而呕”是脾阳不足，运化失司，气不化津，水气内停所致之症，当治以健脾利水之法，不可误认为是少阳之呕而给予小柴胡汤。否则必伤中败胃，发生食谷即呃逆之证。

下利，脉沉弦者，下重也；脉大者为未止；脉微弱数者，为欲自止，虽发热，不死。（365）

本条论脉证合参辨下利的不同转归。主症为痢疾之下重。下利，见脉象沉弦者，沉为邪气在里，弦主肝，因病属厥阴下利，邪气郁积肝内，肝失疏泄，气机不畅，壅滞大肠，故见“下利而里急后重”。注家从脉象分析下重之因，均有其理，钱天来云：“然则弦亦紧之类也，故沉弦为下焦之寒邪甚盛，其气随下利之势而下攻，必里急后重也。”汪苓友云：“脉沉弦者，沉主里，弦主急，故为里急后重，如滞下之证也。”第30条言：“脉大为虚”，表明邪盛正虚，故利不止；脉微弱数表明脉象趋于平和，正气恢复，邪气将去而利欲自止，由于正气奋起而抗邪，邪气乃弥留之际，虽有微热之相，但可以预计疾病即将发生转归。

热利下重者，白头翁汤主之。（371）

本条论述厥阴热利的主症治法，主症为厥阴热利之下重。热利下重，陆渊雷先生言简意赅：“热言其性质，利言其所病，下重言其证候。”热毒血利临床常以下利赤多白少、腹痛、里急后重、舌红苔黄、脉弦数为辨证要点。由于厥阴湿热，气机不畅，热毒深陷血分，湿热邪毒下迫大肠，故见“下重”之证候，当以白头翁汤清热解毒、凉血止利治之。对于下重，柯韵伯认为：“暴注下迫，属于热，热利下重，乃湿热之秽气郁遏广肠，故魄门重滞而难出也。”

白头翁苦寒，清热解毒，凉血止利，清血分热；黄连、黄柏苦寒，清热燥湿，厚肠止利；秦皮苦寒而涩，清热解毒兼收涩止利。四药合用，共奏清热解毒、凉血止利之功。热毒解而邪自除，后重自止。

白头翁汤清热解毒，凉血止痢，为治疗热毒痢疾的代表方。明代许宏云：“大利后，津液少，热气不散，则广肠燥涩而下重也。下重者，欲下不出之意，今此厥阴条中所载，热利下重，渴而欲饮水者，乃阴虚生热之盛也，亦必用苦寒之剂治之方已，非可作阴虚而用温剂也。故用白头翁为君、黄连为臣、黄柏为佐、秦皮为使，以此四味寒苦之剂，而治下利之症者，知其热盛于内，苦以泄之也。”本方证由温热邪毒深陷血分，下迫大肠所致，临床多见下痢脓血、里急后重、赤多白少、渴欲饮水、舌红、苔黄、脉弦数等症。

【小结】

以“下重”为主症的条文共3条：太阳病篇1条，厥阴病篇2条。包括：太阳病兼里虚误下后与柴胡汤所致下重。厥阴病痢疾之下重，厥阴热利之下重。

经方为白头翁汤。

43.2　泄利下重

泄利下重：指泄泻或痢疾兼有后重。

主症	篇次	目次	兼症	原文
泄利下重	少阴病篇	318	四逆	少阴病，四逆，其人或咳或悸，或小便不利，或腹中痛，或泄利下重者，四逆散主之

【类症要点】

少阴病，四逆，其人或咳或悸，或小便不利，或腹中痛，或泄利下重者，四逆散主之。(318)

本条论述阳郁致厥的证治。主症为阳郁气滞所致泄利下重。少阴病，由于外邪传经入里，致气机壅滞不畅，不得疏泄，因而阳气被郁，不能外达温煦四肢，故见四肢逆冷的表现；或咳或悸，或小便不利，或腹中痛，或泻利下重，上述均为或然证，乃由于阳气被郁，气机不畅所致。若肺寒气逆，则为咳；若兼心阳不足，则心悸；气化失司，则小便不利；阳虚中寒则腹中痛；阳郁气滞则“泻利下重”，对此，柯韵伯所注尤为清晰：“此则泻利下重，是阳邪下陷入阴中，阳内而阴反外，以致阴阳脉气不相顺接也。”

43.3 里急

里急：形容大便在腹内急迫，窘迫急痛，欲解下为爽。

主症	篇次	目次	兼症	原文
里急	太阳病篇（中）	127	小便少	太阳病，小便利者，以饮水多，必心下悸；小便少者，必苦里急也

【类症要点】

太阳病，小便利者，以饮水多，必心下悸；小便少者，必苦里急也。(127)

本条论述以小便利否辨水停位置。主症为膀胱气化功能失司，水饮无法排出所致里急。太阳病，如果饮水过多，大量水液会蓄积于中焦，影响脾胃运化功能，即使膀胱气化功能正常，小便尚通利，但仍有多余水饮未被排尽，水饮被邪气所引动上凌于心，会致心下悸动不安；如果膀胱气化功能失司，水饮无法被排出，将会导致腹部胀满，急迫不适。如张隐庵云："小便不利而少者，有以气不化，气不化，必苦里急也，其不同于血证者如此。"

（王旭杰，李秋艳）

44 手足躁扰类症

类症：手足躁扰，捻衣摸床；循衣摸床，惕而不安。

44.1 手足燥扰，捻衣摸床

手足躁扰，捻衣摸床：手足躁扰指手足扰动不宁的症状，分虚实两类：实证是热邪炽盛所致，症见心中烦躁不宁、手足躁扰不得安卧、身灼热、口渴等。捻衣摸床，亦作循衣摸床，指患者神昏时二手不自主地抚摸衣被或床缘的动作，多见于邪盛正虚或元气将脱的危重病候。循衣和摸床是神昏患者的常见无意识动作，其中病人手抚衣被，如有所见，称为循衣；手常摸床，似欲取物，称为摸床。

主症	篇次	目次	兼症	原文
手足燥扰，捻衣摸床	太阳病篇（中）	111	身黄，欲衄，小便难，但头汗出，剂颈而还，腹满微喘，口干咽烂，谵语，哕	太阳病中风，以火劫发汗，邪风被火热，血气流溢，失其常度。两阳相熏灼，其身发黄。阳盛则欲衄，阴虚小便难。阴阳俱虚竭，身体则枯燥，但头汗出，剂颈而还，腹满微喘，口干咽烂，或不大便，久则谵语，甚者至哕，手足躁扰，捻衣摸床。小便利者，其人可治

【类症要点】

太阳病中风，以火劫发汗，邪风被火热，血气流溢，失其常度。两阳相熏灼，其身发黄。阳盛则欲衄，阴虚小便难。阴阳俱虚竭，

身体则枯燥，但头汗出，剂颈而还，腹满微喘，口干咽烂，或不大便，久则谵语，甚者至哕，手足躁扰，捻衣摸床。小便利者，其人可治。(111)

本条论太阳中风误以火劫发汗后的各类变证与转化及其预后。主症为热盛伤阴，胃气衰败所致手足躁扰，捻衣摸床。太阳中风治当以桂枝汤解肌发汗、调和营卫。用火劫发汗迫使大汗出，加之原本由于风邪袭表鼓动卫阳亢奋的发热，火势愈加强盛，会导致血流散于脉内，气逸失于脉外，失去原有的常度。风为阳邪，又以火劫发汗，故称为“两阳”，热伤营血，营气不固，故见身发黄；且热亢于上，会致衄血；热伤津液，阴液不足，水竭于下而小便难。气血俱虚，无以供养机体，身体则干枯而燥；热气上攻，仅有头部汗出，颈部以下无汗；津液已伤，胃中干燥，燥结存于腹中，故见腹满微喘；热盛壅上，灼伤津液，故口干咽烂；阳明内结，故不大便，久而热盛伤神见谵语，如果津液继续耗竭，病情进展，胃气衰败则哕，神思不守，人体极度虚衰则“手足躁扰，捻衣摸床”。正如成无已所言：“《内经》曰：‘四肢者，诸阳之本也。’阳盛则四肢实，火热大甚，故手足躁扰，捻衣摸床扰乱也。”如果津液得以恢复，小便得利，则可以救治。

44.2 循衣摸床，惕而不安

循衣摸床，惕而不安：神志昏乱用手摸弄衣被和床，惊剔不安。

主症	篇次	目次	兼症	原文
循衣摸床，惕而不安	阳明病篇	212	微喘直视，不大便	伤寒若吐若下后不解，不大便五六日，上至十余日，日晡所发潮热，不恶寒，独语如见鬼状。若剧者，发则不识人，循衣摸床，惕而不安，微喘直视，脉弦者生，涩者死。微者，但发热谵语者，大承气汤主之。若一服利，则止后服

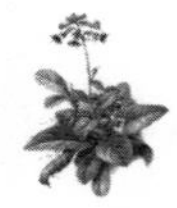

【类症要点】

伤寒若吐若下后不解，不大便五六日，上至十余日，日晡所发潮热，不恶寒，独语如见鬼状。若剧者，发则不识人，循衣摸床，惕而不安，微喘直视，脉弦者生，涩者死。微者，但发热谵语者，大承气汤主之。若一服利，则止后服。(212)

本条论阳明腑实重证的证候表现与预后以及轻证的辨证治疗。主症为热极耗竭阴津所致循衣摸床，惕而不安。太阳伤寒应以汗法治之，误用吐法、下法治之，津液耗竭，正气亏虚，外邪入里，则发生阳明病，阳明内结，不大便五六日，上至十余日，或伴腹胀、腹痛等症。阳明热盛，逢其旺时而增剧，故发热有时，如潮水定时而至，此时身热而不恶寒。热盛扰伤心神，故胡言乱语，若有所见，声高时惊呼，谓之独语如见鬼状。如果病情更加严重，热极耗竭阴津致神乱，出现不识人，循衣摸床，惊惕不安的症状。对此，汪苓友认为："循衣摸床者，阳热偏胜而燥动于手也。惕而不安者，胃热冲膈，心神为之不宁也。"津液枯竭，热炎于肺且目睛失养，故见微喘直视。若脉弦，表明气血津液未耗竭，尚有一线生机；如果脉涩，表明津液枯竭，属于死证。病情尚不严重时，仅表现为发热、谵语等症时，津液并未耗竭，则可用大承气汤以攻下热结。若一服而有下利的表现则不用继续服用，此为对下法当谨慎使用之意。

（王旭杰，李秋艳）

45　肉上粟起、核起而赤类症

类症：肉上粟起，核起而赤。

45.1　肉上粟起

肉上粟起：皮肤上起如粟米样的小丘疹。

主症	篇次	目次	兼症	原文
肉上粟起	太阳病篇（下）	141		病在阳，应以汗解之，反以冷水潠之，若灌之，其热被劫不得去，弥更益烦，肉上粟起，意欲饮水，反不渴者，服文蛤散；若不差者，与五苓散。寒实结胸，无热证者，与三物小陷胸汤。白散亦可服

【类症要点】

病在阳，应以汗解之，反以冷水潠之，若灌之，其热被劫不得去，弥更益烦，肉上粟起，意欲饮水，反不渴者，服文蛤散；若不差者，与五苓散。寒实结胸，无热证者，与三物小陷胸汤。白散亦可服。(141)

本条论误用冷水疗法的反应及证治，主症为误治后所致肉上粟起。太阳外感风寒，应当使用汗法治疗，解除外邪，正当恶寒、发热、欲汗之时，医者却误用冷水喷洒患者，表热被却而不得出，因热邪不出而致烦躁的表现更为明显，身热被冷水所激，汗不得出，皮肤上起了小疹子，故曰“肉上粟起”。对此，汪苓友所言明确：“水寒之气客于皮肤，则汗孔闭，故肉上起粒如粟也。”此非阳明里热证，故意欲饮水，反不渴。当用文蛤散以治疗。如果治疗后未愈，用五苓散治疗。如果是寒实结胸，寒邪与水饮之有形实邪结于胸膈，阻遏气机，应使用三物白散治疗。

45.2 核起而赤

核起而赤：核起为肿，肿而色赤。

主症	篇次	目次	兼症	原文
核起而赤	太阳病篇（中）	117	气从少腹上冲心	烧针令其汗，针处被寒，核起而赤者，必发奔豚。气从少腹上冲心者，灸其核上各一壮，与桂枝加桂汤，更加桂二两也

【类症要点】

烧针令其汗，针处被寒，核起而赤者，必发奔豚。气从少腹上冲心者，灸其核上各一壮，与桂枝加桂汤，更加桂二两也。(117)

本条论烧针治后受寒致奔豚的证治。主症为受寒后所致核起而赤。使用烧针法令病人汗出，治其外感病证。如果针处外感风寒，寒邪闭郁肌肤腠理，针处局部红肿如核，故曰“核起而赤”。由于烧针治疗方式给病人以巨大刺激，加之受寒致核起而赤，病人甚为惊恐，心理压力大，故发奔豚。奔豚致气从少腹上冲心的证候。对此，成无己认为：“烧针发汗，则损阴血而惊动心气，针处被寒气聚而成核，心气因惊而虚，肾气乘寒气而动，发为奔豚。”当灸其核上各一壮以温散寒邪，以桂枝加桂汤以平冲降逆。

本方由桂枝汤加重桂枝用量而成。方中重用桂枝，加生姜、大枣、甘草以辛甘合阳，助心阳而平冲降逆；用芍药以酸甘化阴，诸药共奏调和阴阳、平冲降逆之功。桂枝加桂汤温通心阳、平冲降逆，主治心阳虚奔豚证。清代王旭高云：“桂枝汤乃太阳经药也，奔豚病，少阴肾邪上逆也。用太阳经药治少阴病者，水邪上逆，实由外寒召入，故仍从表治，惟加桂二两，不专御寒，且制肾气，又药味重则达下，凡奔豚病，此方可加减用之。”临床常以气从少腹上冲胸咽，四肢欠温，遇寒或动气诱发，或因误用温灸而发者，舌质淡，苔白润，脉浮缓，病久则沉迟为辨证要点。

（王旭杰，李秋艳）

46 欲食冷食类症

类症：欲食冷食；腹中饥；饥；消谷善饥；除中；饥而不欲食，食则吐蛔；饥不能食。

46.1 欲食冷食

欲食冷食：想吃凉食。

主症	篇次	目次	兼症	原文
欲食冷食	太阳病篇（中）	120	自汗出，不喜糜粥，朝食暮吐	太阳病，当恶寒发热，今自汗出，反不恶寒发热，关上脉细数者，以医吐之过也。一二日吐之者，腹中饥，口不能食；三四日吐之者，不喜糜粥，欲食冷食，朝食暮吐。以医吐之所致也，此为小逆

【类症要点】

太阳病，当恶寒发热，今自汗出，反不恶寒发热，关上脉细数者，以医吐之过也。一二日吐之者，腹中饥，口不能食；三四日吐之者，不喜糜粥，欲食冷食，朝食暮吐。以医吐之所致也，此为小逆。(120)

本条论述太阳病误吐损伤脾胃的变证。主症为胃气受损所致欲食冷食。太阳病，体表受邪，当恶寒发热。今患者自汗出而不恶寒发热，关脉细数，是因为医生误用吐法导致的。因为细数脉表明吐后伤及脾胃气机且营阴受损，虚火妄动，此为表未解里未和的表现。得病一二日的时候误吐，患者自感饥饿却不

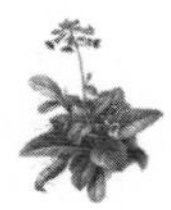

能食，表明患者胃气已伤。三四日的时候误吐，邪入已深，胃气损伤发展到胃中虚冷，胃阳虚躁，因此出现病人不喜糜粥，想“进食冷食”，朝食暮吐的表现。以上的证候均为误吐导致的，但尚不严重，故称为小逆。对于主症欲食冷食，各位注家认识相似，程郊倩认为：“病三四日，邪入渐深，吐之者，胃气大伤，阳浮在膈也，故不喜糜粥，欲食冷食，朝食暮吐。”钱天来认为：“三四日则邪已深入，较前已不用矣，若误吐之，损胃尤甚，胃气虚冷，状如阳明若中寒不能食，故不喜糜粥也。”

46.2　腹中饥

腹中饥：饥饿感。

主症	篇次	目次	兼症	原文
腹中饥	太阳病篇（中）	120	不能食，自汗出	太阳病，当恶寒发热，今自汗出，反不恶寒发热，关上脉细数者，以医吐之过也。一二日吐之者，腹中饥，口不能食；三四日吐之者，不喜糜粥，欲食冷食，朝食暮吐。以医吐之所致也，此为小逆

【类症要点】

太阳病，当恶寒发热，今自汗出，反不恶寒发热，关上脉细数者，以医吐之过也。一二日吐之者，腹中饥，口不能食；三四日吐之者，不喜糜粥，欲食冷食，朝食暮吐。以医吐之所致也，此为小逆。(120)

本条论述太阳病误吐损伤脾胃的变证。主症为胃气受损所致腹中饥。太阳病，体表受邪，表阳抗邪而受损，当恶寒发热。今患者自汗出而不恶寒发热，关脉细数，是因为医生误用吐法导致的。因为细数脉表明吐后伤及脾胃气机且营阴受损，虚火妄动，此为表未解里未和的表现。得病一二日的时候误吐，患者“自感饥饿”却不能食，表明患者胃气已伤。对此，程郊倩认为：“病一二日，邪气尚浅，吐之者，胃不尽伤，膈气早逆也，故腹中饥，口不能食。”钱天来认为："一二日邪在太阳之经，因吐而散，故恶寒发热之表证皆去，虽误伤其胃中之阳气，而胃未大损，所以腹中犹饥，然阳气已伤，胃中虚冷，故口不能食。"

46.3 饥

饥：饥饿感。

主症	篇次	目次	兼症	原文
饥	阳明病篇	228	外有热，心中懊憹，不能食，但头汗出	阳明病，下之，其外有热，手足温，不结胸，心中懊憹，饥不能食，但头汗出者，栀子豉汤主之

【类症要点】

阳明病，下之，其外有热，手足温，不结胸，心中懊憹，饥不能食，但头汗出者，栀子豉汤主之。(228)

本条论阳明病下后热留胸膈的证治。主症为热郁胸膈，耗伤胃中津液，胃失和降所致饥不能食。阳明腑实证已成，法当攻热泄下以除邪，但如阳明腑实证未成，当清其里热，而误下之，会导致余热未去。邪热蒸腾于外则手足温，外有热；此非结胸证，故曰不结胸；热扰心神，烦乱躁扰则心中懊憹；热郁胸膈，耗伤胃中津液，胃失和降则"饥不能食"；热气蒸腾于上，非全身受扰，故仅有头部汗出。对此，章虚谷言简意赅："邪热肆扰，故饥不能食，其热由胃上蒸而出头汗。"故用栀子豉汤清热除烦、宣发郁热。栀子豉汤为清热除烦、宣发郁热之代表方。方中栀子苦寒清降、泄热除烦，降中有宣；香豉既能外散表邪，又可透散胸中郁热而除烦，宣中有降；二药合用，宣散于清降之中，清轻宣泄，善解胸膈郁热。

46.4 消谷善饥

消谷善饥：指病人食欲过于亢盛，进食量多，但食后不久即感饥饿的症状。亦称多食易饥。是由中焦热盛所致食入易消，常觉饥饿之症。

主症	篇次	目次	兼症	原文
消谷善饥	阳明病篇	257	不大便	病人无表里证，发热七八日，虽脉浮数者，可下之。假令已下，脉数不解，合热则消谷善饥，至六七日不大便者，有瘀血，宜抵当汤

【类症要点】

病人无表里证，发热七八日，虽脉浮数者，可下之。假令已下，脉数不解，合热则消谷善饥，至六七日不大便者，有瘀血，宜抵当汤。（257）

本条为辨阳明腑实里热证下后致血分瘀热的证治，主症为血分瘀热所致消谷善饥。病人无表里证表明病人既无太阳表证，也无阳明里证的表现。持续发热七八日，脉虽浮数，但可能是由于里热盛而致热邪蒸腾于外，故可用下法以清泄其热。如果使用下法后而脉依然数不止，表明气分之热已去而血分热未减，血分热合于胃则消谷善饥，合于肠，灼伤津液则不大便，此为胃肠血热互结之证。《医宗金鉴》云："今既能消谷善饥，是胃合热，非胃邪合热，故屎硬，色必黑，乃有瘀血热结之不大便也。"治当以抵当汤泄热破瘀。若热在气分而成阳明腑实证，热盛伤阴，胃失升降，脾胃功能失司应见不能食，故应当加以鉴别。

46.5 饥而不欲食，食则吐蛔

饥而不欲食，食则吐蛔：感到饥饿，而不想吃饭，强食则吐蛔虫。

主症	篇次	目次	兼症	原文
饥而不欲食，食则吐蛔	厥阴病篇	326	消渴，气上撞心，心中疼热	厥阴之为病，消渴，气上撞心，心中疼热，饥而不欲食，食则吐蛔。下之利不止

【类症要点】

厥阴之为病，消渴，气上撞心，心中疼热，饥而不欲食，食则

吐蛔。下之利不止。(326)

本条为厥阴病上热下寒证的提纲，主症为中焦脾胃虚寒所致饥而不欲食，食则吐蛔。厥阴相火灼伤津液，出现口渴能饮，饮多而不解渴；寒邪郁遏厥阴相火，相火郁极乃发而上冲，故有气上撞心，心中疼热的证候；郁火犯胃，胃有热而消谷善饥，加之寒邪未退而伤脾，脾失运化，故“饥而不欲食”；如果病人体内原有蛔虫寄生，因病人体质为上热下寒，加之蛔虫喜温恶寒的特性，复闻食臭而上窜不安，故“食则吐蛔”。对于主症，舒驰远言简意赅：“饥而不欲食者，阴寒在胃也，强与之食，亦不能纳，必与饥蛔俱出，故食既吐蛔也。”如果误用下法，必然导致中气更伤，下寒更甚而致下利不止。

46.6　饥不能食

饥不能食：感到饥饿却不能吃饭。

主症	篇次	目次	兼症	原文
饥不能食	厥阴病篇	355	手足厥冷，心下满烦	病人手足厥冷，脉乍紧者，邪结在胸中，心下满而烦，饥不能食者，病在胸中，当须吐之，宜瓜蒂散

【类症要点】

病人手足厥冷，脉乍紧者，邪结在胸中，心下满而烦，饥不能食者，病在胸中，当须吐之，宜瓜蒂散。(355)

本条论痰食之邪结于胸中致厥的证治，主症为饮停胸胁所致饥不能食。因有形实邪（痰湿或食积等）积聚于胸中，阻遏胸阳，胸中气机不畅，阳气不能外达温煦四肢，故见手足厥冷、脉乍紧；实邪滞碍气机，波及脾胃，致脾胃功能失司，故见心下满烦、饥不能食之状。注家多认为饥不能食为寒饮实邪壅塞胸中所致，如柯韵伯曰：“寒结胸中，故不能食。”此类观点未免有些不切实际。邪在胸中，病位在上，治当因势利导，“其高者，因而越之”，故用瓜蒂散以涌吐痰食。

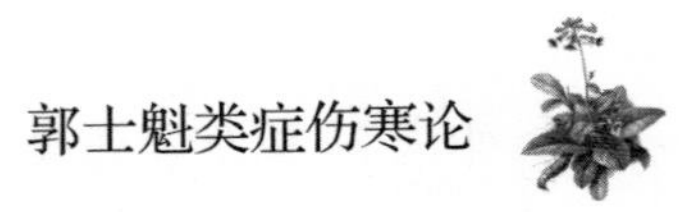

46.7 除中

除中:“除”，消除之意;“中”，指中焦脾胃之气。疾病到了严重阶段，本来不能饮食，但突然反而暴食，这是中焦脾胃之气将绝的反常现象，称为“除中”。为假神的一种表现，属病危。

主症	篇次	目次	兼症	原文
除中	厥阴病篇	332		伤寒始发热六日，厥反九日而利。凡厥利者，当不能食，今反能食者，恐为除中。食以索饼，不发热者，知胃气尚在，必愈，恐暴热来出而复去也。后日脉之，其热续在者，期之旦日夜半愈。所以然者，本发热六日，厥反九日，复发热三日，并前六日，亦为九日，与厥相期，故期之旦日夜半愈。后三日脉之，而脉数，其热不罢者，此为热气有余，必发痈脓也
除中	厥阴病篇	333		伤寒脉迟六七日，而反与黄芩汤彻其热。脉迟为寒，今与黄芩汤，复除其热，腹中应冷，当不能食，今反能食，此名除中，必死

【类症要点】

伤寒始发热六日，厥反九日而利。凡厥利者，当不能食，今反能食者，恐为除中。食以索饼，不发热者，知胃气尚在，必愈，恐暴热来出而复去也。后日脉之，其热续在者，期之旦日夜半愈。所以然者，本发热六日，厥反九日，复发热三日，并前六日，亦为九日，与厥相期，故期之旦日夜半愈。后三日脉之，而脉数，其热不罢者，此为热气有余，必发痈脓也。(332)

本条重在论述除中与否的辨别方法及厥热胜复证。主症为胃气不存之除中。始发热六日，厥而下利九日表明先有发热而后厥，厥多热少，阳复不及为病进。体内阴寒内盛，中阳不足，脾胃运化功能失司而致不能食。但如今却能食，可能会有两种情况：一是胃气来复，二是除中。故用“食以索饼”以试探。如果不发热，表明胃气尚在，而后病必自愈；如果出现食后突然发热，且瞬间自逝而热降的表现，表明胃气将绝而“除中”，此为将绝之胃气完全显现于外的“回光返照”之象。后三日脉之有微热者，且发热平稳，表明阳气来复，即可预期其病在次日夜半自行缓解。因为原本发热六日，厥而下利九日，现在又发热三日，厥热相应，阴阳可能趋于平衡，故病自愈。后三日脉数且依然发热者，此为阳复太过，热气有余而致病从热化，邪热灼伤阴血，其后必发痈脓。成无己曰：“始发热，邪在表也。至六日，邪传厥阴，阴气胜者，作厥而利，厥反九日，阴寒气多，当不能食，而反能食者，恐为除中。除，去也；中，胃气也。言邪气太甚，除去胃气，胃欲引食自救，故暴能食，此欲胜也。食以索饼试之，若胃气绝，得面则必发热；若不发热者，胃气尚在也。恐是寒极变热，因暴热来而复去，使之能食，非除中也。”

伤寒脉迟六七日，而反与黄芩汤彻其热。脉迟为寒，今与黄芩汤，复除其热，腹中应冷，当不能食，今反能食，此名除中，必死。(333)

本条论寒证误治后恶化为除中的表现，主症为胃气不存之除中。脉迟为寒象，脉迟六七日，表明此时患者体内已处于阴寒内盛的状态，当以温阳之法治疗。如将阳复之热误用寒凉法攻除，会导致阳气更虚，寒邪损及胃阳，胃失和降，脾胃功能失司，则腹中冷、不能食；如果此时反而能食，则为胃气垂绝，发露于外，回光返照的表现，此为“除中”的特征，预后不良。成无己曰：“伤寒脉迟，六七日，为寒气已深，反与黄芩汤寒药，两寒相搏，腹中当冷，冷不消谷，则不能食；反能食者，除中也。四时皆以胃气为本，胃气已绝，故云必死。”

（王旭杰，李秋艳）

47　按之痛类症

类症：按之痛，按之石硬。

47.1　按之痛

按之痛：按压时疼痛。

主症	篇次	目次	兼症	原文
按之痛	太阳病篇（下）	128		病有结胸，有脏结，其状何如？答曰：按之痛，寸脉浮、关脉沉，名曰结胸也
按之痛	太阳病篇（下）	138		小结胸病，正在心下，按之则痛，脉浮滑者，小陷胸汤主之

【类症要点】

问曰：病有结胸，有脏结，其状何如？按之痛，寸脉浮、关脉沉，名曰结胸也。（128）

“按之痛”是水热互结之结胸病的症状特点之一，脉象是寸脉浮、关脉沉。原因就是热与水结于心下，位置就是胸部。因为病在上部，所以寸脉浮。因为热与水结于心下，大气不能交于下，所以关脉沉。成无己曰：“气宜通而塞，故痛。邪结阳分，阴气不能上通；邪结阴分，则阳气不得下通：是二者，皆心下硬痛。”《伤寒心悟》曰：“按之痛有两个含义：其一，不按不痛说明痛之不甚；其二，按之则痛则含有按之不痛则不为结痛。因结胸多系太阳病误下而成，邪气结于胸而太阳之气反格于外，气机壅滞故痛。”

小结胸病，正在心下，按之则痛，脉浮滑者，小陷胸汤主之。（138）

“按之痛”是热与痰结于胸下，中枢大气不得斡旋，“按之则痛”，言外之意为“不按则不痛”，脉浮者是有热而浅，滑者是有痰而结，痰热相结部位比较浅，故方与小陷胸汤，开胸散结、化痰蠲痹。成无己曰：“正在心下，按之即痛，是热气尤浅，谓之小结胸。”柯韵伯曰：“正在心下，未及胁腹，按之则痛，未曾石硬，为小结胸。”汤本氏曰：“又正在心下，按之则痛者，为以指头轻打胸骨剑突之下部，立觉疼痛之意也；此轻打与疼痛间不容发，非其他压痛可比，故特以则字插入其间，以见意也。”小陷胸汤方中君药全瓜蒌甘寒，清热涤痰、宽胸散结，用时先煮，意在“以缓治上”，而通胸膈之痹。臣以黄连苦寒泄热除痞，半夏辛温化痰散结。三药共奏清热化痰、宽胸散结之功。

47.2　按之石硬

按之石硬：按压坚硬如石。

主症	篇次	目次	兼症	原文
按之石硬	太阳病篇（下）	135	心下痛	伤寒六七日，结胸热实，脉沉而紧，心下痛，按之石硬者，大陷胸汤主之

【类症要点】

伤寒六七日，结胸热实，脉沉而紧，心下痛，按之石硬者，大陷胸汤主之。（135）

“按之石硬”是水热互结的结胸证的表现之一，兼症为“心下痛”。患太阳伤寒六七天不解，邪热入里与水互结于胸而成热实，脉沉而紧，提示邪已由表入里，沉主水，主病在里；紧主痛，主有实邪；热证反见沉脉，正是因为邪热深结，气血被郁而沉，虽沉必然有力。心下胃脘部疼痛，按之如石头般坚硬。《医学心悟》曰：“热在胸膈而实在痰水，故脉沉候见紧，心下疼痛，按之又如石硬一般，此证脉，必大陷胸汤下之。按之石硬与绕脐痛、心下痞硬、痛

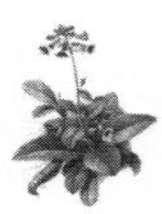

不可近都是腹诊的具体应用。”大陷胸汤功能荡涤逐水，方用甘遂苦寒为君，使下陷之阳邪、上格之水邪俱从腑间分解；芒硝、大黄之咸寒苦寒为臣，软坚泄热，共奏下夺之功。本方上下两顾，剂大而数少，取其迅疾，分解结邪，此奇方之制也，故服后大便通畅，燥屎与痰涎俱下而愈。张秉成《成方便读》曰：“治太阳表邪不解而反下之，热陷于里，其人素有水饮停胸，以致水热互结心下，满而硬痛，手不可近，不大便，舌上燥而渴，成结胸胃实之证。以甘遂之行水直达所结之处，而破其辟囊；大黄荡涤邪热；芒硝咸润软坚。三者皆峻下之品，非表邪尽除、内有水热互结者，不可用之。”

【小结】

以“按之痛，按之石硬”为主症的条文共3条，均见于太阳病篇。包括痰热互结于心下的小结胸、热与水互结于心下的大结胸。总计经方2个：大陷胸汤、小陷胸汤。

（张兰凤，翁维良）

48　舌上胎类症

类症：舌上胎滑，舌上白胎滑，舌上胎，舌上白胎，舌上燥，舌上干燥。

48.1　舌上胎滑

舌上胎滑：舌苔滑。

主症	篇次	目次	兼症	原文
舌上胎滑	太阳病篇（下）	130	静	脏结无阳证，不往来寒热，其人反静，舌上胎滑者，不可攻也

【类症要点】

脏结无阳证，不往来寒热，其人反静，舌上胎滑者，不可攻也。(130)

“舌上胎滑”，指舌苔白滑，为阴寒内盛，寒凝不化之征象。兼见其人“静”，说明阳气不足，安静而卧，精神萎靡。成无已曰：“脏结于法当下，无阳证，为表无热；不往来寒热，为半表半里无热；其人反静，为里无热。经曰：舌上如苔者，以丹田有热，胸中有寒，以表里皆寒，故不可攻。”柯韵伯认为：“脏结是积渐凝结而为阴，五脏之阳已竭也。外无烦躁潮热之阳，舌无黄黑芒刺之苔，慎不可攻，理中、四逆辈温之，尚有可生之义。”

48.2　舌上白胎滑

舌上白胎滑：舌苔白滑。

主症	篇次	目次	兼症	原文
舌上白胎滑	太阳病篇（下）	129	下利	何谓脏结？答曰：如结胸状，饮食如故，时时下利，寸脉浮、关脉小细沉紧，名曰脏结。舌上白胎滑者，难治

【类症要点】

何谓脏结？答曰：如结胸状，饮食如故，时时下利，寸脉浮、关脉小细沉紧，名曰脏结。舌上白胎滑者，难治。（129）

“舌上白胎滑”是脏结者，时时下利，再结合舌上有白滑苔，印证了其下利属寒性利。同时以舌苔判断病之预后，也是仲景首创，舌诊是望诊的重要组成部分，与内脏的病理变化密不可分。其舌上白苔滑说明里阳不振，入结之邪已深，结邪非攻不去，而脏虚又不可攻。所以说难治。成无己曰：“脏结得热证多，则易治；舌上白苔滑者，邪气结胸中亦寒，故云难治。”《医宗金鉴》曰：“按此条舌上白苔滑者难治，前人旧注单指脏结而言，未见明悉，误人不少。盖舌苔白滑，即结胸证具，亦是假实；舌苔干黄，虽脏结证具，每伏真热。脏结阴邪，白滑为顺，尚可温散；阳邪见此为逆，不堪攻下，故为难治。”

48.3　舌上胎

舌上胎：舌面上有苔。

主症	篇次	目次	兼症	原文
舌上胎	阳明病篇	221	心中懊憹	阳明病，脉浮而紧，咽燥，口苦，腹满而喘，发热汗出，不恶寒反恶热，身重。若发汗则躁，心愦愦反谵语；若加温针，必怵惕烦躁不得眠；若下之，则胃中空虚，客气动膈，心中懊憹。舌上胎者，栀子豉汤主之

【类症要点】

阳明病，脉浮而紧，咽燥，口苦，腹满而喘，发热汗出，不恶寒反恶热，身重。若发汗则躁，心愦愦反谵语；若加温针，必怵惕

烦躁不得眠；若下之，则胃中空虚，客气动膈，心中懊侬。舌上胎者，栀子豉汤主之。(221)

类证“舌上胎”是阳明病误下后，出现心中懊侬时，根据舌苔辨证用药的指征。“阳明病，脉浮而紧，咽燥，口苦，腹满而喘，发热汗出，不恶寒反恶热，身重”论述了阳明病里热炽盛的表现，这时如果误下，则使胃气空虚，无形热邪乘虚入胃动膈，出现心中懊侬。“舌上胎者”是指舌上有黄苔或白苔者，可用栀子豉汤清热除烦。柯韵伯曰：“阳明中风，病在气分，不可妄下，此既见胃实之证，下之亦不为过，但胃中以下而空虚，喘满汗出，恶热身重等证或罢，而邪之客上焦者，必不因下除，故动于膈而心中懊侬不安也……舌上苔句，顶上四段来。不恶、反恶，皆由心主；愦愦、怵惕，懊侬之象，皆心病所致，故当以舌验之，舌为心之外候，心热之微甚，与苔之厚薄，色之浅深，为可征也。”成无己曰：“舌上苔黄者，热气客于胃中；舌上苔白，知热气客于胸中，与栀子豉汤以吐胸中之邪。”

48.4 舌上白胎

舌上白胎：舌面上有白苔。

主症	篇次	目次	兼症	原文
舌上白胎	阳明	230	胁下硬满不大便，呕	阳明病，胁下硬满，不大便而呕，舌上白胎者，可与小柴胡汤。上焦得通，津液得下，胃气因和，身濈然汗出而解

【类症要点】

阳明病，胁下硬满，不大便而呕，舌上白胎者，可与小柴胡汤。上焦得通，津液得下，胃气因和，身濈然汗出而解。(230)

类证“舌上白胎”，若同时见胁下硬满，不大便而呕，是邪仍在少阳，少阳枢机不利，气滞津结的表现。“胁下硬满”说明热郁胸胁，不大便说明热结在里，呕说明郁热犯胃，舌上白苔说明燥结未成，此时白虎汤证未成，用承气

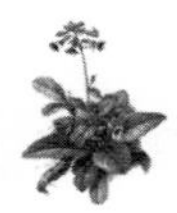

汤太早，只能用小柴胡汤清解表里、疏利三焦，使病人上焦得通，津液得下，胃气因和，身濈然汗出而解。小柴胡汤一直被认为是和解少阳之主方。本条论述有助于加深我们对小柴胡汤的理解，方中柴胡苦辛微寒，入肝胆经，其性轻清而升散，能疏畅经气之郁滞，故重用为君药。黄芩苦寒，长于解肌热，为臣药。半夏和胃降逆止呕，生姜助半夏和胃，兼制半夏之毒。人参、大枣益气健脾，扶正以助祛邪，并防邪内陷；大枣得生姜有调和营卫之功。此四味共为佐药。炙甘草甘温补中，助参、枣以扶正，兼调和诸药，为佐使药。此外，柴、芩与姜、夏又成辛开苦降，可宣畅三焦。诸药相伍，上焦得通，津液得下，胃气因和，身濈然汗出而解。成无己曰："阳明病，腹满不大便，舌上苔黄者，为邪热入腑，可下；若胁下硬满，虽不大便而呕，舌上白苔者，为邪未入腑，在表里之间，与小柴胡汤以和解之。"方中行曰："即使不大便，而胁下硬满在，若有呕与舌苔，则少阳为多，也当从小柴胡。"程郊倩曰："不大便而却与胁下硬满之证兼见……是为上焦不通，上焦不通则气不降，故不但满而且呕。上焦既窒，则津液为热搏结，徒熏蒸于膈上，不得下滋于胃腑，故舌上白苔而不大便。白苔虽不远于寒，然津结终不似寒结之大滑，推其源，只因上焦不通。"陈修园曰："上焦不通，火郁于上，其舌上必有白苔者，可与小柴胡汤调和三焦之气，俾上焦得通，舌上白苔自去，津液得下而大便利，胃气因和而呕止。"

48.5 舌上燥

舌上燥：舌面上干燥。

主症	篇次	目次	兼症	原文
舌上燥	太阳病篇（下）	137	不大便，渴，日晡所，小有潮热，从心下至小腹硬满而痛	太阳病，重发汗而复下之，不大便五六日，舌上燥而渴，日晡所小有潮热，从心下至少腹硬满而痛，不可近者，大陷胸汤主之

【类症要点】

太阳病，重发汗而复下之，不大便五六日，舌上燥而渴，日晡所小有潮热，从心下至少腹硬满而痛，不可近者，大陷胸汤主之。(137)

“舌上燥”是伤津后津液亏虚的表现。同时伴见“不大便，渴，日晡所小有潮热，从心下至少腹硬满而痛”。不大便，是肠躁津亏，渴、日晡所小有潮热是阳明有热，从心下至少腹硬满而痛，范围之大，非仅仅阳明躁屎内结于胃肠，是水热互结之大结胸证。原文第128、129条提出结胸和脏结的鉴别，其中很重要的一个鉴别点就是脏结“舌上白胎滑者”，而大结胸证则“舌上燥而渴”。成无已曰：“重发汗而复下之，则内外重亡津液，而邪热内结，致不大便五六日，舌上燥而渴也。日晡潮热者属胃，此日晡小有潮热，非但在胃，从心下至少腹硬满而痛不可近者，是一腹之中，上下邪气俱甚也，与大陷胸汤以下其邪。”陈逊斋曰：“此节之证，因汗、下交误所致，阳明之热重于三焦之水，自胸膈至少腹皆实，为结胸病之大结胸证。舌上燥渴，日晡潮热，肠胃胀满硬痛，皆是胃家实之阳明病。不用大陷胸丸者，以阳明热实为主也，不用大承气而用大陷胸汤者，因兼有水结故也。”

48.6 舌上干燥

舌上干燥：舌面上干燥。

主症	篇次	目次	兼症	原文
舌上干燥	太阳病篇（下）	168	恶风大烦渴	伤寒若吐若下后，七八日不解，热结在里，表里俱热，时时恶风，大渴，舌上干燥而烦，欲饮水数升者，白虎加人参汤主之

【类症要点】

伤寒若吐若下后，七八日不解，热结在里，表里俱热，时时恶风，大渴，舌上干燥而烦，欲饮水数升者，白虎加人参汤主之。(168)

“舌上干燥”，兼见恶风、大烦渴，是阳明燥热伤津的表现。

柯韵伯曰：“烦躁，舌干，大渴，为阳明证，欲饮水数升，里热结而不散，急当救里以滋津液。”程郊倩曰：“热结在里，则大渴，舌上干燥而烦，欲饮水数升，此则燥热极，而津液之消耗者涓滴无存矣。”

【小结】

以舌苔异常为主症的条文共6条，见于太阳病篇及阳明病篇。包括：阴寒之邪结于脏之“舌上胎滑”、实邪内结的大结胸证之“舌上燥”、阳明经证伤津较重证之“舌上干燥”、阳明病误治的变证及客气动膈之“舌上胎”、阳明病胁下硬满之“舌上白胎”。

“舌上胎滑”，其人反静，是阴寒之邪结于脏之脏结证的表现。病人既无少阳证的往来寒热，也无阳明证的烦躁、燥热。

脏结见“舌上胎白滑”，出现时时下利时，可根据舌苔辨别寒热、治疗难易及预后。这是代表阴寒内盛的一种舌苔。

（张兰凤，翁维良）

49 膈内拒痛类症

类症：膈内拒痛，掣痛，近之则痛剧。

49.1 膈内拒痛

膈内拒痛：膈内，多指胸中、胸膈。拒，推而向外之意；拒痛，即胸膈内撑胀疼痛。

主症	篇次	目次	兼症	原文
膈内拒痛	太阳病篇（下）	134	短气躁烦，心中懊侬，心下硬	太阳病，脉浮而动数，浮则为风，数则为热，动则为痛，数则为虚，头痛发热，微盗汗出，而反恶寒，表未解也。医反下之，动数变迟，膈内拒痛，胃中空虚，客气动膈，短气躁烦，心中懊侬，阳气内陷，心下因硬，则为结胸，大陷胸汤主之。若不结胸，但头汗出，余处无汗，剂颈而还，小便不利，身必发黄

【类症要点】

太阳病，脉浮而动数，浮则为风，数则为热，动则为痛，数则为虚，头痛发热，微盗汗出，而反恶寒，表未解也。医反下之，动数变迟，膈内拒痛，胃中空虚，客气动膈，短气躁烦，心中懊侬，阳气内陷，心下因硬，则为结胸，大陷胸汤主之。若不结胸，但头汗出，余处无汗，剂颈而还，小便不利，身必发黄。(134)

“膈内拒痛”是太阳病误下后，胃中空虚，热邪扰动胸膈所致，疼痛严

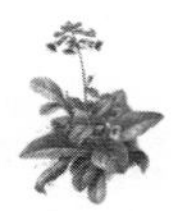

重。这时会伴见“短气躁烦、心中懊侬、心下硬”，是邪气内陷，水热互结的表现，有虚、有烦、有水、有实、有热、有满、有硬、有痛。方中行曰：“膈，心胸之间也；拒，格据也，言邪气入膈，膈气与邪气相膈拒而为痛也；空虚，言真气与食气皆因误下而亏损也。客气，邪气之别名也，以本外邪，故曰客气，故曰客气，以邪本风，故曰阳气，以里虚也，因而陷入，故曰内陷。”陈亮斯曰：结胸者，结于胸中，而连于心下也。身之有膈，所以遮上下也，膈能拒邪，但邪但留于胸中，膈不能拒邪，则邪留胸而及于胃，胸胃俱病，乃成结胸。如胸有邪而胃未受邪，则为胸胁满之半表半里之证，如胃受邪而胸不留，则为胃家实之阳明病，皆非结胸也。”喻嘉言曰：“膈中之气与外入之气两相格斗，故为拒痛。胃中水谷所生之精悍，因误下而致空虚，则不能借之以冲开外邪，反为外邪冲动其膈，于是正气往返邪逼之界，觉短气不足以息，更烦躁有加；于是神明不安，方寸之地觉剥肤近灾，无端而生懊侬，凡此皆阳邪内陷所致。”大陷胸汤治疗水热互结之结胸证，有邪热通水之功效。甘遂为泻水逐饮之峻药，尤善于泻胸腹之积水，大黄、芒硝泄热荡实、软坚破结，为邪热逐水之峻剂，可使大量水液从大便泻下。水与热邪随大便而泻下，膈内拒痛、短气躁烦、心中懊侬、心下硬则消。

49.2　掣痛，近之则痛

掣痛，近之则痛剧：疼痛并有抽掣感，触碰则痛甚。

主症	篇次	目次	兼症	原文
掣痛，近之则痛剧	太阳病篇（下）	175	骨节疼烦，汗出短气，小便不利，恶风身微肿	风湿相搏，骨节疼烦，掣痛不得屈伸，近之则痛剧，汗出短气，小便不利，恶风不欲去衣，或身微肿者，甘草附子汤主之

【类症要点】

风湿相搏，骨节疼烦，掣痛不得屈伸，近之则痛剧，汗出短气，小便不利，恶风不欲去衣，或身微肿者，甘草附子汤主之。（175）

“掣痛”指疼痛有牵引拘急的感觉。“近之则痛剧”指不能触碰，一碰则更痛的感觉。是阳虚湿胜，风湿流注关节表现出的特征。其部位在骨节，特点为疼烦，伴有汗出短气、小便不利、恶风身微肿。成无已曰：“风则伤卫，湿流关节，风湿相搏，两邪乱经，故骨节烦疼掣痛，不得屈伸，近之则痛剧也。风胜则卫气不固，汗出短气，恶风不欲去衣，为风在表；湿胜则水气不行，小便不利，或身微肿，为湿外搏也，与甘草附子汤散湿固卫气。”黄坤载曰：“湿流关节，烦疼掣痛不得屈伸，近之则痛剧。气道郁阻，皮毛蒸泄，则汗出气短。阳郁不达而生表寒，则恶风不欲去衣。湿气痹塞，经络不通，则身微肿，甘草附子汤温脾胃而通经络，则风湿泄矣。”甘草附子汤是温经散寒除湿、祛风固表、通络止痛之方。以附子温经散寒，白术健脾燥湿行水，桂枝辛温，佐白术、附子祛风通络、宣通阳气。甘草益气建中、甘温和缓，与桂枝辛甘化阳。

【小结】

膈内拒痛、掣痛、近之则痛剧，是三种疼痛的特点。均见于太阳病篇。前者是误下后水热互结之结胸重证，表现为胸膈内疼痛，同时心下硬、短气躁烦、心中懊憹，用大陷胸汤之峻剂泄热通水。后两者是阳虚风湿流注关节，出现骨节烦疼，表现为掣痛、近之则痛剧，伴见汗出短气、小便不利、恶风身微肿。

（张兰凤，翁维良）

50　满而不痛类症

类症：满而不痛，痞，心下痞，微结。

50.1　满而不痛

满而不痛：即痞。指胸腹间气机阻塞不舒的一种自觉症状，有的仅有胀满的感觉。

主症	篇次	目次	兼症	原文
满而不痛	太阳病篇（下）	149		伤寒五六日，呕而发热者，柴胡汤证具，而以他药下之，柴胡证仍在者，复与柴胡汤。此虽已下之，不为逆，必蒸蒸而振，却发热汗出而解。若心下满而硬痛者，此为结胸也，大陷胸汤主之，但满而不痛者，此为痞，柴胡不中与之，宜半夏泻心汤

【类症要点】

伤寒五六日，呕而发热者，柴胡汤证具，而以他药下之，柴胡证仍在者，复与柴胡汤。此虽已下之，不为逆，必蒸蒸而振，却发热汗出而解。若心下满而硬痛者，此为结胸也，大陷胸汤主之，但满而不痛者，此为痞，柴胡不中与之，宜半夏泻心汤。（149）

“满而不痛”与前面“心下满而硬痛”相对比而言，是心下满而不痛。属于痞。部位是心下，是柴胡证误下后，胃虚而邪热内陷的表现。在这里要鉴别：①痞：在心下，满而不痛，按之濡。②结胸：心下满而痛；若为“按之则痛”为小结胸证；若为“心下满而硬痛，按之石硬”为大结胸证。③柴胡证：

病在胸胁，胸胁苦满，往来寒热，而无心下不适感。《伤寒心悟》曰：心下满而不痛是为痞证。所以形成痞证的原因是邪陷心下，邪热并没有和水饮互结，而脾胃之气反而受伤，脾胃升降功能失常，气机受阻，故心下但见胀满痞塞不通，并无疼痛的症状。这里指明“痞”的病位是“心下”，是相对于胸、胁而言，指胸腹交界处，阴阳上下交通之界，无疑是脾胃升降之枢。《医宗金鉴》曰：“……若但满而不痛，此为虚热气逆之痞，即有呕而发热之少阳证，柴胡汤也不中与之，法当治痞也，宜半夏泻心汤主之。”

50.2 痞

痞：胸腹间气机阻塞不舒的一种自觉症状，有的仅有胀满的感觉。

主症	篇次	目次	兼症	原文
痞	太阳病篇（下）	151		脉浮而紧，而复下之，紧反入里，则作痞。按之自濡，但气痞耳

【类症要点】

脉浮而紧，而复下之，紧反入里，则作痞。按之自濡，但气痞耳。(151)

“痞”是因太阳伤寒误用下法后，中虚，邪气内陷而致。从“浮而紧”的脉象变为“紧入里”，病情则出现“痞”，表示中焦虚，失去斡旋升降之机能。按之自濡，鉴别于“按之硬”，是脾胃气机壅滞所致，为气痞。胡希恕认为：心下痞满，这个“否”，是卦名，“天地否”，卦爻，所谓地气为上升，天气为下降，所以“天地泰”，如果天不下降，地不上升，这叫“天地否”。乾坤，上头是乾卦，底是坤，那就坏了，那就是否塞不通了。痞就是上下不通，有痞满。

50.3 心下痞

心下痞：胃脘部胀满。

主症	篇次	目次	兼症	原文
心下痞	太阳病篇（下）	153		太阳病，医发汗，遂发热恶寒，因复下之，心下痞，表里俱虚，阴阳气并竭，无阳则阴独，复加烧针，因胸烦、面色青黄、肤瞤者，难治，今色微黄，手足温者，易愈
心下痞	太阳病篇（下）	154		心下痞，按之濡，其脉关上浮者，大黄黄连泻心汤主之
心下痞	太阳病篇（下）	155	恶寒，汗出	心下痞，而复恶寒、汗出者，附子泻心汤主之
心下痞	太阳病篇（下）	156	渴，口燥烦，小便不利	本以下之，故心下痞，与泻心汤，痞不解，其人渴而口燥烦，小便不利者，五苓散主之
心下痞	太阳病篇（下）	164	恶寒	伤寒大下后，复发汗，心下痞，恶寒者，表未解也，不可攻痞，当先解表，表解乃可攻痞，解表宜桂枝汤，攻痞宜大黄黄连泻心汤
心下痞	阳明病篇	244	发热汗出，恶寒	太阳病，寸缓、关浮、尺弱，其人发热汗出，复恶寒，不呕，但心下痞者，此以医下之也。如其不下者，病人不恶寒而渴者，次转属阳明也。小便数者，大便必硬，不更衣十日，无所苦也。渴欲饮水，少少与之，但以法救之。渴者，宜五苓散

【类症要点】

太阳病，医发汗，遂发热恶寒，因复下之，心下痞，表里俱虚，阴阳气并竭，无阳则阴独，复加烧针，因胸烦、面色青黄、肤瞤者，难治，今色微黄，手足温者，易愈。(153)

本条“心下痞”是太阳表虚证，医发汗，而后又误用下法，使表里俱虚，邪气内陷，中虚而失去斡旋升降之机能，而发为痞证。表现为心下满而不痛。

心下痞，按之濡，其脉关上浮者，大黄黄连泻心汤主之。(154)

伤寒大下后，复发汗，心下痞，恶寒者，表未解也，不可攻痞，当先解表，表解乃可攻痞，解表宜桂枝汤，攻痞宜大黄黄连泻心汤。(164)

154条、164条之“心下痞”是热邪内陷而成之痞。其痞的特点是“按之濡，其脉关上浮”。治疗以大黄黄连泻心汤为主。以大黄、黄连经麻沸汤渍之，取寒气清热，去苦味通腹，轻泄邪热，使气机流畅，则痞闷自消。《伤寒心悟》曰：“其脉关上浮者，是言其脉，在这里脉诊具有鉴别诊断的意义。同是痞证，有火痞、水痞、水火交痞之不同。而火痞则点出其脉关上浮。关脉候脾胃中焦。浮为阳邪，包括浮大数动滑诸阳脉。关上见浮脉，说明火热之邪结于心下，胃气不和而成火痞之证。”

心下痞，而复恶寒、汗出者，附子泻心汤主之。(155)

本条之痞是在热痞的情况下又有正虚的存在，以伴见“恶寒、汗出”为证。以附子泻心汤治疗。附子泻心汤由附子、大黄、黄连、黄芩四味药组成，一方面以三黄清热泄痞，另一方面以附子温经护阳。尤在泾曰：“此即上条而引其说，谓心下痞，按之濡，关脉浮者，当与大黄黄连泻心汤泻心下之虚热，若其人复恶寒而汗出，证兼阳虚不足者，又虚加附子以复表阳之气，乃寒热并用，邪正兼治之法。”徐灵胎认为，此条不过二语，而妙理无穷。164条发汗之后恶寒，则用桂枝，此条汗出恶寒，则用附子。盖发汗已止而犹恶寒，乃表邪未尽，故先用桂枝以祛表邪；此恶寒而仍汗出，则亡阳在即，故加入附子以回阳。又彼先后分二方，此并一方者，盖彼有表复有里，此则只有里病，故有分有合也。

本以下之，故心下痞，与泻心汤，痞不解，其人渴而口燥烦，小便不利者，五苓散主之。(156)

太阳病，寸缓、关浮、尺弱，其人发热汗出，复恶寒，不呕，但心下痞者，此以医下之也。如其不下者，病人不恶寒而渴者，次转属阳明也。小便数者，大便必硬，不更衣十日，无所苦也。渴欲饮水，少少与之，但以法救之。渴者，宜五苓散。(244)

“心下痞”，运用泻心汤后，痞证未解，而出现“其人渴而口燥烦，小便不利”应属水液不得通调于下，小便不利，津液不得升布于上而发本病。其鉴别要点为心下痞、口渴、小便不利。成无己曰：“本因下后成痞，当与泻心

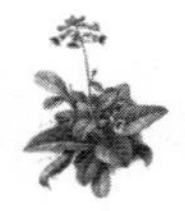

汤除之。若服之痞不解，其人渴而口躁烦，小便不利者，为水饮内蓄，津液不行，非热痞也。与五苓散发汗散水则愈。”方中行曰：“泻心汤者，本所以治虚热之气痞也，治痞而痞不解，则非气聚之痞可知矣。渴而口躁烦，小便不利者，津液涩而不行，伏饮停而凝聚，内热甚而水结也。五苓散者，润津液而滋燥渴，导水饮而荡结热，所以又得为痞满之一治也。”

【小结】

以“心下痞”为主症的条文共6条：太阳病篇5条，阳明病篇1条。包括：误下后脾胃虚，气机痞塞，或热邪内陷，形成热痞，或水饮不化，形成心下痞。心下痞的特点：满而不痛，按之濡，脉沉紧，用半夏泻心汤；若脉关上浮者，为热痞，用大黄黄连泻心汤；若脉关上浮，但复恶寒、汗出者，是里阳虚，里阳虚又有热的痞，用附子泻心汤。若用泻心汤痞不解，表现为小便不利、口渴而躁烦者，为水气不化之痞，宜用五苓散。

50.4　微结

微结：邪气结聚程度较轻。

主症	篇次	目次	兼症	原文
微结	太阳病篇（下）	147	胸胁满小便不利，渴，但头汗出，往来寒热心烦	伤寒五六日，已发汗而复下之，胸胁满，微结，小便不利，渴而不呕，但头汗出，往来寒热，心烦者，此为未解也，柴胡桂枝干姜汤主之

【类症要点】

伤寒五六日，已发汗而复下之，胸胁满，微结，小便不利，渴而不呕，但头汗出，往来寒热，心烦者，此为未解也，柴胡桂枝干姜汤主之。(147)

“微结”是伤寒发汗之后又复下，邪入少阳，少阳经脉气机郁结的表现。邪气结聚的程度较轻，用微结。同时见胸胁满、往来寒热、心烦，均是邪在少阳的表现，小便不利、口渴是少阳三焦气化受阻，水饮不化，不能敷布的表现，不呕，说明邪气在三焦而不在胃。但头汗出是阳气遏郁不得发越，所以上冒于头，则头汗出。主要体现出“阳遏”与“饮停”。因此，用柴胡桂枝干姜汤，柴胡与黄芩清解少阳郁结之邪，栝楼根、牡蛎散结，桂枝、干姜帮助通阳逐饮。唐容川曰：“已发汗则阳气外泄矣，又复下之，则阳气下陷，水饮内动，逆于胸胁，故胸胁满微结，小便不利。水结则津液不升，故渴，此与五苓散证同一意也。阳遏于外，不能四散，但能上冒，为头汗出，而通身阳气欲出不能，则往来寒热，此与小柴胡汤证同一意也。此皆寒水之气闭其胸膈腠理，而火不得外发，则返于心包，是以心烦。”《伤寒心悟》曰：“邪陷少阳，故见胸胁胀满微结。”“微结”，点明少阳枢机郁结不甚。三焦为气化之道，误下而气机受阻，气化不利，水道不通，故见小便不利。水津不得上乘，故见口渴。阳气遏郁不得发越。所以上冒则头汗出。郁于内则心烦。邪热进退于少阳之分，故往来寒热。“不呕”，说明邪气在三焦而不在胃。“此为未解”，说明邪在少阳而没有解除。“小便不利”“但头汗出”，颇似湿热，将欲发黄，但口渴而不呕，可知邪不在胃。因五六日后，汗而复下，非湿热内壅，实系气化失司，邪陷正虚之故。

【小结】

心胸部位的不适可见胸胁胀满、心下痛、心下满而不痛、心下痞、心下痞硬、微结。胸胁胀满者，邪在少阳经，会兼见少阳经气不利的表现，口苦、咽干、目眩、默默不欲饮食、心烦、干呕等；心下按之痛，如正在心下，按之则痛为小结胸，如心下至少腹硬满而痛不可近，为大结胸。心下满而不痛为痞，按之濡，其脉沉紧，如有热邪，其脉关上浮。如有阳虚，痞兼恶寒、汗出。微结是在伤寒五六日，已发汗而复下之后，里虚伤阳，邪入少阳，枢机不利，气化失常，气结水停致微结，表现出胸胁满、微结、小便不利、渴而不呕、但头汗出、往来寒热、心烦，此为未解也，治宜柴胡桂枝干姜汤。

（张兰凤，翁维良）

51 干噫食臭类症

类症：干噫食臭，谷不化，噫气。

51.1 干噫食臭

干噫食臭：噫，胃中上逆之气。干噫食臭，指胃中上逆之气带有食臭味而无其他物。

主症	篇次	目次	兼症	原文
干噫食臭	太阳病篇（下）	157	心下痞硬，胁下有水气，腹中雷鸣下利	伤寒汗出解之后，胃中不和，心下痞硬，干噫食臭，胁下有水气，腹中雷鸣下利者，生姜泻心汤主之

【类症要点】

伤寒汗出解之后，胃中不和，心下痞硬，干噫食臭，胁下有水气，腹中雷鸣下利者，生姜泻心汤主之。(157)

类证“干噫食臭”是胃虚，水谷不化，留滞而化作馊腐，气机痞塞，上下不通，而出现干噫食臭。若伴“随心下痞硬，胁下有水气，腹中雷鸣下利”，生姜泻心汤主之。以生姜辛温善散水气，以黄连、黄芩清热降胃，半夏、生姜和胃降逆，干姜、人参、甘草、大枣温中益胃补虚。《承淡安伤寒论新注》曰：“据《伤寒杂病辨证》云：噫，嗳也，嗳为噫之俗字，按噫，据《说文》云‘饱食臭也’，《金匮》云：中焦之气不和，则谷不能消，故使噫。《平脉法》云：噫，吞酸，食卒不下，又云：上焦不归者，噫而吞酢，皆同意。盖有宿食而含酸曰噫，酸水不出曰干噫，噫即嗳，食臭也，故曰干噫食臭。曰噫气，并为物不出之称。准是以观，为消化不良兼吞酸嘈杂之意。”

51.2 谷不化

谷不化：食物不消化。

主症	篇次	目次	兼症	原文
谷不化	太阳病篇（下）	158	下利腹中雷鸣，心下痞硬满，干呕心烦	伤寒中风，医反下之，其人下利，日数十行，谷不化，腹中雷鸣，心下痞硬而满，干呕心烦不得安。医见心下痞，谓病不尽，复下之，其痞益甚。此非热结，但以胃中虚，客气上逆，故使硬也。甘草泻心汤主之

【类症要点】

伤寒中风，医反下之，其人下利，日数十行，谷不化，腹中雷鸣，心下痞硬而满，干呕心烦不得安。医见心下痞，谓病不尽，复下之，其痞益甚。此非热结，但以胃中虚，客气上逆，故使硬也。甘草泻心汤主之。(158)

“谷不化”即食物不消化，见下利、腹中雷鸣、干呕心烦、心下痞硬而满。是误下后损伤中气，胃中虚则生寒，完谷不化，肠中水分不能吸收，水气荡漾流动而为雷鸣，胃气不降，客气上逆，则生热，会伴随干呕心烦。下后脾胃虚甚，运化失健，气机痞塞较重，故心下痞硬而满。其关键是胃虚，谷不化，甘草泻心汤用大量甘草补胃虚。尤在泾认为，伤寒中风者，成氏所谓伤寒或中风也。邪盛于表而反下之，为下利谷不化，腹中雷鸣，为心下痞硬而满，为干呕心烦不得安，是表邪内陷心间，而复上攻下注，非中气空虚，何至邪气淫溢至此哉！医以为结热未去，而复下之，是已虚而益虚也。虚则气不得化，邪愈上逆，而痞硬有加矣，故泻心汤消痞，加甘草以益中气。

51.3 噫气

噫气：经食道而由口排出气体。

主症	篇次	目次	兼症	原文
噫气	太阳病篇（下）	161	心下痞硬	伤寒发汗、若吐、若下，解后，心下痞硬，噫气不除者，旋覆代赭汤主之

【类症要点】

伤寒发汗、若吐、若下，解后，心下痞硬，噫气不除者，旋覆代赭汤主之。（161）

噫气与心下痞硬相伴，无呕吐、下利的表现。此为伤寒表邪已解，正气受损，胃气虚弱，该降不降，寒饮上逆的表现。伴心下痞硬，是胃气不和，气机痞塞所致。宜旋覆代赭汤温胃降逆、逐饮消痞。张路玉曰："汗吐下法备而后表解，则中气必虚，虚则浊气不降，而痰饮上逆，故作痞硬，逆气上冲，而正气不续，故噫气不除。"罗谦甫曰："汗吐下解后，邪虽去而胃气已亏矣，胃气既亏，三焦因之失职，清无所归而不升，浊无所纳而不降，是以邪气留滞，伏饮为逆，故心下痞硬，噫气不除也。"方中以人参、甘草养正补虚，生姜、大枣和脾养胃，所以安定中州者至矣。更以代赭石之重，使之敛浮镇逆，旋覆花之辛，用以宣气涤饮，佐人参以归气于下，佐半夏以蠲饮于上，浊降则痞硬可消，清升则噫气可除矣。

【小结】

以干噫食臭、谷不化、噫气为主症的条文共3条，均出自太阳病篇。包括：太阳病伤寒汗出表解后邪气内陷；脾胃虚弱痞利俱甚；伤寒误治后损伤中气。总计经方3个：生姜泻心汤、甘草泻心汤、旋覆代赭汤。

干噫食臭、谷不化、噫气三症均可见心下痞硬，与表证误下或病后中虚，消化不良有关。干噫食臭是中虚寒，水饮停滞胃肠，胃失和降，兼见热邪内陷，水谷不消而遇热则酸腐，干噫食臭，兼有肠鸣下利，治重在消水化饮，重用生姜，以黄连、黄芩清内陷之热；谷不化是中焦虚寒更甚，谷未与热合，直走肠间，下利日数十次，而见完谷不化，中虚则干呕，虚热扰心则心烦不得安，重在补中虚、温中寒，重用甘草，干姜加量。噫气与心下痞硬相见，无呕吐、无下利，主要是病后胃虚，偏寒，无邪热。用旋覆花、代赭石重镇降胃气，生姜温胃寒。

（张兰凤，翁维良）

52　身微肿类症

类症：身微肿，耳前后肿，两耳无所闻，两耳聋无闻。

52.1　身微肿

身微肿：身体轻度肿。

主症	篇次	目次	兼症	原文
身微肿	太阳病篇（下）	175	骨节疼烦，掣痛，近之则痛剧，汗出短气，小便不利，恶风，不欲去衣	风湿相搏，骨节疼烦，掣痛不得屈伸，近之则痛剧，汗出短气，小便不利，恶风，不欲去衣，或身微肿者，甘草附子汤主之

【类症要点】

风湿相搏，骨节疼烦，掣痛不得屈伸，近之则痛剧，汗出短气，小便不利，恶风，不欲去衣，或身微肿者，甘草附子汤主之。（175）

“身微肿”是风湿之邪侵袭，阳虚水湿停于肌表所致。尤在泾认为，此亦湿胜阳微之证，其治亦不出助阳驱湿。盖风湿在表，本当从汗而解，不宜重发其汗，恶风不欲去衣，卫阳虚弱之征，故以桂枝附子助阳气，白术甘草崇土气。云得微汗则解者，非正发汗也，阳胜而阴自解。《绛雪园古方选注》中王晋三曰：甘草附子汤，两表两里之偶方。风淫于表，湿流关节，阳衰阴胜，治宜两顾。白术、附子，顾里胜湿；桂枝、甘草，顾表化风。独以甘草冠其名者，病深关节，义在缓而行之，徐徐救解也。若驱之太急，风去而湿仍留，反遗后患矣。尤在泾强调阳气微，不能驱湿外出。王晋三则强调表里两病，风湿在表，阳微在里，里外不能互助，治疗要里外并治并重。

本例太阳痹证，以湿为胜。急投五苓散加味，不仅急则治标，同时化气行水，即为治本。前贤曾称“五苓散，逐内外水饮之首剂”。而桂枝则为此方之关键，故重用之，以增强通阳化气行水之力。另加上肉桂，补命门真火，助气化，散寒凝；加砂仁醒脾化湿，行气宽中以消胀满，且能纳气归肾以助膀胱之气化；再用五加皮祛风湿之痹痛，疗经络之拘挛，且有利小便、消水肿之效。服药三剂而病获转机。然后抓住风寒湿致疼痛之主证，继用甘草附子汤。白术、附子，顾里胜湿；桂枝、甘草，顾表胜风；重用附子，温里扶阳、除痹止痛。冠以甘草者，意在缓而行之。最终，再用活血通络之法以善其后。

52.2 耳前后肿

耳前后肿：耳朵前后肿。

主症	篇次	目次	兼症	原文
耳前后肿	阳明病篇	231	短气，腹都满，胁下及心痛，久按之气不通，鼻干，不得汗，嗜卧，一身面目悉黄，小便难，有潮热，哕	阳明中风，脉弦浮大而短气，腹都满，胁下及心痛，久按之气不通，鼻干，不得汗，嗜卧，一身及目悉黄，小便难，有潮热，时时哕，耳前后肿，刺之稍差。外不解，病过十日，脉续浮者，与小柴胡汤

【类症要点】

阳明中风，脉弦浮大而短气，腹都满，胁下及心痛，久按之气不通，鼻干，不得汗，嗜卧，一身及目悉黄，小便难，有潮热，时时哕，耳前后肿，刺之稍差。外不解，病过十日，脉续浮者，与小柴胡汤。(231)

“耳前后肿”由阳明、少阳经之湿热闭郁所致。尤在泾曰：“此条随喜阳明，而已兼少阳，虽名中风，而实为表实，乃阳明、少阳邪气闭郁于经之证也。阳明闭郁，故短气腹满，鼻干，不得汗，嗜卧，一身及面目悉黄，小便难，有潮热；少阳闭郁，故胁下及心痛，久按之气不通，时时哕，耳前后肿。”

强调阳明、少阳之经邪气郁闭。柯韵伯曰："……刺之，刺足阳明，随其实泻之。小差句，言内证具减，外证未解耳，非刺耳前后其肿稍差之谓也。脉弦浮者，向之浮大减小而弦尚存，是阳明之脉证已罢，唯少阳之表邪尚存，故可用小柴胡汤以解外。"

52.3　两耳无所闻 / 两耳聋无闻

两耳无所闻 / 两耳聋无闻：耳聋。

主症	篇次	目次	兼症	原文
两耳无所闻	少阳病篇	264	目赤，胸中满而烦	少阳中风，两耳无所闻，目赤，胸中满而烦者，不可吐下，吐下则悸而惊
两耳聋无闻	太阳病篇（中）	75	手叉自冒心	未持脉时，病人手叉自冒心，师因教试令咳而不咳者，此必两耳聋无闻也。所以然者，以重发汗，虚故如此。发汗后，饮水多必喘，以水灌之亦喘

【类症要点】

少阳中风，两耳无所闻，目赤，胸中满而烦者，不可吐下，吐下则悸而惊。（264）

264 **条两耳无所闻**是少阳经脉郁火所致，为实证。成无己曰："风伤气，风则为热，少阳中风，气壅而热，故耳聋目赤，胸满而烦。邪在少阳，为半表半里。"喻嘉言曰："风热上壅，则耳无所闻，目赤，无形风热与有质痰饮搏结，则满而烦，此但从和解中行分竭法可也。"尤氏强调风热壅塞少阳，少阳经气壅而塞。喻嘉言则认为风热与痰饮搏结，壅塞少阳所致。临床还可见胸中满而烦，皆热聚于胸之征，非热实于胃，故不可吐下，伤及正气。

未持脉时，病人手叉自冒心，师因教试令咳而不咳者，此必两耳聋无闻也。所以然者，以重发汗，虚故如此。发汗后，饮水多必喘，以水灌之亦喘。（75）

手叉自冒心，两耳聋无所闻是心液虚，耳失所养所致。“发汗过多，其人叉手自冒心，心下悸，欲得按者，桂枝甘草汤主之”。为虚证“虚故如此”。柯韵伯曰：“汗出多则心液虚，故叉手外卫，此望而知之。心寄窍于耳，心虚故耳聋，此问而知之。”程效倩曰：“夫叉手自冒心，特阳虚之外候也。欲从外以测内，亦测之于未持脉时耳，令咳以试之，则阳虚之内候，并得知于耳聋矣。所以然者，诸阳气虽受气于胸，而精气则上通于耳，今以重发汗而虚其阳，阳气所不到之处，精气亦不复注而通之，故聋。”

264 条与 75 条均为“耳无所闻”，根据其伴随症状，则一虚一实。虚则因发汗太过，伤津亡阳，耳失所养。实则少阳经郁火所致。

本条为虚家耳聋，与少阳耳聋不同。汗多亡阳，未持脉时，病人叉手自冒心，此望而知之胸中阳气不足，桂枝甘草汤证也；师因教试令咳，不咳言耳聋证，问诊知汗后心阳虚，精气不上通之耳聋症，所以然者，以重发汗，虚故此。发汗后，欲得饮水，少少与饮之，发汗后，若饮水多，胃气不及下降，水势上侵，比作喘。

【小结】

本类目主症包括身肿耳肿、耳鸣耳聋相关的 4 条。太阳病“身微肿”病机为风湿相搏，阳虚不化。阳明病为少阳湿热兼阳明有热，腑气不通，气机阻滞，湿热循经上泛。少阳病是少阳经郁火，属实证。太阳病“两耳聋无所闻”是发汗太过，重伤阳气，阳气不能布阴津上承于耳，属虚证。“耳无所闻”，病机一实一虚，少阳经脉郁火为实。发汗太过，伤津亡阳，耳失所养，为虚。

（张兰凤，翁维良）

53 转矢气类症

类症：转矢气，矢气，转气，转气下趋少腹。

53.1 转矢气、转气

转矢气（转气）：从肛门排出气体。

主症	篇次	目次	兼症	原文
转矢气	阳明病篇	209	不大便	阳明病，潮热、大便微硬者，可与大承气汤；不硬者，不可与之。若不大便六七日，恐有燥屎，欲知之法，少与小承气汤，汤入腹中，转矢气者，此有燥屎也，乃可攻之；若不转矢气者，此但初头硬，后必溏，不可攻之，攻之必胀满不能食也。欲饮水者，与水则哕，其后发热者，必大便复硬而少也，以小承气汤和之；不转矢气者，慎不可攻也
转气	阳明病篇	214	谵语，潮热	阳明病，谵语、发潮热、脉滑而疾者，小承气汤主之。因与承气汤一升，腹中转气者，更服一升；若不转气者，勿更与之。明日又不大便，脉反微涩者，里虚也，为难治，不可更与承气汤也

【类症要点】

阳明病，潮热、大便微硬者，可与大承气汤；不硬者，不可与之。若不大便六七日，恐有燥屎，欲知之法，少与小承气汤，汤入腹中，转矢气者，此有燥屎也，乃可攻之；若不转矢气者，此但初头硬，后必溏，不可攻之，攻之必胀满不能食也。欲饮水者，与水

则哕，其后发热者，必大便复硬而少也，以小承气汤和之；不转矢气者，慎不可攻也。(209)

阳明病，谵语、发潮热、脉滑而疾者，小承气汤主之。因与承气汤一升，腹中转气者，更服一升；若不转气者，勿更与之。明日又不大便，脉反微涩者，里虚也，为难治，不可更与承气汤也。(214)

209条“转矢气”是阳明病其他症基本具备，但唯“不大便六七日”，不能肯定“内实、燥坚”的情况下，不敢确定是否可用大承气汤，而用小承气汤试探之后，出现“转矢气”与“不转矢气”两种情况。转矢气是阳明里实热证，用小承气汤清热理气作用突出，热减，气下，但屎气转，燥屎未下，胃肠腑气要通不通，说明小承气汤力量尚不够。而“不转矢气”是阳明热而太阴虚。不能用大承气汤峻下。峻下后，太阴脾虚而伤，运化无力而便溏。从中也可以看出大承气汤与小承气汤的区别。成无已认为：“如有燥屎，小承气汤药势缓，不能宣泄，必转气下矢。若不转矢气，是胃中无燥屎，但肠间稍硬耳，止初头硬，后必溏，攻之则虚其胃气，致腹胀满不能食也。”周禹载认为，转气者，因燥屎已结，小承气不足以祛其热，略一转动期间，使燥屎不行，矢气自转也。

214条是阳明病，潮热、谵语症俱，脉滑而疾者，用小承气汤后出现的情况，一种是腹中转气，一种是不转气。转气说明燥屎已成，气转而屎未下，因此，力量不够，可以再服一升。一种情况是不转气，为屎未成，不能再服。

程郊倩认为，阳明病，已见谵语，胃火乘心可知；兼发潮热……果转矢气，则知肠中有结屎，因剂小未能遽下，所下者屎之气耳，不妨更服以促之；若不转气，并不大便，则胃中无物可知。尤在泾认为，若服一升而转气者，知有燥屎在胃中，可更服一升；若不转气者，此必初硬后溏，不可更与服之，一如前二条（209、238条）之意也。

【小结】

以“转矢气”为主症的条文共2条。均是用小承气汤后出现“转矢气”与

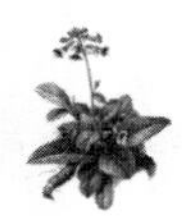

“不转矢气”的情况。转矢气是肠中屎气下趋，俗言“放屁”。阳明病伴不大便，不能确定是否可用大承气汤时，用小承气汤试探，如果转矢气，则里实燥坚形成，可用大承气汤攻下。阳明病谵语、潮热症具，但脉滑而疾，不能确定真假里实之证，用小承气汤试探，以是否转矢气来确定。如果转矢气，说明燥屎在内，如果没有转气，则内非燥实之证。

53.2 矢气

矢气：同转矢气。

主症	篇次	目次	兼症	原文
矢气	霍乱病篇	384	便硬	伤寒，其脉微涩者，本是霍乱，今是伤寒，却四五日，至阴经上，转入阴必利。本呕下利者，不可治也；欲似大便，而反矢气，仍不利者，此属阳明也，便必硬，十三日愈，所以然者，经尽故也。下利后，当便硬，硬则能食者愈。今反不能食，到后经中，颇能食，复过一经能食，过之一日当愈；不愈者，不属阳明也

【类症要点】

伤寒，其脉微涩者，本是霍乱，今是伤寒，却四五日，至阴经上，转入阴必利。本呕下利者，不可治也；欲似大便，而反矢气，仍不利者，便必硬，十三日愈，所以然者，经尽故也。下利后，当便硬，硬则能食者愈。今反不能食，到后经中，颇能食，复过一经能食，过之一日当愈；不愈者，不属阳明也。(384)

本条“矢气”出现在霍乱的发展过程中出现，“欲似大便，而反矢气，不下利，此属阳明也，便必硬”，是疾病好转、胃气恢复的征兆。胃属阳明，主降，脾属太阴，主升，脾气得升，胃气得降，正是“阳化气，阴成形”，是疾病向好的表现。若胃气没有恢复，则属于阳不化气，阴不成形，仍然是下利，则病不能愈。不下利，反矢气，大便必硬是要点。成无己曰：“若欲似大便，而反矢气，仍不利者，利为虚，不利为实，欲大便而反矢气，里气热也，此属阳明，必便硬也。”尤在泾曰：“若欲大便而反矢气，仍不利者，胃气复而成实，邪气衰而欲退也……下利后便硬者，病从太阴而转属阳明也。阳明病，能食为胃和，不能食者为胃未和，是以下利后便硬而能食者愈。”

53.3 转气下趋少腹

转气下趋少腹：腹中有气下行小腹。

主症	篇次	目次	兼症	原文
转气下趋少腹	厥阴病篇	358	腹中痛	伤寒四五日，腹中痛，若转气下趋少腹者，此欲自利也

伤寒四五日，腹中痛，若转气下趋少腹者，此欲自利也。(358)

“转气下趋少腹”同时见腹中痛，是欲自利的表现。成无己曰：“伤寒四五日，邪气传里之时，腹中痛，转气下趋少腹者，里虚遇寒，寒气下行，欲作自利也。”尤在泾曰：“伤寒四五日，正邪气传里之时，若腹中痛而满者，热聚成实，将成可下之证。兹腹中痛而不满，但时时转气下趋少腹者，热不得聚而从下注，将成下利之候也。而下利有阴阳之分，先发热而下利者，传经之热邪内陷，此为热利，必有内烦脉数等证；不发热而下利者，直中之阴邪下注，此为寒利，必有厥冷脉微等证，要在审问明白也。”钱天来曰：“伤寒四五日，邪气入里传阴之时也。腹中痛，寒邪入里，胃寒而太阴脾土病也。转气下趋少腹者，言寒邪盛而胃阳不守，水谷不别，声响下奔，故为欲作自利也。”

【小结】

以“转气下趋少腹”为主症的条文共1条，列于厥阴病篇。“转气下趋少腹”同时见腹中痛，是欲自利的表现。

矢气类症主要是“转气”“转矢气”“矢气”。意即排气，俗称“放屁”。生理病理状态下均可出现。《伤寒论》中提到：在阳明热病过程中可以出现，霍乱发展过程中可以出现，厥阴下利前可以出现。阳明热病过程中，内热燥屎形成，用小承气汤药后出现转气、转矢气，说明屎气转，燥屎未下，胃肠腑气要通不通，说明小承气汤力量尚不够，可以用大承气汤攻下，或见脉滑而疾，不能用大承气汤，则需再进小承气汤一升。霍乱发展过程中，不下利，而反矢气，大便硬，这是疾病向愈的表现，说明胃气恢复。厥阴下利前若出现腹痛，转气下趋少腹，说明是下利的前兆。

（张兰凤，翁维良）

主要参考书目

[1]王玉兴.伤寒论三家注[M].北京:中国中医药出版社,2013.

[2]汪讱庵.医方集解[M].上海:上海科学技术出版社,1959.

[3]陈亦人.伤寒论译释[M].上海:上海科学技术出版社,2010.

[4]程郊倩.伤寒论后条辨[M].北京:中国医药科技出版社,2011.

[5]张隐庵.伤寒论集注[M].北京:学苑出版社,2009.

[6]方中行.伤寒论条辨[M].北京:人民卫生出版社,1957.

[7]吴谦.医宗金鉴[M].北京:人民卫生出版社,2016.

[8]许叔微.许叔微伤寒论著三种[M].北京:商务印书馆,1956.

[9]张锡驹.中国古医籍整理丛书·伤寒论直解[M].北京:中国中医药出版社,2015.

[10]陈修园.伤寒论浅注[M].北京:中国中医药出版社,2016.

[11]尤在泾.伤寒贯珠集[M].北京:中国医药科技出版社,2018.

[12]成无己.注解伤寒论[M].北京:人民卫生出版社,2012.

[13]冯世伦.胡希恕讲伤寒杂病论[M].北京:人民军医出版社,2007.

[14]黄元御.黄元御读伤寒·伤寒悬解[M].北京:人民军医出版社,2010.

[15]程知.伤寒经注[M].北京:中国中医药出版社,2016.

[16]汪苓友.伤寒论辨证广注[M].北京:中国中医药出版社,2016.

[17]蔡永敏,徐江雁,魏小萌.中医古籍珍本集成(续)[M].长沙:湖南科技出版社,2016.

[18]喻嘉言.伤寒尚论篇[M].北京:学苑出版社,2009.

[19]吕震名.伤寒寻源[M].北京:中国中医药出版社,2015.

[20]尾台榕堂.类聚方广义[M].北京:学苑出版社,2009.

[21]柳长华.中藏经[M].北京:北京科学技术出版社,2016.

[22]许宏.金镜内台方议[M].南京:江苏科学技术出版社,1985.

[23]钱潢.伤寒溯源集[M].北京:中医中医药出版社,2015.

[24]李赛美,李宇航.伤寒论讲义[M].2版.北京:人民卫生出版社,2012.

[25]成无己.伤寒明理论(蓝泉斋藏书)[M].北京:学苑出版社,2008.

[26]陆渊雷.伤寒论今释[M].北京:学苑出版社,2011.

[27]王泰林.王旭高医书六种[M].上海:上海科学技术出版社,1979.

[28]扁鹊.难经[M].北京:中国医药科技出版社,2018.

[29]陈慎吾.伤寒方证药证指要[M].北京:人民军医出版社,2011.

[30]唐容川.伤寒浅注补正[M].太原:山西科学技术出版社,2013.

[31]熊曼琪.新世纪全国高等中医药院校规划教材・伤寒论[M].北京:中国中医药出版社,2003.

[32]曹颖甫.伤寒发微[M].北京:中国医药科技出版社,2014.

[33]林澜.伤寒折衷[M].北京:中国中医药出版社,2016.

[34]大塚敬节.临床应用伤寒论解说[M].北京:中国中医药出版社,2016.

[35]矢数道明.临床应用汉方处方解说[M].北京:学苑出版社,2008.

[36]徐灵胎.伤寒论类方[M].北京:中国中医药出版社,2015.

[37]王子接.绛雪园古方选注[M].北京:学苑出版社,2013.

[38]喻昌.医门法律[M].北京:人民卫生出版社,2006.

[39]李培生,成肇仁.伤寒论[M].北京:人民卫生出版社,2006.

[40]姚球.伤寒经解[M].上海:上海科学技术出版社,2004.

[41]刘渡舟.伤寒挈要[M].北京:人民卫生出版社,1983.

[42]孙洽熙.黄元御医学全书[M].北京:中国中医药出版社,2015.

[43]丹波元坚.伤寒论述义[M].北京:中国医药科技出版社,2019.

[44]丹波元简.伤寒论辑义[M].北京:中国医药科技出版社,2019.

[45]刘渡舟.刘渡舟伤寒论讲稿[M].北京:人民卫生出版社,2008.

[46]高学山.伤寒尚论辨似[M].北京:中国中医药出版社,2016.

[47]唐容川.血证论[M].北京:中国中医药出版社,1996.

[48]刘建平.中医经典通释・伤寒杂病论[M].石家庄:河北科学技术出版社,1994.

[49]中医研究院研究生班.《伤寒论》注评[M].北京:中国中医药出版社,2018.

[50]郑钦安.伤寒恒论[M].北京:学苑出版社,2009.

[51]李荫岚.伤寒论条析[M].北京:人民卫生出版社,1957.

[52]魏荔彤.伤寒论本义[M].北京:中医古籍出版社,2009.

[53]王庆国.伤寒论选读[M].北京:中国中医药出版社,2012.

[54]舒驰远.舒驰远伤寒集注[M].北京:人民军医出版社.2009.

[55]巢元方.诸病源候论[M].北京:中国医药科技出版社,2011.

[56]唐容川.伤寒论浅注补正[M].北京:学苑出版社,2012.

[57]沈金鳌.伤寒论纲目[M].北京:中国医药科技出版社,2014.

[58]戴原礼.秘传证治要诀及类方[M].北京:人民卫生出版社,2006.

[59]王肯堂.王肯堂医学全书[M].北京:中国中医药出版社,2018.

[60]柯琴.伤寒附翼[M].北京:学苑出版社,2013.

[61]彭子益.圆运动的古中医学[M].北京:中国中医药出版社,2007.

[62]张锡纯.医学衷中参西录[M].北京:中国医药科技出版社,2013.

[63]吴崑.医方考[M].北京:人民卫生出版社,2007.

[64]戴原礼.秘传证治要诀及类方[M].北京:人民卫生出版社,2006.

[65]俞长荣.伤寒论汇要分析[M].福州:福建科学技术出版社,1985.

[66]周仲瑛.伤寒金匮卷 伤寒寻源[M].长沙:湖南科学技术出版社,2013.

[67]李心机.伤寒论通释[M].北京:人民卫生出版社,2003.

[68]冉雪峰.冉注伤寒论[M].北京:科学技术文献出版社,1982.

[69]余无言.余无言伤寒论新义[M].福州:福建科学技术出版社,2014.

附录1　方剂名录

二画

十枣汤

芫花　甘遂　大戟各等分　大枣十枚

三画

干姜附子汤

干姜一两　附子一枚

干姜黄芩黄连人参汤

干姜　黄芩　黄连　人参各三两

大青龙汤

麻黄六两，去节　桂枝二两，去皮　甘草二两，炙　杏仁四十枚，去皮　尖生姜三两，切　大枣十枚，擘　石膏如鸡子大，碎

大承气汤

大黄四两，酒洗　厚朴半斤，炙，去皮　枳实五枚，炙　芒硝三合

大柴胡汤

柴胡半斤　黄芩三两　芍药三两　半夏半升，洗　生姜五两　枳实四枚，炙　大枣十二枚，擘　大黄二两

大陷胸汤

大黄六两，去皮　芒硝一升　甘遂一钱匕

大黄黄连泻心汤

大黄二两　黄连一两　麻沸汤二升

小青龙汤

麻黄去节　芍药　细辛　干姜　甘草炙　桂枝各三两，去皮　五味子半升　半夏半升，洗

小建中汤

桂枝三两，去皮　甘草二两，炙　大枣十二枚，擘　芍药六两　生姜三两，切　胶饴一升

小承气汤

大黄四两，酒洗　厚朴二两，炙，去皮　枳实三枚，大者，炙

小柴胡汤

柴胡半斤　黄芩三两　人参三两　半夏半斤，洗　甘草炙　生姜切，各三两　大枣十二枚，擘

小陷胸汤

黄连一两　半夏半升，洗　栝楼实大者一枚

四画

五苓散

猪苓十八铢，去黑皮　白术十八铢　泽泻一两六铢　茯苓十八铢　桂枝半两，去皮

乌梅丸

乌梅三百枚　细辛六两　干姜十两　黄连十六两　当归四两　蜀椒四两，出汗　人参六两　黄柏六两　桂枝六两，去皮　附子六两，炮，去皮

文蛤散

文蛤五两

五画

去桂加白术汤

白术四两　生姜三两，切　甘草二两，炙　大枣十二枚，擘　附子三枚，炮，去皮，破

甘草干姜汤

甘草四两，炙　干姜二两，炮

甘草汤

甘草二两

甘草附子汤，四逆加人参汤

甘草二两，炙　附子二枚，炮，去皮，破　白术二两　桂枝四两，去皮

四逆汤

甘草二两，炙　干姜一两半　附子一枚生用，去皮，破八片

四逆散

甘草炙　枳实破，水渍，炙干　柴胡　芍药各十分

生姜泻心汤

生姜四两，切　甘草三两，炙　人参三两　干姜一两　黄芩三两　半夏半升，洗　黄连一两　大枣十二枚，擘

白虎加人参汤

知母六两　石膏一斤，碎　甘草二两，炙　人参二两　粳米六合

白虎汤

知母六两　石膏一斤，碎　甘草二两，炙　粳米六合

白通加猪胆汁汤

葱白四茎　干姜一两　附子一枚，生，去皮，破八片　人尿五合　猪胆汁一合

白通汤

葱白四茎　干姜一两　附子一枚，生，去皮，破八片

白散

桔梗三分　巴豆一分，去皮心，熬黑研如脂　贝母三分

瓜蒂散

瓜蒂一分，熬黄　赤小豆一分

半夏泻心汤

半夏半升，洗　黄芩　干姜　人参　甘草炙，各三两　黄连一两　大枣十二枚，擘

半夏散及汤

半夏洗　桂枝去皮　甘草炙，各等份

六画

芍药甘草汤

白芍药　甘草各四两，炙

芍药甘草附子汤

芍药　甘草炙，各三两　附子一枚，炮，去皮，破八片

当归四逆加吴茱萸生姜汤

当归三两　芍药三两　甘草二两，炙　通草二两　桂枝三两，去皮　细辛三两　生姜半斤，切　吴茱萸二升　大枣二十五枚，擘

当归四逆汤

当归三两　桂枝三两，去皮　芍药三两　细辛三两　甘草二两，炙　通草二两　大枣二十五枚，擘，一法，十二枚

竹叶石膏汤

竹叶二把　石膏一斤　半夏半升，洗　麦门冬一升，去心　人参二两　甘草二两，炙　粳米半升

七画

赤石脂禹余粮汤

赤石脂一斤，碎　禹余粮一斤，碎

吴茱萸汤

吴茱萸一升，汤洗七遍　人参三两　大枣十二枚，擘　生姜六两，切

牡蛎泽泻散

牡蛎熬　泽泻　蜀漆暖水洗，去腥　葶苈子熬　商陆根熬　海藻洗，去咸　栝楼根各等分

附子汤

附子二枚，炮，去皮，破八片　茯苓三两　人参二两　白术四两　芍药三两

附子泻心汤

大黄二两　黄连一两　黄芩一两　附子一枚，炮，去皮，破，别煮取汁

八画

苦酒汤

半夏十四枚，洗，破如枣核　鸡子一枚，去黄，内上苦酒，着鸡子壳中

抵当丸

大黄三两　桃仁二十五个，去皮尖　虻虫去翅足，熬　水蛭各二十个，熬

抵当汤

水蛭三十枚，熬　虻虫三十枚，去翅足，熬　桃仁二十枚，去皮尖　大黄三两，去皮，破六片

炙甘草汤

甘草四两，炙　生姜三两，切　人参二两　生地黄一斤　桂枝三两，去皮　阿胶二两　麦门冬半升，去心　麻仁半升　大枣三十枚，擘

九画

茵陈蒿汤

茵陈蒿六两　栀子十四枚　大黄二两，擘，去皮

茯苓甘草汤

茯苓二两　桂枝二两，去皮　甘草一两，炙　生姜三两，切

茯苓四逆汤

茯苓四两　人参一两　附子一枚，生用，去皮，破八片　甘草二两，炙　干姜一两半

茯苓桂枝甘草大枣汤

茯苓半斤　桂枝四两，去皮　甘草二两，炙　大枣十五枚，擘

茯苓桂枝白术甘草汤

茯苓四两　桂枝三两，去皮　白术　甘草炙，各二两

枳实栀子豉汤

枳实三枚，炙　栀子十四个，擘　豉一升，绵裹

栀子干姜汤

栀子十四个，擘　干姜二两

栀子甘草豉汤

栀子十四个，擘　甘草二两，炙　香豉四合，绵裹

栀子厚朴汤

栀子十四个，擘　厚朴四两，炙，去皮　枳实四枚，水浸，炙令黄

栀子豉汤

栀子十四枚，擘　香豉四合，绵裹

栀子柏皮汤

肥栀子十五个　甘草一两，炙　黄柏二两

厚朴生姜半夏甘草人参汤

厚朴半斤，炙　生姜半斤，切　半夏半升，洗　甘草二两，炙　人参一两

十画

真武汤

茯苓　芍药　生姜切各三两　白术二两　附子一枚，炮，去皮，破八片

桂枝二麻黄一汤

桂枝一两十七铢，去皮　芍药一两六铢　麻黄十六铢，去节　生姜一两六铢，切　杏仁十六个，去皮尖　甘草一两二铢，炙　大枣五枚，擘

桂枝二越婢一汤

桂枝去皮　芍药　麻黄　甘草各十八铢，炙　大枣四枚，擘　生姜一两二铢，

切　石膏二十四铢，碎，绵裹

桂枝人参汤

桂枝四两，别切　甘草四两，炙　白术三两　人参三两　干姜三两

桂枝去芍药加附子汤

桂枝三两，去皮　甘草二两，炙　生姜三两，切　大枣十二枚，擘　附子一枚，炮，去皮，破八片

桂枝去芍药加蜀漆牡蛎龙骨救逆汤

桂枝三两，去皮　甘草二两，炙　生姜三两，切　大枣十二枚，擘　牡蛎五两，熬　蜀漆三两，洗去腥　龙骨四两

桂枝去芍药汤

桂枝三两，去皮　甘草二两，炙　生姜三两，切　大枣十二枚，擘

桂枝去桂加茯苓白术汤

芍药三两　甘草二两，炙　生姜切　白术　茯苓各三两　大枣十二枚，擘

桂枝加大黄汤

桂枝三两，去皮　大黄二两　芍药六两　生姜三两，切　甘草二两，炙　大枣十二枚，擘

桂枝加芍药生姜各一两人参三两新加汤

桂枝三两，去皮　芍药四两　甘草二两，炙　人参三两　大枣十二枚，擘　生姜四两

桂枝加芍药汤

桂枝三两，去皮　芍药六两　甘草二两，炙　大枣十二枚，擘　生姜三两，切

桂枝加附子汤

桂枝三两，去皮　芍药三两　甘草三两，炙　生姜三两，切　大枣十二枚，擘　附子一枚，炮，去皮，破八片

桂枝加厚朴杏子汤

桂枝三两，去皮　甘草二两，炙　生姜三两，切　芍药三两　大枣十二枚，擘　厚朴三两，炙，去皮　杏仁五十枚，去皮尖

桂枝加桂汤

桂枝五两，去皮　芍药三两　生姜三两，切　甘草二两，炙　大枣十二枚，擘

桂枝加葛根汤

葛根四两　麻黄三两，去节　芍药二两　生姜三两，切　甘草二两，炙　大枣十二枚，擘　桂枝二两，去皮

桂枝汤

桂枝三两，去皮　芍药三两　甘草二两，炙　生姜三两，切　大枣十二枚，擘

桂枝附子汤

桂枝四两　附子三枚，炮　大枣十二枚　生姜三两　甘草二两

桂枝麻黄各半汤

桂枝一两十六铢，去皮　芍药　生姜切　甘草炙　麻黄去节，各一两　大枣四枚，擘　杏仁二十四枚，汤浸，去皮尖及两仁者

桔梗汤

桔梗一两　甘草二两

桃花汤

赤石脂一斤，一半全用，一半筛末　干姜一两　粳米一升

桃核承气汤

桃仁五十个，去皮尖　大黄四两　桂枝二两，去皮　甘草二两，炙　芒硝二两

柴胡加龙骨牡蛎汤

柴胡四两　半夏二合半，洗　大黄二两　牡蛎一两半，熬　龙骨　黄芩　生姜切　铅丹　人参　桂枝去皮　茯苓各一两半　大枣六枚，擘

柴胡加芒硝汤

柴胡二两十六铢　黄芩一两　人参一两　甘草一两，炙　生姜一两，切　半夏二十铢，本云五枚，洗　大枣四枚，擘　芒硝二两

柴胡桂枝干姜汤

柴胡半斤　桂枝三两，去皮　干姜二两　栝楼根四两　黄芩三两　牡蛎二两，熬　甘草二两，炙

柴胡桂枝汤

柴胡四两　桂枝一两半，去皮　半夏二合半，洗　生姜一两半，切　黄芩一两半　人参一两半　甘草一两，炙　芍药一两半　大枣六枚，擘

烧裈散

妇人中裈近隐处，取烧作灰

调胃承气汤

大黄四两，去皮，清酒洗　甘草二两，炙　芒硝半升

通脉四逆加猪胆汁汤

甘草二两，炙　干姜三两，强人可四两　附子大者一枚，生，去皮，破八片　猪胆汁半合

通脉四逆汤

附子大者一枚，生用，去皮，破八片　干姜三两，强人可四两　甘草二两，炙

十一画

理中丸

人参　干姜　甘草炙　白术各三两

黄芩加半夏生姜汤

黄芩三两　芍药二两　甘草二两，炙　大枣十二枚，擘　半夏半斤，洗　生姜一两半，一方三两，切

黄芩汤

黄芩三两　芍药二两　甘草二两，炙　大枣十二枚，擘

黄连汤

黄连三两　甘草三两，炙　干姜三两　桂枝三两，去皮　人参二两　半夏半升，洗　大枣十二枚，擘

黄连阿胶汤

黄连四两　黄芩二两　芍药二两　鸡子黄二枚　阿胶三两

猪苓汤

猪苓去皮　茯苓　泽泻　阿胶　滑石碎，各一两

猪肤汤

猪肤一斤　白蜜一升　白粉五合

麻子仁丸

麻子仁二升　芍药半斤　枳实半斤，炙　大黄一斤，去皮　厚朴一尺，炙，去皮　杏仁一升，去皮尖，熬，别作脂

麻黄升麻汤

麻黄二两半，去节　升麻一两一分　当归一两一分　知母十八铢　黄芩十八铢　萎蕤十八铢，一作菖蒲　芍药六铢　天门冬六铢，去心　桂枝六铢，去皮　茯苓六铢　甘草六铢，炙　石膏六铢，碎，绵裹　白术六铢　干姜六铢

麻黄汤

麻黄三两，去节　桂枝二两，去皮　甘草一两，炙　杏仁七十个，去皮尖

麻黄杏仁甘草石膏汤

麻黄四两，去节　杏仁五十个，去皮尖　甘草二两，炙　石膏半斤，碎，绵裹

麻黄连翘赤小豆汤

麻黄二两，去节　连翘二两　杏仁四十个，去皮尖　赤小豆一升　大枣十二枚，擘　桑白皮一升，切　生姜二两，切　甘草二两，炙

麻黄附子甘草汤

麻黄二两，去节　甘草二两，炙　附子一枚，炮，去皮，破八片

麻黄细辛附子汤

麻黄二两，去节　细辛二两　附子一枚，炮，去皮，破八片

旋覆代赭汤

旋覆花三两　人参二两　生姜五两　代赭石一两　甘草三两，炙　半夏半升，洗　大枣十二枚，擘

十二画

葛根加半夏汤

葛根四两　麻黄三两，去节　甘草二两，炙　芍药二两　桂枝二两，去皮　生姜二两，切　半夏半升，洗　大枣十二枚，擘

葛根汤

葛根四两　麻黄三两，去节　桂枝二两，去皮　生姜三两，切　甘草二两，炙　芍药二两　大枣十二枚，擘

葛根芩连汤

葛根半斤　甘草二两，炙　黄芩三两　黄连三两

十四画

蜜煎方

食蜜七合

附录 2 症方对照

1 头项强痛类症

1.1 头项强痛

桂枝去桂加茯苓白术汤

1.2 头痛

桂枝汤、麻黄汤、四逆汤、大陷胸汤、十枣汤、吴茱萸汤、五苓散、理中丸

1.4 头重

烧裈散

1.5 头眩

茯苓桂枝白术甘草汤、真武汤

1.10 项背强几几

桂枝加葛根汤、葛根汤

1.11 颈项强

小柴胡汤

2 恶寒类症

2.1 恶寒

桂枝汤、桂枝麻黄各半汤、桂枝二越婢一汤、大青龙汤、芍药甘草附子汤、调胃承气汤、附子泻心汤、大黄黄连泻心汤、大承气汤、小承气汤、五苓散、附子汤、四逆汤、四逆加人参汤

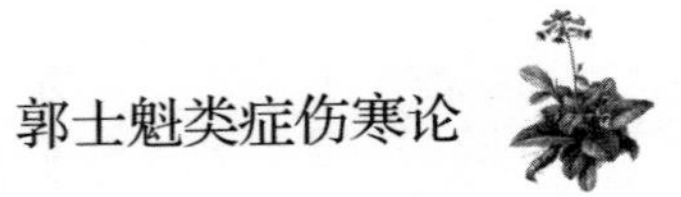

2.2 恶风

桂枝汤、桂枝加葛根汤、桂枝加附子汤、葛根汤、麻黄汤、大青龙汤、小柴胡汤、白虎加人参汤、甘草附子汤

2.3 恶风寒

柴胡汤

2.4 微寒

桂枝去芍药加附子汤

2.5 微恶寒

甘草干姜汤、芍药甘草汤、调胃承气汤、四逆汤、柴胡桂枝汤、桂枝汤

2.6 背微恶寒

白虎加人参汤

2.8 寒

小青龙汤、桂枝加桂汤、文蛤散、五苓散、三物小陷胸汤、白散、瓜蒂散、白虎汤、四逆汤、附子汤、乌梅丸、当归四逆汤、当归四逆加吴茱萸生姜汤、干姜黄芩黄连人参汤、通脉四逆汤、理中丸

2.12 肤冷

乌梅丸

3 发热类症

3.1 发热

桂枝汤、桂枝麻黄各半汤、桂枝二越婢一汤、桂枝去桂加茯苓白术汤、麻黄汤、大青龙汤、小青龙汤、五苓散、真武汤、四逆汤、柴胡桂枝汤、半夏泻心汤、大柴胡汤、白虎加人参汤、栀子豉汤、猪苓汤、大承气汤、小承气汤、抵当汤、麻黄细辛附子汤、小柴胡汤、理中丸

3.2 微发热

大承气汤、小承气汤

3.3 微热

五苓散、小柴胡汤、大承气汤、四逆汤

3.7 热

麻黄杏仁甘草石膏汤、调胃承气汤、桃核承气汤、抵当汤、文蛤散、三物小陷胸汤、白散、白虎加人参汤、麻黄连翘赤小豆汤、通脉四逆汤、四逆汤

3.8 身热

栀子豉汤、栀子干姜汤

3.10 有热

桂枝汤、调胃承气汤、抵当丸、黄连汤、白虎汤、栀子豉汤

3.12 外有热

栀子豉汤

3.13 热上冲胸

烧裈散

3.14 有里热

白虎汤

3.15 恶热

栀子豉汤

3.16 潮热

小柴胡汤、柴胡加芒硝汤、大陷胸汤、大承气汤、小承气汤、小柴胡汤

3.17 日晡所发热

大承气汤、桂枝汤

3.18 日晡所发潮热

小柴胡汤、柴胡加芒硝汤

3.19 蒸蒸发热

调胃承气汤

3.20 往来寒热

小柴胡汤

3.21 寒热发作有时

小柴胡汤

3.22 似疟

桂枝二麻黄一汤

4 汗出类症

4.1 汗出

桂枝汤、桂枝加葛根汤、甘草干姜汤、芍药甘草汤、调胃承气汤、葛根黄芩黄连汤、麻黄杏仁甘草石膏汤、五苓散、茯苓甘草汤、真武汤、小柴胡汤、半夏泻心汤、附子泻心汤、生姜泻心汤、大柴胡汤、甘草附子汤、大承气汤、白虎汤、栀子豉汤、蜜煎导、通脉四逆汤、四逆汤、通脉四逆加猪胆汤

4.2 汗出多

猪苓汤、桂枝汤

4.3 汗

桂枝汤、禹余粮丸、桂枝加桂汤、文蛤散、五苓散、三物小陷胸汤、白散、小柴胡汤

4.4 汗多

大承气汤、小承气汤、猪苓汤

4.5 多汗

小承气汤

4.6 大汗出

桂枝二麻黄一汤、白虎加人参汤、五苓散、四逆汤

4.7 大汗

四逆汤

4.8 汗遂漏不止

桂枝加附子汤

4.9 但头汗出

大陷胸汤、柴胡桂枝干姜汤、栀子豉汤、茵陈蒿汤

4.10 但头微汗出

大柴胡汤、大陷胸汤

4.11 额上生汗

白虎汤

4.13 微盗汗出

大陷胸汤

4.15 漐漐汗出

十枣汤，大承气汤

4.16 手足漐漐汗出

大承气汤

4.19 濈然汗出

小柴胡汤

4.20 手足濈然汗出

大承气汤

5 体痛类症

5.1 体痛

附子汤

5.2 身疼

麻黄汤

5.3 身疼痛

大青龙汤、麻黄汤、桂枝加芍药生姜各一两人参三两新加汤、四逆汤、桂枝汤、五苓散、理中丸

5.4 身体疼痛

四逆汤、桂枝汤

5.5 身痛不休

桂枝汤

6 呕逆类症

6.1 呕逆

十枣汤

6.2 干呕

桂枝汤、小青龙汤、十枣汤、甘草泻心汤、小柴胡汤、白通加猪胆汁汤、通脉四逆汤、四逆汤、吴茱萸汤

6.3 呕

葛根加半夏汤、大柴胡汤、黄芩加半夏生姜汤、小柴胡汤、真武汤

6.4 喜呕

小柴胡汤

6.5 欲呕

调胃承气汤

6.6 食谷欲呕

吴茱萸汤

6.7 微呕

柴胡桂枝汤

6.9 呕吐

大柴胡汤

6.10 欲呕吐

黄连汤

6.11 噎

小青龙汤

6.12 哕

小承气汤、小柴胡汤、麻黄汤

7 欲吐类症

7.1 欲吐

调胃承气汤

7.2 气逆欲吐

竹叶石膏汤

7.4 心中温温欲吐，复不能吐

四逆汤

7.5 吐

五苓散、栀子豉汤、栀子甘草豉汤、栀子生姜豉汤、旋覆代赭汤、大柴胡汤、瓜蒂散、白虎加人参汤、黄连汤、大承气汤、调胃承气汤、小承气汤、吴茱萸汤、四逆汤、通脉四逆加猪胆汁汤

7.6 吐逆

甘草干姜汤、芍药甘草汤、调胃承气汤、四逆汤

7.7 饮食入口则吐

四逆汤

7.8 食入即吐

干姜黄芩黄连人参汤

7.9 吐涎沫

吴茱萸汤

7.10 喜唾

理中丸

7.13 唾脓血

麻黄升麻汤

7.14 吐蛔

乌梅丸

8 躁烦类症

8.1 躁烦

大陷胸汤

8.2 烦躁

甘草干姜汤、大青龙汤、干姜附子汤、茯苓四逆汤、五苓散、桂枝甘草龙骨牡蛎汤、栀子豉汤、吴茱萸汤、小承气汤

8.3 心烦

甘草干姜汤、芍药甘草汤、四逆汤、栀子厚朴汤、小柴胡汤、柴胡桂枝干姜汤、甘草泻心汤、白虎加人参汤、调胃承气汤、猪肤汤、猪苓汤

8.4 发烦

麻黄汤

8.5 虚烦

栀子豉汤、栀子甘草豉汤、栀子生姜豉汤

8.7 心中烦

黄连阿胶汤

8.9 烦渴

白虎加人参汤

8.10 烦热

栀子豉汤、大承气汤、桂枝汤

8.11 微烦

栀子干姜汤、大柴胡汤、调胃承气汤、小承气汤

8.12 烦惊

柴胡加龙骨牡蛎汤

8.13 躁

栀子豉汤

8.14 反复颠倒

栀子豉汤

8.15 卧起不安

栀子厚朴汤、桂枝去芍药加蜀漆牡蛎龙骨救逆汤

9 渴类症

9.1 渴

白虎加人参汤、小青龙汤、五苓散、茯苓甘草汤、小柴胡汤、大陷胸汤、柴胡桂枝干姜汤、猪苓汤、茵陈蒿汤

9.2 渴欲饮水

五苓散、白虎加人参汤、猪苓汤

9.3 口燥渴

白虎加人参汤

9.4 消渴

五苓散

9.6 欲饮水

白虎加人参汤

9.7 欲得饮水

五苓散

9.8 渴饮水而呕

柴胡汤

10 身重类症

10.1 身重

白虎汤、栀子豉汤

10.2 重

大青龙汤、小承气汤、真武汤

10.3 身体重

烧裈散

10.4 一身尽重

柴胡加龙骨牡蛎汤

10.5 不能自转侧

桂枝附子汤

11 多眠睡类症

11.2 嗜卧

麻黄汤、小柴胡汤

12 不得眠类症

12.1 不得眠

干姜附子汤、五苓散、栀子豉汤、栀子甘草豉汤、栀子生姜豉汤、猪苓汤

12.2 不能卧

大承气汤

12.4 不得卧

黄连阿胶汤

13 鼻鼾类症

13.2 鼻鸣

桂枝汤

13.3 鼻干

小柴胡汤

13.4 衄

麻黄汤、桂枝汤

14 语言难出类症

14.2 不能语言

苦酒汤

14.3 声不出

苦酒汤

14.4 谵语

调胃承气汤、甘草干姜汤、芍药甘草汤、柴胡加龙骨牡蛎汤、小承气汤、大承气汤、白虎汤、栀子豉汤

14.6 独语

大承气汤

15 小便不利类症

15.1 小便不利

桂枝去桂加茯苓白术汤，小青龙汤、五苓散、小柴胡汤、柴胡加龙骨牡蛎汤、大陷胸汤、柴胡桂枝干姜汤、甘草附子汤、猪苓汤、茵陈蒿汤、大承气汤、桃花汤、四逆散

15.3 小便难

桂枝加附子汤、小柴胡汤

15.4 小便少

小承气汤、大承气汤

15.7 小便已阴疼

禹余粮丸

15.9 少腹里急引阴中拘挛

烧裈散

16 失溲类症

16.2 遗尿

白虎汤

16.3 小便数

甘草干姜汤、芍药甘草汤、调胃承气汤、四逆汤、五苓散、麻子仁丸、小承气汤

17 直视类症

大承气汤

18 微发黄类症

18.4 身黄

抵当汤、茵陈蒿汤、栀子柏皮汤

18.7 身黄如橘皮

茵陈蒿汤

19 时瘛疭、痓类症

19.2 痓

大陷胸丸

20 气上冲类症

20.1 气上冲

桂枝汤

20.2 气上冲胸

茯苓桂枝白术甘草汤

20.3 气从少腹上冲心

桂枝加桂汤

20.4 气上冲咽喉

瓜蒂散

21 喘类症

21.1 喘

桂枝汤加厚朴杏子、葛根黄芩黄连汤、麻黄汤、小青龙汤、麻黄杏仁甘草石膏汤、栀子豉汤

21.2 微喘

小青龙汤、桂枝加厚朴杏子汤、大承气汤

21.4 喘冒

大承气汤

22 四肢拘急类症

22.1 四肢拘急

四逆汤、通脉四逆加猪胆汁汤

22.2 四肢微急

桂枝加附子汤

22.3 两胫拘急

芍药甘草汤、承气汤

22.4 膝胫拘急

烧裈散

22.5 脚挛急

甘草干姜汤、芍药甘草汤、调胃承气汤、四逆汤

23 胸满类症

23.1 胸满

桂枝去芍药汤、小柴胡汤、麻黄汤、柴胡加龙骨牡蛎汤、猪肤汤

23.3 胸中窒

栀子豉汤

23.4 胸中痛

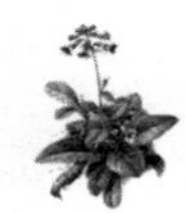

调胃承气汤

23.5 胸中烦

小柴胡汤

23.6 结胸

大陷胸丸、大陷胸汤、小陷胸汤、三物小陷胸汤、白散

23.8 胸中痞硬

瓜蒂散

23.9 胸胁苦满

小柴胡汤

23.12 胸胁满

柴胡加芒硝汤、柴胡桂枝干姜汤、小柴胡汤

24 面有热色类症

24.1 面有热色

桂枝麻黄各半汤

24.4 面色赤

通脉四逆汤

25 无汗类症

桂枝去桂加茯苓白术汤、白虎加人参汤、葛根汤、麻黄汤

26 心下满微痛类症

26.1 心下满微痛

桂枝去桂加茯苓白术汤

26.2 心下满硬痛

大陷胸汤

26.3 心下逆满

茯苓桂枝白术甘草汤

26.4 心下满

小柴胡汤

26.5 心下急

大柴胡汤

26.6 心下硬

小承气汤、大承气汤

26.7 心下痛

大陷胸汤

26.9 从心下至少腹硬满而痛

大陷胸汤

26.11 心下支结

柴胡桂枝汤

26.12 心中痞硬

大柴胡汤

26.13 心下痞硬

生姜泻心汤，赤石脂禹余粮汤，旋覆代赭汤，桂枝人参汤

26.14 心下有水气

小青龙汤

26.15 心中结痛

栀子豉汤

26.16 心下痞硬满

十枣汤、甘草泻心汤

26.18 心中悸

小建中汤

26.19 心下悸

桂枝甘草汤、真武汤、小柴胡汤、茯苓甘草汤

26.20 心动悸

炙甘草汤

26.21 悸

四逆散

26.22 心愦愦

栀子豉汤

26.23 心中懊侬

栀子豉汤、大陷胸汤、大承气汤

26.24 恍惚心乱

禹余粮丸

27 厥类症

27.1 厥

甘草干姜汤、乌梅丸、白虎汤、通脉四逆汤、四逆汤、通脉四逆加猪胆汁汤

27.4 厥逆

甘草干姜汤、大青龙汤，白通加猪胆汁汤，四逆汤

27.5 厥冷

四逆汤

27.7 手足厥逆

通脉四逆汤，麻黄升麻汤

27.8 四逆

四逆散

27.9 手足寒

附子汤

27.10 手足冷

小柴胡汤

27.11 手足逆冷

吴茱萸汤

27.12 手足厥冷

四逆汤

27.13 手足厥寒

当归四逆汤

28 咽中干类症

28.1 咽中干

甘草干姜汤、芍药甘草汤、调胃承气汤、四逆汤、承气汤

28.4 咽喉不利

麻黄升麻汤

28.6 口干舌燥

白虎加人参汤

28.7 口干燥

大承气汤

28.9 咽中伤生疮

苦酒汤

28.10 咽痛

猪肤汤、甘草汤、桔梗汤、通脉四逆汤

28.11 咽中痛

半夏散及汤

28.13 口燥烦

五苓散

28.16 口不仁而面垢

白虎汤

28.17 咽燥口苦

栀子豉汤

29 下利类症

29.1 下利

十枣汤、生姜泻心汤、甘草泻心汤、大柴胡汤、大承气汤、猪肤汤、白通汤、白通加猪胆汁汤、真武汤、猪苓汤、四逆汤、桂枝汤、白头翁汤、小承气汤

29.2 利

小青龙汤、四逆汤、四逆加人参汤

29.3 下利不止

赤石脂禹余粮汤、桃花汤

29.4 利下不止

桂枝人参汤

29.5 自下利

葛根汤、调胃承气汤、黄芩汤、真武汤

29.6 自利

抵当汤、桂枝附子汤去桂加白术汤、大承气汤、蜜煎导

29.9 大下利

四逆汤

29.10 利遂不止

葛根黄芩黄连汤

29.11 微利

小柴胡汤、柴胡加芒硝汤

29.12 泄利不止

麻黄升麻汤

29.14 热利

白头翁汤

29.16 微溏

甘草干姜汤、芍药甘草汤、承气汤

29.17 大便溏

小柴胡汤

29.18 下血

抵当汤

29.19 血自下

桃核承气汤

29.23 下利便脓血

桃花汤

29.25 下利清谷

四逆汤、桂枝汤、通脉四逆汤

29.26 自利清水

大承气汤

30 腰痛类症

30.1 腰痛

麻黄汤

30.4 腰以下有水气

牡蛎泽泻散

31 骨节疼痛类症

31.1 骨节疼痛、骨节疼、骨节痛、支节烦痛、骨节疼烦

麻黄汤、附子汤、柴胡桂枝汤、甘草附子汤

31.2 四肢疼烦、四肢沉重疼痛、四肢疼

真武汤、四逆汤

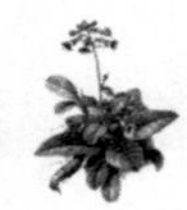

32 胁痛类症

32.1 胁痛

小柴胡汤

32.4 引胁下痛

十枣汤

32.5 胁下及心痛

小柴胡汤

32.6 胁下痞硬

小柴胡汤

32.8 胁下满

小柴胡汤

32.9 胁下硬满

小柴胡汤

32.11 胁下有水气

生姜泻心汤

33 筋惕肉瞤类症

33.2 身振振摇

茯苓桂枝白术甘草汤

33.3 身瞤动

真武汤

33.4 振振欲擗地

真武汤

33.5 蒸蒸而振

柴胡汤、大陷胸汤、半夏泻心汤

34 咳类症

小青龙汤、小柴胡汤、真武汤、四逆散、猪苓汤

35 少腹满类症

35.1 少腹满、少腹硬满、少腹硬、小腹满按之痛、少腹急结、少腹里急

小青龙汤、抵当丸、抵当汤、桃核承气汤、烧裈散

35.2 腹满、腹胀满、胀满、腹胀、腹大满不通、腹微满

栀子厚朴汤、大承气汤、小承气汤、白虎汤、栀子豉汤、小柴胡汤、调胃承气汤、四逆汤、桂枝汤、茵陈蒿汤

35.3 腹痛、绕脐痛、腹满痛、腹满时痛、腹中急痛、时腹自痛、大实痛、腹中痛

大承气汤、桂枝加芍药汤、桂枝加大黄汤、小建中汤、小柴胡汤、桃花汤、真武汤、通脉四逆汤、黄连汤、四逆散

35.4 脐下悸

茯苓桂枝甘草大枣汤

35.5 腹中雷鸣

生姜泻心汤、甘草泻心汤

36 目瞑类症

36.1 目瞑

麻黄汤

36.2 眼中生花

烧裈散

36.5 目中不了了

大承气汤

37 短气类症

37.1 短气

十枣汤、甘草附子汤、大承气汤、小承气汤、小柴胡汤

37.2 少气

栀子甘草豉汤，烧裈散，竹叶石膏汤

38 不大便类症

38.1 不大便

桂枝汤、大陷胸汤、大承气汤、小承气汤、小柴胡汤、抵当汤

38.2 大便硬

小柴胡汤、桂枝附子汤去桂加白术汤、大承气汤、小承气汤、五苓散、麻子仁丸

38.3 大便微硬

大承气汤、小承气汤

38.4 硬

大承气汤、蜜煎导、土瓜根方、猪胆汁方、抵当汤

38.5 大便复硬而少

大承气汤、小承气汤

38.8 脾约

麻子仁丸

38.9 大便难

大承气汤

38.11 初头硬后必溏

大承气汤、小承气汤

38.12 大便乍难乍易

大承气汤

39 如狂类症

39.1 如狂

桃核承气汤、抵当汤

39.2 惊狂、惊

桂枝去芍药加蜀漆牡蛎龙骨救逆汤

39.3 发狂

抵当汤

39.5 喜忘

抵当汤

41 亡血类症

四逆加人参汤

42 不能食类症

42.1 不能食

大承气汤、小承气汤、栀子豉汤、小柴胡汤

42.3 默默不欲饮食、默默不欲食

小柴胡汤

43 下重类症

43.1 下重

白头翁汤

43.2 泄利下重

四逆散

44 手足躁扰类症

44.2 循衣摸床，惕而不安

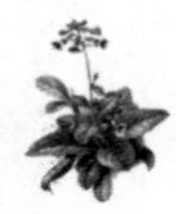

大承气汤

45 肉上粟起、核起而赤类症

45.1 肉上粟起

文蛤散、五苓散、白散

45.2 核起而赤

桂枝加桂汤

46 欲食冷食类症

46.3 饥

栀子豉汤

46.4 消谷善饥

抵当汤

46.6 饥不能食

瓜蒂散

46.7 除中

黄芩汤

47 按之痛类症

47.1 按之痛

小陷胸汤

47.2 按之石硬

大陷胸汤

48 舌上胎类症

48.3 舌上胎

栀子豉汤

48.5 舌上燥

大陷胸汤

48.6 舌上干燥

白虎加人参汤

49 膈内拒痛类症

49.1 膈内拒痛

大陷胸汤

49.2 掣痛，近之则痛

甘草附子汤

50 满而不痛类症

50.1 满而不痛

大陷胸汤、半夏泻心汤

50.3 心下痞

大黄黄连泻心汤、附子泻心汤、五苓散

50.4 微结

柴胡桂枝干姜汤

51 干噫食臭类症

51.1 干噫食臭

生姜泻心汤

51.2 谷不化

甘草泻心汤

51.3 噫气

旋覆代赭汤

52 身微肿类症

52.1 身微肿

甘草附子汤

52.2 耳前后肿

小柴胡汤

53 转矢气类症

53.1 转矢气、转气

小承气汤